... in der Arztpraxis

Organisation und Verwaltung

mit Wirtschafts- und Sozialkunde

von

Heide-Rose Gönner
Albert Mergelsberg

In Zusammenarbeit mit
der Verlagsredaktion

Cornelsen

Zu diesem Buch finden Sie die Lösungen zu den Aufgaben auf den Internetseiten des Cornelsen Verlages unter folgender URL: www.cornelsen.de/cbb/in-der-arztpraxis

Verlagsredaktion:	Dr. Franz Schaller
Außenredaktion:	Lars Wilker, Wittmoldt
Bildredaktion:	Stefan Schiefer, Berlin; Gertha Maly
Layout und technische Umsetzung:	vitaledesign, Berlin
Umschlaggestaltung:	vitaledesign, Berlin

www.cornelsen.de

1. Auflage, 4. Druck 2017

Alle Drucke dieser Auflage können im Unterricht nebeneinander verwendet werden.

Druck und Bindung: Livonia Print, Riga

ISBN 978-3-06-450709-8

PEFC
PEFC/12-31-006

PEFC zertifiziert
Dieses Produkt stammt aus nachhaltig bewirtschafteten Wäldern und kontrollierten Quellen.
www.pefc.de

Vorwort

Liebe Leserin, lieber Leser,
der vorliegende Band behandelt die Bereiche Betriebsorganisation und Qualitätsmanagement sowie den Bereich Verwaltung.

Außerdem haben wir bei dieser Neubearbeitung Inhalte für den Berufsschulunterricht im Bereich Wirtschafts- und Sozialkunde (Beschluss der Kultusministerkonferenz vom 10.05.2007) ergänzt. Somit kann dieses Buch auch für den Unterricht und die Prüfungsvorbereitung in diesem Themenfeld genutzt werden.
Auf Grund vieler Neuerungen in Gesetzen und Verordnungen sowie gesellschaftlicher Veränderungen haben wir diese Neuauflage umfangreich überarbeitet.

Gemäß der Empfehlung der Kultusministerkonferenz und der Rahmenlehrplankommission für Medizinische Fachangestellte findet der Berufsschulunterricht heute nach dem Lernfeldkonzept statt. Hierbei orientiert man sich an den Handlungsfeldern des Berufes der Medizinischen Fachangestellten.

Das Buch kann sowohl im handlungsorientierten Unterricht als auch im traditionellen Unterricht zur Vorbereitung und als Nachschlagewerk eingesetzt werden. Zahlreiche Arbeitsanregungen und Arbeitsaufträge, auch über „Büchergrenzen" hinweg, fördern die Entwicklung der Methodenkompetenz.

Das Buch behandelt folgende Lernfelder (die Elemente des Bereichs Wirtschafts- und Sozialkunde sind hier integriert):

Lernfeld 1: Im Beruf und Gesundheitswesen orientieren
Lernfeld 2: Patienten empfangen und begleiten
Lernfeld 6: Waren beschaffen und verwalten
Lernfeld 7: Praxisabläufe im Team organisieren
Lernfeld 11: Patienten bei der Prävention begleiten
Lernfeld 12: Berufliche Perspektiven entwickeln

Für Anregungen, Hilfe und Bildmaterial bedanken wir uns besonders bei:
Praxisteam Dr. Thomas Gönner, Edenkoben
Dr. Gunnar Herberger, Deidesheim
Praxisteam Drs. Redlin-Kress, Neustadt

Ihnen als Schülerin und als Lehrkraft wünschen wir viel Freude mit dem vorliegenden Buch.

Heide-Rose Gönner und Albert Mergelsberg
Mannheim/Freiburg Juni 2017

Für Anregungen sind wir jederzeit dankbar: service@cornelsen.de

Hinweis: Im Buch werden überwiegend geschlechtsneutrale Pluralformen verwendet. Finden Sie im Text eine geschlechtsspezifische Form (z. B. die Medizinische Fachangestellte), so ist auch das andere Geschlecht gemeint.

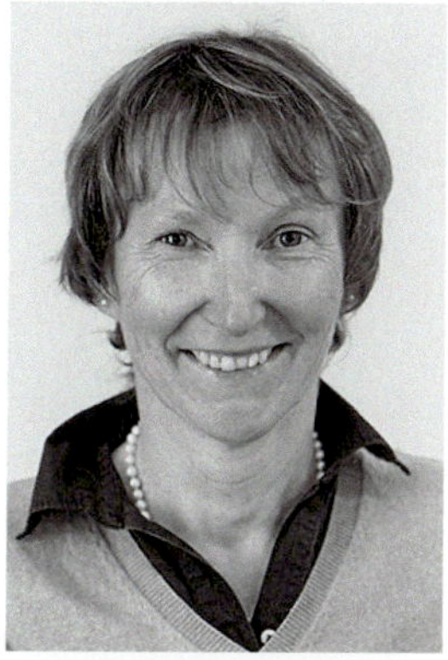

Heide-Rose Gönner
Studiendirektorin, Lehrerin für Gesundheitswesen und Wirtschaftswissenschaften, Fachberaterin für Zielvereinbarungen im Rahmen von OES, Regierungspräsidium Karlsruhe

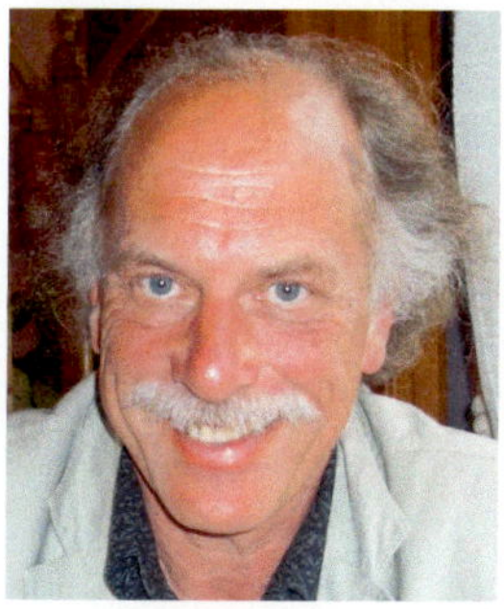

Albert Mergelsberg
Dipl.-Volkswirt, Studiendirektor, Fachberater Wirtschaft und Gesundheit beim Regierungspräsidium Freiburg

Zum Inhalt des Buches

Lernfelder für den Ausbildungsberuf Medizinische Fachangestellte und Inhaltsverzeichnis des Buchs

Die markierten Lernfelder enthalten die für die Praxisorganisation und -verwaltung relevanten Inhalte und geben die Gliederung dieses Bandes wieder. Die genauen Inhaltsangaben finden Sie jeweils vor dem entsprechenden Lernfeld.

Hinweise zu den Lernfeldern

»Der Umgang mit aktuellen Medien, moderner Bürotechnik und ärztlicher Software zur Informationsbeschaffung und zur Informationsverarbeitung ist integrativ zu vermitteln. Dies gilt auch für die Bearbeitung und normgerechte Gestaltung von Texten sowie die Leistungsabrechnung.«

Rahmenlehrplan für den Ausbildungsberuf Medizinische Fachangestellte

Entsprechend dieser Forderung des Rahmenlehrplans werden in den einzelnen Lernfeldern an Beispielen die Möglichkeiten moderner Medien und ärztlicher Software vorgestellt.

LF 1

Im Beruf und Gesundheitswesen orientieren

1 Ausbildung zur Medizinischen Fachangestellten

1.1 Entstehung des Berufs

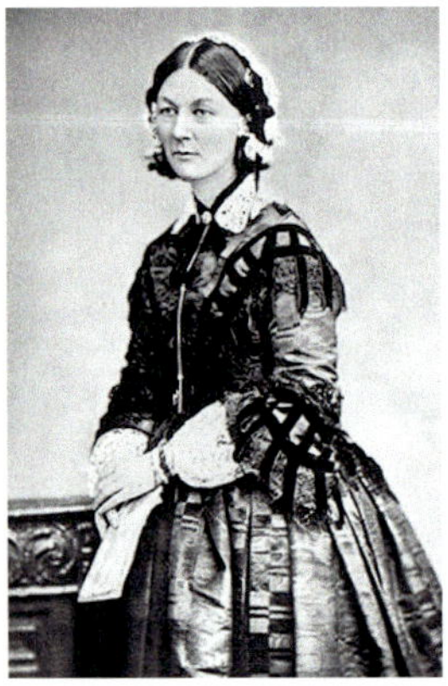

Abb. 1 Der Beginn der professionellen Pflege wird häufig mit Florence Nightingale (1820-1910) in Verbindung gebracht.

Bis Anfang der 1950er Jahre arbeiteten in der Arztpraxis medizinisch-technische Assistentinnen (MTA), Krankenschwestern und Sekretärinnen. Die Ärzte wünschten sich jedoch eine Fachkraft, die sich sowohl in medizinischen als auch in verwaltungstechnischen Bereichen auskennt, und so entwickelte sich der Beruf der Arzthelferin.

Bis Mitte der 1960er Jahre war die Ausbildung zur Arzthelferin ungeregelt und erfolgte in Privatschulen oder direkt durch den Arzt.

Seit 1965 ist der Beruf anerkannt.

Die Ausbildungszeit betrug damals zwei Jahre. Seit dem 01.12.1985 ist der Beruf nach dem Berufsbildungsgesetz geregelt und staatlich anerkannt. Es wurde eine neue Ausbildungsordnung erlassen und die Ausbildungszeit von zwei auf drei Jahre verlängert.

So erfolgte eine wichtige Anpassung der Ausbildungsinhalte an die Entwicklung der modernen Medizin, der Praxisführung sowie der Sozialgesetzgebung.

Seit dem 01.08.2006 ist die Ausbildung der Arzthelferin neu geregelt. Der Name des Ausbildungsberufs wurde in Medizinische Fachangestellte geändert und neue Schwerpunkte wurden in der Ausbildung gesetzt (z. B. Betriebsorganisation und Verwaltung, Qualitätsmanagement, Kommunikation und die Arbeit mit dem PC). Der Unterricht in der Berufsschule wird in Lernfeldern und nicht mehr in Fächern durchgeführt.

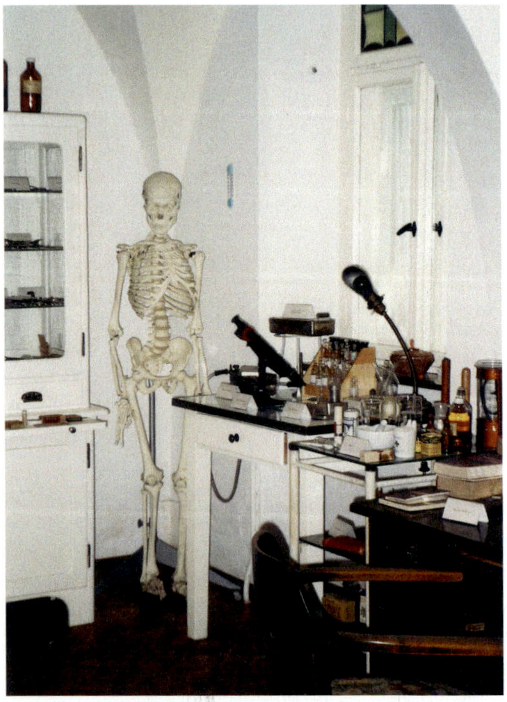

Abb. 2 Historische Arztpraxis

Entwicklung des Berufs Medizinische Fachangestellte

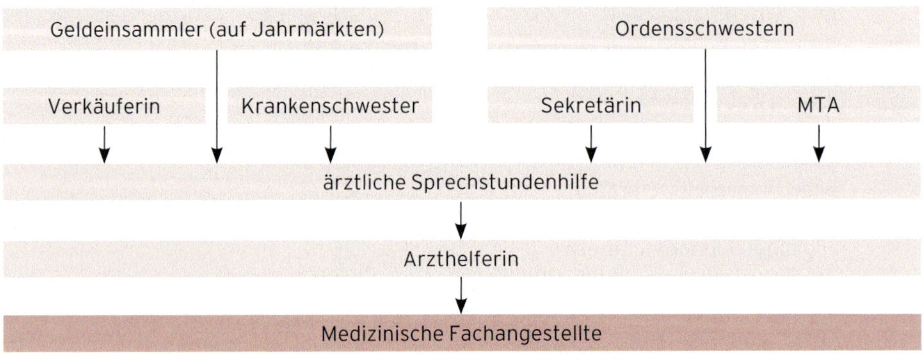

1.2 Heutige Situation

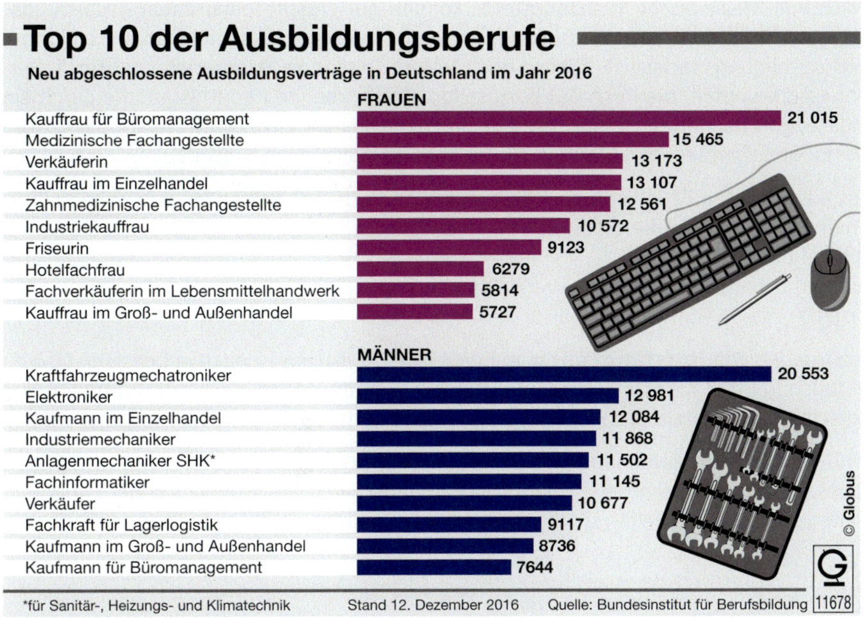

Der Beruf der Medizinischen Fachangestellten zählt bis heute zu den beliebtesten Ausbildungsberufen junger Frauen und ist ein Beruf mit Zukunft, der aus dem „Team Arztpraxis" nicht mehr wegzudenken ist.

Medizinische Fachangestellte sind grundsätzlich nicht selbstständig, sondern arbeiten unter Anleitung und Verantwortung des Arztes.

1975 hat der Bundesgerichtshof bereits festgestellt, dass nichtärztliche Hilfspersonen in der modernen Medizin eine wichtige Stelle einnehmen.

Über 2.000 neue Ausbildungsverträge

Düsseldorf, 2.12.2011. Die Zahl der neuen Ausbildungsverträge zur Medizinischen Fachangestellten (MFA) ist auch im Bewerberjahr 2010/2011 über der Marke von 2.000 geblieben: Von Oktober 2010 bis Oktober 2011 schlossen die niedergelassene Ärztinnen und Ärzte an Rhein und Ruhr 2.057 Ausbildungsverträge, davon 26 mit jungen Männern. Im Bewerberjahr 2009/2010 konnten 2.116 junge Frauen und Männer eine Ausbildung zur/m MFA antreten. Etwa jede neunte Auszubildende hat ausländische Wurzeln.

Quelle: Rheinisches Ärzteblatt 1/2012, S. 8

Informationen zum Ausbildungsberuf „Medizinische Fachangestellte" finden Sie unter
www.berufenet.arbeitsagentur.de
www.aekno.de
→ MFA

www.bundesaerztekammer.de
→ Medizinische Fachangestellte
→ Ausbildungszahlen

AUFGABEN

1 Schildern Sie: Wie einfach war es für Sie, einen Ausbildungsvertrag zu bekommen?

2 Bitte besorgen Sie sich die aktuellen Ausbildungszahlen Ihrer Berufsgruppe.
a Wie haben sich die Ausbildungszahlen entwickelt?
b Welche Gründe könnte es dafür geben?

3 Warum wird die Berufsausbildung zur Medizinischen Fachangestellten in der ganzen Bundesrepublik anerkannt? Gilt dies auch für Europa?

1.3 Tätigkeitsfelder

Auszubildende Medizinische Fachangestellte können nur entsprechend ihrem Ausbildungsstand eingesetzt werden (s. auch Ausbildungsordnung, Ausbildungsrahmenplan, Ausbildungsplan und Ausbildungsnachweis). Ebenso dürfen Medizinische Fachangestellte nur für Aufgaben eingesetzt werden, die ihren in der Ausbildung erworbenen Kenntnissen, die durch ein Prüfungszeugnis nachgewiesen werden, entsprechen. Hier wird insbesondere auf die Ausbildungsordnung verwiesen. In § 4 wird in 16 Punkten die Ausbildung beschrieben.

Die Verordnung über die Berufsausbildung zur Medizinischen Fachangestellten finden Sie unter www.ärztekammer-bw.de → MFA → Dokumente

Die dort aufgeführten Tätigkeiten von Medizinischen Fachangestellten lassen sich in die folgenden drei **großen Tätigkeitsfelder** einordnen:
- Patientenbetreuung
- Patientenmanagement und Praxisverwaltung
- Assistenz

Die Übertragung von **Hilfstätigkeiten** im Bereich der Arztpraxis ist auch in Gesetzen (Sozialgesetzbuch Band V: Krankenversicherungsgesetz, Gebührenordnung für Ärzte) und in den Verträgen mit den gesetzlichen Kassen (Bundesmantelvertrag – Ärzte/EBM) vorgesehen.

Sozialgesetzbuch Band V (SGB V) enthält die Sozialgesetze zur Krankenversicherung

Medizinische Fachangestellte können bei bestimmten Tätigkeiten zur Entlastung von Ärzten beitragen, z. B. Blutentnahme bei immobilen Patienten zu Hause, Motivation der Patienten, sich impfen zu lassen. Sie helfen so, die Versorgung und damit die Zufriedenheit der Patienten zu steigern.

§

Arzt-/Ersatzkassen-Vertrag (EKV)
§ 14 (1) (...) Persönliche Leistungen sind ferner Hilfeleistungen nichtärztlicher Mitarbeiter, die der an der vertragsärztlichen Versorgung teilnehmende Arzt, ein angestellter Arzt oder ein genehmigter Assistent anordnet und fachlich überwacht, wenn der nichtärztliche Mitarbeiter zur Erbringung der jeweiligen Hilfeleistung qualifiziert ist. (...)

Die Hilfstätigkeit darf nur unter Anweisung und Aufsicht des Arztes geschehen.
Dies bedeutet:
- Die Hilfstätigkeit muss vom Arzt genau beschrieben werden.
- Die ärztliche Hilfskraft muss die erforderliche Qualifikation besitzen (s. auch Abschlusszeugnis, Ausbildungsordnung).
- Die Tätigkeit muss vom Arzt überwacht werden:
  - persönlich (z. B. der Arzt behandelt und gibt der Hilfskraft den Auftrag, seine Behandlung durch gleichzeitig stattfindende Maßnahmen zu unterstützen)
    oder
  - direkt (z. B. der Arzt beschreibt die Aufgabe und lässt sie von der Hilfskraft ausführen; während der Ausführung muss er erreichbar sein, um korrigierend eingreifen zu können, anschließend muss er die Ausführung kontrollieren): Die jeweilige Intensität der Überwachung muss sich dabei nach dem Schwierigkeitsgrad der auszuführenden Arbeit richten.

Folgen bei einem Verstoß:
- Mit Freiheitsstrafe bis zu einem Jahr oder mit Geldstrafe wird bestraft, wer die ärztliche Heilkunde ausübt, ohne die Approbation als Arzt zu besitzen.
- Beim Verstoß gegen die Berufsordnung kommt auf den Arzt ein Berufsgerichtsverfahren zu.
- Wird eine Leistung, die nicht delegierbar war, mit den Kostenträgern abgerechnet, müssen bewirkte Leistungen zurückerstattet werden. Gleichzeitig kann der Tatbestand des Betrugs nach § 263 StGB (Strafgesetzbuch) vorliegen (wird von der Staatsanwaltschaft überprüft).
- Privatpatienten können bezahlte Rechnungsbeträge zurückfordern.

Approbation Genehmigung zum Ausüben der medizinischen Heilkunde

1.3.1 Arbeitstag einer Medizinischen Fachangestellten

Silke Ziegler ist Medizinische Fachangestellte. Die 25-Jährige arbeitet in einer hausärztlichen Praxis. Das Praxisteam besteht aus einem Facharzt für Allgemeinmedizin, einer Auszubildenden und zwei Medizinischen Fachangestellten.
Weil in der Praxis zusätzlich Patienten mit Diabetes betreut werden, schulen zwei Helferinnen, die sich zu Diabetesberaterinnen weitergebildet haben, die Patienten im Umgang mit der Krankheit. Jede MFA hat jeweils einen halben Tag lang einen festen Aufgabenbereich in der Praxis. An der Theke empfangen Silke und ihre Kolleginnen die Patienten und sorgen für einen reibungslosen Praxisablauf. Im Sekretariat übernehmen sie den Telefondienst und vereinbaren Termine. Auch für die Blutentnahme ist jeden Vormittag eine der MFA zuständig. Und schließlich hilft an den Tagen in der Woche, an denen besonders viele Patienten in die Praxis kommen, eine „Springerin" überall aus, wo gerade viel zu tun ist. Silke schildert, wie für sie ein Tag in der Praxis aussieht, an dem sie vormittags als „Springerin" und nachmittags an der Theke arbeitet.

Quelle: www.was-werden.de; © BfA Nürnberg, Promotion Software Tübingen

Tagesablauf

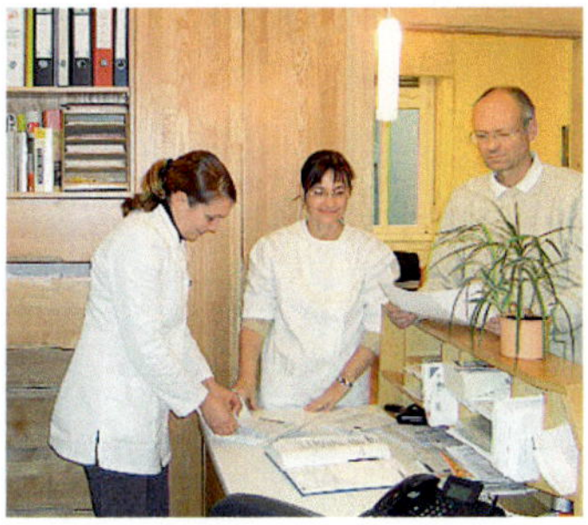

Arbeitsbeginn

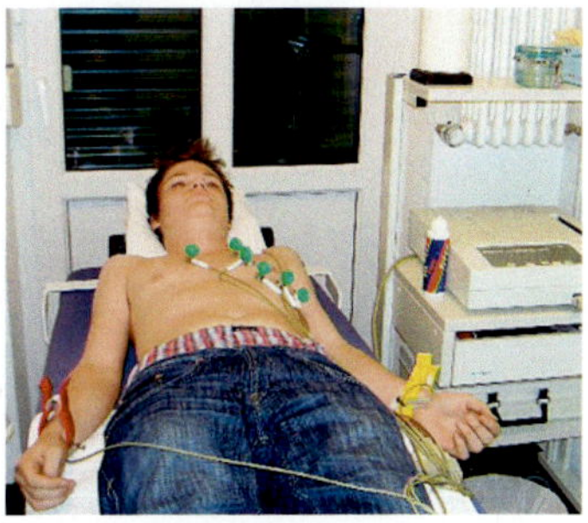

EKG und Lungenfunktion schreiben

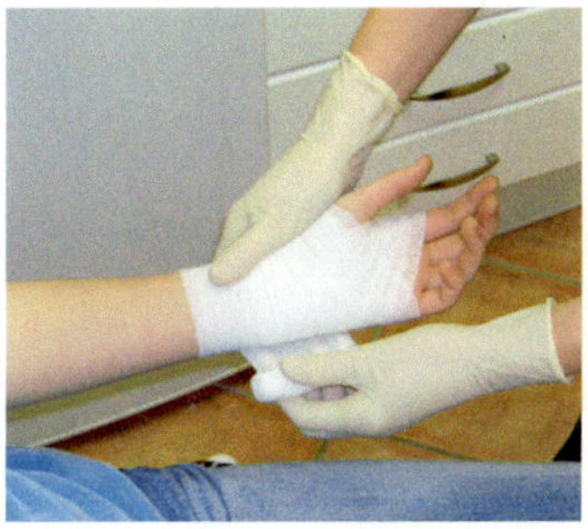

Verbände anlegen, Kollegin im Sekretariat vertreten

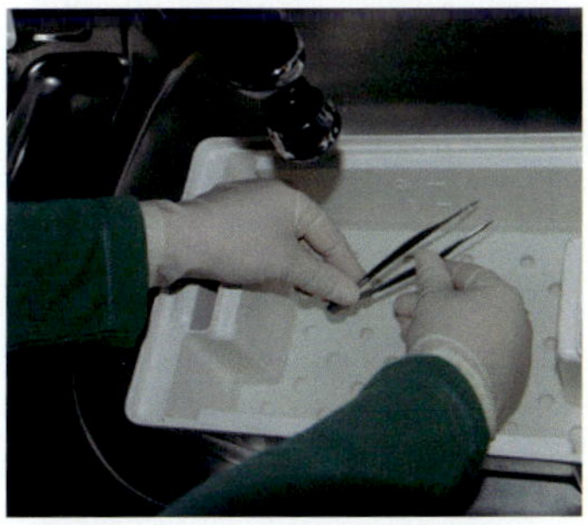

Instrumente desinfizieren und reinigen

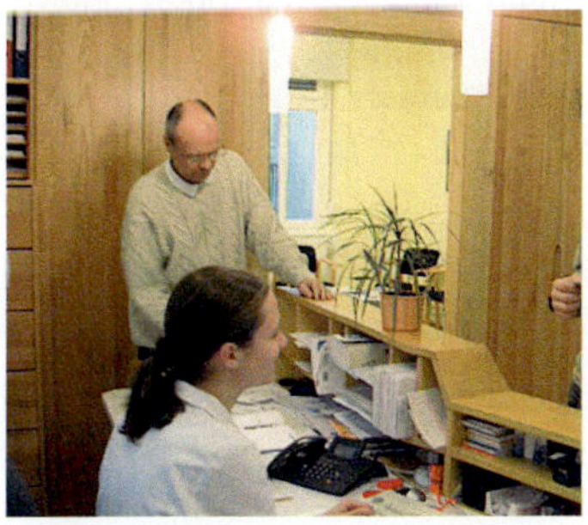

An der Empfangstheke arbeiten

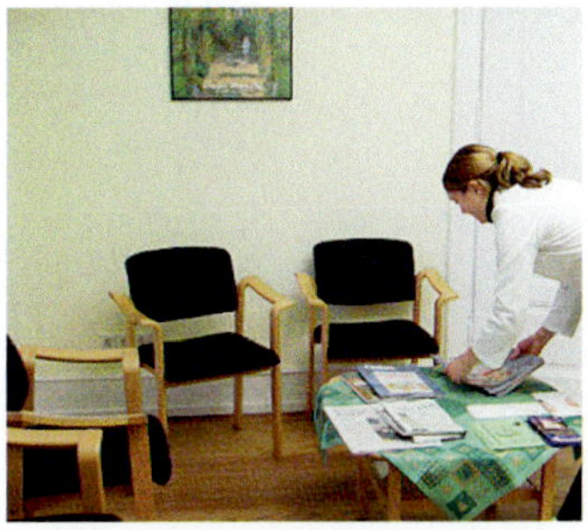

Praxis für den nächsten Tag vorbereiten, Arbeitsende

1.3.2 Berufsqualifikationen

Medizinische Fachangestellte sind das Aushängeschild und die Sympathieträger der Praxis. Der erste Eindruck, den sie bei den Patienten hinterlassen, ist prägend und entscheidet wesentlich über das Image der Praxis.

Die Hauptaufgaben der MFA liegen in der Beratung, Versorgung und Betreuung der Patienten.

Medizinische Fachangestellte
Tätigkeitsprofil
Wie oft werden folgende Tätigkeiten von betrieblich ausgebildeten Fachkräften ausgeübt?
1 = nie, 2 = selten, 3 = häufig

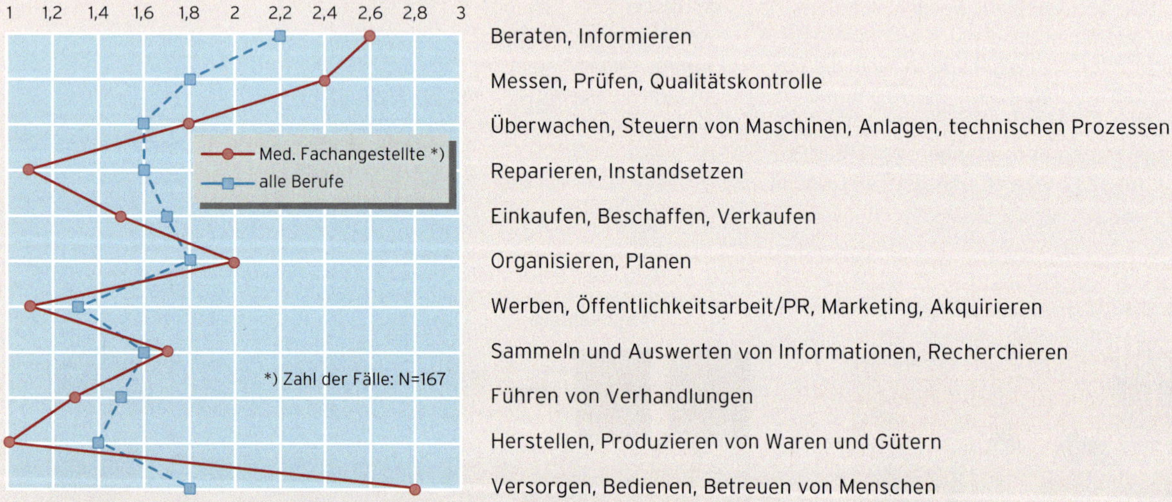

Nach: BiBB/IAB-Erhebung 1998/99

Jede Arztpraxis ist ein Dienstleistungsunternehmen. Die Art und Weise, wie eine Medizinische Fachangestellte mit den Patienten und ihren Teamkolleginnen umgeht, ist entscheidend für den Erfolg der Praxis.

Persönliche Qualifikationen, die eine Medizinische Fachangestellte haben sollte:

Zielbereich	**Arbeitsplanung und -ausführung, Ergebniskontrolle**	**Sozialkompetenz, Kommunikation, Teamarbeit**	**Methodenkompetenz, Lernverhalten**	**Handlungskompetenz, Selbstständigkeit und Verantwortung**	**Psychische und physische Beanspruchung**
Wesentliche Einzelqualifikationen	Organisationsfähigkeit; Koordinationsfähigkeit; systematisches Vorgehen; vorausschauendes Denken; prozessorientiertes Denken; Genauigkeit	Soziale Verantwortung; Einfühlungsvermögen; patientengerechtes Verhalten; schriftliche und mündliche Ausdrucksfähigkeit; Kooperationsfähigkeit; Teamfähigkeit; Integrationsfähigkeit	Umsetzen von theoretischen Grundlagen in praktisches Handeln; rationelles Arbeiten; Einsatz von Lerntechniken; Weiterbildungsbereitschaft	Zuverlässigkeit; Entscheidungsfähigkeit; Qualitätsbewusstsein; Denken in Zusammenhängen; Erkennen eigener Grenzen und Defizite; Mitdenken; Transferfähigkeit	Konzentrationsfähigkeit; Aufmerksamkeit; Umstellungsfähigkeit

Nach: praxisnah, Magazin des Berufsverbandes der Arzt-, Zahnarzt- und Tierarzthelferinnen; Heft 9, 2001

1.3.3 Arbeitsgebiet

Medizinische Fachangestellte sind in Hausarzt- und Facharztpraxen, Krankenhäusern sowie anderen medizinischen Versorgungseinrichtungen tätig. Sie werden auch in medizinischen Laboratorien, in betriebsärztlichen Abteilungen von Unternehmen und im öffentlichen Gesundheitsdienst eingesetzt. Darüber hinaus sind sie in Institutionen und Organisationen des Gesundheitswesens beschäftigt.

1.4 Duales Ausbildungssystem

Die Ausbildung zur Medizinischen Fachangestellten dauert drei Jahre und erfolgt im dualen Ausbildungssystem. In der Arztpraxis findet überwiegend die praktische Ausbildung statt. In der Berufsschule werden die berufsbezogene theoretische Ausbildung und die Allgemeinbildung geleistet.

Bundeseinheitlich legt eine **Ausbildungsordnung** fest, was in der Arztpraxis gelernt werden muss. Ein **Rahmenlehrplan** nennt die Ziele und Inhalte des Unterrichts in der Berufsschule.

Duales Ausbildungssystem

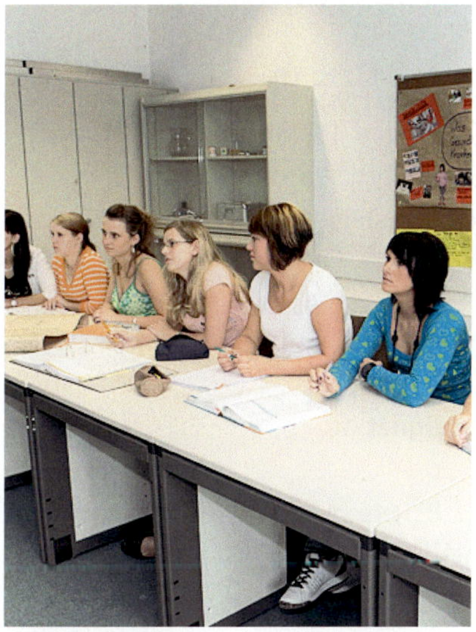

Berufsschule

Im **Rahmenlehrplan** sind für jedes Ausbildungsjahr Lernfelder mit Zeitvorgaben, Zielen und Inhalten festgelegt. Besonderer Wert wird auf den integrativen Umgang mit aktuellen Medien, mit moderner Bürotechnik und ärztlicher Software zur Informationsbeschaffung und zur Informationsbearbeitung gelegt. In Hessen werden auch überbetriebliche Ausbildungswochen durch die Landesärztekammer durchgeführt. Hier werden theoretische Inhalte, die nicht alle Praxen in der Ausbildung anbieten können, praktisch geübt, z. B. die Anwendung von EKG oder Sonografie.

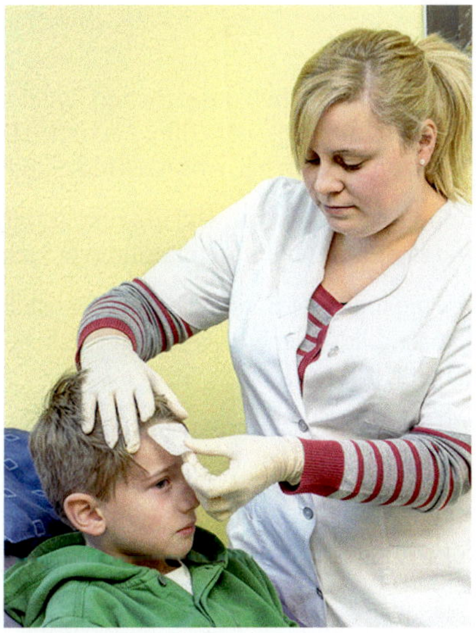

Arztpraxis

In jeder **Ausbildungsordnung** ist festgelegt:
- die Bezeichnung des Ausbildungsberufes
- die Ausbildungsdauer
- die zu erwerbenden Fertigkeiten und Kenntnisse (Ausbildungsberufsbild)
- eine Anleitung zur sachlichen und zeitlichen Gliederung der Ausbildung (Ausbildungsrahmenplan)
- die Prüfungsordnung

1.5 Berufsausbildungsvertrag

1.5.1 Rechtliche Grundlagen

Zum Schutz des Auszubildenden wurden in den letzten Jahrzehnten immer mehr arbeits- und sozialrechtliche Vorschriften erlassen, die beim Abschluss eines Ausbildungsverhältnisses zu beachten sind.

Wichtige Vorschriften für Berufsausbildungsverträge

Bürgerliches Gesetzbuch	Berufsbildungsgesetz	Ausbildungsordnung
z. B. Bestimmungen bei Kündigungen	z. B. Rechte und Pflichten während der Ausbildung	z. B. zeitliche Gliederung der Ausbildung

Vorschriften der Landesärztekammern	Arbeitsrechtliche Vorschriften
z. B. Zustimmung bei Verkürzung der Ausbildungszeit	z. B. – Arbeitszeitgesetz – Kündigungsschutzgesetz – Bundesurlaubsgesetz

Berufsbildungsgesetz können Sie nachlesen unter www.bmbf.de → Gesetze

Die bundeseinheitlichen gesetzlichen Regelungen bezüglich Fragen der Berufsausbildung sind dem Berufsbildungsgesetz (BBiG) zu entnehmen. Zum Thema „Abschluss eines Berufsausbildungsvertrags“ ist im § 3, Absatz 1 festgelegt:

» Wer einen anderen zur Berufsausbildung einstellt (Ausbildender), hat mit dem Auszubildenden einen Berufsausbildungsvertrag zu schließen. «

Der Vertrag muss vor Beginn der Berufsausbildung schriftlich abgefasst werden. Bei minderjährigen Auszubildenden muss der gesetzliche Vertreter zustimmen (Unterschrift eines Erziehungsberechtigten).

Auszubildende einstellen darf nur, wer **persönlich geeignet** ist.

Persönlich nicht geeignet ist, wer
- Kinder und Jugendliche nicht beschäftigen darf (z. B. Personen, die die bürgerlichen Ehrenrechte nicht besitzen, weil sie zu einer Freiheitsstrafe von über einem Jahr verurteilt wurden),
- wiederholt oder schwer gegen die Ausbildungsvorschriften verstoßen hat.

Auszubildende ausbilden darf nur, wer **persönlich und fachlich geeignet** ist. Fachlich geeignet ist, wer
- die erforderlichen beruflichen Fertigkeiten und Kenntnisse und
- die erforderlichen berufs- und arbeitspädagogischen Kenntnisse besitzt.

Ärztinnen und Ärzte besitzen diese Eignung nach der Approbation.

Die Ausbildungsstätte muss nach Art und Einrichtung für die Berufsausbildung geeignet sein. Außerdem hat die Zahl der Auszubildenden in einem angemessenen Verhältnis zur Zahl der Ausbildungsplätze oder zur Zahl der beschäftigten Fachkräfte zu stehen. Für Arztpraxen bestehen hier Empfehlungen der Ärztekammern.

Bei Fehlen einer gesetzlichen Voraussetzung kann die zuständige Behörde das Einstellen und Ausbilden untersagen.

Ein **Berufsausbildungsvertrag** muss mindestens folgende Punkte enthalten:

1. Gliederung sowie das Ziel der Berufsausbildung
Die Art, sachliche und zeitliche Gliederung sowie das Ziel der Berufsausbildung gehen aus der Ausbildungsordnung hervor. Diese muss der Ausbildende dem Auszubildenden aushändigen. Sie ist Bestandteil des Ausbildungsvertrags.

2. Beginn und Dauer der Ausbildung
Der Beginn der Ausbildung wird im Vertrag festgelegt. Die Ausbildungsdauer legt der zuständige Bundesminister fest. Sie kann im Einzelfall mit Zustimmung der Kammer verkürzt werden.

3. Ausbildungsmaßnahmen außerhalb der Ausbildungsstätte
Ausbildungsmaßnahmen außerhalb der Betriebsstätte müssen besonders vereinbart werden. Es handelt sich z. B. um die überbetriebliche Ausbildung oder zentrale betriebliche Fortbildungen.

4. Dauer der regelmäßigen täglichen Arbeitszeit
Die Dauer der regelmäßigen täglichen oder wöchentlichen Arbeitszeit wird meist in Tarifverträgen geregelt. Ansonsten gilt das Jugendarbeitsschutzgesetz oder die Arbeitszeitordnung. Jugendliche dürfen nach dem Jugendarbeitsschutzgesetz keine Überstunden leisten. Die Überstundenzuschlagssätze für volljährige Auszubildende ergeben sich in der Regel aus dem Tarifvertrag oder einer Empfehlung der Ärztekammer.

Jugendarbeitsschutzgesetz
→ LF 1, S. 26

5. Dauer der Probezeit
Die Probezeit ist in die Ausbildungszeit einzurechnen. Sie muss mindestens einen Monat dauern und darf vier Monate nicht überschreiten. Innerhalb der Probezeit kann das Ausbildungsverhältnis von den Partnern fristlos und ohne Grund gekündigt werden.

6. Zahlung und Höhe der Vergütung
Die Zahlung der Vergütung erfolgt üblicherweise in Geld (700,00 € im ersten Ausbildungsjahr bei Medizinischen Fachangestellten). Die Höhe der monatlichen Vergütung muss „angemessen" sein. Sie richtet sich in der Regel nach dem Tarifvertrag oder Empfehlungen der Ärztekammer. Die Vergütung muss jährlich ansteigen. Die auszubildenden MFAs erhalten laut Tarifvertrag anteilig Weihnachtsgeld. Bei Krankheit wird die Vergütung sechs Wochen weiterbezahlt. Auch während des Urlaubs erhalten die Auszubildenden ihre Vergütung. Der Beitragsanteil zur Sozialversicherung wird vom Arbeitgeber einbehalten und an die Sozialversicherungsträger abgeführt. Eine Reduzierung der Sozialabgaben wie bei den Geringbeschäftigten (450-Euro-Job) ist bei Auszubildenden nicht möglich.

7. Dauer des Urlaubs
Urlaub ist nach den geltenden Bestimmungen (Jugendarbeitsschutzgesetz, Bundesurlaubsgesetz, Tarifvertrag, Betriebsvereinbarung) zu gewähren. Er dient der Erholung und soll daher zusammenhängend in die Zeit der Berufsschulferien gelegt werden.

Bundesurlaubsgesetz
→ LF 1, S. 28

8. Voraussetzungen für die Kündigung
Für eine Kündigung müssen bestimmte Voraussetzungen erfüllt sein.
Sind die zu Grunde liegenden Bestimmungen in der Kündigung nicht aufgenommen, gelten die entsprechenden Gesetze (Berufsbildungsgesetz, Bürgerliches Gesetzbuch, Kündigungsschutzgesetz).

Kündigungsschutzgesetz
→ LF 1, S. 28

Zur Beilegung von Streitigkeiten aus einem Berufsausbildungsverhältnis haben die verschiedenen Landesärztekammern sogenannte Schlichtungsausschüsse gebildet, denen Arbeitgeber und Arbeitnehmer in gleicher Zahl angehören müssen. Führt eine solche Schlichtung zu keinem Erfolg, ist Klage beim Arbeitsgericht möglich.

Arbeitsgericht
→ LF 12, S. 291

Die zuständige Stelle für alle Angelegenheiten der Berufsbildung (nach Berufsbildungsgesetz: Ausbildung, Fortbildung und Umschulung) ist ebenfalls im Berufsbildungsgesetz festgelegt. Für die Berufsausbildung zur Medizinischen Fachangestellten sind die Ärztekammern der Länder zuständig.

Ärztekammern
→ LF 1, S. 41

1.5.2 Tarifvertragliche Regelungen

Der Tarifvertrag ist ein schriftliches Abkommen zwischen den Sozialpartnern, d. h. den Tarifvertragsparteien. Dabei handelt es sich um Verbände und Organisationen zur Wahrung der Arbeitnehmer- bzw. der Arbeitgeberinteressen.

§

Auszug aus dem Tarifvertragsgesetz § 1 Abs. 1

Der Tarifvertrag regelt die Rechte und Pflichten der Tarifvertragsparteien und enthält Rechtsnormen, die den Inhalt, den Abschluss und die Beendigung von Arbeitsverhältnissen sowie betriebliche und betriebsverfassungsrechtliche Fragen ordnen können.

Die Medizinischen Fachangestellten/Arzthelferinnen (Arbeitnehmerseite) werden vom

- Verband medizinischer Fachberufe e. V. (VmF, früher BdA), Gesundheitscampus 33, 44801 Bochum und der
- Vereinigten Dienstleistungsgewerkschaft (Verdi), Potsdamer Platz 10, 10758 Berlin

auf Bundes- und/oder Landesebene vertreten.

Den VmF finden Sie unter www.vmf-online.de

Verdi finden Sie unter www.verdi.de

Die Interessen der selbstständigen Ärzte gegenüber ihren Angestellten (Arbeitgeberseite) werden auf Bundesebene durch die

- Arbeitsgemeinschaft zur Regelung der Arbeitsbedingungen für Arzthelferinnen/Medizinische Fachangestellte (AAA), Herbert-Levin-Platz 1, 10623 Berlin

wahrgenommen. Diese Arbeitsgemeinschaft beschließt mit den Verbänden der Arbeitnehmerseite die Vergütungs- und Manteltarifverträge für Medizinische Fachangestellte und die verschiedenen weiterqualifizierten Berufe in der Arztpraxis.

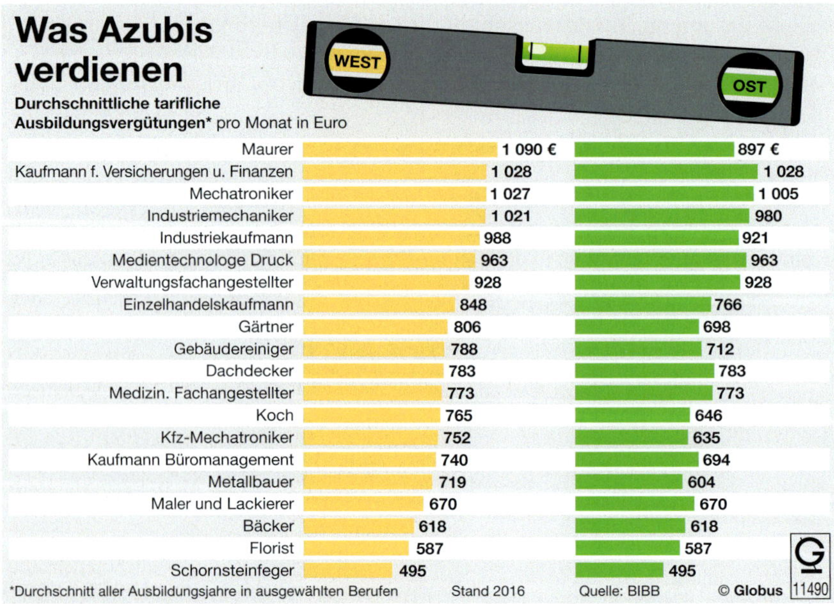

Der **Manteltarifvertrag** enthält den „Mantel" der Arbeit, d. h. die sonstigen Arbeitsbedingungen. Hierin ist beispielsweise geregelt:

- Arbeitszeit
- Mehr-, Sonntags- und Nachtarbeit
- 13. Monatsgehalt
- Fortzahlung der Vergütung bei persönlicher Arbeitsverhinderung
- Beendigung des Arbeitsverhältnisses
- Urlaub
- Zeugniserstellung

Der **Gehaltstarifvertrag** enthält alle Bestimmungen, die mit der Bezahlung der Arbeitskraft zusammenhängen, z. B. die Ausbildungsvergütung, die Überstundenzuschläge für Mehrarbeit, Sonntagsarbeit und Nachtarbeit, das Gehalt nach Berufsjahren und Gehaltsgruppen (Tätigkeitsbereiche I–IV; IV = Personal- und Weisungsbefugnis).
Die Tarifverträge können auf Bundesebene oder auf regionaler Ebene, z. B. für Baden-Württemberg, geschlossen sein.

Mantelvertrag finden Sie unter www.aerztekammer-bw.de
→ MFA
→ Tarifverträge

Gehaltstarifvertrag finden Sie unter www.aerztekammer-bw.de
→ MFA
→ Tarifverträge

AUFGABEN

1 Wo ist geregelt, für welche Tätigkeiten eine Medizinische Fachangestellte herangezogen werden kann?

2 Die Ausbildungsordnung ist Bestandteil des Berufsausbildungsvertrags. Ordnen Sie die zehn in der Ausbildungsordnung genannten Tätigkeitsbereiche den drei großen Tätigkeitsfeldern Assistenz - Betreuung - Verwaltung zu.

3 Was muss der Arzt beachten, wenn er Hilfstätigkeiten in der Behandlung auf eine Medizinische Fachangestellte bzw. Arzthelferin überträgt?

4 Nennen Sie Gesetze und Vorschriften, die die rechtliche Grundlage des Berufsausbildungsvertrags bilden.

5 Wer darf Medizinische Fachangestellte ausbilden?

6 Wie sind die Art sowie die sachliche und zeitliche Gliederung der Berufsausbildung im Ausbildungsvertrag geregelt?

7 Was versteht man unter einer „angemessenen" Vergütung?

8 Überprüfen Sie Ihren Ausbildungsvertrag, ob alle auf S. 15 aufgeführten Punkte enthalten sind.

9 Welche Gesetze gelten, wenn in der Kündigung die entsprechenden rechtlichen Bestimmungen fehlen?

10 Welche Organisationen vertreten die Interessen der Medizinischen Fachangestellten (Arzthelferinnen)? Nennen Sie Gründe, warum der Organisationsgrad von Medizinischen Fachangestellten in Berufsverbänden so gering ist.

11 Besorgen Sie sich die aktuellen Tarifverträge und klären Sie:
- **a** Haben Sie Anspruch auf einen Zuschuss zu den vermögensbildenden Leistungen?
- **b** Haben Sie Anspruch auf ein 13. Monatsgehalt?
- **c** Sie müssen am Sonntag acht Stunden Notdienst leisten. Wie ist die Bezahlung geregelt?

1.5.3 Pflichten während der Ausbildung

Dem Ausbildenden und dem Auszubildenden kommen während der Berufsausbildung nach §§ 14 bis 19 bzw. § 13 BBiG verschiedene Pflichten zu.

Pflichten des Ausbildenden

- **Ausbildungspflicht:** Während der Ausbildungszeit müssen planmäßig die Kenntnisse und Fertigkeiten vermittelt werden, die zum Erreichen des Ausbildungszieles erforderlich sind. Der Ausbildende muss selbst ausbilden oder einen Ausbilder ausdrücklich damit beauftragen. In manchen Praxen übernimmt die Erstkraft diese Aufgabe.
- **Bereitstellung von Arbeitsmitteln:** Ausbildungsmittel (Materialien, Geräte, Arbeitskleidung) werden kostenlos zur Verfügung gestellt.
- **Freistellung für den Berufsschulunterricht:** Der Auszubildende muss zum Besuch der Berufsschule und anderer Ausbildungsmaßnahmen angehalten und dafür freigestellt werden.
- **Berichtsheftpflicht:** Der Ausbildende hat das Führen des schriftlichen Ausbildungsnachweises zu überwachen und diesen durchzusehen.
- **Fürsorgepflicht:** Der Auszubildende soll charakterlich gefördert und darf sittlich sowie körperlich nicht gefährdet werden. Dem Auszubildenden werden nur Verrichtungen übertragen, die dem Ausbildungszweck dienen und seinen körperlichen Kräften angemessen sind.
- **Zeugnisspflicht:** Bei Beendigung der Berufsausbildung ist ein Zeugnis auszustellen. Ein sogenanntes einfaches Zeugnis muss Angaben enthalten über Art, Dauer und Ziel der Berufsausbildung sowie über die erworbenen Fertigkeiten und Kenntnisse. Auf Wunsch des Auszubildenden müssen auch Aussagen über Führung, Leistung und besondere fachliche Fähigkeiten aufgenommen werden.

Arbeitszeugnis
→LF 12, S. 314

- **Vergütungspflicht:** Die Ausbildung muss angemessen vergütet werden.

Pflichten des Auszubildenden

- **Lernpflicht:** Der Auszubildende bemüht sich, die Fertigkeiten und Kenntnisse zu erwerben, die erforderlich sind, um das Ausbildungsziel zu erreichen.
- **Sorgfaltspflicht:** Die ihm im Rahmen der Berufsausbildung übertragenen Verpflichtungen werden sorgfältig ausgeführt. Geräte, Materialien und sonstige Einrichtungen werden pfleglich behandelt.
- **Besuch der Berufsschule:** Der Auszubildende ist verpflichtet, an Ausbildungsmaßnahmen teilzunehmen, für die er freigestellt ist (Besuch der Berufsschule).
- **Befolgen von Anweisungen:** Weisungen, die der Ausbildende, der Ausbilder oder andere weisungsberechtigte Personen im Rahmen der Berufsausbildung erteilen, müssen befolgt werden.
- **Berichtsheftpflicht:** Der schriftliche Ausbildungsnachweis muss gewissenhaft geführt und dem Ausbildenden zur Einsicht vorgelegt werden.
- **Einhaltung der Betriebsordnung:** Der Auszubildende beachtet die für die Ausbildungsstätte geltende Ordnung.
- **Schweigepflicht:** Über Betriebs- und Geschäftsgeheimnisse wird Stillschweigen bewahrt.

Die Pflichten des einen sind gleichzeitig die Rechte des anderen.

1.5.4 Beendigung der Berufsausbildung

Das Berufsausbildungsverhältnis kann nach der Probezeit auf vielfältige Weise beendet werden:

Regelfall
Entweder mit Ablauf der Ausbildungszeit oder mit Bestehen der Abschlussprüfung (auch wenn der Vertrag noch länger läuft). Bei Nichtbestehen der Abschlussprüfung muss das Ausbildungsverhältnis auf Antrag des Auszubildenden bis zur nächsten Wiederholungsprüfung verlängert werden.

Sonderfälle

a) Aus wichtigem Grund ist eine fristlose schriftliche Kündigung von beiden Seiten immer möglich (z. B. Diebstahl, schwerer Betrug, Körperverletzung). Dies ist nicht mehr möglich, wenn der Grund länger als zwei Wochen bekannt ist.
b) Bei Aufgabe oder Wechsel der Berufsausbildung durch den Auszubildenden durch schriftliche Kündigung mit einer Frist von vier Wochen.
c) Bei Auflösung der Praxis.
d) Bei Tod des Auszubildenden.

Einvernehmliche Regelung

Ausbildungsbetrieb und Auszubildender kommen gemeinsam überein, das Ausbildungsverhältnis zu lösen (Aufhebungsvertrag, möglichst schriftlich).

Entschädigungspflicht

Wenn das Berufsausbildungsverhältnis durch Verschulden des Auszubildenden oder des Ausbildenden vorzeitig aufgelöst wird, ist der nicht schuldige Vertragspartner berechtigt, von dem anderen Entschädigung zu verlangen. Es ist nicht möglich, im Ausbildungsvertrag hierauf zu verzichten oder die Höhe der Entschädigung festzulegen.

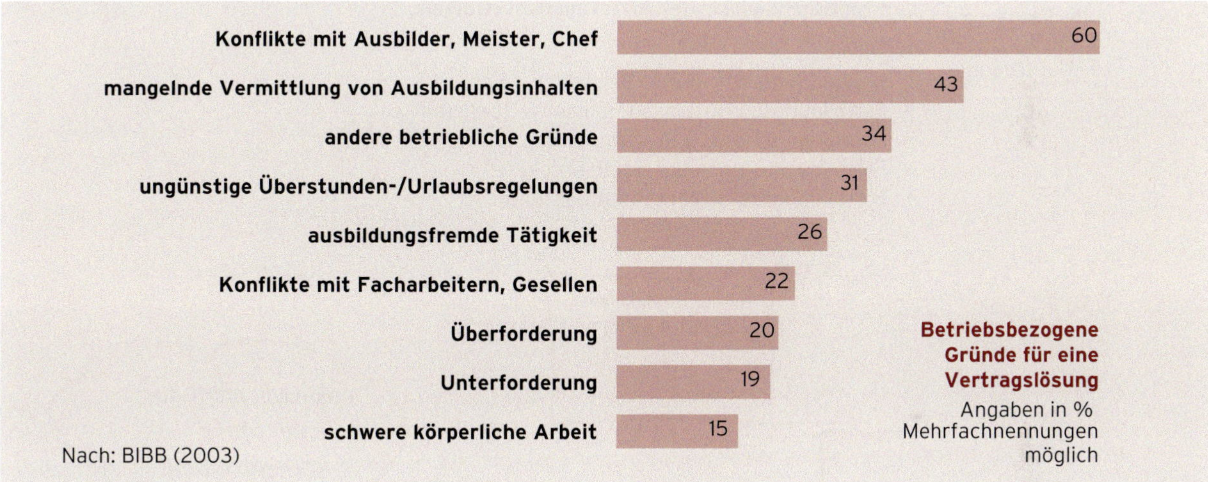

Abb. 1 Die steigende Zahl von Vertragsauflösungen bzw. Ausbildungsabbrüchen war Anlass zu einer Befragung der betroffenen Jugendlichen.
70 % der Jugendlichen gaben betriebsbezogene Gründe für den Ausbildungsabbruch an.

AUFGABEN

1 Gegen welche Bestimmungen wird durch wen im folgenden Fall verstoßen?
Die 16-jährige Petra Fuchs schließt mit dem Arzt Dr. Andreas Gesund einen Ausbildungsvertrag per Handschlag. Herr Dr. Gesund meint, dass Petra am besten nicht zur Berufsschule gehe und besser in der Praxis arbeiten solle. Petra willigt gegen doppelte Bezahlung ein. Am Nachmittag hat sie frei und plaudert mit einem Bekannten über die Praxisumsätze, die sie beim Spielen mit dem Praxiscomputer entdeckt hat. Die benötigten sterilen Handschuhe und die weißen Kittel muss sich Petra selbst kaufen. Zum Ende der Ausbildung wird Petra mit guten Worten, aber ohne Zeugnis von Herrn Dr. Gesund entlassen.

2 Wann ist die Ausbildung im folgenden Fall beendet? Ende laut Ausbildungsvertrag: 01.08.16, Abschlussprüfung bestanden: 30.07.16.

3 Ist eine Kündigung des Ausbildungsverhältnisses im folgenden Fall möglich? Die Auszubildende hat den Ausbildenden vor drei Wochen bestohlen. Dafür hat der Ausbildende der Auszubildenden „eine geknallt".

4 Kann die Auszubildende das Ausbildungsverhältnis kündigen, wenn sie sich einen anderen Ausbildungsbetrieb der gleichen Branche sucht? Begründen Sie Ihre Antwort.

1.6 Aufstiegsmöglichkeiten

Fortbildung
→ LF 12, S. 319
Weiterbildung
→ LF 12, S. 320

Durch Fort- und Weiterbildung bestehen verschiedene Aufstiegsmöglichkeiten, z. B.:

- **Fachwirtin für ambulante medizinische Versorgung:** Nach einjähriger Berufstätigkeit im Anschluss an die abgeschlossene Berufsausbildung als Medizinische Fachangestellte/ Arzthelferin besteht die Möglichkeit der Aufstiegsfortbildung zur Fachwirtin für ambulante medizinische Versorgung bei den Landesärztekammern. Sie dient der Höherqualifizierung und ist mit einem beruflichen Aufstieg verbunden. Die Aufstiegsfortbildung umfasst einen Pflichtteil von 300 Stunden und einen Wahlteil von mindestens 120 Stunden, z. B. Onkologie.
- **Betriebswirtin für Management im Gesundheitswesen:** Nach mindestens zwei Jahren Berufserfahrung kann eine Medizinische Fachangestellte an der Weiterbildung zur Betriebswirtin für Management im Gesundheitswesen teilnehmen. Diese Aufstiegsfortbildung dauert bis zu zwei Jahre und wird von den Ärztekammern Schleswig-Holstein, Hamburg sowie der Zahnärztekammer Westfalen-Lippe angeboten. Die Aufstiegsfortbildung dauert 800 Stunden und wird durch eine Abschlussprüfung beendet.

Weitere Informationen finden Sie unter www.bundesaerztekammer.de → Ärzte → Ambulante Versorgung → Medizinische Fachangestellte/Arzthelferinnen → Fortbildung

Eine Fortbildung kann aber auch arztgruppenspezifisch durch den Besuch bestimmter Fortbildungsmaßnahmen bei den Ärztekammern erfolgen.

Beispiele:

- Fortbildungscurriculum „Dialyse"
- Fortbildungscurriculum „Ambulantes Operieren"
- Fortbildungscurriculum „Gastroenterologische Endoskopie"
- Fortbildungscurriculum „Strahlenschutz"
- Fortbildungscurriculum „Impfassistentin"

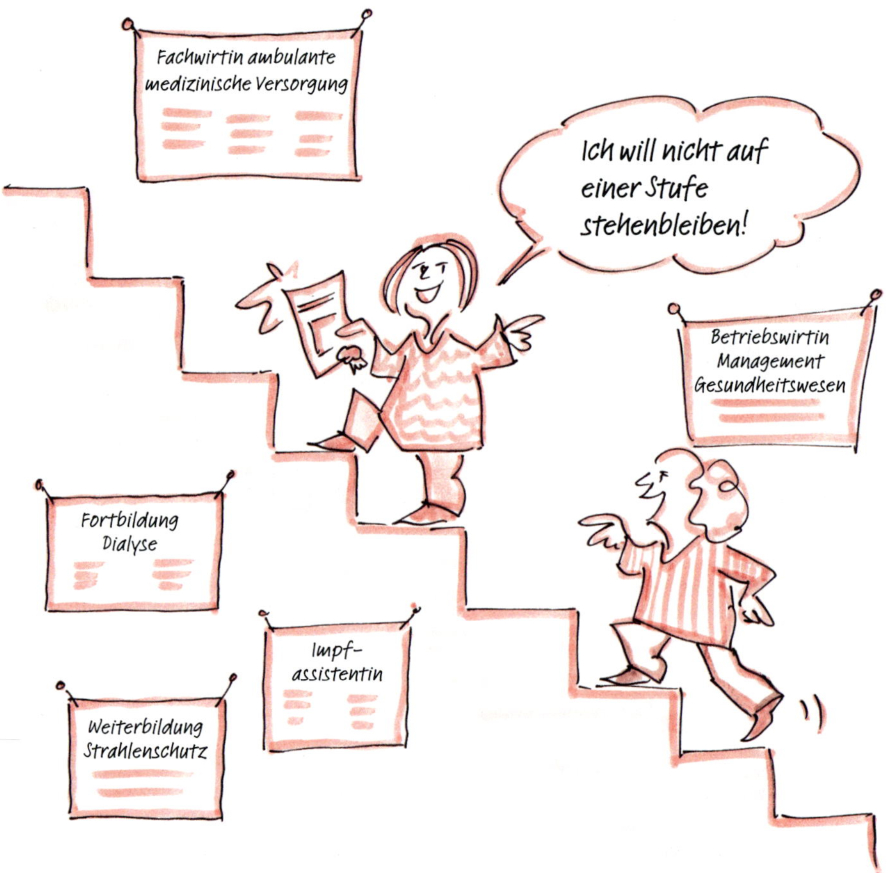

2 Arbeitsschutzgesetze und Arbeitssicherheit

2.1 Rechtliche Rahmenbedingungen und Überwachung der Schutzvorschriften

Das Arbeitsrecht besteht nicht aus einem Gesetz oder Gesetzeswerk (z. B. Sozialgesetzbuch), sondern aus einer Vielzahl von Gesetzen und Verordnungen. Dazu zählen z. B.:

- Internationales Recht
- Grundgesetz
- Länderverfassungen
- Bürgerliches Gesetzbuch
- Arbeitsschutzgesetz
- Arbeitssicherheitsgesetz
- Arbeitszeitgesetz
- Bundesurlaubsgesetz
- Tarifvertragsgesetz
- Pflegestärkungsgesetz
- Nachweisgesetz
- Mindestlohngesetz
- Betriebsverfassungsgesetz
- Kündigungsschutzgesetz
- Jugendarbeitsschutzgesetz
- Beschäftigungsförderungsgesetz
- Mutterschutzgesetz
- Schwerbehindertengesetz
- Arbeitsgerichtsgesetz
- Teilzeitarbeitsgesetz

Die wichtigsten Gesetze zum Schutz von Arbeitnehmern sollen im Folgenden besprochen werden. Dies gilt insbesondere für besonders schützenswerte Personengruppen wie Jugendliche, Frauen und werdende Mütter.

Arbeitsschutz	
allgemeine Schutzbestimmungen	besondere Schutzbestimmungen
Arbeitszeitgesetz Bundesurlaubsgesetz Kündigungsschutzgesetz	Jugendarbeitsschutzgesetz Mutterschutzgesetz Bundeseltern- und Elternzeitgesetz

Gesetzliche Arbeitsschutzbestimmungen sind unabdingbar, d. h., sie dürfen durch Vertrag (z. B. Arbeits-, Tarifvertrag) nur zugunsten des Arbeitnehmers verändert werden.

§ 1

(1) Frau ____________________
wird mit Wirkung vom __________ in der Praxis des Arbeitgebers als MFA eingestellt.

(2) Der Arbeitsvertrag wird auf unbestimmte Zeit abgeschlossen.*
Der Arbeitsvertrag wird bis zum __________ befristet abgeschlossen.*

(3) Die ersten drei Monate der Tätigkeit gelten als Probezeit.*
Eine Probezeit wird im Hinblick auf die in dieser Praxis vorangegangene Ausbildung zur MFA nicht vereinbart.*

§ 2

Die zu leistende Tätigkeit richtet sich nach dem geltenden Ausbildungsberufsbild zur MFA.

§ 3

(1) Die MFA hat die übertragenen Obliegenheiten gewissenhaft wahrzunehmen und ihr Verhalten den besonderen Aufgaben der ärztlichen Praxis anzupassen. Die MFA ist verpflichtet, alle Anordnungen des Arbeitgebers und die gesetzlichen Vorschriften, insbesondere der Berufsgenossenschaft, zur Verhütung von Arbeitsunfällen und Berufskrankheiten gewissenhaft zu befolgen.

(2) Die MFA ist insbesondere verpflichtet,
- alle Praxisvorgänge sowie den Personenkreis der Patienten geheimzuhalten (§ 203 StGB), und zwar auch nach Beendigung des Arbeitsverhältnisses,
- die festgesetzte Arbeitszeit einzuhalten,

2.2 Arbeitsschutzgesetz

Die Sicherheit und der Gesundheitsschutz der Medizinischen Fachangestellten werden durch den Arbeitsschutz gesichert und verbessert. Der Arzt ist verpflichtet, den aktuellen Stand der Technik, der Arbeitsmedizin und der Hygiene zu beachten.

Weitere Informationen finden Sie unter www.bgw-online.de

Gefährdungsbeurteilung § 5

Ein Arzt, der mindestens eine Medizinische Fachangestellte beschäftigt, muss nach dem Arbeitsschutzgesetz eine Gefährdungsbeurteilung in seiner Praxis durchführen.

Vorgehen

Bei der Gefährdungsbeurteilung wird in sieben Schritten vorgegangen:
- Arbeitsbereiche und Tätigkeiten festlegen
- Gefährdungen ermitteln
- Gefährdungen beurteilen
- Maßnahmen festlegen
- Maßnahmen durchführen
- Wirksamkeit überprüfen
- Gefährdungsbeurteilung anpassen

Die Gefährdungsbeurteilung kann anhand von Formularen der Berufsgenossenschaft vorgenommen und dokumentiert werden (→ Abb. 1).

Arbeitsblatt 3

bGw
Berufsgenossenschaft für Gesundheitsdienst und Wohlfahrtspflege

Datum:

Arbeitsbereich: Labor; Aufarbeitung von Medizinprodukten **Tätigkeit:** alle Tätigkeiten, bei denen zum Schutz vor Infektionen und Gefahrstoffen Handschuhe getragen werden müssen **Einzeltätigkeit:** Desinfektion und Reinigung von Instrumenten für kleine chirurgische Eingriffe **Seite:** 1

Gefährdungen	Risikomaßzahl (1–7)	Schutzziele	Maßnahmen	Durchführung: Wer?	Durchführung: Bis wann?	Überprüfung: Wann?	Überprüfung: Ziel erreicht?
1. Durch häufiges oder langandauerndes Tragen flüssigkeitsdichter Handschuhe quillt die Haut auf. Dadurch verliert sie ihren Schutzfilm und ihre Barrierefunktion. 2. Naturlatexproteine und andere Handschuhinhaltsstoffe* können Allergien auslösen. 3. Hautreizungen und Allergien können durch Kontakt mit Reinigungs- und Desinfektionsmitteln entstehen.	4 4 3	zu 1. Arbeitsabläufe sind möglichst so organisiert, dass Handschuhe nicht länger als zwei Stunden am Tag getragen werden müssen. zu 2. Latexhandschuhe sind puderfrei. Möglichst allergenarme Handschuhe sind ausgewählt (bei Latexhandschuhen niedriger Proteingehalt). zu 3. Handschuhe sind beständig gegen Reinigungs- und Desinfektionsmittel. Sie haben lange Stulpen. Alle Mitarbeiterinnen und Mitarbeiter kennen und benutzen die jeweils geeigneten Handschuhe.	Technisch: - maschinelle Aufarbeitungsverfahren bevorzugen	Praxisinhaber	31.12.14	31.01.15	
			Organisatorisch: - Desinfektionsmittel auf Gefährdungen prüfen und ins Gefahrstoffverzeichnis aufnehmen - wenn möglich Produkte mit geringer Gefährdung verwenden - Hautschutz- und Handschuhplan erstellen - Handschuhtragezeiten durch den Wechsel von Tätigkeiten verkürzen	Praxisinhaber/ Arzthelferin	31.12.14 30.06.15 30.06.15 30.06.15	31.03.15 30.09.15 30.09.15 30.09.15	
		TRGS 401 – Gefährdung durch Hautkontakt BGR 206 – Desinfektionsarbeiten im Gesundheitsdienst M 621 – Achtung Allergiegefahr	Personenbezogen: - geeignete Handschuhe und Hautpflegemittel stehen zur Verfügung - Praxismitglieder werden in deren Anwendung unterwiesen - die Anwendung wird überprüft	Praxisinhaber/ Arzthelferin	31.12.14 31.03.15 30.09.15	31.03.15 30.06.15 31.12.15	

* Auch Thiurame, Dithiocarbamate oder Mercaptobenzothiazole können im Handschuh vorhanden sein.

Abb. 1 Formular zur Gefährdungsbeurteilung

Bildschirmarbeitsverordnung

Auch am Bildschirmarbeitsplatz ist eine optimale Arbeitshaltung Voraussetzung für effektives Arbeiten.

Die Verordnung über Sicherheit und Gesundheitsschutz bei der Arbeit an Bildschirmgeräten (Bildschirmarbeitsverordnung von 1996) legt Standards über die Gestaltung von Bildschirmarbeitsplätzen fest (Abb. 1).

Dazu gehören auch die folgenden Forderungen:
- Die verwendeten Geräte tragen das GS-Zeichen (technische Sicherheit).
- Die oberste Bildschirmzeile liegt höchstens in Augenhöhe, der Bildschirm ist dreh- und neigbar.
- Der Bildschirm ist vom Hersteller als strahlungsarm angegeben.
- Der Arbeitsbereich hat folgende Mindestmaße: 160 cm breit, 80 cm tief.
- Der Drehstuhl steht auf einem 5-Rollen-Untergestell mit gebremsten Rollen, ist höhenverstellbar mit abgerundeter Vorderkante und gepolsterter Sitzfläche.
- Die Beleuchtung hat den Stärkewert von mindestens 500 Lux.
- Die Lärmwerte betragen maximal 55 dB(A).
- Bildschirmarbeit soll durch Tätigkeitswechsel oder Kurzpausen unterbrochen werden.

Weitere Verordnungen geben zusätzliche Empfehlungen:
- Der Raum, in dem der Computer steht, sollte eine gewisse Mindestgröße haben (ca. 8 m^2) und ein gutes Raumklima aufweisen.
- Empfohlene Temperatur zwischen 21 und 23 °C, relative Luftfeuchtigkeit 40–60 %.
- Zugluft, Wärmestrahlung und Wärmestaus sollten vermieden werden.
- Kurzes und kräftiges Lüften kann hier manchmal „Wunder" bewirken.
- Ausreichender Raum für wechselnde Arbeitshaltungen sollte vorhanden sein.
- Ab und zu sollten Entspannungsübungen mit Augen und Körper durchgeführt werden.

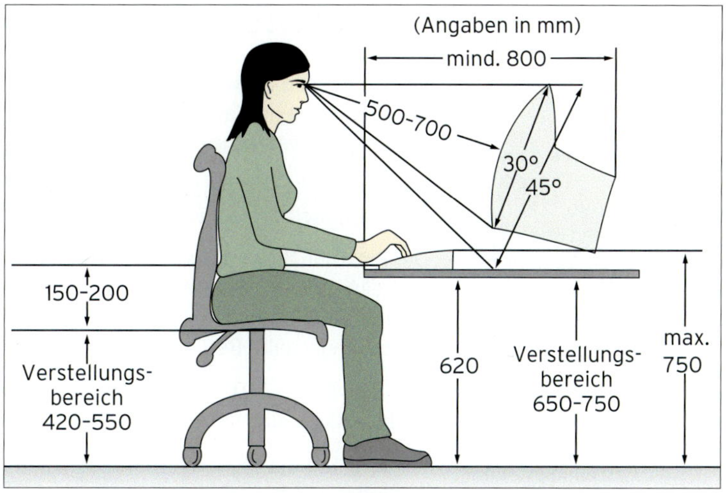

Abb. 1 Empfohlene Maße für einen Bildschirmarbeitsplatz

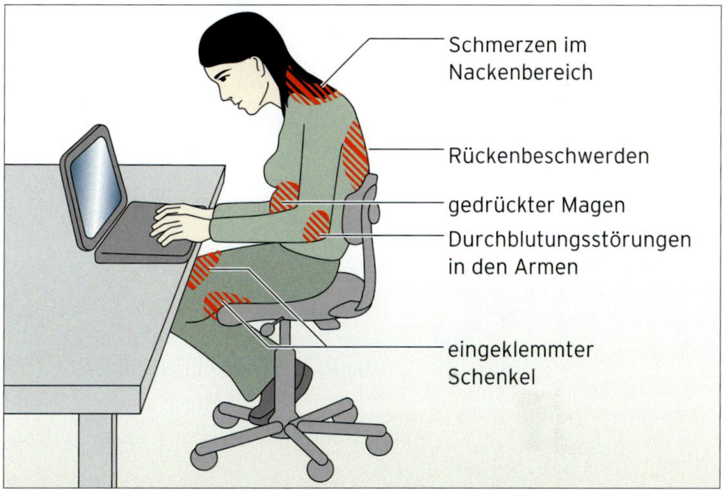

Abb. 2 Folgen physischer Beanspruchung durch Fehlhaltung

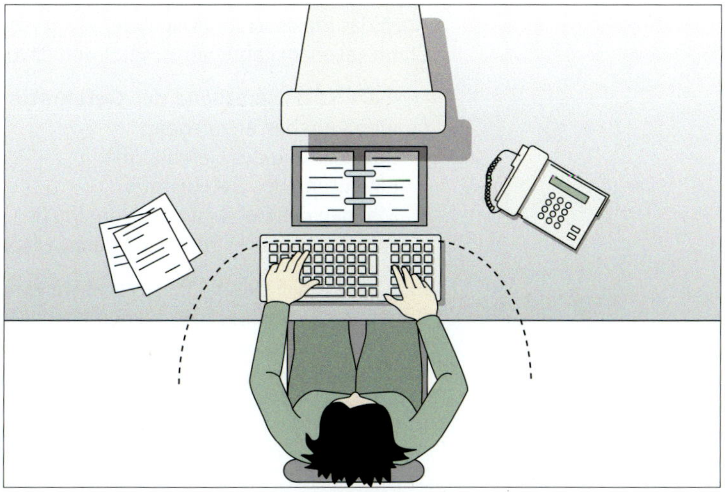

Abb. 3 Anordnung von Arbeitsmitteln, wenn vor allem Tastatur, Vorlage und Bildschirm benötigt werden

2.3 Arbeitssicherheitsgesetz

www.dguv.de
→ Prävention
→ DGUV Vorschriften- und Regelwerk
→ DGUV Vorschrift 2
Auf der Website der Deutschen Gesetzlichen Unfallversicherung finden Sie zahlreiche Informationen zur Vorschrift 2 und im Text einen Link zu einer Online-Handlungshilfe für die Betreuungszeiten.

Die staatlichen Gewerbeaufsichtsbehörden, Gesundheitsämter und die Aufsichtsdienste der Berufsgenossenschaften überwachen die Arbeitssicherheit in den Arztpraxen, die durch verschiedene gesetzliche Bestimmungen geregelt ist.

Nach dem Arbeitssicherheitsgesetz müssen alle Arbeitnehmer (AN) betriebsärztlich und sicherheitstechnisch betreut werden.

Der Praxisinhaber kann folgende **Betreuungsmodelle** frei wählen:
- freiberufliche Betriebsärzte und Fachkräfte für Arbeitssicherheit (AS)
- überbetriebliche arbeitsmedizinische und sicherheitstechnische Dienste
- fest angestellte Betriebsärzte und Fachkräfte für Arbeitssicherheit

Seit dem 01.01.2011 gilt die neue Unfallverhütungsvorschrift DGUV Vorschrift 2 für die betriebsärztliche und sicherheitstechnische Betreuung in Praxen und Betrieben.

In Betrieben mit mehr als zehn Beschäftigten muss der Arzt unter Mitwirkung der MFAs die Aufgaben des Betriebsarztes ermitteln, aufteilen und vereinbaren.

Die Verordnung besteht aus der Grundbetreuung, z. B. Durchführung und Auswertung der Gefährdungsbeurteilung, und dem betriebsspezifischen Teil der Betreuung, z. B. physische und psychische Fehlbeanspruchungen. Zusammen bilden sie die Gesamtbetreuung (→ Abb. 1).

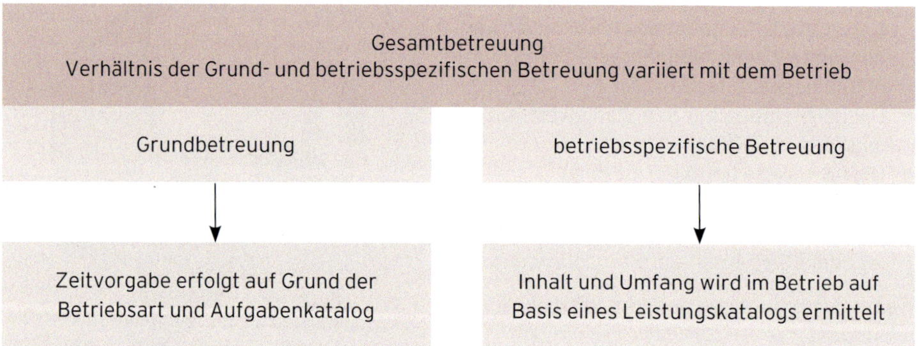

Abb. 1 Elemente der neuen Regelbetreuung bei Betrieben mit mehr als zehn Mitarbeitern

Sie finden Gefahrenquellen, z. B. Stolperfallen durch Kabelsalat bei Geräten, instabile Drehstühle, Infektionsgefahr durch unsterile Arbeitsflächen, Nutzung der Kühlschränke für Lebensmittel.

Auch das Praxispersonal ist in der Arztpraxis Gefahrstoffen, wie z. B. Desinfektionsmitteln und Chemikalien im Labor, ausgesetzt und davor zu schützen.

Deshalb ist entsprechend der **Gefahrstoffverordnung** ein Gefahrstoffverzeichnis mit folgenden Angaben anzulegen:
- Bezeichnung des Gefahrstoffs
- Einstufung des Gefahrstoffs
- Mengen des Gefahrstoffs in der Praxis
- Arbeitsbereich, in denen mit dem Gefahrstoff gearbeitet wird

In Arztpraxen mit wenig Personal reicht es zu Dokumentationszwecken aus, Herstellerinformationen der Produkte, z. B. Sicherheitsdatenblätter, in einem Ordner abzulegen und die verbrauchte Menge zu dokumentieren.
Bei der Berufsgenossenschaft (BGW) sind Schriften und Empfehlungen für die Handhabung von Gefahrstoffen erhältlich (→ S. 25, Abb. 1).

Nr.: 1 Ersteller: Frau Meyer Stand: 17.12.2015	**BETRIEBSANWEISUNG** gemäß § 14 GefStoffV **Tätigkeit: Scheuer-/Wischdesinfektion**	**Arbeitsbereich:** Arztpraxis Dr. Glücklich **Arbeitsplatz:** Reinigung und Desinfektion

GEFAHRSTOFFBEZEICHNUNG

Flächendesinfektionsmittel: Desinfiziens 300
Wässrige Lösung: enthält die Aldehyde Glyoxal und Glutaraldehyd sowie Tenside
Konzentration der Gebrauchslösung: 0,5 %

GEFAHREN FÜR MENSCH UND UMWELT

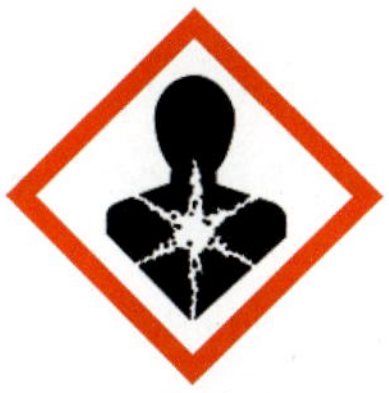

Beim Umgang mit dem Flächendesinfektionsmittel besteht die Gefahr von allergischen bzw. irritativen und toxischen Haut- und Atemwegserkrankungen. Beim Einatmen der Dämpfe des Konzentrats sind Reizungen der Atemwege und der Augen möglich. Glutaraldehyd kann zusätzlich Allergien der Atemwege hervorrufen. Bei direktem Hautkontakt mit dem Konzentrat sind Reizungen möglich. Die Inhaltsstoffe Glyoxal und Glutardialdehyd wirken allergisierend durch Hautkontakt. Der Inhaltsstoff Glyoxal steht im Verdacht, das Erbgut zu verändern. Das Konzentrat ist schwach wassergefährdend.

SCHUTZMASSNAHMEN UND VERHALTENSREGELN

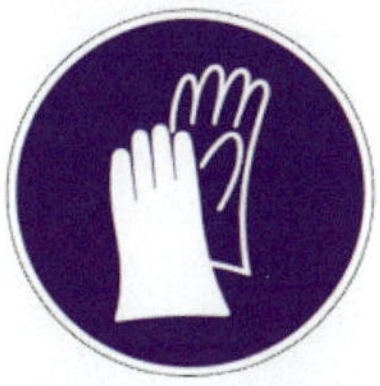

Handschutz: Die blauen Schutzhandschuhe mit Stulpen tragen und diese im Bereich des Unterarmes umkrempeln.
Allgemein: Dosierhilfe zur Herstellung der Gebrauchslösung verwenden. Nicht mit heißem Wasser ansetzen. Das Mittel dem Wasser zusetzen und nicht umgekehrt. Nicht mit anderen Produkten kombinieren. Behältnisse nach Gebrauch sofort schließen. Keine Sprühdesinfektion durchführen, auch nicht bei kleinen Flächen.
Bei der Desinfektion von Fußböden Feuchtwischmopp und Auswringer verwenden. Pfützenbildung vermeiden. Türen geöffnet halten und Fenster in Kippstellung bringen. Verschüttetes Konzentrat mit Wischtuch und viel Wasser entfernen.

VERHALTEN IM GEFAHRFALL

Notruf: 112
Bei Brand: Es sind keine besonderen gefahrstoffspezifischen Maßnahmen erforderlich.

ERSTE HILFE

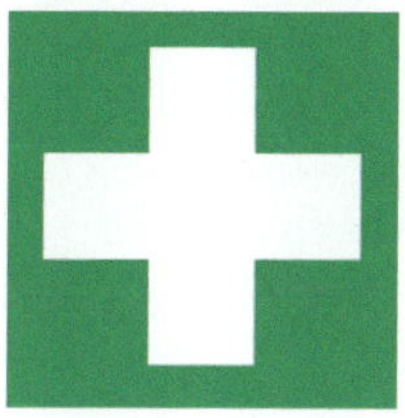

Nach Augenkontakt: 10 Minuten unter fließendem Wasser bei geöffnetem Lidspalt spülen, ggf. Augenarzt aufsuchen.
Nach Hautkontakt: Verunreinigte Kleidung ausziehen. Haut mit viel Wasser spülen, ggf. Hautarzt aufsuchen.
Nach unfallbedingtem Einatmen großer Mengen: Frischluft zuführen, ggf. Arzt aufsuchen.
Nach Verschlucken des Konzentrats oder großer Mengen der Gebrauchslösung: In kleinen Schlucken viel Wasser trinken lassen. Arzt aufsuchen. Ggf. durch die regionalen Informationszentren für Vergiftungsfälle beraten lassen. Giftnotruf: 089 19240
Allgemein: Als Helfer bei jeder Erste-Hilfe-Maßnahme auf den eigenen Schutz achten.

SACHGERECHTE ENTSORGUNG

Verbrauchte Anwendungslösung in den Ausguss geben. Verfallene Produkte und entleerte Kanister zur Entsorgung sammeln in Kellerraum Nummer 1.

Muster

Abb. 1 Beispiel einer Betriebsanweisung

2.4 Jugendarbeitsschutzgesetz

Schon in den mittelalterlichen Zunftordnungen und im damaligen Stadtrecht gab es Bestimmungen zum Schutz jugendlicher Arbeiter. Das heutige Gesetz stammt aus dem Jahre 1960 und wurde 1976, 1984, 1997/98 und 2000 in wesentlichen Bestimmungen geändert und ergänzt.
Manche Bestimmungen gelten auch noch, wenn der auszubildende Jugendliche während der Ausbildungszeit 18 Jahre alt wird (z. B. die Freistellung für den Berufsschulbesuch).
Das Gewerbeaufsichtsamt überwacht die Einhaltung der Bestimmungen. Bei Verstößen droht ein Bußgeld bis 15 000,00 €.

Das Jugendarbeitsschutzgesetz finden Sie unter www.gesetze-im-internet.de/bundesrecht/jarbschg/gesamt.pdf

Das Jugendarbeitsschutzgesetz gilt für Jugendliche, die 15, aber noch nicht 18 Jahre alt und in einem Betrieb oder beim Staat beschäftigt sind. Dies kann als Auszubildender, Arbeitnehmer, Heimarbeiter oder Beamtenanwärter sein. Kinderarbeit (bis 15 Jahre) ist nach diesem Gesetz grundsätzlich verboten.

Arbeitsbedingungen	**Bestimmungen für jugendliche Arbeitnehmer**
Arbeitszeit	täglich 8 Stunden (in Ausnahmefällen 8,5 Stunden), wöchentlich 40 Stunden
Schichtzeit	Anwesenheitszeit in der Praxis (Arbeitszeit + Ruhepausen) darf nicht länger als 10 Stunden betragen.
Berufsschulbesuch	Freistellung zum Berufsschulbesuch; dieser wird auf die Arbeitszeit angerechnet und vergütet.
Beschäftigungsverbote	Beträgt die Unterrichtszeit mehr als 5 Stunden zu je 45 Minuten, ist der Jugendliche an einem Berufsschultag in der Woche von der Arbeit freizustellen. Hier wird der Berufsschultag dann mit maximal 8 Stunden auf die Arbeitszeit angerechnet. Bei Unterricht an einem weiteren Tag in der Woche wird die tatsächlich in der Schule verbrachte Unterrichtszeit auf die Arbeitszeit angerechnet. Bei Unterrichtsbeginn vor 9 Uhr darf der Jugendliche vorher nicht im Betrieb beschäftigt werden. An dem Arbeitstag, der der schriftlichen Abschlussprüfung unmittelbar vorausgeht, ist der Jugendliche freizustellen.
Ruhepausen	Bei 4,5 bis 6 Arbeitsstunden mindestens 30 Minuten, bei mehr als 6 Arbeitsstunden mindestens 60 Minuten; länger als 4,5 Stunden hintereinander dürfen Jugendliche nicht beschäftigt werden. Eine Arbeitsunterbrechung muss mindestens 15 Minuten betragen.
Freizeit	täglich mindestens 12 Stunden ununterbrochen (inklusive Schlaf natürlich!)
Nachtruhe	Beschäftigungsverbot von 20 Uhr bis 6 Uhr Ausnahmen: Jugendliche über 16 Jahren • in Bäckereien (ab 5 Uhr, über 17 Jahre ab 4 Uhr), • in Gaststätten (bis 22 bzw. 23 Uhr), • in der Landwirtschaft, • in Molkereien, • MFA im Notdienst usw.
Fünftagewoche	An Samstagen ist die Beschäftigung verboten; Ausnahmen: z. B. Bäckereien, Gaststätten, Verkaufsstellen, Friseurhandwerk, MFA im Notdienst. Ausgleich dafür an einem anderen berufsschulfreien Arbeitstag.

Sonn- und Feiertagsruhe	Beschäftigungsverbot; Ausnahmen: z. B. Landwirtschaft, Familienhaushalte, Gaststätten, Gesundheitswesen; ausgleich dafür an einem anderen berufsschulfreien Arbeitstag
Urlaub	Jugendlicher ist am 1. Januar des Jahres noch nicht 16 → 30 Werktage Urlaubsanspruch, noch nicht 17 → 27 Werktage Urlaubsanspruch, noch nicht 18 → 25 Werktage Urlaubsanspruch. Der Urlaub ist zusammenhängend in den Berufsschulferien zu gewähren.
Beschäftigungsverbot	Arbeiten, die die Leistungsfähigkeit übersteigen (Akkord- und Fließbandarbeiten) sowie gefährliche Arbeiten (ausgenommen bei Arbeiten zu Ausbildungszwecken, z. B. Röntgen)
Ärztliche Untersuchungen	Erstuntersuchung vor Beschäftigungsbeginn (frühestens 14 Monate), erste Nachuntersuchung spätestens 14 Monate nach Ausbildungsbeginn

2.5 Arbeitszeitregelung für Erwachsene

Die für Erwachsene (Personen ab 18 Jahre) geltenden Höchstarbeitszeiten hat man in der EU vereinheitlicht und im Arbeitszeitgesetz geregelt. Dieses Gesetz gilt nach Wegfall des Bäckereiarbeitszeitgesetzes auch in Bäckereien und Konditoreien. Dennoch bestehen einige Ausnahmen.

Arbeitszeitregelung	Bestimmungen in allen Betrieben für Arbeitnehmer über 18 Jahre
Arbeitszeit	reine Arbeitszeit, ohne Ruhepausen
Normalarbeitszeit	8 Stunden täglich (an sechs Werktagen), die Arbeitszeit kann bis 10 Stunden verlängert werden, d. h. wöchentlich höchstens 60 Stunden, innerhalb von 6 Monaten muss der Schnitt von 8 Stunden/Werktag jedoch gewahrt werden. Hierdurch können Praxen flexibler auf Arbeitsanfall reagieren.
Ruhezeit	mindestens 11 Stunden täglich; Ausnahme: 10 Stunden mit Ausgleich innerhalb von 4 Wochen, z. B. in der Landwirtschaft, möglich
Ruhepausen	Arbeitszeit von mehr als 6 bis 9 Stunden: mindestens 30 Minuten; Arbeitszeit von mehr als 9 Stunden: mindestens 45 Minuten
Sonn- und Feiertagsruhe	keine Beschäftigung; Ausnahmen: Gastgewerbe, Notdienste usw. Es müssen jedoch 15 Sonntage im Jahr beschäftigungsfrei bleiben. Ersatzruhetage müssen gewährt werden.

In Tarifverträgen und Betriebsvereinbarungen können andere Regelungen für die Arbeitnehmer eines Betriebs bzw. einer Branche vorgesehen sein.

2.6 Bundesurlaubsgesetz

Dieses Gesetz wurde den EU-Regelungen angepasst und regelt die grundlegende Jahresarbeitszeit für Arbeitnehmer. Es gilt für alle Arbeitnehmer (auch Teilzeitbeschäftigte) über 18 Jahre, die seit über 6 Monaten in der Praxis tätig sind.
Die wichtigsten Bestimmungen im Einzelnen:

- Der Mindesturlaub beträgt **24 Werktage** (der Samstag ist ein Werktag, in den Arztpraxen aber kein Arbeitstag). Umrechnungsformel: $\frac{\text{Werktage}}{6} \cdot \text{wöchentliche Arbeitstage}$
- Der Urlaubsanspruch beträgt 1/12 des Jahresurlaubs für jeden beschäftigten Monat. Der volle Urlaubsanspruch entsteht für den Arbeitnehmer bei einer Beschäftigung über den 30.06. eines Jahres hinaus.
- Der Urlaub muss zusammenhängend gewährt werden (mindestens 12 Werktage).
- Die Barabgeltung ist grundsätzlich verboten.
- Der Urlaub muss in dem Jahr genommen werden, in dem der Anspruch entstanden ist (Ausnahme bei Vereinbarung bis zum 31.03. des Folgejahres).

2.7 Kündigungsschutzgesetz

Allgemeiner Kündigungsschutz
Für Arbeitnehmer, die über 18 Jahre alt und **seit 6 Monaten** in einer Praxis mit **mehr als zehn Arbeitnehmern** (ausschließlich der Auszubildenden; Teilzeitkräfte werden prozentual angerechnet) arbeiten, gilt bei Neueinstellung das Kündigungsschutzgesetz. Es gelten noch Übergangsregelungen.

Informationen zu Kündigungsschutz und Kündigungsfristen finden Sie unter www.gesetze-im-internet.de → Gesetze/Verordnungen → KSchG

Die Hauptbestimmung besagt, dass eine Kündigung durch den Arbeitgeber nur erfolgen kann, wenn sie **sozial gerechtfertigt** ist. Das bedeutet, die Kündigungsgründe müssen entweder

- **in der Person oder dem Verhalten des Arbeitnehmers liegen** (z. B. Schlechterbringung der Arbeit, Streitereien, häufiges Fehlen durch Krankheit, unentschuldigtes Fehlen, Nichteinhalten der Arbeitszeit, Ausüben von Nebentätigkeiten). In diesen Fällen muss der Arbeitnehmer mindestens einige Male **abgemahnt** werden, d. h., es muss ihm mitgeteilt werden (möglichst schriftlich), dass er etwas getan hat, was der Arbeitgeber nicht duldet, und dass dies seine Kündigung zur Folge haben kann. Liegt der Kündigungsgrund in der Person, zum Beispiel der Arbeitnehmer ist gesundheitlich nicht mehr in der Lage, den Beruf auszuüben, braucht keine Abmahnung zu erfolgen.

  oder

- **durch dringende betriebliche Erfordernisse begründet sein** (z. B. Praxisumsatzrückgang, Praxisgewinnrückgang, Arbeitsmangel). Dies muss vom Arbeitgeber bewiesen werden. Dabei muss der Arbeitgeber eine **soziale Auswahl** durchführen. Das bedeutet, er muss bestimmte soziale Grunddaten berücksichtigen:
  1. Dauer der Praxiszugehörigkeit
  2. Lebensalter des Arbeitnehmers
  3. Unterhaltspflichten des Arbeitnehmers

Mitarbeiter, deren Beschäftigung in einem dringenden betrieblichen Interesse liegt (z. B. wegen besonderer Fähigkeiten bzw. Kenntnisse), können aus der Sozialauswahl herausgenommen werden.

Die oben angeführten Bestimmungen gelten auch für die sogenannte **Änderungskündigung**. Hierbei wird dem Arbeitnehmer die alte Arbeitstätigkeit in der Praxis gekündigt und gleichzeitig eine neue Arbeitstätigkeit in der Praxis angeboten.
Bei jeder Kündigung muss zudem der Betriebs- oder Personalrat (falls vorhanden, z. B. in Kliniken) informiert und gehört werden. Wird er nicht informiert, ist die Kündigung unwirksam. Seine Beschwerde oder der Widerspruch gegen die Kündigung hat Auswirkung auf die Weiterbeschäftigung bis zur endgültigen Klärung.

Besonderer Kündigungsschutz
Folgende Personengruppen genießen einen besonderen Kündigungsschutz:

Geschützter Personenkreis (Gesetz)	Kündigung ist unzulässig
Schwangere Arbeitnehmerinnen und Mütter nach der Entbindung (Mutterschutzgesetz)	während der Schwangerschaft bis vier Monate nach Geburt
Erziehende Mütter oder Väter, bis das Kind drei Jahre alt ist (Bundeselterngeldgesetz)	während der Elternzeit
Auszubildende (Berufsbildungsgesetz)	nach der Probezeit
Betriebsräte und Jugendvertreter	während ihrer Amtszeit
Arbeitnehmer in Pflegezeit	während der Pflegezeit

Kündigungsschutz

Allgemeiner Kündigungsschutz
1. Kündigungsschutzgesetz: Schutz vor sozial ungerechtfertigter Kündigung
2. Betriebsrat: Bei jeder Kündigung Mitwirkungsrecht und Widerspruchsrecht

Besonderer Kündigungsschutz
1. Schwangere, Mütter nach Entbindung
2. Erziehende während der Elternzeit
3. Auszubildende nach der Probezeit
4. Betriebsräte und Jugendvertreterin

2.8 Mutterschutz, Elternzeit, Elterngeld und Teilzeitarbeit

Nach dem Grundgesetz hat die Mutter den Anspruch auf den Schutz und die Fürsorge durch die Gemeinschaft. Hieraus leitet sich der Anspruch des Mutterschutzgesetzes ab. Dieses gilt seit 1951, wurde 1968 verbessert und um das Bundeselterngeld- und das Elternzeitgesetz erweitert:

- Alle Arbeiten, die das Leben von Mutter und Kind gefährden, sind verboten (z. B. Akkord, Fließbandarbeit, Einwirkung gesundheitsschädigender Stoffe).
- Sechs Wochen vor und acht Wochen nach Entbindung (14 Wochen) besteht ein absolutes Beschäftigungsverbot (Schutzfrist, bei Frühgeburten wird die Frist nach Geburt bis auf 14 Wochen verlängert).
- Sobald die Schwangerschaft dem Arbeitgeber angezeigt wird, besteht absoluter Kündigungsschutz bis 4 Monate nach Entbindung.
- Die Mutter erhält Mutterschaftsgeld über die Lohnfortzahlung durch den Arbeitgeber und die Krankenkasse.

Das Mutterschutzgesetz finden Sie unter www.bmfsfj.de → Gesetze

Gegen diesen Anspruch der werdenden Mütter auf Mutterschaftsgeld müssen sich alle Arbeitgeber (auch Arztpraxen) durch die Umlage U 2 „versichern“. Die Umlagekasse erstattet den Anteil des Arztes am Mutterschaftsgeld. Umlagekassen können alle Krankenkassen sein.

Informationen zum ElterngeldPlus finden Sie hier: www.elterngeld-plus.de

Für alle Kinder, die ab dem 01.01.2007 geboren sind, erhalten die Eltern unabhängig von ihrem Status (z. B. Hausmann, -frau, ALG-II-Bezieher, Auszubildende) 300,00 € monatlich für zunächst 12 Monate. Wird eine Berufstätigkeit aufgegeben, beträgt das Elterngeld 67 % des Einkommens, maximal aber 1800,00 €. Die Bezugsdauer wird um zwei weitere Monate verlängert, wenn auch der Partner (oft der Vater) in dieser Zeit auf die Beschäftigung verzichtet.

Eltern, die erwerbstätig sind, steht nach diesem Gesetz die Elternzeit bis zu 36 Monate zu. Diese können sie sich auch teilen oder eventuell gemeinsam nehmen. Während der Elternzeit gilt ein absoluter Kündigungsschutz.

Zudem haben Eltern das Recht auf Teilzeitbeschäftigung, wenn sie in einem Betrieb arbeiten, der mindestens 15 Arbeitnehmer beschäftigt. Nach Vereinbarung mit dem Arbeitgeber kann ein Jahr der Elternzeit auch auf die Zeit zwischen dem dritten und achten Lebensjahr des Kindes verlegt werden.

AUFGABEN

1 Klären Sie folgende Fälle unter Einbeziehung der rechtlichen Rahmenbedingungen und Schutzvorschriften:

- **a** Wegen dringender Arbeiten bittet der Ausbilder die Auszubildende, an zwei Tagen in der Woche 8,5 Stunden zu arbeiten.
- **b** Am Freitag erstreckt sich die Arbeitszeit von 8 bis 13 Uhr. Wie viel(e) Ruhepause(n) steht bzw. stehen den Auszubildenden zu?
- **c** Carola hat folgende Berufsschultage in einer Woche:
  1. Tag: Unterricht von 8 bis 13 Uhr (sechs Unterrichtsstunden)
  2. Tag: Unterricht von 8 bis 16 Uhr (neun Unterrichtsstunden)
  Muss sie nach der Berufsschule noch in der Praxis arbeiten?
- **d** Wie viele Urlaubstage stehen Martina im Jahre 2016 zu, wenn sie 2016 18 Jahre alt wird?
- **e** Miriam wird im zweiten Ausbildungsjahr 18 Jahre alt. Sie möchte die Berufsschule nicht mehr besuchen.
- **f** Eine Medizinische Fachangestellte, 19 Jahre alt, wird in der Röntgenassistenz ausgebildet. Sie arbeitet am Röntgengerät (gefährliche Arbeit!).
- **g** Petra, 17 Jahre alt, verweigert die Erstuntersuchung.

2 Eine Auszubildende wird im zweiten Ausbildungsjahr schwanger. Sie nimmt anschließend zwei Jahre Elternzeit in Anspruch. Hat sie anschließend das Recht, die Ausbildung zu beenden?

3 Einer Auszubildenden wird im dritten Ausbildungsjahr mit folgender Begründung gekündigt: „Sie hat ihre Sache nicht gut gemacht und eigentlich nie ordentlich mit Patienten reden gelernt." Nehmen Sie dazu unter Einbeziehung des Kündigungsschutzgesetzes Stellung.

4 In einer Praxis mit vier Medizinischen Fachangestellten, zwei Arzthelferinnen und drei Auszubildenden sowie einem Medizinisch-technischen Assistenten muss wegen eines drastischen Umsatzeinbruchs einem Arbeitnehmer gekündigt werden. Welche Überlegungen muss der Praxisinhaber anstellen?

5 Worin besteht der Unterschied zwischen dem Anspruch auf Mutterschaftsgeld und Elterngeld?

6 Eine werdende Mutter möchte während der Schutzfrist in der Praxis arbeiten. Ist das möglich?

7 Einer Medizinischen Fachangestellten wird gekündigt. Drei Tage später behauptet sie, dass sie schwanger sei. Nehmen Sie dazu unter Einbeziehung des Kündigungsschutzgesetzes und des Mutterschutzgesetzes Stellung.

8 Eine Arbeitnehmerin verheimlicht Schwangerschaft und Geburt. Hat sie dennoch Anspruch auf Elternzeit?

9 Wie kann sich die Praxis gegen die Kosten des Mutterschaftsgeldes versichern?

3 Gesundheitswesen

Unter dem Gesundheitswesen versteht man die gesundheitliche Versorgung aller Menschen eines Staatsgebietes durch Einrichtungen und Personen, die die Gesundheit fördern und erhalten.

Die Aufgaben des Gesundheitswesens im Einzelnen:

- **Gesundheitsschutz**
  - Schutz vor Erkrankung
  - allgemeine Hygiene
  - Arbeits- und Betriebsmedizin
  - Umweltschutz
  - Seuchenbekämpfung
  - Unfallverhütung
  - Überwachung der Arzneimittel und der Gesundheitseinrichtungen
- **Gesundheitspflege**
  - Bewahrung vor gesundheitsschädlichem Handeln
  - Aufklärung (primäre Prävention)
  - Prophylaxe (sekundäre Prävention)
  - z.B Infarktsportgruppe (tertiäre Prävention)
- **Kurative Medizin**
  - Maßnahmen zur Wiederherstellung der Gesundheit

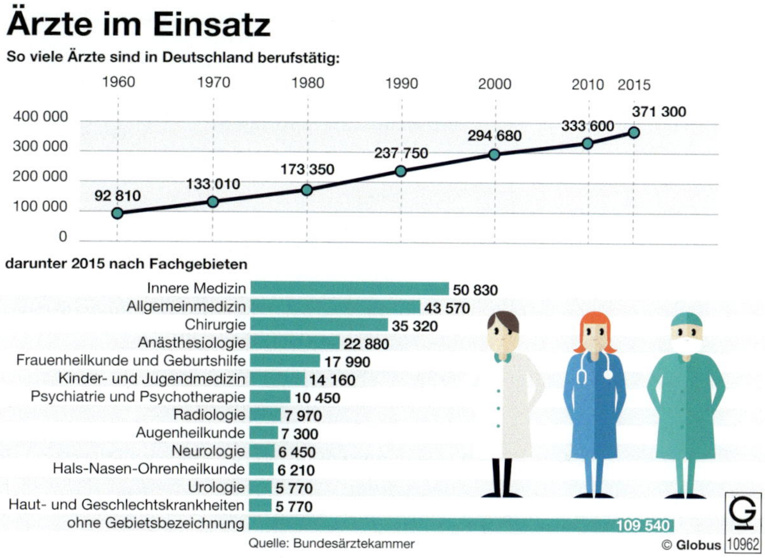

Das Gesundheitswesen in Deutschland besteht aus mehreren traditionell gewachsenen Bereichen: der ambulanten Versorgung, der stationären Versorgung, dem öffentlichen Gesundheitswesen – und einem wachsenden Anteil ergänzender Angebote (→ Abb. 1). Bei seinen Zielen, die Gesundheit der Bevölkerung zu schützen bzw. zu erhalten und wiederherzustellen, arbeiten die vier Bereiche teilweise miteinander vernetzt.
Die Befugnisse der einzelnen Anbieter medizinischer Leistungen sind gesetzlich geregelt, d. h., es wird eine bestimmte Ausbildung und ggf. ein Studium mit bestandener Abschlussprüfung und die Kenntnis grundlegender Gesetze verlangt, bevor sich jemand im Gesundheitswesen betätigen darf.

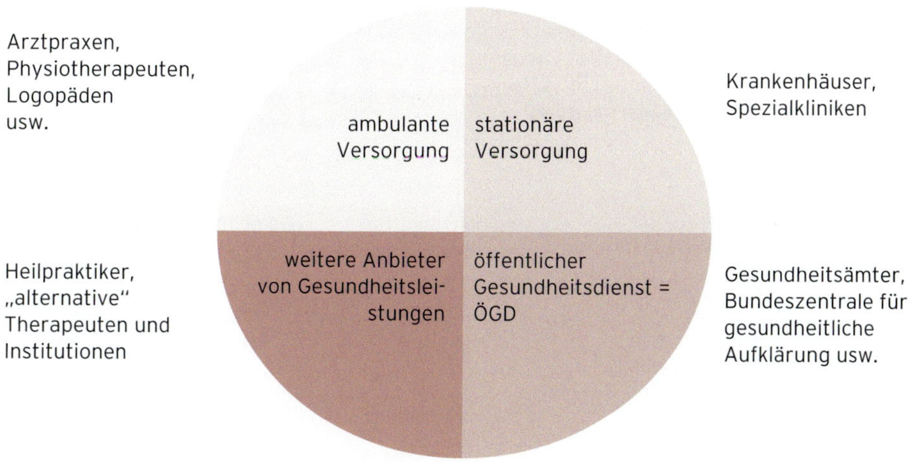

Abb.1 Gliederung des Gesundheitswesens

3.1 Öffentliches Gesundheitswesen

Das öffentliche Gesundheitswesen umfasst alle Einrichtungen des öffentlichen Dienstes, die dazu geeignet sind, den Gesundheitsstand der Bevölkerung
- zu ermitteln,
- laufend zu überwachen,
- zu fördern sowie
- drohende Gefahren festzustellen und zu beseitigen.

Dies geschieht durch verschiedene Einrichtungen national und international.

Nationale Einrichtungen	Internationale Einrichtungen
Einrichtungen • des Bundes • der Länder • der Kreise/Gemeinden	**WHO** (**W**orld **H**ealth **O**rganization) Circa 150 Länder der Erde sind Mitglied dieser Weltgesundheitsorganisation.

Die Hauptaufgaben der Weltgesundheitsorganisation (WHO), die eine Sonderbehörde der Vereinten Nationen (UN) darstellt, sind:
- Seuchenbekämpfung
- Kontrolle von Arzneimitteln
- Standardisierung von Heilmitteln
- Förderung der Aus- und Weiterbildung von Personal im Gesundheitswesen
- Forschung
- Gesundheitsstatistiken

Im Gesundheitswesen gilt das Subsidiaritätsprinzip, d. h., die staatlichen Aufgaben werden soweit wie möglich von der unteren Behörde wahrgenommen. Die Länder erfüllen die Aufgaben im Gesundheitswesen und sind verantwortlich für die Durchführung der Bundesgesetze (→ Abb. 1).

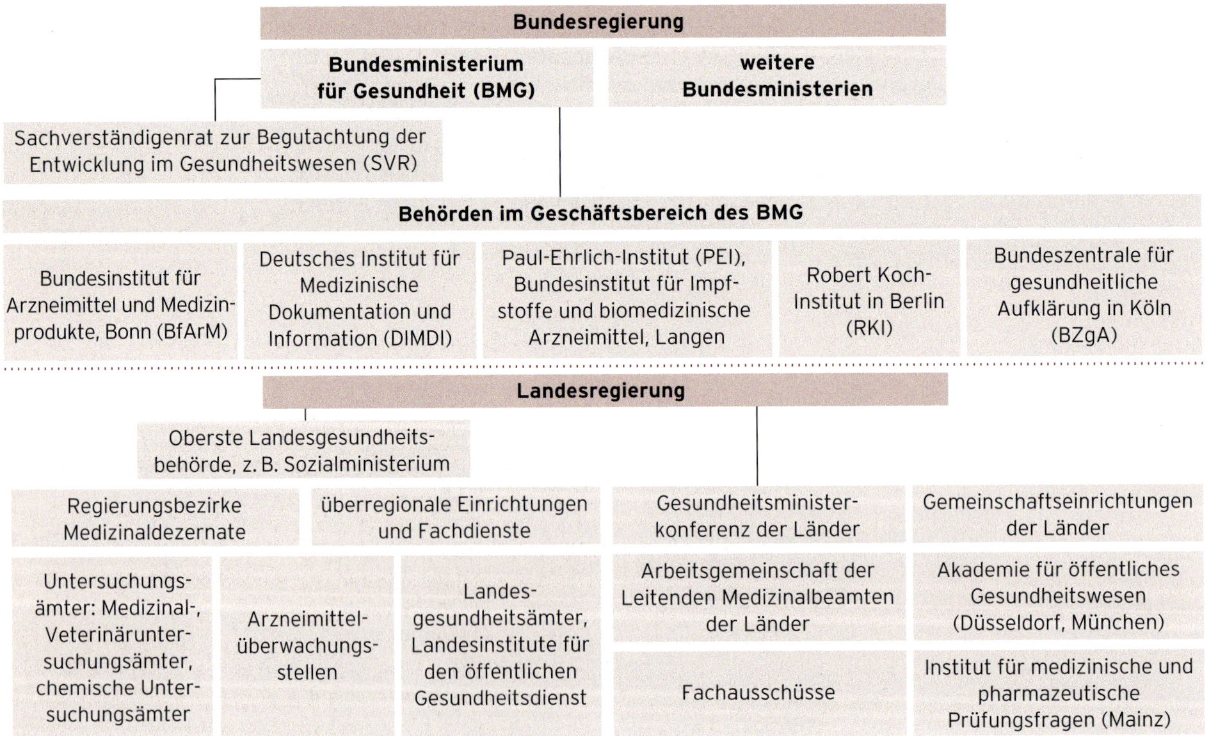

Abb. 1 Einrichtungen des öffentlichen Gesundheitswesens in Deutschland

3.2 Krankenhauswesen

Patienten, die in einer Praxis nicht mehr ambulant versorgt werden können, werden in Krankenhäusern stationär aufgenommen. Bestimmte Untersuchungen (z. B. Biopsie), kleinere chirurgische Eingriffe und Geburtshilfe werden heute z. T. auch in Krankenhäusern ambulant durchgeführt.

In den **allgemeinen Krankenhäusern** (Krankenhäuser der Grund- und Regelversorgung) werden akut erkrankte Patienten untersucht, behandelt und gepflegt. In **Fachkrankenhäusern** werden Patienten in einer bestimmten medizinischen Fachrichtung versorgt (z. B. Kinderklinik, Hals-Nasen-Ohrenkliniken, Zahnklinik). Ähnlich den allgemeinen Krankenhäusern ist die Verweildauer hier relativ kurz. Müssen Patienten für längere Zeit im Krankenhaus aufgenommen werden oder sollen bestimmte Personengruppen betreut werden, stehen **Sonderkrankenhäuser** zur Verfügung (z. B. Psychiatrisches Landeskrankenhaus, Kurkliniken, Rehabilitationszentren, Bundeswehrkrankenhaus). Daneben unterscheidet man noch Krankenhäuser, die neben der Patientenversorgung auch Ärzte ausbilden und Forschung betreiben (z. B. die Universitätskliniken). Man spricht auch von **Krankenhäusern der Maximalversorgung**.

Krankenhausträger sind für die wirtschaftliche Führung des Krankenhauses verantwortlich. Träger können sein:
- öffentliche Träger (Land, Regierungsbezirk, Kreis, Stadt, Deutsche Rentenversicherung Bund oder Knappschaft-Bahn-See)
- freie, gemeinnützige Träger (Ordenskrankenhäuser, Kirchen, Caritas, Rote-Kreuz-Krankenhäuser)
- private Träger (z. B. Zusammenschluss von privaten Krankenversicherern)

Die **Krankenhausfinanzierung** geschieht durch eine Zweiteilung. Die Erstellung des Krankenhauses, das heißt die **Investitionskosten**, erfolgt bei öffentlichen Krankenhäusern z. B. durch das Land. Die **Betriebskosten** hingegen werden von den Krankenkassen und den Privatpatienten finanziert. Zwischen den Krankenhäusern und den Krankenkassen werden hierzu Pflegesätze vereinbart.

Pflegesatz
Betrag, den das Krankenhaus pauschal von der Krankenkasse für die Pflege (inkl. ärztliche Versorgung) erhält

Die Krankenhäuser haben bereits seit 2003 auf das neue Abrechnungssystem nach diagnoseorientierten Fallpauschalen (Diagnosis Related Groups = DRGs) umgestellt. Es besteht hier kein Anreiz mehr, die Patienten unnötig lange im Krankenhaus zu behalten.

Die Ärzte sind Angestellte des Krankenhauses, teilweise auch Beamte. Sie können zusätzlich eine Teilzulassung der Kassenärztlichen Vereinigung für ihre Fachrichtung beantragen. Damit können sie die Behandlung von Kassenpatienten mit den Krankenkassen abrechnen. Diese Ärzte haben keine eigene Praxis.

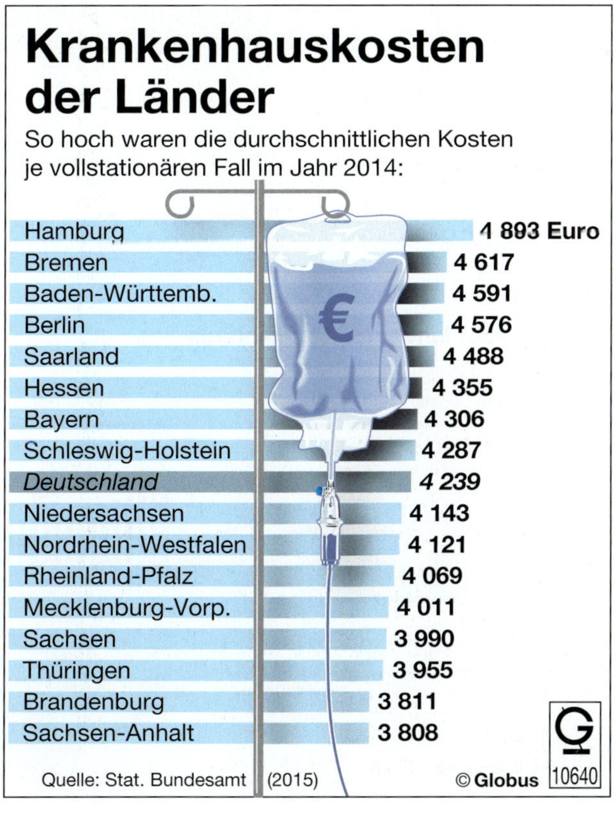

In **Belegkrankenhäusern** sind sogenannte Belegärzte tätig. Ein Belegarzt ist ein in freier Praxis tätiger niedergelassener Arzt, der neben seiner ambulanten Tätigkeit noch Betten in einem Krankenhaus belegt. Seine persönliche Leistung rechnet er mit dem Privatpatienten oder der Krankenkasse ab. Das Krankenhaus rechnet den um die Arztkosten gekürzten Pflegesatz mit dem Privatpatienten oder der Krankenkasse ab. Die belegärztliche Tätigkeit muss von der KV genehmigt werden.

AUFGABEN

1 Nennen Sie die Hauptaufgaben des Bundesministeriums für Gesundheit.

2 Welche staatliche Behörde ist für folgende Fragen zuständig?
- **a** Wo kann man einen anonymen Aidstest durchführen lassen?
- **b** Wo kann man die Stuhlprobe eines Salmonellenausscheiders kontrollieren lassen?
- **c** Wo erhält man kostenlos Beratung über Impfungen, die für bestimmte Länder notwendig bzw. empfohlen werden?
- **d** Wo werden Blutalkoholuntersuchungen als Kontrolluntersuchungen durchgeführt?
- **e** Wo werden tierische Lebensmittel kontrolliert?
- **f** Wo werden die verarbeiteten Lebensmittel kontrolliert?
- **g** Wo kann eine stillende Mutter die Unbedenklichkeit ihrer Muttermilch prüfen lassen?
- **h** Wer prüft die Funktionstüchtigkeit der Sterilisations- und Desinfektionsapparate?
- **i** Wo werden medizinische Messgeräte auf ihre Funktionstüchtigkeit geprüft?
- **j** Wer führt die Untersuchungen verdorbener Lebensmittel in Geschäften und Gaststätten durch?
- **k** Wer prüft in Arztpraxen die Einhaltung der Arbeitszeiten?
- **l** Wer berät Krankenhäuser in hygienischen Fragen?
- **m** Wer prüft, ob Menschen in der Umgebung eines Betriebes einer unzumutbaren Lärmbelästigung oder Strahlenbelastung ausgesetzt sind?

3 Nennen Sie unterschiedliche Krankenhaustypen.

4 Stellen Sie anhand des Telefonbuchs unterschiedliche Träger von Krankenhäusern in Ihrem Kreis bzw. in Ihrer Stadt fest.

5 Erklären Sie anhand der Abbildung die Entwicklung der Verweildauer in Zusammenhang mit der Einführung von Fallpauschalen.

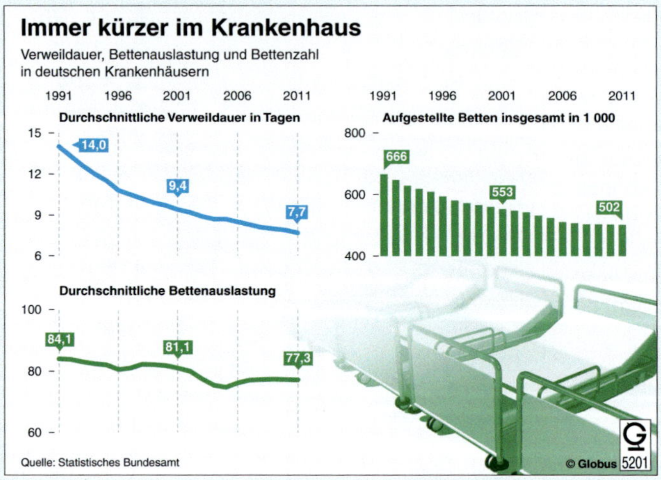

3.3 Berufe im Gesundheitswesen

Die Einrichtungen des Gesundheitswesens werden von Menschen aus unterschiedlichen Berufsgruppen betreut.

Die folgende Übersicht zeigt die wichtigsten Berufe im Gesundheitswesen.

Fort- und Weiterbildung der Medizinischen Fachangestellten
→ LF 12, S. 319, 320

Heilberufe
- Arzt
- Apotheker
- Zahnarzt
- Tierarzt
- Heilpraktiker

Nichtärztliche Berufe
- Psychologe
- nichtärztlicher Psychotherapeut
- Psychagoge

Handwerkliche Berufe
- Augenoptiker
- Bandagist
- Orthopädiemechaniker
- Zahntechniker

Assistentenberufe
- Medizinische Fachangestellte
- Zahnmedizinische Fachangestellte
- Tiermedizinische Fachangestellte
- Pharmazeutisch-kaufmännische Angestellte (PKA)

Fortgebildete Assistentinnen
- Fachwirtin für ambulante medizinische Versorgung
- Fortgebildete Zahnmedizinische Fachangestellte (ZFA, Prophylaxe oder Verwaltung)
- Zahnmedizinische Prophylaxeassistentin (ZMP)
- Zahnmedizinische Fachassistentin (ZMF)
- Zahnmedizinische Verwaltungsassistentin (ZMV)
- Dentalhygienikerin

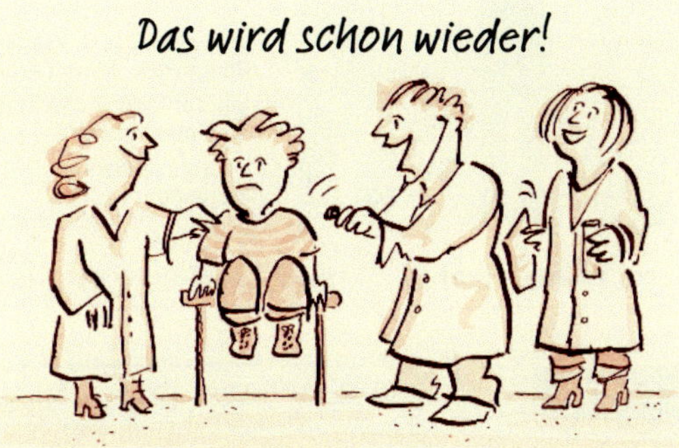

Heilhilfsberufe

Berufe der Primärversorgung
- Hebamme
- Gesundheits- und Krankenpfleger/Gesundheits- und Kinderkrankenpfleger (früher Krankenschwester/pfleger)
- Entbindungspfleger
- Rettungsassistent

Diagnostisch-technische Berufe
- Medizinischer Radiologieassistent
- Medizinisch-technischer Laborassistent
- Veterinärmedizinisch-technischer Assistent
- Medizinisch-technischer Assistent
- Zytologisch-technischer Assistent
- Pharmazeutisch-technischer Assistent
- Operationstechnischer Assistent
- Assistent im Gesundheitswesen

Therapeutisch-rehabilitative Berufe
- Arbeitstherapeut
- Beschäftigungstherapeut (Ergotherapeut)
- Medizinischer Bademeister
- Diätassistent
- Physiotherapeut
- Logopäde (Sprachtherapeut)
- Masseur
- Orthoptist
- Erzieher
- Kinderpfleger

Pflegeberufe
- Gesundheits- und Krankenpfleger/Gesundheits- und Kinderkrankenpfleger (früher Krankenschwester/-pfleger)
- Altenpfleger
- Altenpflegehelfer

Daneben existieren noch zahlreiche Berufe im Gesundheitswesen, die nicht bundeseinheitlich geregelt sind, wie z. B. medizinischer Dokumentator, Chirurgiemechaniker. Zurzeit sind in Deutschland über vier Millionen Menschen im Gesundheitswesen beschäftigt. Wie sich diese Beschäftigten auf die einzelnen Berufsgruppen verteilen, zeigt die folgende Abbildung.

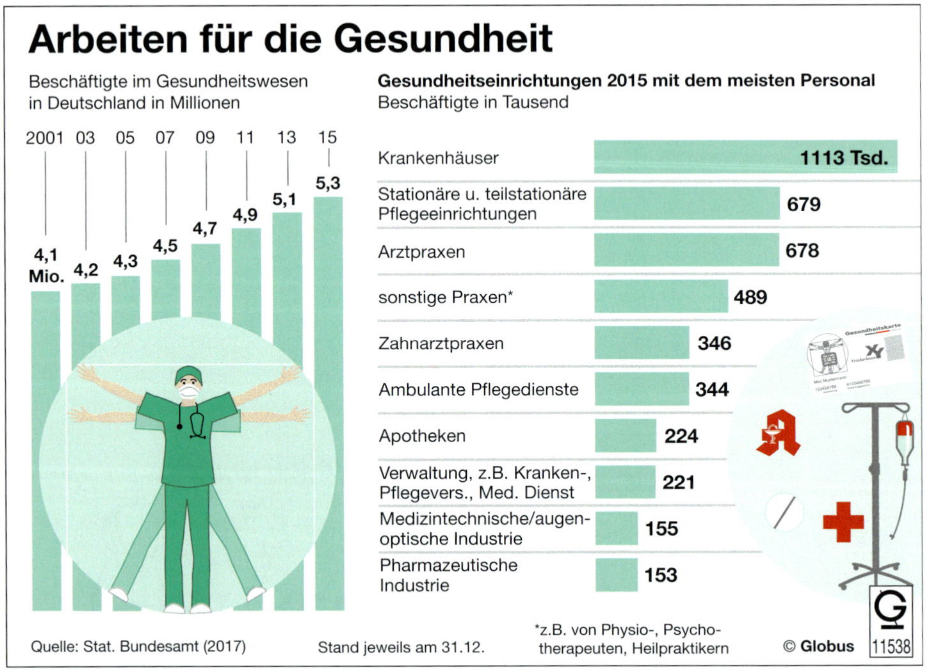

AUFGABEN

1 Informieren Sie sich über einen der oben genannten Berufe genauer (z. B. Berufsbild, Ausbildung). Wo können Sie diese Informationen erhalten?

2 Suchen Sie weitere, hier nicht aufgeführte Berufe im Gesundheitswesen.

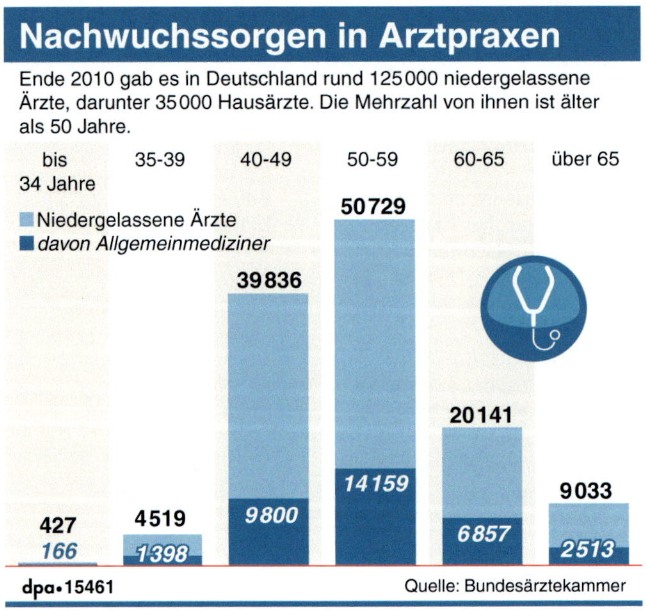

3.4 Arztpraxis

3.4.1 Voraussetzung zur Ausübung des Berufes „Arzt“

Die Aufgabe des Arztes ist die Erkennung, Behandlung und Verhütung von Krankheiten und Leiden des Menschen. Das Studium dauert zwölf Semester.

Nach bestandenem Staatsexamen erhält der Arzt die staatlich erteilte Approbation. Sie berechtigt ihn zur Ausübung seines Berufes. Eröffnet er eine Praxis, so kann er nur Privatpatienten behandeln und nur Privatleistungen abrechnen.

Approbation
staatliche Genehmigung zur Ausübung des Arztberufs

Um die Zulassung als Vertragsarzt (die Voraussetzung für die Behandlung von Kassenpatienten) zu erhalten, kann sich jeder Arzt bewerben, der sich ins Arztregister hat eintragen lassen.

Voraussetzung für die Eintragung ins Arztregister:
- Approbation
- erfolgreicher Abschluss einer allgemeinmedizinischen Weiterbildung (5 Jahre) oder eine Weiterbildung in einem anderen Fachgebiet

Voraussetzung für die **Zulassung zur Behandlung von Kassenpatienten** ist ein Nachweis über die
- Eintragung in ein Arztregister,
- Berechtigung zum Führen einer Facharztbezeichnung,
- Eignung zu Ausübung vertragsärztlicher Tätigkeit (z. B. Führungszeugnis).

Gründe, die einer Zulassung entgegenstehen:
- Vollendung des 55. Lebensjahres
- Anordnung von Zulassungsbeschränkungen aufgrund von Überversorgung

Die **Zulassung als Kassenarzt endet**
- mit dem Tod oder
- mit Rückgabe der Zulassung.

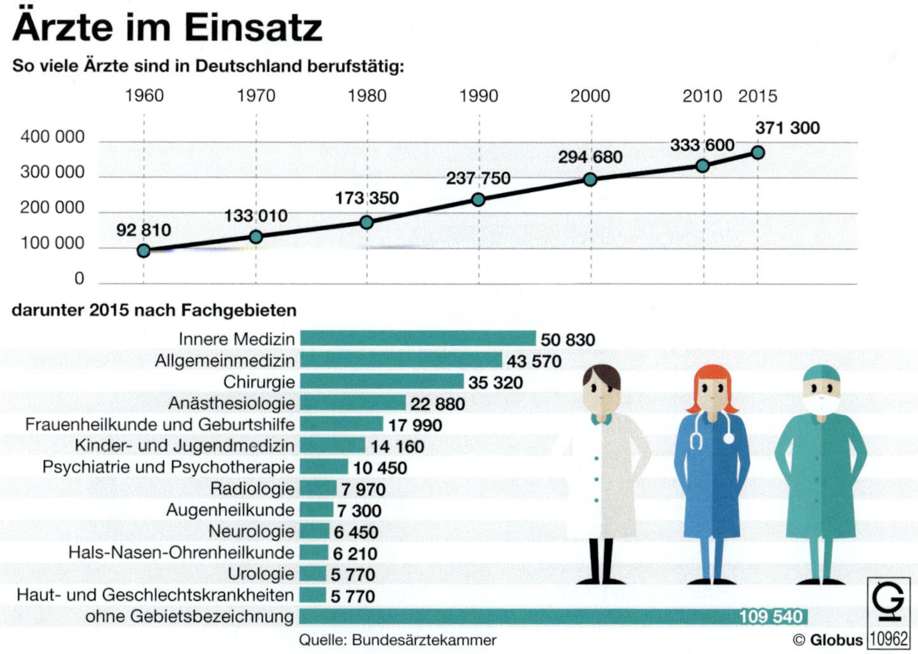

Bei „berufsbezogenen Verfehlungen“ kann die Zulassung zum Beruf entzogen oder versagt werden. Hierzu gehören beispielsweise:

- unbefugtes Führen eines akademischen Grades
- Urkundenfälschung
- Steuerhinterziehung
- unberechtigte Ausübung des Berufs

Promotion
lat. promotio = Beförderung (zur Doktorwürde)

Unabhängig von der Approbation ist die Promotion zum „Dr. med.“. Die Ernennung zum Doktor der Medizin erfolgt durch die medizinische Fakultät einer Universität. Um den akademischen Grad eines Doktors zu erlangen, muss der Doktorand eine bislang noch nicht geklärte wissenschaftliche Fragestellung bearbeiten.

Dissertation
lat. dissertatio = wissenschaftliche Abhandlung, Erörterung

Die erzielten Ergebnisse legt er in seiner Dissertation, seiner Doktorarbeit, schriftlich nieder. Wird die Arbeit von der medizinischen Fakultät einer Universität angenommen und positiv bewertet, erfolgt eine mündliche Prüfung. Mit Bestehen dieser Prüfung ist die Promotion abgeschlossen.

3.4.2 Unternehmen Arztpraxis

§

In der Bundesärzteordnung (BÄO) ist beschrieben:
§ 1 (1) Der Arzt dient der Gesundheit des einzelnen Menschen und des gesamten Volkes.
(2) Der ärztliche Beruf ist kein Gewerbe, er ist in seiner Natur ein freier Beruf.

Die Tätigkeit als niedergelassener Arzt ist also ein sogenannter „freier Beruf“.

Im Gegensatz zu anderen Unternehmern übt ein niedergelassener Arzt keine Tätigkeit aus, die auf wirtschaftliche Aktivitäten in einem Markt oder auf Gewinnerzielung ausgerichtet ist. Als Freiberufler unterliegt er dem ärztlichen Standesrecht.

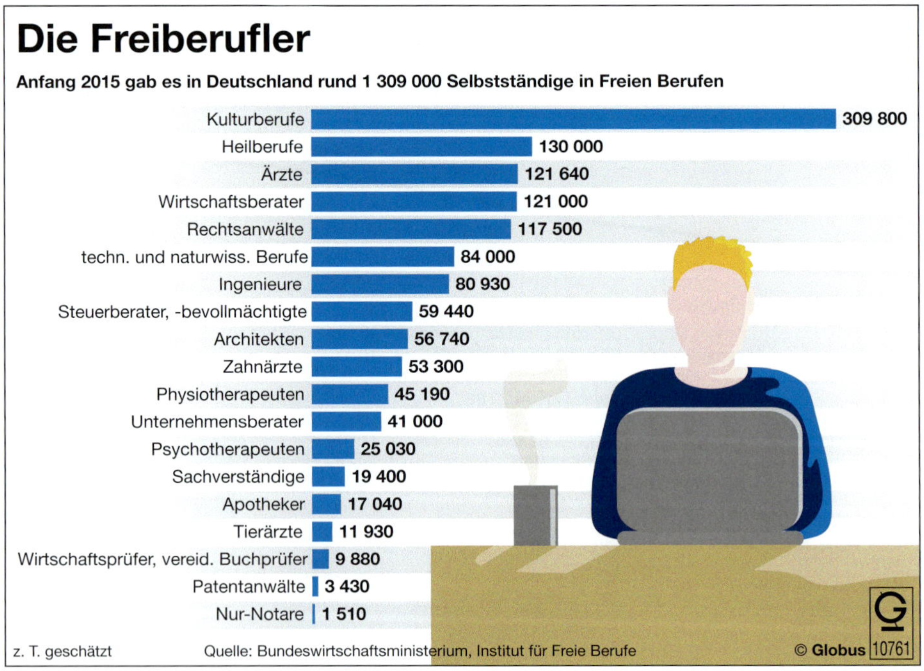

Berufliche Kommunikation und Corporate Identity

Konnten Ärzte früher nur zu bestimmten Anlässen öffentlich werben (Selbstanzeige, Urlaubsanzeige), können sie heute mit gewissen Einschränkungen genauso wie Gewerbetreibende für ihre Praxis Werbung betreiben.

Die Bundesärztekammer erlaubt und verbietet in § 27 der Berufsordnung folgende Werbemaßnahmen:

Erlaubt	Verboten
z. B. – Hinweise auf Ortstafeln, in kostenlos verteilten Stadtplänen und über Bürgerinformationsstellen – Wiedereinbestellungen auf Wunsch des Patienten – Tag der offenen Tür – Kultur-, Sport- und Sozialsponsoring – Geburtstagsglückwünsche an eigene Patienten ohne Hinweise auf das eigene Leistungsspektrum – Hinweis auf Zertifizierung der Praxis – nicht aufdringliches (Praxis-) Logo – sachliche Informationen in Medien	z. B. – Verbreiten von Flugblättern, Postwurfsendungen, Mailingaktionen – Plakatierung, z. B. in Supermärkten – Trikotwerbung, Bandenwerbung, Werbung auf Fahrzeugen – unaufgeforderte Wiedereinbestellungen ohne medizinische Indikation – Angabe von Referenzen – bildliche Darstellung in Berufskleidung bei der Berufsausübung, wenn ein medizinisches Verfahren oder eine ärztliche Behandlungsmaßnahme beworben wird

Berufsordnung unter www.bundesaerztekammer.de
→ Recht
→ Berufsrecht
→ Berufsordnung

In diesem Zusammenhang gewinnt die **Corporate Identity** in Arztpraxen zunehmend an Bedeutung. Den Begriff Corporate Identity kann man mit Firmenidentität übersetzen. Es ist der „Fingerabdruck" eines Unternehmens, etwas sehr Individuelles. Große Unternehmen (z. B. Opel, BMW) wenden dieses Marketingverständnis schon seit Jahrzehnten an. Corporate Identity setzt sich aus drei Elementen zusammen:

- Die **Unternehmenskultur** (Corporate Culture) definiert das Verhalten, das Denken, die Kompetenz, das Wertesystem und den Führungsstil eines Unternehmens. In der Arztpraxis stehen dabei folgende Fragestellungen im Vordergrund: Ziehen alle an einem Strang, um die Ziele der Praxis zu verwirklichen? Wie gehen die einzelnen Teammitglieder miteinander um? Wie gehen sie mit Patienten oder anderen Personen um? Welche Werte sind in der Zusammenarbeit wichtig? Wie ist das soziale Engagement?
- Das **Erscheinungsbild** (Corporate Design) visualisiert das Unternehmen mittels gestalterischer Signale, wie etwa Farben und Formen, Schrifttyp und Gestaltungsraster, Zeichen und Symbole. Die Gestaltung lässt sich flexibel auf alle Bereiche der Praxis umsetzen: etwa auf die Architektur im Innen- und Außenbereich, alle Informationsmittel (z. B. Broschüren) und auch das Aussehen des Teams (z. B. Kleidung). Eine konsequente Umsetzung des Erscheinungsbildes bietet den Patienten ein einheitliches und professionelles Bild der Praxis sowie eine emotionale Orientierung, was sie von der Praxis erwarten können.
- Die **Kommunikation** (Corporate Communication) umfasst die „gesprochene" Kommunikation zwischen Mitarbeitern, Patienten usw. sowie die „gelesene" Kommunikation, z. B. Broschüren, Praxiskompass, neue Medien, Veranstaltungen. Die Kommunikation dient dazu, Mitarbeiter (intern) und Patienten, Lieferanten usw. (extern) zu informieren, zu motivieren und zu binden.

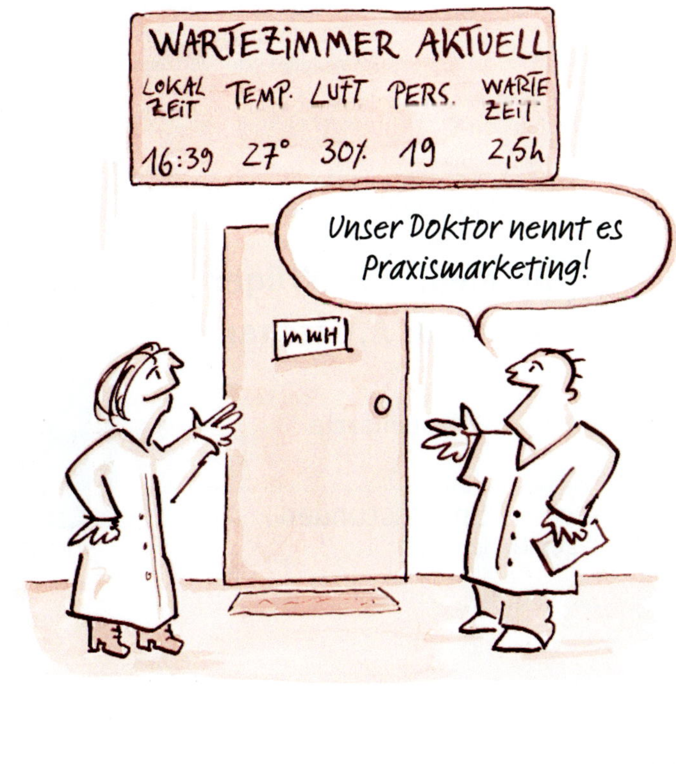
WARTEZIMMER AKTUELL
LOKAL ZEIT 16:39
TEMP. 27°
LUFT 30%
PERS. 19
WARTE ZEIT 2,5h
Unser Doktor nennt es Praxismarketing!

Zusammenarbeit von Ärzten

Eine Arztpraxis ist vergleichbar mit einem kleinen Unternehmen, das den Namen des Unternehmers trägt. Der Name der Praxis (die Firma) ist immer der Name des Arztes. Neben der klassischen Einzelpraxis gibt es auch verschiedene Kooperationsformen.

Bei einer **Organisationsgemeinschaft** besteht der Behandlungsvertrag zwischen dem Patienten und einem Arzt. Der Arzt nutzt bei dieser Praxisform Personal, Räumlichkeiten und Geräte gemeinsam mit anderen Ärzten. Es werden zwei Formen unterschieden:

- **Praxisgemeinschaft:** Mindestens zwei Ärzte schließen sich zusammen, um bestimmte Einrichtungen und Personal (z. B. Verwaltung, Röntgen) gemeinsam zu nutzen. Die Ärzte sind jedoch wirtschaftlich unabhängig, d. h., jeder Arzt arbeitet für sich und erhält seine Einnahmen. Auf dem Praxisschild (Firmenname) stehen mindestens zwei Namen (→ Abb. 1). Die Praxis besitzt mindestens zwei KV-Abrechnungsnummern.
- **Apparategemeinschaft:** Mehrere Ärzte gleicher oder verschiedener Fachrichtungen üben ihre Praxis getrennt aus und nutzen gemeinsam technische Einrichtungen zur Diagnostik und Therapie, z. B. medizinische Großgeräte wie MRT oder CT. Eine Unterform der Apparategemeinschaft ist die Laborgemeinschaft.

Bei einer **Berufsausübungsgemeinschaft** besteht der Behandlungsvertrag zwischen der Berufsausübungsgemeinschaft und dem Patienten. Der Patient hat keinen Anspruch, von einem bestimmten Arzt der Gemeinschaft behandelt zu werden. Die Berufsausübungsgemeinschaft erhält einen gemeinsamen Honorarbescheid der KV. Ärzte können Mitglied in verschiedenen Berufsausübungsgemeinschaften sein. Die Berufsausübungsgemeinschaft ist eine Gesellschaft des bürgerlichen Rechts. Sie kann von Vertragsärzten, Vertragspsychotherapeuten und Medizinischen Versorgungszentren gebildet werden. Diese Praxisform wurde früher auch als Gemeinschaftspraxis bezeichnet.

Die Berufsausübungsgemeinschaft kann sich auch nur auf einen Teil der medizinischen Leistungen beziehen. In diesem Fall spricht man von einer Teilberufsausübungsgemeinschaft.

In Europa hat man die Möglichkeit geschaffen, dass sich die „freien Berufe" in einer Partnerschaftsgesellschaft bzw. **Partnerschaft** zusammenschließen. Dies ist auch für Ärzte und Zahnärzte möglich. Den Partnerschaften ist gemein, dass sie einen besseren Personaleinsatz gewährleisten (z. B. Teilzeitarbeit, bessere Urlaubskoordination). Ebenso können Mitarbeiter besser entsprechend ihren individuellen Eigenschaften eingesetzt werden.

Unter **Medizinischen Versorgungszentren** (MVZ) sind fachübergreifende, ärztlich geleitete Einrichtungen zu verstehen, in denen Ärzte, die in das Arztregister eingetragen sind, als Angestellte oder Vertragsärzte tätig sind (→ Abb. 2).

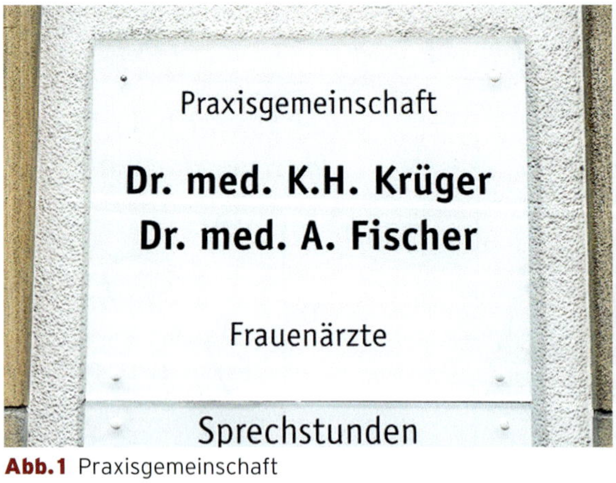

Abb. 1 Praxisgemeinschaft

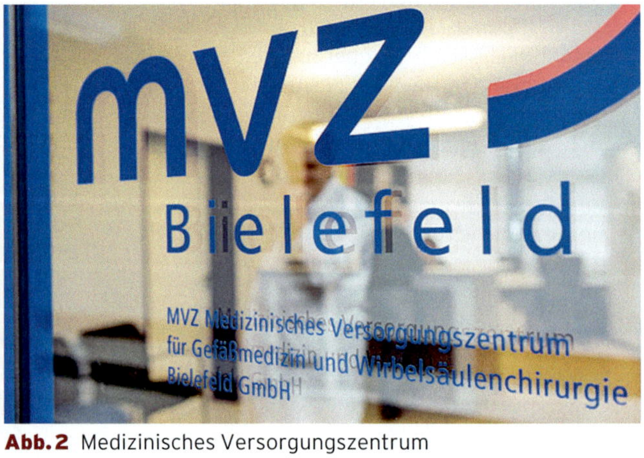

Abb. 2 Medizinisches Versorgungszentrum

3.4.3 Ärztliche Organisationen

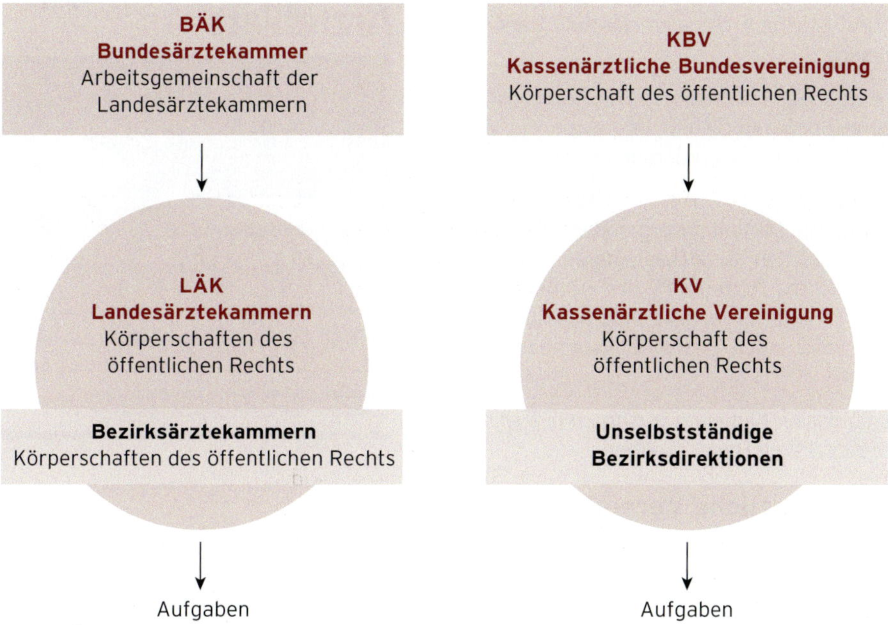

Abb.1 Ärztliche Organisationen

Landesärztekammer

Jeder Arzt ist Pflichtmitglied in seiner jeweiligen Länderkammer. Sie ist eine Körperschaft des öffentlichen Rechts. Das heißt, dass sie durch Gesetz zur Durchführung ihrer Aufgaben bestimmt ist und dass sie dazu verpflichtet ist, diese Aufgaben dem Gesetz entsprechend wahrzunehmen. Die Landesärztekammern können in Bezirksärztekammern unterteilt sein. Zum Beispiel ist die Landesärztekammer Baden-Württemberg unterteilt in:

- Bezirksärztekammer Freiburg
- Bezirksärztekammer Karlsruhe
- Bezirksärztekammer Stuttgart
- Bezirksärztekammer Tübingen

Die **Aufgaben** der Landesärztekammern sind:

- die Berufsausbildung der Medizinischen Fachangestellten im Rahmen der gesetzlichen Bestimmungen zu regeln und die Durchführung der Berufsausbildung zu überwachen und durch Beratung zu fördern
  - die persönliche und fachliche Eignung der Ausbildenden und die Eignung der Ausbildungsstätte zu überwachen; hierfür ist ein Ausbildungsberater und Referent für das medizinische Personal (früher: Helferinnenreferent) bei der Kammer zuständig
  - das Verzeichnis der Berufsausbildungsverhältnisse zu führen (Lehrlingsrolle)
  - Prüfungsausschüsse für Zwischen- und Abschlussprüfungen zu errichten
  - Prüfungsordnungen für diese Prüfungen zu erlassen (z. B. die Regelung der Prüfungsfächer oder die Verkürzung oder Verlängerung der Ausbildungszeit)
  - einen Berufsbildungsausschuss zu errichten (je sechs Arbeitnehmer- und Arbeitgebervertreter sowie sechs Lehrer an beruflichen Schulen)
  - Abschlussprüfungen der Medizinischen Fachangestellten durchzuführen
- Fortbildung der Ärzte und der Medizinischen Fachangestellten durchzuführen
- Berufspflichten der Mitglieder festzulegen und zu überwachen (Überwachung der Berufsordnung)
- Facharztanerkennungen zu erteilen
- Aufklärung der Bevölkerung über medizinische Angelegenheiten
- Vertretung standespolitischer Interessen
- Schlichten zwischen Privatpatienten und Ärzten bei Liquidationsstreitigkeiten
- Unterstützung des öffentlichen Gesundheitsdienstes

Informationen zur Bundesärztekammer finden Sie unter www.bundesaerzte kammer.de

Die Landesärztekammern sind in der Bundesärztekammer zusammengeschlossen.
Die BÄK ist eine Arbeitsgemeinschaft der Ärztekammern.

Die Aufgabe des Verbandes ist die Förderung und Wahrung der beruflichen Interessen der deutschen Ärzte und die Förderung der Gesundheitspflege.

Das offizielle Mitteilungsorgan der BÄK und der Kassenärztlichen Bundesvereinigung (KBV) ist das „Deutsche Ärzteblatt", das wöchentlich erscheint (→ Abb. 1). In den Ländern existieren daneben meist noch andere Bekanntmachungen der LÄK.

Die regionalen Kammern versorgen ihre Mitglieder ebenfalls mit Rundschreiben.

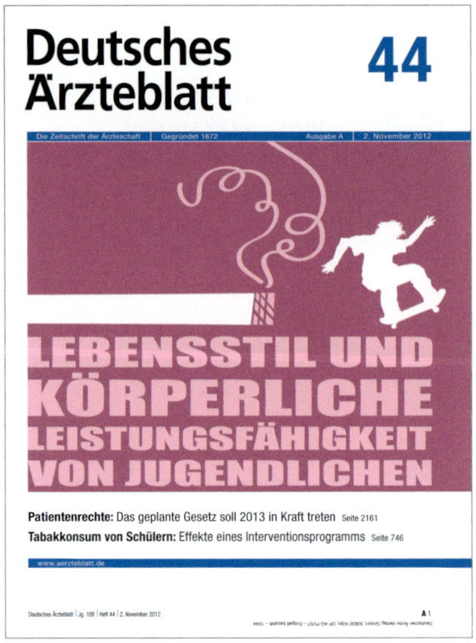

Abb.1 Mitteilungsorgan der BÄK und der KBV

Kassenärztliche Vereinigung (KV)

Neben der Mitgliedschaft in der Kammer muss ein Arzt, der Kassenpatienten behandelt, auch Mitglied in der KV sein. Auch sie ist eine Körperschaft des öffentlichen Rechts. Die KV unterhält zur Durchführung ihrer Aufgaben unselbstständige Bezirksdirektionen.

Die **Aufgaben** der KV sind:
- Sicherstellung der vertragsärztlichen Versorgung der Versicherten
- Vertretung der Vertragsärzte gegenüber den Krankenkassen
- Kontrolle und Überwachung der vertragsärztlichen Pflichten und Tätigkeiten
- Abrechnung der vertragsärztlichen Leistungen der Ärzte mit den Krankenkassen
- Einsetzen eines Zulassungs- und Berufungsausschusses zum Vertragsarzt
- Unterstützung notleidender Mitglieder
- Fortbildung der Mitglieder der KV
- Führung des Vertragsarztregisters
- standespolitische Aufgaben
- Fragen und Probleme im Bereich der Qualitätssicherung

Alle KV sind in der Kassenärztlichen Bundesvereinigung (KBV) zusammengeschlossen. Sie ist ebenfalls eine Körperschaft des öffentlichen Rechts. Ihre Aufgaben sind u. a.:
- Vertretung der Belange der Kassenärzte beim Gesetzgebungsverfahren
- Abschluss von Verträgen mit den Krankenkassen
- Regelungen überbezirklicher Durchführungen der vertragsärztlichen Versorgung
- Zahlungsausgleich zwischen den KV
- statistische Aufgaben (Erfassung und Auswertung von Daten)

Bekanntmachungen der KBV und der KV erfolgen durch Rundschreiben an die Praxen. Diese erscheinen unregelmäßig, mindestens aber quartalsweise.

AUFGABE

Welche dieser Aufgaben gehört zu den Aufgaben der Ärztekammern, welche zu den Aufgaben der Kassenärztlichen Vereinigungen?
- Gutachterkommission
- Interessenvertretung gegenüber Krankenkassen
- Weiterbildung von Ärzten
- Ethikkommission
- Ausbildung von Medizinischen Fachangestellten
- Sicherstellungsauftrag

AUFGABEN

In einer Tageszeitung wurde folgende Anzeige veröffentlicht:

> **NEUERÖFFNUNG**
>
> **Nur für Privatpatienten!**
>
> Preisgünstige Behandlung,
> das heißt:
>
> - hervorragende Qualität
> - Kinderbetreuung
> - schnelle Behandlungstermine
> - Abendsprechstunde
> - Internettermine buchbar
> - keine Wartezeiten
> - eigenes Labor
> - Kindersprechstunde
>
> **WIR HABEN ZEIT
> FÜR IHRE GESUNDHEIT!**
>
> Praxisteam Dr. Rainer Müller
> Kirchstraße 4 · 79100 Freiburg
> www.drmuellerfreib.com
> Tel. (kostenlos): 0800 45778883

1 **a** Welche Voraussetzungen musste der Arzt erfüllen, um diese neue Praxis eröffnen zu können? In welchem Gesetz ist das geregelt?
b Ist es zulässig, dass er nur Privatpatienten behandelt?
c In welcher ärztlichen Organisation muss er Mitglied sein?
d Weshalb könnte es für ihn von Interesse sein, nur Privatpatienten zu behandeln?

2 Von welcher Stelle erhalten Sie am Ende Ihrer Ausbildung das Kammerzertifikat?

3 Nennen Sie mindestens vier Aufgaben der KV.

4 Welche Stelle ist in den folgenden Fällen zuständig?
a Es gibt Streit im Ausbildungsverhältnis.
b Sie haben vergessen, einen Behandlungsfall abzurechnen.
c Ein Privatpatient möchte sich über die Höhe der ärztlichen Rechnung beschweren.
d Eine Fortbildung für Medizinische Fachangestellte und Ärzte im EDV-Bereich soll angeboten werden.
e Ein Arzt möchte die Kassenzulassung erhalten.
f Eine Fortbildung zu neuen Abrechnungsziffern der Primärkassen wird angeboten.
g Ein Arzt rechnet mit einer Ersatzkasse falsch ab.
h Die Praxis soll eine neue Abrechnungsnummer (Abrechnungsstempel) erhalten.

5 Wodurch unterscheiden sich BÄK und KBV?

3.5 Räume und Funktionsbereiche einer Arztpraxis

3.5.1 Räume

Für die Räume und Funktionsbereiche einer Arztpraxis gibt es keine spezifischen Gesetze. Beim Neubau einer Praxis sollten jedoch folgende Punkte beachtet werden (Hinweise und Empfehlungen der Ärztekammern):

- Die Raumhöhe sollte 2,50 m nicht unterschreiten.
- Zwei WCs jeweils mit Vorraum sind vorgeschrieben (Patienten- und Personal-WC).
- barrierefreier Zugang (Treppen sollten an beiden Seiten Handläufe haben; schwere Türen sollten automatisch zu öffnen sein; die lichte Durchgangsbreite der Türen sollte 95 cm betragen und die Flure eine Breite von 150 cm haben.)
- Sozialraum und Anmeldung mit Tageslicht, vgl. Arbeitsstättenverordnung: „Eine Anmeldung muss so geplant sein, dass sie mit natürlichem Tageslicht versorgt wird und die dort tätige Kraft aus dem Fenster hinausschauen kann."

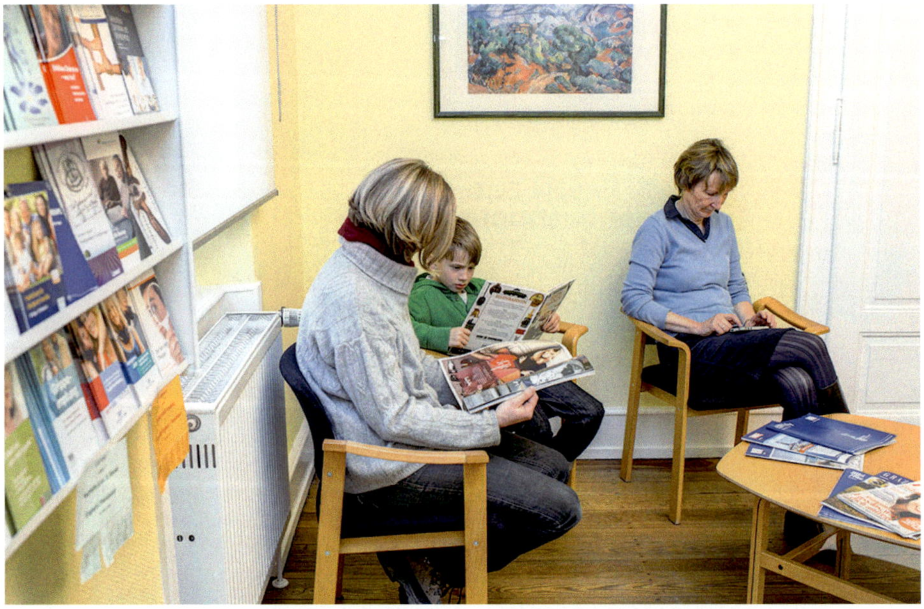

Abb.1 Wartezimmer

Die Anzahl und die Ausstattung der Räume sind abhängig von der jeweiligen Fachrichtung des Arztes. So ist der Raumbedarf einer chirurgischen Praxis weit höher als der einer Hausarztpraxis. Für den Praxisablauf spielt die Anordnung der Räume eine entscheidende Rolle. Täglich legen der Arzt, sein Team und die Patienten große Wege in der Praxis zurück.

AUFGABE

a Skizzieren Sie einen Plan mit den Räumen Ihrer Praxis.
b Zeichnen Sie anhand der folgenden Beschreibung die Wege der Patienten, des Arztes und des Personals in unterschiedlichen Farben in die Skizze ein.

Zwei Patienten sitzen bereits in den beiden Behandlungszimmern (ein Patient erhält eine Infusion, der zweite hat gerade eine Injektion zur Desensibilisierung erhalten, weil er Allergiker ist). Zwei Patienten sitzen im Wartezimmer. Ein Schmerzpatient erscheint mit Nierenschmerzen. Eine Medizinische Fachangestellte sitzt an der Rezeption, ihre Kollegin assistiert dem Arzt beim Verbandanlegen. Zwei Medizinische Fachangestellte machen gerade eine halbe Stunde Pause.
Wo erkennen Sie Probleme? Wie könnte man sie lösen?

3.5.2 Funktionsbereiche

Um

- die Wegzeiten in der Praxis zu verkürzen,
- die Wartezeiten für die Patienten zu verringern,
- ein Abschalten des Praxispersonals in Pausen zu ermöglichen,
- eine für den Patienten optimale Behandlung sicherzustellen und
- einen reibungslosen Praxisablauf zu gewährleisten,

sollte die Arztpraxis in sogenannte Funktionsbereiche aufgeteilt werden. Ein Funktionsbereich umfasst meist mehrere Räume, in denen bestimmte Aufgaben erledigt werden (Arbeitsplätze im engeren Sinne).

In der Abbildung ist die Aufteilung einer Arztpraxis in die Funktionsbereiche

interner Bereich (Personalbereich),

Kommunikationsbereich und

öffentlicher Bereich (Patientenbereich)

skizziert.

Wie Sie der Skizze entnehmen können, sollten die Bereiche möglichst getrennt liegen, um die Anforderungen an Funktionsbereiche zu erfüllen.

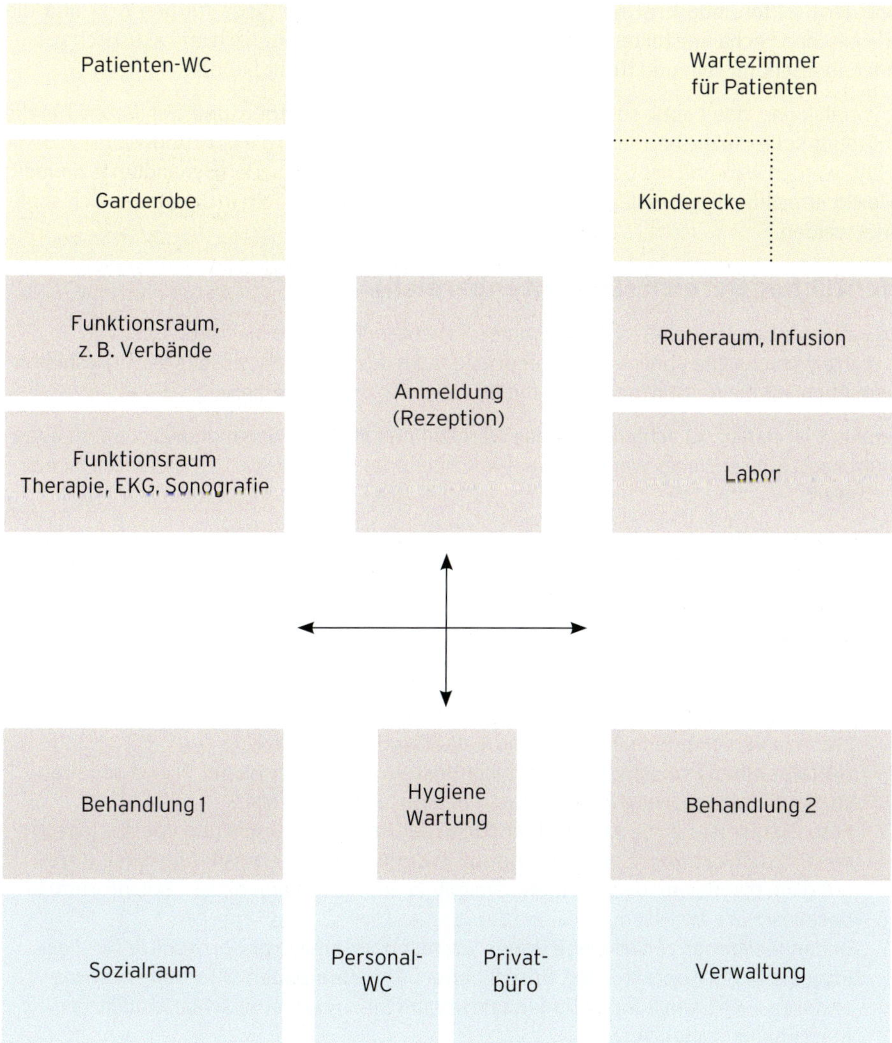

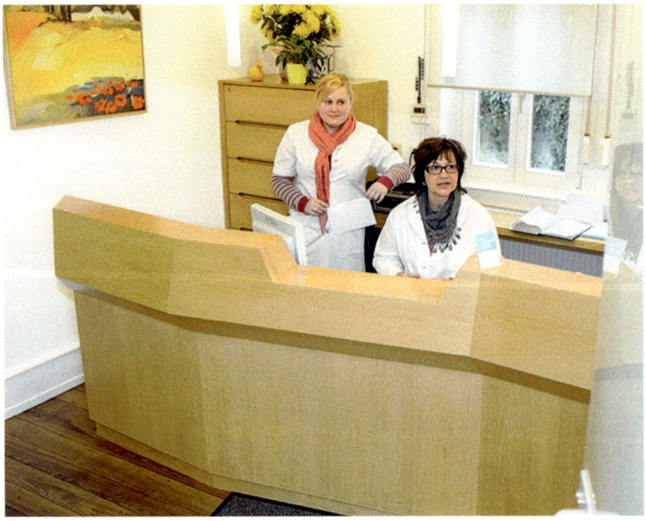

Abb.1 Anmeldung

Interner Bereich

Zum internen oder Personalbereich gehört ein Aufenthaltsraum für das Personal und ein zusätzlicher Raum für den Arzt, um Besuch empfangen zu können oder in entspannter Atmosphäre eine Beratung durchzuführen. Ebenso gehört in diesen Bereich das Praxisbüro, wo kleinere Verwaltungsarbeiten ohne die „Hektik der Praxis" erledigt werden können. Ein Personal-WC ist nach den gesetzlichen Bestimmungen vorgeschrieben.

Kommunikationsbereich

Die zentrale Kommunikationsstelle in jeder Arztpraxis ist die Anmeldung, vergleichbar mit der Rezeption in einem Hotel (→ Abb. 1). Eintretende Patienten werden hier begrüßt und bis zur weiteren Versorgung betreut. Gleichzeitig werden in diesem Bereich Telefongespräche geführt, Patientenkarteikarten vorbereitet, Abrechnungen durchgeführt sowie weitere Verwaltungsarbeiten erledigt. Die Patienten sollten sich hier jedoch nur kurz aufhalten.

Die ärztlichen Behandlungszimmer (mindestens zwei, um unnötige Wartezeiten für den Arzt zu vermeiden) sollten möglichst nahe beieinanderliegen, um lange Wege für den Arzt und die Medizinischen Fachangestellten zu vermeiden. Sie sollten jedoch optisch und akustisch voneinander abgeschirmt sein und für wartende Patienten keine Einsicht bieten.

Ein Vorratslager, das Labor sowie der Bereich der Hygienewartung und der Raum für die Sterilisation sollten nahe bei den Behandlungsräumen liegen. Auch die Funktionsräume z. B. für das EKG werden während der Behandlung gebraucht, sodass sie von den Behandlungszimmern aus leicht erreichbar liegen sollten. Das Büro des Arztes kann ebenfalls in diesem Bereich angeordnet werden.

Öffentlicher Bereich (Patientenbereich)

Zum Patientenbereich gehören Wartezimmer, Patienten-WC sowie die Garderobe.
Das Wartezimmer sollte ähnlich dem Aufenthaltsraum des Personals „abseits der Praxishektik" liegen. Auch auf die Ausstattung des Raumes sollte sich dies auswirken.

Unbedingt ist darauf zu achten, dass das Wartezimmer von den Behandlungszimmern abgeschirmt liegt. Ein spezielles Wartezimmer für Kinder oder zumindest eine Kinderecke ist empfehlenswert.

Alle Räume der Praxis sollten für den Patienten gut sichtbar mit Symbolen bzw. mit Schriftzeichen markiert sein, damit er sich in der Praxis „zurechtfindet".

AUFGABE

Verena arbeitet als neue Auszubildende seit dem 1. September 2015 bei Dr. Gesund in der Praxis. Sie ist sehr an allen Praxisabläufen interessiert und hat schon Einblicke in verschiedene Arbeitsabläufe der Praxis gewonnen.
Hätte es einen Praxisflyer mit den wichtigsten Informationen der Praxis gegeben, so glaubt Verena, wäre ihr der Arbeitsbeginn leichter gefallen.
Frau Ziegler ist für die Auszubildenden in der Praxis zuständig und von der Idee eines Praxisflyers begeistert. Verena soll in der nächsten Teamsitzung diese Anregung vortragen und dann gemeinsam mit ihren Kolleginnen eine Praxisinformationsbroschüre erstellen.
Bilden Sie immer zu viert eine Praxis. Erstellen Sie eine Praxisbroschüre für diese Praxis mit den Kontaktdaten, Sprechzeiten, Angaben zu den Mitarbeitern sowie anderen wichtigen Informationen und stellen Sie den Flyer anschließend Ihren Klassenkameraden vor.

3.6 Partner der Arztpraxis

Die Arztpraxis ist keine Insel in der Arbeitswelt, sondern auf vielfältige Weise mit ihr verknüpft, z. B. durch:

- KV (Kassenärztliche Vereinigung) als unmittelbare Abrechnungsstelle
- Laboratorien für Auftragsarbeiten
- andere Arzt- und Zahnarztpraxen bei Überweisungen und Beratungen
- gesetzliche Krankenversicherungen als „Bezahler" der ärztlichen Leistungen
- private Krankenversicherungen als „Bezahler" der ärztlichen Leistungen
- das öffentliche Gesundheitswesen (staatliches Gesundheitsamt usw.)
- Krankenhäuser, Kliniken bei Überweisungen, Nachbetreuungen von Patienten
- Fortbildungseinrichtungen für die Fortbildung der Mitarbeiter und der Ärzte
- Forschungseinrichtungen für aktuelle Informationen
- Apotheken für die Rezeptierung und Sprechstundenbedarfsartikel
- private Versicherungen der Arztpraxis
- Bürobedarfshandel, Druckereien
- Hard- und Softwareanbieter
- Internetberatungsfirmen für die Website-Gestaltung der Praxis
- andere freiberufliche Praxen (z. B. Steuerberater, Anlageberater, Rechtsanwalt)
- Schuluntersuchungen (z. B. Kindergärten und Schulen bei Patenschaften)
- andere Sozialversicherungen (z. B. Berufsgenossenschaft bei Arbeitsunfällen)
- ärztliche Interessenvertretungen (z. B. Hartmannbund und Marburger Bund)

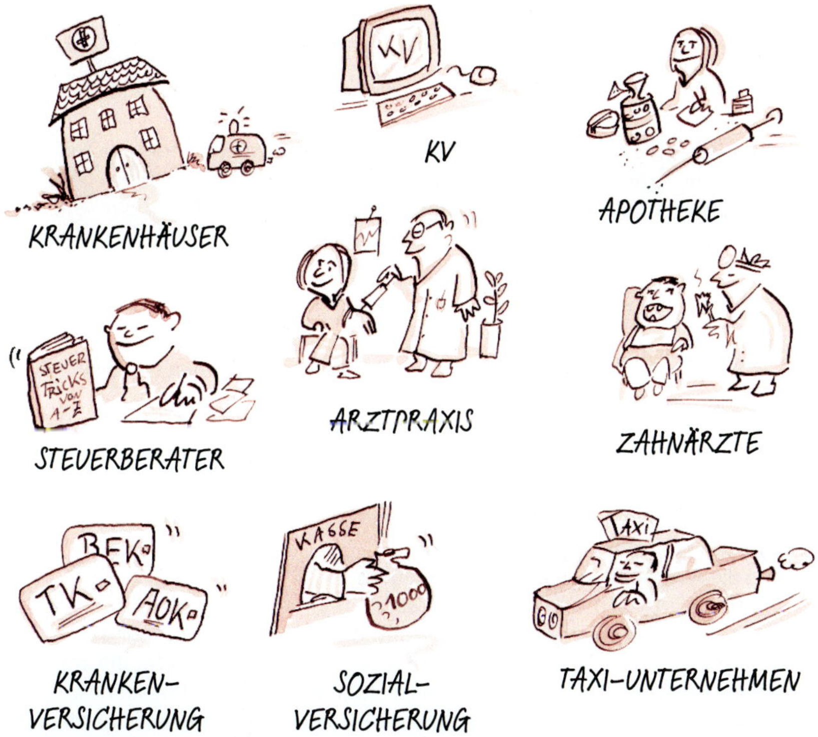

AUFGABE

Helfen Sie bei der Aufstellung wichtiger Partner der Arztpraxis.
Gehen Sie nach der Abc-Methode vor. Finden Sie Partner, die jeweils mit A, B, C, ... usw. beginnen.

PROJEKTAUFGABEN

1 Arzt Dr. F. und Auszubildende Monika P. (geb. am 03.07.2000) vereinbarten am 10.08.2016 einen Ausbildungsvertrag zur Medizinischen Fachangestellten. Der Vertrag liegt nicht in Schriftform vor, weil man sich von Anfang an über die Tarifvertragsunterwerfung uneins war. Unstrittig ist, dass die Erziehungsberechtigten Walter P. und Petra P. dem Vertrag zugestimmt haben und eine Probezeit von drei Monaten vereinbart war. Die Ausbildungsvergütung beträgt nach dem Vertrag 730,00 €.
Am 10.12.2016 erhielt der Arzt Dr. F. das unten abgebildete Kündigungsschreiben der Auszubildenden Monika P. Auf Grund des Nichterscheinens von Monika P. in der Vorweihnachtszeit gab es organisatorische Probleme in der Praxis und es musste kurzfristig eine MFA als rascher Ersatz eingestellt werden, damit der Praxisablauf nicht erheblich beeinträchtigt war. Hierfür verlangt Dr. F. Schadensersatz in Höhe von 600,00 € von den Erziehungsberechtigten. Diese verlangen im Auftrag ihrer Tochter vom Arzt die zu wenig bezahlte Vergütung einschließlich der vorenthaltenen Zuschüsse für vermögenswirksame Leistungen für die vier Monate.

Monika P. — Mülheim, 10.12.2016

Dr. F.

Kündigung

Da ich mich mit der Verlängerung der Probezeit mündlich und schriftlich einverstanden erklärt habe, kündige ich den Ausbildungsvertrag zur MFA in Ihrer Praxis mit sofortiger Wirkung.
Den mir vorenthaltenen Tariflohn sowie die vermögenswirksamen Leistungen bitte ich, mir zu überweisen.
Da ich in Ihrer Praxis nichts lerne, habe ich in der Arztpraxis Dr. K. zum 15.12.16 ein neues Ausbildungsverhältnis zur MFA begonnen.

Mit freundlichen Grüßen

Überprüfen Sie die vertraglichen und rechtlichen Bestimmungen und diskutieren Sie folgende Fragestellungen:

a Ist ein Ausbildungsvertrag zu Stande gekommen?
b Welche Bestimmungen gelten für den Ausbildungsvertrag?
c Was bedeutet „Tarifvertragsunterwerfung"?
d Gelten die tarifvertraglichen Bestimmungen für diesen Ausbildungsvertrag?
e Kann die Probezeit verlängert werden?
f Kann die Auszubildende wirksam kündigen?
g Hat der Arzt Anspruch auf Schadenersatz?
h Wie hoch ist die zu wenig bezahlte Vergütung nach Ihrer Berechnung?
Um die Frage zu beantworten, führen Sie die Lohnabrechnung für die betreffenden Monate unter folgenden Voraussetzungen durch: Es fällt keine Lohn- und Kirchensteuer an. Ebenso muss kein Solidaritätszuschlag geleistet werden. Danach entnehmen Sie dem gültigen Tarifvertrag die Ausbildungsvergütung für das erste Ausbildungsjahr sowie die Bestimmungen über vermögenswirksame Leistungen und führen Sie die Rechnung noch einmal aus.
i Welche Empfehlung geben Sie beiden Parteien für die Zukunft?

2 Ihre Schule plant einen Informationstag.

An diesem Tag stellen sich die einzelnen Berufsgruppen Ihrer Schule vor.

Ihr Thema lautet

„Die Medizinische Fachangestellte. Ein Beruf mit Zukunft".

Bereiten Sie diesen Tag vor.

- Bilden Sie verschiedene Praxisteams unterschiedlicher Facharztrichtungen, z. B. orthopädische Praxis, gynäkologische Praxis, Praxis für Allgemeinmedizin.
- Es sollen Plakate, Infobroschüren und kleine Präsentationen vorbereitet werden, z. B. Blutdruckmessungen, Blutzuckermessungen, Verbände anlegen.
- Stellen Sie Ihre Praxis mit Fotos und Lageplan dar.
- Beschreiben Sie Ihren Tagesablauf in dieser speziellen Praxis und die einzelnen Funktionsbereiche.

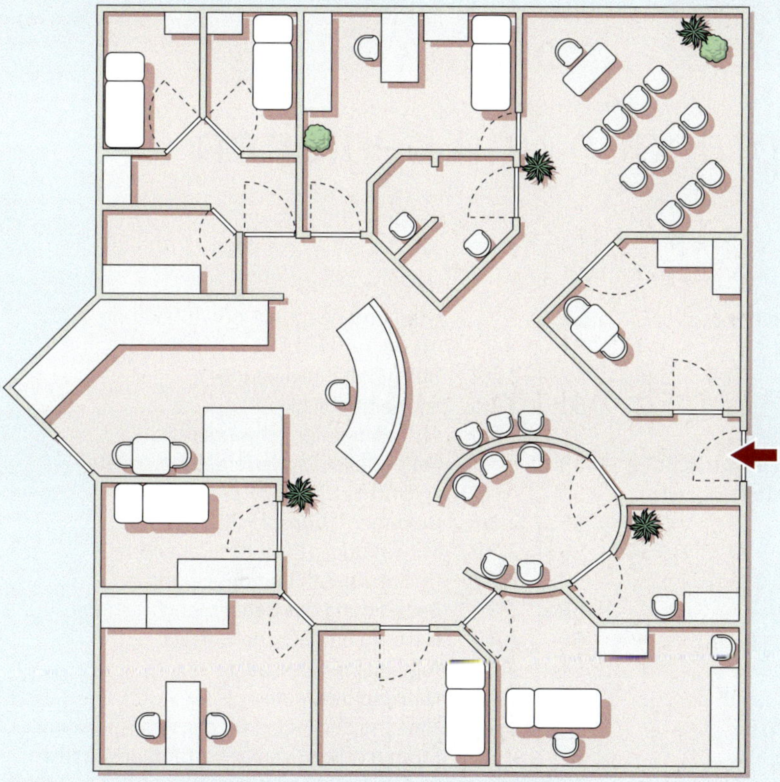

- Welche Anforderungen werden an den Beruf gestellt?
- Wie verläuft die Ausbildung an Ihrer Schule? Stellen Sie Ihre Fachräume vor.
- Wo erhält man zusätzliche Informationen zu Ihrem Beruf?

LF 2

Patienten empfangen und begleiten

1 Grundlagen des Vertragsrechts

In einer Arztpraxis werden täglich Verträge abgeschlossen bzw. gelten „im Hintergrund“. Dabei können sehr verschiedene **„Vertragsarten“** vorkommen. So werden mit Patienten Behandlungsverträge, mit Medizinischen Fachangestellten Arbeitsverträge und mit Auszubildenden Ausbildungsverträge geschlossen. Die Materialeinkäufe werden durch Kaufverträge und das Erstellen der Website über einen Werkvertrag geregelt. Gehören die Räumlichkeiten der Arztpraxis einem Dritten, wird ein Pachtvertrag abgeschlossen.

Um einen Vertrag abschließen zu können, sind aber gewisse Voraussetzungen nötig.

BEISPIEL

Juliane ist 6 Jahre alt und wohnt im Haus neben der Praxis von Dr. Moisa. Sie hat Husten und Schnupfen. Ihre Mutter macht telefonisch einen Termin mit der Praxis aus und schickt Juliane dann alleine in die Praxis. Neben der gründlichen Untersuchung entfernt Dr. Moisa auch noch eine Warze, die Juliane nach eigenen Angaben sehr stört.
Die Eltern wollen aber die Honorarforderungen in Bezug auf die Entfernung der Warze nicht begleichen, da ihrer Meinung nach hierfür kein Behandlungsauftrag und damit auch kein Vertrag bestand.
Um dies richtig beurteilen zu können, ist zu klären, wie Rechtsgeschäfte zu Stande kommen und wer Rechte und Pflichten hat.

1.1 Rechts- und Geschäftsfähigkeit

1.1.1 Rechtsfähigkeit

Nach § 1 des **Bürgerlichen Gesetzbuches (BGB)** ist jeder Mensch mit Vollendung der Geburt rechtsfähig, d. h., sie oder er hat Rechte und damit immer verbundene Pflichten.

Menschen werden im Gesetz als **natürliche Personen** bezeichnet (→ Abb. 1). Die Rechtsfähigkeit kann einem Menschen von niemandem genommen werden (nicht zu verwechseln mit dem Verlust der bürgerlichen Ehrenrechte!). Die Rechtsfähigkeit erlischt erst mit dem Tod.

Neben den natürlichen gibt es noch künstliche, vom Recht geschaffene Personen, die sogenannten **juristischen Personen** (→ Abb. 2). Dies sind rechtliche Gebilde, wie z. B. Aktiengesellschaften, Gesellschaften mit beschränkter Haftung (GmbH), aber auch Vereinigungen des öffentlichen Rechts (Bund, Länder, Gemeinden), die ebenfalls die Rechtsfähigkeit besitzen.

Eine Arztpraxis ist keine juristische Person, auch wenn sie in der Form einer Gemeinschaftspraxis oder Partnerschaft geführt ist. Der Arzt handelt für die Arztpraxis (manches kann er delegieren). Er ist, bis auf wenige Ausnahmen, immer haftbar und nur er kann für Schäden verklagt werden, die die „Praxis“ verursacht hat.

Dass das Kind in dem Eingangsfall das Recht auf Behandlung hat, geht aus der Rechtsfähigkeit hervor. Kann es aber auch ein Einverständnis zu einer Warzenentfernung geben bzw. einen Kauf tätigen? Kann es also Rechtsgeschäfte selbstständig und voll wirksam abschließen? Dies ist die Frage nach der Geschäftsfähigkeit.

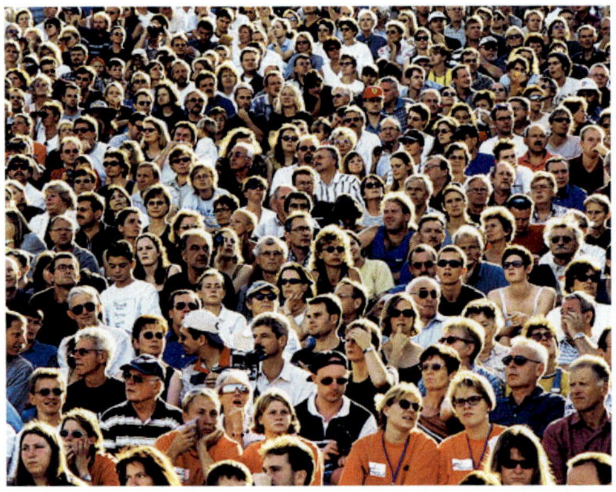

Abb. 1 Natürliche Personen

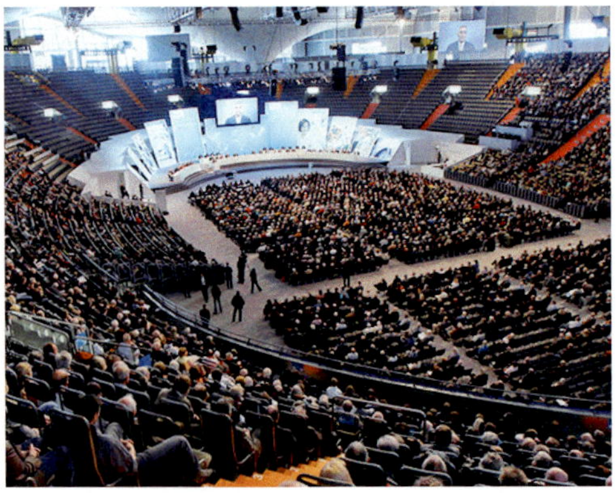

Abb. 2 Juristische Personen, z. B. Siemens AG

1.1.2 Geschäftsfähigkeit

Im BGB hat man die Geschäftsfähigkeit in drei Stufen eingeteilt:

Geschäftsfähigkeit
Fähigkeit, Rechtsgeschäfte selbstständig und rechtswirksam abzuschließen

Geschäftsunfähigkeit
- Kinder bis 6 Jahre
- andauernd Geisteskranke

Rechtsfolgen
- Willenserklärung ist nichtig (Risiko trägt der Käufer)
- kann Bote sein
- gesetzlicher Vertreter oder Vormund handelt

Beschränkte Geschäftsfähigkeit
- 7 bis 18 Jahre

Rechtsfolgen
- Zustimmung des gesetzlichen Vertreters notwendig
- Verträge sind schwebend unwirksam

Ausnahmen
- Taschengeld
- wenn kein rechtlicher Nachteil entsteht
- Arbeitsverhältnis

Unbeschränkte Geschäftsfähigkeit
- über 18 Jahre

Rechtsfolgen
- alle Rechtsgeschäfte sind gültig
- Person handelt selbst

Geschäftsunfähigkeit (§ 104 BGB)

- Kinder bis zum vollendeten siebten Lebensjahr
- dauernd Geisteskranke

BEISPIEL

a Eine Vierjährige kauft sich eine Tafel Schokolade und isst sie auf. Der Kaufvertrag über die Schokolade ist ungültig. Der Kaufmann muss den Eltern den Kaufpreis rückerstatten. Dass die Schokolade nicht mehr zurückerstattet werden kann, geht zulasten des Kaufmanns.

b Ein Vierjähriger wird von seinen Eltern mit einem Zettel zum Einkaufen geschickt. Die Geldbörse mit Einkaufszettel und abgezähltem Betrag übergibt er dem Verkäufer. Dieser packt ihm die Sachen ein und nimmt das Geld an sich.
Der Kaufvertrag ist gültig. Der Vierjährige ist als Bote seiner Eltern unterwegs. Er überbringt die Willenserklärung seiner Eltern, nicht seine eigene.

Die sechsjährige Juliane kann also kein Rechtsgeschäft (Behandlungsvertrag) abschließen. Daraus folgt, dass das Rechtsgeschäft (Entfernung der Warze) ungültig ist und folglich der Arzt keinen Honoraranspruch hat.

Erscheint ein Elternteil mit zur Behandlung, gilt dies grundsätzlich als Einwilligung zur Behandlung. Erscheint ein Kind unter sieben Jahren und übermittelt mündlich die Einwilligung seiner Eltern zur Behandlung (als Bote), sollte dies durch einen Anruf bei den Eltern überprüft werden. Empfehlenswert ist in jedem Fall die schriftliche Einwilligung der Eltern. Bei größeren ärztlichen Eingriffen ist es ratsam, die Einwilligung beider Elternteile zu verlangen. Dies gilt insbesondere, wenn die Eltern getrennt leben. Eine nachträgliche Genehmigung ist in jedem Fall ausgeschlossen. Der Behandlungsvertrag kommt zwischen Eltern und Arzt zu Stande.

Beschränkte Geschäftsfähigkeit (§ 106 BGB)

- Personen von 7 bis 18 Jahren
- Unter Umständen sind hiermit auch Personen vergleichbar, die unter Betreuung gestellt sind (siehe § 1903 BGB).

Tätigen beschränkt Geschäftsfähige ein Rechtsgeschäft ohne vorherige Zustimmung, ist dieses schwebend unwirksam. Das bedeutet, dass der gesetzliche Vertreter dem Rechtsgeschäft auch nachträglich zustimmen kann. Verweigert er die nachträgliche Zustimmung, ist das Rechtsgeschäft von Anfang an nichtig (§ 107 BGB). Fordert der Arzt vom gesetzlichen Vertreter die nachträgliche Zustimmung, dieser lässt jedoch 14 Tage nichts von sich hören, gilt die Zustimmung als verweigert.

BEISPIEL

Ein 16-Jähriger kauft sich ein gebrauchtes Mofa. Das Rechtsgeschäft ist schwebend unwirksam, da die Zustimmung des gesetzlichen Vertreters nicht vorliegt. Der Händler fordert den Vater des 16-Jährigen auf, die Zustimmung zu erteilen. Da er aber nicht reagiert, gilt die Zustimmung als verweigert. Der Kauf ist somit ungültig. Das Mofa und der Kaufpreis müssen zurückerstattet werden. Wenn der Verkäufer den Vater nicht zur Zustimmung aufgefordert und der Vater den Kauf stillschweigend geduldet hätte, wäre der Kauf gültig.

Wäre Juliane bereits 12 Jahre alt gewesen, so wäre auch hier kein Behandlungsvertrag zu Stande gekommen, da die Eltern die nachträgliche Zustimmung verweigern.

Für die Arztpraxis empfiehlt sich bei der Behandlung beschränkt Geschäftsfähiger folgende Vorgehensweise:

Nach der Untersuchung sollte ein Schreiben an den gesetzlichen Vertreter geschickt werden mit der Bitte um Genehmigung der aufgeführten Behandlung. Erfolgt hierauf innerhalb von 14 Tagen keine Antwort, gilt die Zustimmung als verweigert.

Ab dem 14. Lebensjahr kann auch ein Jugendlicher einen Behandlungsvertrag abschließen, wenn er die nötige **Einwilligungsfähigkeit** besitzt.

Der Bundesgerichtshof (BGHZ 920, 33, 36) hat entschieden, dass es darauf ankommt, ob der Jugendliche „nach seiner geistigen und seelischen Reife die Bedeutung und Tragweite des Eingriffs und seiner Gestaltung zu ermessen vermag". Es ist also von großer Bedeutung, dass der Jugendliche das Aufklärungsgespräch versteht. Er muss in der Lage sein, weiterführende Fragen zu stellen und den Arzt auf Besonderheiten seines Lebensumstandes (z. B. Vorerkrankungen) hinzuweisen. Ebenso ist es wichtig, dass der Jugendliche die Information verarbeiten kann und bei seiner Entscheidung berücksichtigt.

BEISPIEL

Juliane ist mittlerweile 16 Jahre alt und bittet ihren Gynäkologen um die Pille (Kontrazeptivum), ohne die Eltern davon zu informieren. Dies ist bei ausreichender Aufklärung und Einsicht über die Risiken möglich.

Bestimmte Rechtsgeschäfte kann auch der beschränkt Geschäftsfähige tätigen, ohne dass er den gesetzlichen Vertreter benötigt.

Dazu zählen:

- **Taschengeldparagraf**
  Für alle Geschäfte, die ein beschränkt Geschäftsfähiger mit Mitteln bewirkt, die ihm zur freien Verfügung stehen, ist er voll geschäftsfähig (z. B. Taschengeld, Ausbildungsvergütung).
  Hierunter fallen auch Arztbesuche von Auszubildenden und Arbeitnehmern, wenn es um die Wiederherstellung ihrer Arbeitsfähigkeit geht. Ebenso sind damit unaufschiebbare Behandlungsmaßnahmen (Schmerzpatienten) gedeckt. Hier besteht eine Pflicht des gesetzlichen Vertreters zur nachträglichen (stillschweigenden) Genehmigung.
- **Rechtliche Vorteilsgeschäfte**
  Für alle Geschäfte, die dem beschränkt Geschäftsfähigen nur einen rechtlichen Vorteil bringen, ist er voll geschäftsfähig.

BEISPIEL

Die Enkelin, 17 Jahre alt, erhält von ihrer Großmutter 1000,00 € geschenkt. Diese Schenkung kann sie ohne Zustimmung ihrer Eltern annehmen, weil diese ihr nur einen rechtlichen Vorteil bringt.

- **Geschäfte im Rahmen eines Arbeits- oder Dienstverhältnisses**
  Geht ein beschränkt Geschäftsfähiger ein Arbeits- oder Dienstverhältnis mit Zustimmung seines gesetzlichen Vertreters ein, so ist er für alle Rechtsgeschäfte, die normalerweise damit zusammenhängen, voll geschäftsfähig. Beim Arbeitsverhältnis umfasst dies sogar die selbstständige Kündigung. Das gilt nicht für Ausbildungsverhältnisse.

BEISPIEL

Ein 17-jähriger Praxishelfer (für Botengänge, kleine Putzarbeiten) kündigt selbstständig seine Stelle in der Praxis.

- **Geschäfte im Rahmen eines selbstständigen Betriebs**
  Wird ein beschränkt Geschäftsfähiger von seinen gesetzlichen Vertretern und dem Vormundschaftsgericht ermächtigt, selbstständig einen Betrieb zu führen, ist er für alle Rechtsgeschäfte voll geschäftsfähig, die der Betrieb normalerweise mit sich bringt.

Volle (unbeschränkte) Geschäftsfähigkeit

Mit Vollendung des 18. Lebensjahres ist man voll geschäftsfähig. Das bedeutet, alle Rechtsgeschäfte sind voll wirksam.
Müssen Menschen betreut werden (z. B. ältere Menschen in Pflegeeinrichtungen), hat dies keine automatische Auswirkung auf die Geschäftsfähigkeit. Die Betreuung soll stärker als bisher auf das individuelle Betreuungsbedürfnis eingehen und die verbliebenen Fähigkeiten des Betroffenen berücksichtigen. Soweit die Teilnahme am Rechtsverkehr im Einzelfall eingeschränkt werden muss, kann das Gericht dies anordnen. Dann kann der Betreute nur mit Einwilligung eines Betreuers rechtswirksame Willenserklärungen abgeben.

1.2 Delikts- und Schuldfähigkeit

1.2.1 Deliktsfähigkeit

Die Deliktsfähigkeit legt fest, wer aus unerlaubten Handlungen zivilrechtlich den Schaden zu tragen hat. Die Schuldfähigkeit legt fest, wer aus unerlaubten Handlungen strafrechtlich zur Verantwortung gezogen werden kann.

Zivilrecht
regelt Ansprüche der Bürger untereinander

Strafrecht
regelt Ansprüche des Staates gegenüber Bürgern

BEISPIEL

Ein Sechsjähriger fährt mit dem Auto seines Vaters gegen ein anderes Auto. In dieser Situation stellen sich folgende juristische Fragen:
a Ist der Sechsjährige deliktsfähig, d. h., muss er für den Schaden haften (z. B. Reparatur bezahlen)?
b Ist der Sechsjährige schuldfähig, d. h., kann ein Gericht ihn zu einer Strafe verurteilen?

Bei der Deliktsfähigkeit unterscheidet man drei Stufen:
Deliktsunfähigkeit
- Personen bis zum vollendeten siebten Lebensjahr
- dauernd Geisteskranke

Deliktsunfähige haften nicht für Schäden, die sie anderen zufügen. Unter Umständen haftet der gesetzliche Vertreter, wenn er die Aufsichtspflicht verletzt.

Beschränkte Deliktsfähigkeit
- Personen von sieben bis 18 Jahren
- Taubstumme

Beschränkt Deliktsfähige haften für den verursachten Schaden nur, wenn sie bei der Begehung der unerlaubten Handlung die zur Erkenntnis ihrer Verantwortlichkeit erforderliche **Einsicht** hatten. Unter Umständen haftet der gesetzliche Vertreter für die Verletzung der Aufsichtspflicht.

Eine Besonderheit gilt im Straßenverkehr: Kinder bis unter zehn Jahren können für Verkehrsunfälle nicht haftbar gemacht werden, wenn sie sie nicht vorsätzlich verursacht haben.

Volle Deliktsfähigkeit

Ab dem 18. Lebensjahr ist jeder Mensch für seine (unerlaubten) Handlungen zivilrechtlich voll verantwortlich.

1.2.2 Schuldfähigkeit

Im Strafrecht können Personen bis zum 14. Lebensjahr nicht bestraft werden (strafrechtliche Schuldunfähigkeit des Kindes nach § 19 des Strafgesetzbuches). Ab dem 14. Lebensjahr überprüft das Gericht, ob der Jugendliche die Einsicht in die Verantwortlichkeit seiner unerlaubten Handlung hatte. Wird dies bejaht, wird der Jugendliche nach Jugendstrafrecht bestraft. Man spricht in diesem Fall von einer **bedingten Schuldfähigkeit.**

Bei unerlaubten Handlungen, die zwischen dem 18. und 21. Lebensjahr begangen werden, überprüft das Gericht, ob das Jugendstrafrecht oder das schwerwiegendere Erwachsenenstrafrecht angewendet werden muss. Auch dies richtet sich nach der Einsichtsfähigkeit des jungen Erwachsenen.

Der Sechsjährige aus dem Eingangsfall ist somit weder delikts- noch schuldfähig. Es ist zu prüfen, ob die Eltern ihre Aufsichtspflicht verletzt haben.

In der **Arztpraxis** spielt die Altersbegrenzung des Strafrechts u. U. eine wichtige Rolle. Haben die gesetzlichen Vertreter einer Behandlung zugestimmt, muss der Arzt den beschränkt Geschäftsfähigen auch über die Risiken des Eingriffs aufklären. Unter 14 Jahren muss diese Aufklärung gegenüber den gesetzlichen Vertretern erfolgen. Über 14 Jahren steht der Arzt vor der gleichen Entscheidung wie ein Richter im Strafrecht: Hat der Jugendliche das Verständnis und die Einsicht, um die Aufklärung über den ärztlichen Eingriff zu verstehen?

Hat der Jugendliche diese Einsicht nicht, muss die Aufklärung gegenüber den gesetzlichen Vertretern erfolgen, oder der Arzt begeht eine unerlaubte Handlung.

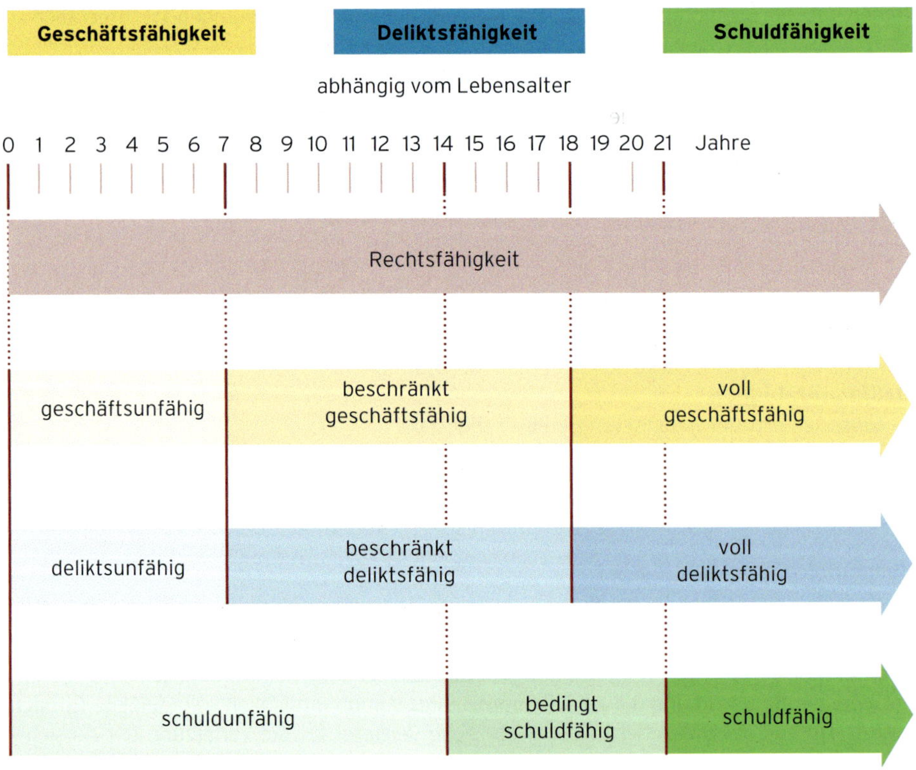

Abb. 1 Entwicklung der Geschäfts-, Delikts- und Schuldfähigkeit ab der Geburt

AUFGABEN

1 **a** Erklären Sie die Begriffe Rechtsfähigkeit und Geschäftsfähigkeit. Erläutern Sie anhand eines Beispiels die Unterschiede.
b Nennen Sie die Stufen der Geschäftsfähigkeit und ordnen Sie Ihren gesamten Bekannten- und Verwandtenkreis zu.

2 Beurteilen Sie folgende Fälle:
a Die auszubildende Medizinische Fachangestellte Verena Gundman (17 Jahre) ist bald seit einem Jahr mit ihrem Freund Florian (19 Jahre) zusammen. Zum Jubiläum hat sie sich etwas ganz Besonderes ausgedacht: eine Kreuzfahrt von Hamburg nach New York. Diese Reise kostet 6500,00€ für zwei Personen und Verena hat gleich für das nächste Wochenende gebucht. Sie kann es kaum erwarten, Florian das Geschenk zu überreichen. Dieser hatte jedoch dieselbe Idee und hat ebenfalls eine Wochenendreise gebucht. Vergeblich versucht Florian, die Reise zu stornieren, da hat Verena eine Idee: Sie will von der Reise zurücktreten, da sie ja noch keine 18 Jahre alt und somit bedingt geschäftsfähig ist.
b Um den Abend schön feiern zu können, gibt Verena ihrer sechsjährigen Schwester 30,00€. Diese kauft sich davon ein Computerspiel und ist so die ganze Zeit beschäftigt. Als ihre Eltern am darauffolgenden Tag davon erfahren, sind sie wütend und verlangen, dass das Computerspiel zurückgegeben wird.
c Verenas Patentante ist von der Reise begeistert und schenkt Verena ein Prepaidhandy und eine Digitalkamera, damit sie sich im Notfall melden und schöne Erinnerungsfotos machen kann. Verenas Eltern finden das reichlich übertrieben und verlangen, dass sie alles wieder zurückgibt.
d Verena ist enttäuscht von der Reaktion ihrer Eltern. Damit sie trotzdem telefonieren kann, möchte sie einen Handyvertrag über 24 Monate abschließen.

3 **a** Nennen Sie die Ausnahmen von der Zustimmungspflicht bei beschränkt Geschäftsfähigen.
b Warum hat der Gesetzgeber die Möglichkeit geschaffen, als beschränkt Geschäftsfähiger seinen Ausbildungsvertrag nicht ohne Zustimmung der Eltern zu kündigen?

4 Erklären Sie die Begriffe Deliktsfähigkeit und Schuldfähigkeit. Erläutern Sie anhand eines Beispiels die Unterschiede.

5 Unter welchen Voraussetzungen kommt in den folgenden Fällen ein (ärztlicher Behandlungs-)Vertrag zu Stande?
a Der fünfjährige Fritz Walter erscheint in der Arztpraxis und bittet um eine Behandlung, weil er sich beim Fußballspielen das Knie aufgeschlagen hat.
b Der sechsjährige Karl erscheint mit seiner Mutter zur Vorsorgeuntersuchung.
c Die 17-jährige Auszubildende Petra kommt in Ihre Arztpraxis und bittet um einen Aidstest.
d Der 16-jährige Gymnasiast Mario erscheint mit seiner elektronischen Gesundheitskarte (er ist familienmitversichert) in der Arztpraxis und bittet um eine Behandlung.
e Der 17-jährige Manuel ist privat versichert. Er bittet in der Arztpraxis um eine Sportuntersuchung.
f Die 13-jährige Bettina wird schon seit Jahren in der Praxis behandelt. Heute ergibt die Untersuchung, dass eine größere Operation nötig ist.

1.3 Rechtsgeschäfte

Rechtsgeschäfte entstehen durch die Erklärung eines Willens. Um rechtswirksam zu werden, muss die Willenserklärung auf einen rechtlichen Erfolg gerichtet sein.

BEISPIEL

Wer einem Freund verspricht, aus dem Urlaubsort einen Brief zu schreiben, hat zwar eine Willenserklärung abgegeben, sie ist aber rechtlich ohne Bedeutung. Wenn aber ein Lieferer verspricht, die bestellte Sache zu einem bestimmten Termin zu liefern, so hat er sich verpflichtet, den Liefertermin einzuhalten.

Willenserklärungen können auf vielfältige Weise abgegeben werden:

Willenserklärungen

ausdrückliche Äußerung	schlüssige Handlung	Schweigen
Sie kann mündlich, telefonisch oder schriftlich erfolgen.	Durch eine Handlung erklärt man, etwas zu wollen.	Nichtreaktion auf bestimmte Erklärungen von anderen
Beispiele: Onlinebestellung bei einem Versandhaus, mündliches Angebot an Käufer, Patient bittet um einen Behandlungstermin	Beispiele: Vorlage der Supermarkteinkäufe an der Kasse, Patient begibt sich in das Sprechzimmer	Beispiele: Schweigen nach Zusendung der Kontoauszüge durch das eigene Kreditinstitut, Patient duldet die erklärte Behandlung

Normalerweise bedeutet Schweigen Ablehnung. Unter Kaufleuten kann es jedoch in bestimmten Fällen als Zustimmung gelten (z. B. Nichtreaktion auf eine abgeänderte Auftragsbestätigung). Schweigt man als Privatperson auf die Zusendung einer unbestellten Ware, bedeutet dies Ablehnung. Man hat lediglich die Pflicht, die Ware so aufzubewahren, wie man ähnliche Waren aufbewahrt.

Arbeitet eine Arztpraxis schon lange mit einem medizinischen Großhandel zusammen, kann dieser auch unbestellte Ware (zur Probe) zusenden. Schweigen bedeutet in diesem Fall Annahme und Pflicht zur Bezahlung.

Ein Rechtsgeschäft besteht aus mindestens einer Willenserklärung. Nach der Anzahl der Willenserklärungen unterscheidet man einseitige und mehrseitige Rechtsgeschäfte.

Einseitige Rechtsgeschäfte,
d. h., eine Willenserklärung liegt vor

empfangsbedürftig	nicht empfangsbedürftig
Damit das einseitige Rechtsgeschäft wirksam wird, muss die Willenserklärung dem Empfänger zugehen.	Das einseitige Rechtsgeschäft wird sofort wirksam.
Beispiele: Kündigung, Anfechtung, Rücktrittserklärung	Beispiele: Testament, Auslobung

Es ist ohne Bedeutung, an wie viele Personen das einseitige Rechtsgeschäft geknüpft ist. Sind z. B. zwei Personen gleichzeitig Mieter einer Wohnung können sie nur gemeinsam kündigen.

Mehrseitige Rechtsgeschäfte,
d. h., mindestens **zwei** übereinstimmende Willenserklärungen liegen vor.

einseitig verpflichtend	**zweiseitig verpflichtend**
Die Verpflichtungen aus dem Rechtsgeschäft sind auf eine Seite beschränkt. Beispiele: Schenkung, Bürgschaft	Hier verpflichten sich beide Seiten. Beispiele: Kaufvertrag, Mietvertrag, Leihvertrag, Behandlungsvertrag, Berufsausbildungsvertrag, Arbeitsvertrag

Mehrseitige Rechtsgeschäfte bezeichnet man als **Verträge**. Sie kommen nur zu Stande, wenn die Willenserklärungen übereinstimmen, d. h., wenn sie sich „vertragen".

Eine Willenserklärung wird als **Antrag**, die andere Willenserklärung als **Annahme** bezeichnet.

Das Zustandekommen von Rechtsgeschäften

Antrag (Willenserklärung) → **Übereinstimmung** ← **Annahme** (Willenserklärung)

↓

Vertrag

AUFGABEN

1 Handelt es sich im rechtlichen Sinne um eine Willenserklärung?
- **a** Ein Verliebter: „Dein ist mein ganzes Herz!"
- **b** Eine Klassenkameradin: „Mein Mofa bekommst du für 300,00 €."
- **c** Ein Politiker: „Wenn ich die Wahl gewinne, senke ich die Steuern."
- **d** Sie zu Ihrem Chef: „Hiermit kündige ich fristlos."
- **e** Ware, die im Regal des Supermarkts liegt
- **f** Speisen auf einer Speisekarte in einem Restaurant
- **g** Sie legen Waren aus dem Supermarkt auf die Kasse und wollen bezahlen.
- **h** Waren in Automaten am Straßenrand

2 Finden Sie Beispiele aus Ihrem Alltag, wo Sie Ihren Willen durch schlüssiges Handeln und Schweigen erklären.

3 Sie ahnen, dass Ihnen Ihr Chef schriftlich kündigen möchte. Das Einschreiben mit Rückschein nehmen Sie daraufhin vom Postboten nicht an. Gilt die Kündigung?

4 Die Äußerung unter 1 d haben Sie gemacht, weil Sie sehr wütend waren, die Kündigung aber eigentlich nicht wollten. Diskutieren Sie die Situation.

5 Einer Kassenpatientin wird erklärt, dass eine bestimmte Behandlung (Sonografie der Eierstöcke und Gebärmutter) nicht voll von der Kasse bezahlt wird. Sie stimmt dem zu. Beim Zugang der Rechnung erklärt sie, dass sie Kassenpatientin sei und dass sie durch die Vorlage der eGK alle Behandlungen bezahlt hätte.
- **a** Ist der Behandlungsvertrag zu Stande gekommen?
- **b** Ist die Patientin wirtschaftlich aufgeklärt worden?
- **c** Sind mit der Vorlage der eGK immer alle Behandlungen bezahlt?

1.4 Stellvertretung

Die Möglichkeit, dass man als Stellvertreter Willenserklärungen für einen anderen abgibt, d. h. für ihn handelt, ist in unserer arbeitsteiligen Wirtschaft nicht mehr wegzudenken.

Auch die Medizinische Fachangestellte gibt häufig Willenserklärungen für die Praxis (den Arzt) ab.

BEISPIEL

Eine Medizinische Fachangestellte wird gebeten, beim Bürohändler um die Ecke für die Arztpraxis Papier, Schreibmaterial und eine Schreibunterlage zu besorgen. Sie gibt eine Willenserklärung im Auftrag der Praxis (stellvertretend für die Praxis) gegenüber dem Bürohändler ab.

Stellvertretung

gesetzliche	**gesetzliche**	**rechtsgeschäftliche**
In einer Reihe von Fällen ordnet das Gesetz an, dass eine Person durch eine andere vertreten werden muss, z.B. Minderjährige handeln durch ihre Erziehungsberechtigten (i.d.R. Eltern).	Für juristische Personen muss die Handlungsfähigkeit durch Stellvertretung erst hergestellt werden. So kann z.B. eine GmbH nur durch eine natürliche Person (Geschäftsführer) handeln.	Jemand wird bevollmächtigt, einen anderen zu vertreten. Diese Stellvertretung ist lediglich für höchstpersönliche Anlässe (z.B. Eheschließung, Testament) nicht möglich. Die Erteilung der Vollmacht kann formlos geschehen.

Für die Arztpraxis kommt hauptsächlich die rechtsgeschäftliche Stellvertretung in Frage. Dazu ist eine Erklärungsvollmacht oder eine Duldungsvollmacht erforderlich.

Erklärungsvollmacht	**Duldungsvollmacht**
Der Arzt erklärt ausdrücklich, dass die Medizinischen Fachangestellten Rechtsgeschäfte für ihn tätigen dürfen.	Der Arzt duldet, dass die Medizinischen Fachangestellten Rechtsgeschäfte für ihn tätigen.

Damit eine **wirksame** Stellvertretung stattfinden kann, sind drei Voraussetzungen notwendig:

- Die Medizinische Fachangestellte muss eine **eigene Willenserklärung** abgeben können. Sie bestimmt, welches Papier, welches Schreibmaterial und welche Art der Schreibunterlage sie einkauft. Ohne Spielraum für eine eigene Entscheidung handelt sie als Bote.
- Die Medizinische Fachangestellte muss im **Namen der Arztpraxis** (des Arztes) handeln und dies ausdrücklich zu erkennen geben. Dem Bürohändler muss klar sein, dass er es mit einem Stellvertreter der Arztpraxis zu tun hat.
- Die Medizinische Fachangestellte muss die **Vertretungsmacht** auch tatsächlich besitzen (Erklärungs- oder Duldungsvollmacht).

Wenn diese drei Voraussetzungen vorliegen, spricht man von einer wirksamen Stellvertretung, d. h., die Auswirkungen des von der Medizinischen Fachangestellten abgeschlossenen Rechtsgeschäfts gelten für und gegen die Arztpraxis (z. B. den Arzt).
Die Praxis muss die eingekauften Büromaterialien bezahlen, auch wenn sie dem Arzt nicht gefallen.

Erlöschen einer Vollmacht

Die Vollmacht erlischt

- durch Erledigung, wenn sie nur für ein bestimmtes Rechtsgeschäft erteilt worden war,
- durch Widerruf der Vollmacht,
- mit dem Erlöschen des Grundgeschäftes zwischen Arztpraxis und Medizinischer Fachangestellten, in der Regel der Beendigung des Arbeits- oder Ausbildungsvertrags.

Vertretung ohne Vertretungsmacht

Hierunter versteht man die Verletzung der dritten Voraussetzung für die wirksame Stellvertretung. Das heißt, eine Medizinische Fachangestellte handelt für die Arztpraxis, ohne dass sie eine Vollmacht besitzt.
Ein Vertrag, der im Namen eines anderen ohne Vollmacht geschlossen wird, ist schwebend unwirksam.

BEISPIEL

Die Auszubildende Petra bestellt für die Praxis im Versand einen Computer, der auch prompt geliefert wird.
Folgende Rechtsfolgen sind möglich:

- Der Arzt genehmigt das Rechtsgeschäft, indem er den Computer bezahlt.
- Der Arzt genehmigt das Rechtsgeschäft nicht. Folgen:
  - Wenn die Auszubildende wusste, dass sie nicht die Vollmacht der Praxis besaß, kann der Computerversand von ihr die Erfüllung des Vertrags (Annahme und Zahlung) oder Schadenersatz (Zu- und Rücksendung, entgangener Gewinn) verlangen.
  - Wenn die Auszubildende nicht wusste, dass sie keinen Computer für die Praxis kaufen durfte, haftet sie nur für den sogenannten Vertrauensschaden (die Kosten der Zu- und Rücksendung und die Kosten, die dem Computerversand dadurch entstanden sind, dass er darauf vertraute, dass es ein normales Rechtsgeschäft sei).
  - Die Haftung der Auszubildenden entfällt, wenn der Computerversand wusste, dass sie die Vollmacht nicht besaß.

Kaufvertrag
→ LF 6, S.142

AUFGABEN

1 Welche drei Voraussetzungen sind notwendig, damit eine wirksame Stellvertretung stattfinden kann?

2 Liegt in folgenden Fällen eine wirksame Stellvertretung vor? Begründen Sie Ihre Antwort.

a Die Ärztin Dr. Christa Meyer beauftragt ihre Auszubildende Ayse, die bestellten Einwegspritzen und Kanülen abzuholen. Im Geschäft hat der Verkäufer der Auszubildenden noch zwei Pakete Einmalhandschuhe „aufgeschwatzt", wie sie später sagt.

b Die Medizinische Fachangestellte Sandra Hauser, die seit Jahren den Einkauf für die Praxis Dr. Michael Schumacher erledigt, kauft ein neues Blutzuckermessgerät. Ihr Chef, der gerade einen negativen Bericht über dieses Gerät gelesen hat, möchte dieses aber nicht verwenden und nicht bezahlen.

c Marina erhält von ihrer Ärztin Claudia Winkler den Auftrag, ein paar Blumen für das Wartezimmer zu besorgen. Marina erscheint mit einem 50,00€ teuren Strauß Schnittblumen. Die Ärztin hatte aber Topfblumen gemeint, die nicht so teuer sein sollten. Das Blumengeschäft weigert sich, die Blumen zurückzunehmen.

1.5 Form der Willenserklärungen (Rechtsgeschäfte)

Bei Willenserklärungen hat der Gesetzgeber grundsätzlich Formfreiheit vorgesehen. Nur für einige wichtige Willenserklärungen schreibt das Gesetz eine bestimmte Form bindend vor. Man unterscheidet Schriftform, öffentliche Beglaubigung und öffentliche Beurkundung. Bei Verstößen gegen die gesetzlichen Formvorschriften gelten die Willenserklärungen nicht.

- **Schriftform:**
  Sie ist vorgeschrieben bei Berufsausbildungsverträgen, Ratenkaufverträgen, Arbeitsverträgen (Nachweisgesetz), Schuldversprechen, Schuldanerkenntnissen, Testamenten, Miet- und Pachtverträgen (wenn die Dauer von vornherein über ein Jahr betragen soll) und Bürgschaften. In der Arztpraxis ist die Schriftform bei Abdingungen erforderlich. Mindestens die Unterschriften unter den Erklärungen müssen handschriftlich geleistet werden.
  Durch das Signaturgesetz können auch über Computerverbindungen Unterschriften „geleistet" werden. Die Partner müssen hierbei an einen sogenannten Trustcenter angeschlossen sein (z. B. Deutsche Post Signtrust). Über Signaturkarte, Lesegerät und Software wird die „Echtheit" der Unterschrift der Erklärung beigefügt (sogenannte Authentifizierung). Seit November 2010 ist dies auch mit dem neuen Personalausweis möglich.

Abdingung
Vereinbarung über ein von der Gebührenordnung für Ärzte abweichendes Honorar.

- **Öffentliche Beglaubigung:**
  Diese kann nur von Notaren und Gerichten durchgeführt werden und ist u. a. erforderlich bei Antrag auf Eintrag in das Handelsregister, Vereinsregister usw., Antrag auf Eintrag in das Grundbuch sowie Ausschlagen einer Erbschaft.
  Beglaubigt wird vom Notar nur, dass die Unterschrift von der betreffenden Person geleistet wurde. Normale Beglaubigungen, z. B. von Zeugnissen, können Behörden durchführen, die ein Dienstsiegel führen (z. B. Schulen).
- **Öffentliche Beurkundung:**
  Diese „höchste Stufe der Form" ist erforderlich bei Haus- und Grundstücksverträgen, Schenkungsversprechen, Belastung von Grundstücken, Adoptionsanträgen und Erbverträgen (ähnlich: Ehevertrag).
  Der Notar fasst die Willenserklärung der Beteiligten schriftlich ab, nachdem er deren Willen erfasst hat, und bestätigt, dass die Willenserklärungen in seiner Gegenwart abgegeben und unterschrieben wurden.

Grundsätzlich ist man an eine abgegebene Willenserklärung gebunden, wenn man nichts anderes vereinbart hat. Natürlich gilt diese nur, solange man im Gespräch ist oder unter normalen Umständen mit einer Antwort (Annahme) rechnen kann.

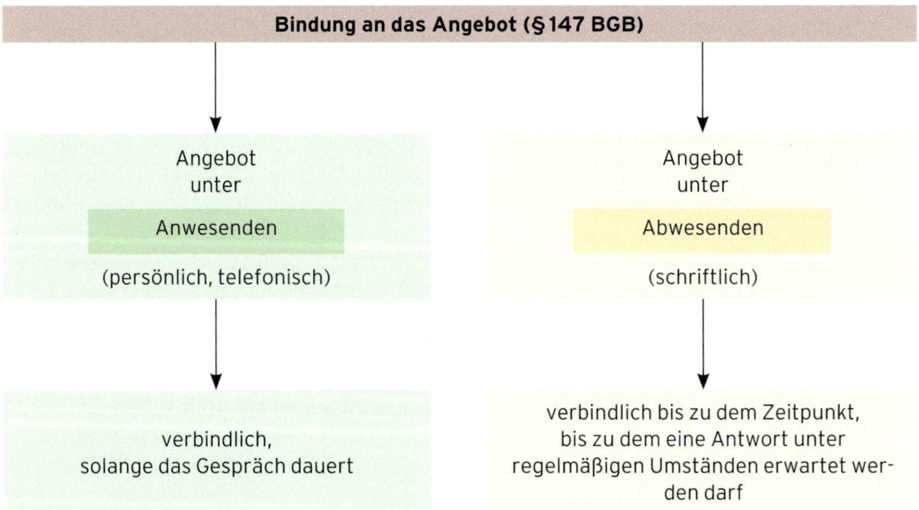

Es gibt jedoch Willenserklärungen, die mit einem solchen Mangel behaftet sind, dass der Gesetzgeber sie von Anfang an als ungültig erklärt hat. Bei manchen Willenserklärungen hat der Gesetzgeber einen „Mittelweg" eingeschlagen. Diese Willenserklärungen sollen gelten, können aber durch **Anfechtung** vernichtet werden. Das daraus folgende Rechtsgeschäft **gilt zunächst**, kann aber aus bestimmten Gründen **im Nachhinein für nichtig erklärt werden**.

Gründe für die Nichtigkeit eines Vertrags	Gründe für die Anfechtbarkeit eines Vertrags
– Mangel in der Geschäftsfähigkeit (Vertrag mit Geschäftsunfähigen) – Mangel im Willen, das Rechtsgeschäft abzuschließen (z. B. bei Bewusstlosigkeit oder vorübergehender Störung der Geistestätigkeit; beim Scheingeschäft z. B. wird im Grundstückskaufvertrag der Kaufpreis niedriger als tatsächlich vereinbart eingetragen, um Steuern und Gebühren zu sparen; beim Scherzgeschäft: ein Vertrag, bei dem eigentlich jeder sieht, dass er nicht ernst gemeint sein kann) – Der Inhalt des Vertrags verstößt gegen ein Gesetz (z. B. Drogenhandel) oder gegen die guten Sitten (z. B. Mietwucher). – Fehler in der Vertragsform (Verstoß gegen eine Formvorschrift, z. B. Kauf eines Hauses ohne Einschalten eines Notars) – Unmöglichkeit der Leistung (z. B. Grundstücksverkauf auf dem Mond)	– Erklärungsirrtum (ein Vertragspartner hat sich verschrieben oder versprochen); vom Erklärungsirrtum zu unterscheiden ist der Motivirrtum, der keinen Anfechtungsgrund hergibt (z. B. hofft der Käufer von Aktien, dass der Aktienkurs steigt; wenn der Aktienkurs tatsächlich sinkt, kann er den Vertrag nicht wegen dieses Motivirrtums anfechten) – arglistige Täuschung (der Verkäufer eines Kraftfahrzeugs kennt eine nicht unmittelbar sichtbare Beschädigung des Fahrzeugs und verschweigt diese) – widerrechtliche Drohung (unter Androhung körperlicher Gewalt wird eine Schülerin gezwungen, ihr Fahrrad zu 1/10 des Wertes zu verkaufen)

AUFGABEN

1 Weshalb gilt für die meisten Rechtsgeschäfte des täglichen Lebens keine Formvorschrift?

2 Für manche Rechtsgeschäfte ist die Schriftform verbindlich bzw. wird empfohlen. Nennen Sie Gründe für diese Regelung und finden Sie Beispiele.

3 Ein Arzt legt bei Anstellung einer Medizinischen Fachangestellten Wert auf einschlägige Berufserfahrungen in seinem Fachgebiet. Ausgewählt wird unter den Bewerberinnen eine aus einem anderen Bundesland, die erklärt, sie verfüge über langjährige einschlägige Erfahrungen. Nach der Einstellung stellt sich heraus, dass diese Angaben nicht stimmen. Ist der Vertrag nichtig, anfechtbar oder gültig? Begründen Sie Ihre Antwort.

4 Pia, 17 Jahre alt, hat eine Ausbildung als Medizinische Fachangestellte begonnen. Sie versteht sich nicht sehr gut mit ihren Kollegen. In der Praxis einer Freundin wird eine Auszubildende gesucht. Pia kündigt bei ihrem alten Ausbilder und unterschreibt den neuen Ausbildungsvertrag. Ihre Eltern sind dagegen. Können Pias Eltern den Wechsel rechtswirksam verhindern?

2 Behandlungsvertrag

Der Arzt muss bei der Behandlung von Patienten zahlreiche Gesetze bzw. Paragrafen berücksichtigen. Neben dem Arzt sollte auch die Medizinische Fachangestellte über die wichtigsten gesetzlichen Bestimmungen der ärztlichen Behandlung informiert sein.

Ein ärztlicher Behandlungsvertrag kommt durch zwei übereinstimmende Willenserklärungen (WE) zu Stande.

Patient/Arzt (Antrag) WE 1	Arzt/Patient (Annahme) WE 2
Bitte um Behandlung	Durchführung der Behandlung
Erklärung der Behandlung	Duldung der Behandlung

übereinstimmende WE

↓

Behandlungsvertrag

Vertragspartner sind beim Privatpatienten der Patient selbst, beim Kassenpatienten die Kassenärztliche Vereinigung (KV) und die gesetzlichen Krankenkassen.

2.1 Verträge zwischen Arzt und Patient

Die Vertragspartner sind der Patient und der Arzt. Bei einem Privatpatienten berührt der Vertrag des Privatpatienten mit seiner Privatkasse diesen Vertrag nicht. Bei einem Kassenpatienten wirken die Krankenkasse(n) und die Kassenärztliche Vereinigung über das SGB V in das Vertragsverhältnis Patient-Arzt hinein. Die Bestimmungen zum Behandlungsvertrag sind im Jahr 2013 neu in das Bürgerliche Gesetzbuch (BGB) in den §§ 630 a-h aufgenommen worden. Die bisher geltenden Bestimmungen sind dabei im Wesentlichen in einem Gesetz aufgenommen (kodifiziert) worden.

2.1.1 Der Behandlungsvertrag als Dienstvertrag (§§ 630 a und b BGB)

In diesen neuen Paragrafen wird die Dienstleistung zwischen Arzt und Patient beschrieben. Diese Vertragsart kennt kein eigenes Gewährleistungsrecht, d. h., sie schuldet keinen Erfolg. Der zur Dienstleistung Verpflichtete (Arzt) muss seine Dienste nach „bestem Wissen und Gewissen" sowie nach den „Regeln der ärztlichen Kunst" (lege artis) erbringen.

lege artis
kunstgerecht

Der Erfolg hängt hierbei nicht nur von der ärztlichen Kunst ab, sondern auch von besonderen, vom Arzt nur beschränkt beeinflussbaren physischen und psychischen Faktoren beim Patienten.

AUFGABE

Listen Sie auf, welche Faktoren Einfluss auf den Behandlungserfolg haben könnten.

positive Vertragsverletzung
Ein Schuldner verletzt durch aktives Handeln im Rahmen der Erfüllung seine vertraglichen Pflichten.

Zivilrechtlich kann der Arzt nur in Anspruch genommen werden, wenn ihn ein **Verschulden bei der Behandlung** im weitesten Sinne trifft. Er muss eine **positive Verletzung seines Vertrags** mit dem Patienten begangen haben.

Bei einer Verletzung der Gesundheit gilt die 30-jährige Verjährungsfrist des BGB. Haftet der Arzt aus positiver Vertragsverletzung, muss er den Schaden durch Geldzahlung regulieren.

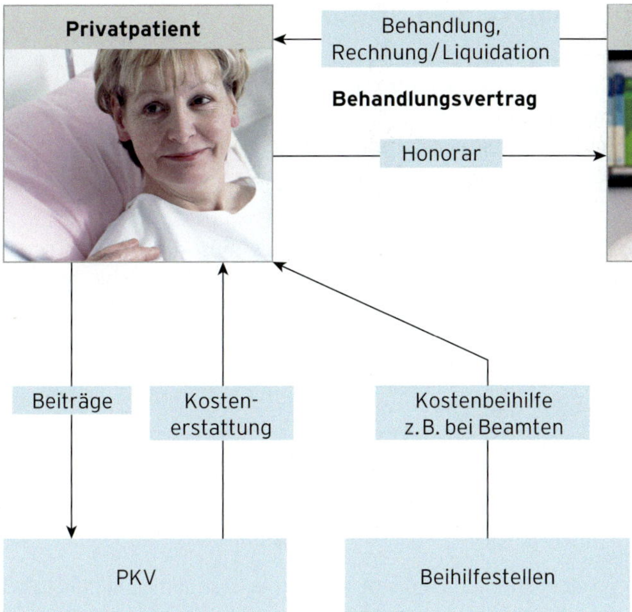

Abb. 1 Vertragsverhältnisse beim Privatpatienten

2.1.2 Sorgfaltspflichtverhältnis

Durch § 76 im SGB V wird das besondere Sorgfaltspflichtverhältnis aufgrund des Behandlungsvertrags mit einem Kassenpatienten auch durch die Krankenkassen unterstützt. Im § 66 SGB V werden die Krankenkassen sogar zur Unterstützung des Kassenpatienten gegenüber dem Arzt verpflichtet.

Sozialgesetzbuch, 5. Buch finden Sie unter www.gesetze-im-internet.de/sgb_5/

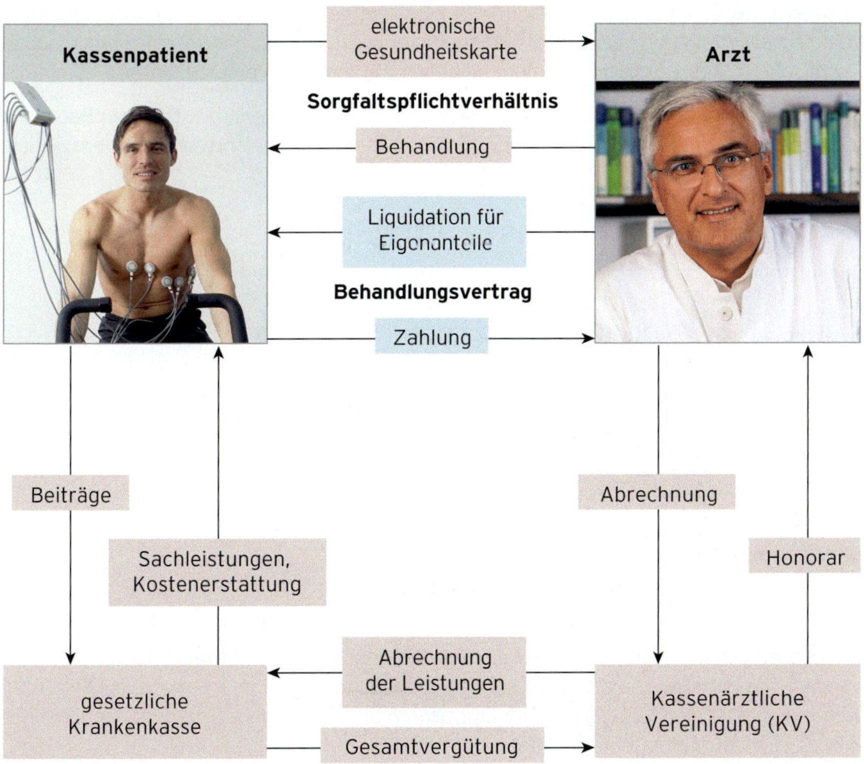

Abb. 2 Vertragsverhältnisse beim Kassenpatienten

Individuelle Gesundheitsleistungen (IGeL)

Jeder Patient wünscht sich eine optimale Gesundheitsversorgung. Die gesetzliche Krankenversicherung garantiert eine notwendige, zweckmäßige und ausreichende Behandlung. Individuelle Gesundheitsleistungen von Ärzten

- gehören nicht zum Leistungsumfang der gesetzlichen Krankenversicherungen,
- werden vom Patienten gewünscht (nachgefragt) und
- sind ärztlich empfehlenswert.

www.igel-check.de
Unter dieser Adresse finden Sie ausführliche Informationen zu IGeL.

Wünscht sich ein Patient Leistungen über das Maß der GKV hinaus, muss dies in einem separaten Behandlungsvertrag geregelt werden. Der Vertrag sollte, um die Ansprüche gerichtlich durchsetzen zu können, schriftlich abgeschlossen werden und vom Patienten und Arzt unterschrieben sein.

Mindestbestandteile eines Behandlungsvertrages über das Erbringen einer IGeL sind:

- Name und Vorname des Patienten, Anschrift
- Name und Anschrift des Arztes oder Arztstempel
- der Hinweis „Der Patient / die Patientin wünscht die Durchführung der folgenden Individuellen Gesundheitsleistungen durch den behandelnden Arzt."
- die im Rahmen der ärztlichen Beratung/Behandlung anfallenden Gebühren gemäß GOÄ (GOÄ-Ziffer, Gebührensatz)
- der Hinweis „Dem Patienten ist bekannt, dass die genannten Leistungen nicht zum Leistungskatalog der gesetzlichen Krankenversicherung gehören und daher der genannte Betrag selbst zu tragen ist."
- Unterschrift von Arzt und Patient
- der Hinweis „Ich bestätige mit meiner Unterschrift, dass ich vom Arzt umfassend über den Nutzen und die Risiken der Individuellen Gesundheitsleistung aufgeklärt worden bin."
- erneute Unterschrift mit Datum des Patienten

2.1.3 Werkvertrag (§§ 631 ff. BGB)

Unter bestimmten Umständen kommt es im Einzelfall auch zu einem Werkvertrag (z. B. Gutachter, kosmetische Behandlung). Hier wird ein bestimmtes Behandlungsergebnis versprochen, welches ohne Mängel sein muss. Verschuldensunabhängig gilt für Mängel eine Verjährungsfrist von zwei Jahren. Ansonsten gilt die allgemeine Verjährungsfrist von drei Jahren.

Der Arzt ist nach dem Werkvertragsrecht berechtigt, etwaige Fehlergebnisse seiner Behandlung selbst zu korrigieren. Ausnahmen sind möglich, z. B. bei einem gestörten Vertrauensverhältnis zwischen Patient und Arzt.

2.1.4 Geschäftsführung ohne Auftrag

§

Pflichten des Geschäftsführers (§ 677 BGB)
Wer ein Geschäft für einen anderen besorgt, ohne von ihm beauftragt oder ihm gegenüber sonst dazu berechtigt zu sein, hat das Geschäft so zu führen, wie das Interesse des Geschäftsherrn mit Rücksicht auf dessen wirklichen oder mutmaßlichen Willen es erfordert.

Der Geschäftsherr ist in diesem Fall der Patient. Der Arzt nimmt an, der Patient würde in die Behandlung einwilligen.

Beispiele für eine Geschäftsführung ohne Auftrag:

- Ein Arzt behandelt einen auf Grund eines Verkehrsunfalls ins Koma gefallenen Patienten an der Unfallstelle. Es kommt zwar kein Behandlungsvertrag zu Stande, doch der Arzt behandelt den Patienten trotzdem, da er davon ausgehen kann, im Interesse des Patienten zu handeln. Der Arzt hat einen Honoraranspruch und der Patient Schadenersatzanspruch, falls es zu einem Kunstfehler kommt.
- Behandlung durch den Arzt nach einem Suizidversuch.
- Behandlung eines bewusstlosen Kindes durch den Arzt.

2.2 Rechte und Pflichten aus dem Behandlungsvertrag

Aus dem Behandlungsvertrag oder aus dem „öffentlich-rechtlichen Sorgfaltspflichtverhältnis" ergeben sich sowohl für den Arzt als auch für den Patienten Rechte und Pflichten.

Behandlungsvertrag

Pflichten des Arztes
= Rechte des Patienten

- Behandlungspflicht
- Informationspflicht (§ 630 c mit § 630 h BGB)
- Aufklärungspflicht (§ 630 e mit § 630 h BGB)
- Holen der Einwilligung (§ 630 d mit § 630 h BGB)
- Dokumentationspflicht (§ 630 f mit § 630 h BGB)
- Schweigepflicht

Pflichten des Patienten
= Rechte des Arztes

- Mitwirkungspflicht (§ 630 c BGB)
- Pflicht zur Zahlung des Honorars (§ 630 a BGB)

2.2.1 Behandlungspflicht

Unter der Pflicht zur sorgfältigen Behandlung wird jene sachkundige Umsicht verstanden, die
- durch eine besondere berufliche Ausbildung erworben worden ist (Studium, Approbation),
- durch praktische Erfahrung ausgebaut ist (praktische Tätigkeit als Arzt) und
- am jeweiligen Stand der Erkenntnis und des ärztlichen Wissens orientiert ist (dauernde Fortbildung des Arztes).

Hieraus ersieht man, dass die Richtschnur der Behandlung „nach den allgemeinen anerkannten fachlichen Standards" (§ 630 a BGB) und „der im Verkehr erforderlichen Sorgfalt" (§ 276 BGB) für Ärzte und Zahnärzte sehr weit ausgelegt wird. Neben den „klassischen Kunstfehlern" gehören auch Fehler aus dem Behandlungsumfeld zu den Verletzungen des Behandlungsvertrags bzw. den **Sorgfaltspflichtverletzungen**.

Folgende Behandlungsfehler unterscheidet man im Einzelnen:
- **Diagnosebereich**
  Alle ärztlichen Maßnahmen (Behandlungen, Operationen) dürfen nur auf Grund einer Diagnose durchgeführt werden. Der Arzt muss alle ihm zur Verfügung stehenden Erkenntnisquellen nutzen, deren Anwendung unter Berücksichtigung des Standes der medizinischen Erkenntnis möglich ist. Er darf hierbei nicht von den anerkannten Regeln abweichen.
- **Einsatz technischer Mittel**
  Der Arzt muss modernste Geräte einsetzen, deren Funktionsweise er beherrscht und die er laufend kontrolliert und überwacht. Die Kontrolle und Wartung ist grundsätzlich delegierbar (auf andere Personen übertragbar). Je größer der potenzielle Schaden an der Gesundheit von Patienten ist, desto höher sind auch die Anforderungen an die Delegation.
- **Prüfungs-, Konsultations- und Belehrungspflichten**
  Auch die Vernachlässigung der unter den ersten beiden Punkten genannten Pflichten kann zu einem Behandlungsfehler des Arztes führen. So muss beispielsweise ein Arzt, der eine Diagnose auf Grund fehlender Fachkenntnisse nicht stellen kann, den Patienten an einen Spezialisten überweisen. Patienten müssen außerdem über bestimmte Verhaltensmaßnahmen vor, während und nach Behandlungen belehrt werden (s. Aufklärungsarten, S. 69).
- **Klassische Behandlungsfehler („Kunstfehler")**
  Hierbei wird unterschieden zwischen einem Abweichen von den Grundsätzen der medizinischen Erkenntnisse (z. B. Brustamputation ohne Gewebeentnahme, Verwechseln der Extremitäten bei Amputationen, vergessene Instrumente in der Operationswunde) und der Unterlassung einer sachgerechten Heilbehandlung (z. B. organisatorische Mängel in der Arztpraxis, Ablehnung eines Hausbesuchs). Zur Unterlassung einer sachgerechten Heilbehandlung zählt auch der Einsatz von Auszubildenden und Medizinischen Fachangestellten für nicht delegationsfähige Aufgaben. Unter Aufsicht und Anleitung des Arztes dürfen Hilfspersonen in der Arztpraxis beschäftigt werden. Ihr Einsatz erfolgt im Rahmen der jeweiligen Ausbildungs- und Fortbildungsordnung (MFA, Auszubildende).

2.2.2 Zusammenhang zwischen Behandlungsfehler und Behandlungsschaden (Beweisfragen)

Die Beweislast bei der Haftung für Behandlungs- und Aufklärungsfehler ist im § 630 h BGB geregelt worden. Die Haftung des Arztes tritt nur ein, wenn der Fehler ursächlich für den Schaden war. Der Patient muss nachweisen können, dass der Schaden ohne den Fehler des Arztes nicht eingetreten wäre. Jede Partei muss dabei die für sie günstigen Behauptungen beweisen.

Dies ist für Patienten in der Regel sehr schwierig bis unmöglich. Die Gerichte haben im Sinne der „Waffengleichheit vor Gericht" eine Reihe von Regeln erarbeitet, die dem Patienten Beweiserleichterungen bringen. Diese Regeln wurden im § 630 h kodifiziert. Dies geht sogar bis zur Beweislastumkehr, d. h., der Arzt muss den Beweis für die korrekte Behandlung erbringen.

So ergeben sich **Beweiserleichterungen für den Patienten** in folgenden Fällen:

- **Nichterheben von Befunden**
  Bestimmte diagnostische Maßnahmen sind vom Arzt außer Acht gelassen oder nicht durchgeführt worden (z. B. eindeutiger Befund auf Röntgenbild wird falsch gedeutet; es erfolgen keine erforderlichen Maßnahmen).
- **Grobe Behandlungsfehler**
  Der Arzt hat gegen fundamentale Grundzüge der medizinischen Heilbehandlung verstoßen (z. B. während der OP werden Gegenstände im Körper zurückgelassen, → Abb. 1).

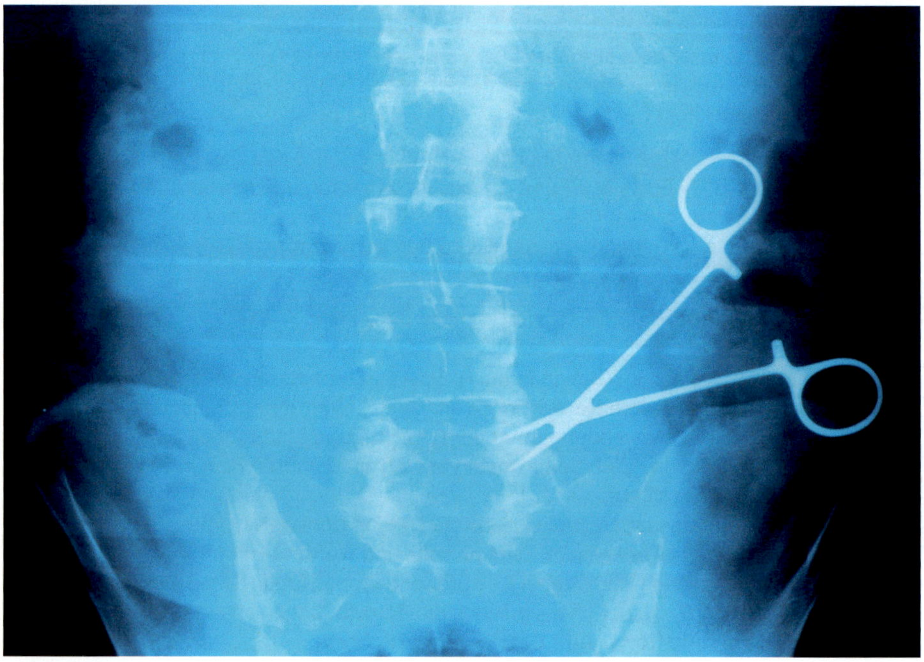

Abb. 1 Im Bauchraum eines Patienten vergessene OP-Klemme

- **Beherrschbare Risiken**
  Hier geht es insbesondere um die Bereiche Hygiene und technische Einrichtungen bei ärztlichen Behandlungen (z. B. Arbeiten ohne Handschutz, unsterile Injektionen).
- **Verletzung der Dokumentationspflicht**
  Hierunter versteht man jede Verfälschung in den Aufzeichnungen der Behandlung. Schon der Verdacht sollte vermieden werden, z. B. Vermeidung von Radierungen, Tipp-Ex, „Skalpell-Behandlung" in Karteikarten der Patienten (Wegkratzen der ursprünglichen Eintragung mit dem Skalpell).
- **Anscheinsbeweis**
  Bei typischen Geschehensabläufen kann der Anscheinsbeweis eingreifen, d. h., es kann ein ursächlicher Zusammenhang zwischen Behandlungsfehler und Behandlungsschaden typischerweise vermutet werden (Beispiel: Der Arzt wendet eine überholte Methode während der Behandlung an).

2.2.3 Informations- und Aufklärungspflicht

Ein ärztlicher und zahnärztlicher Heileingriff ist eine Körperverletzung im Sinne des Strafgesetzbuches (§ 223 StGB = aktive Körperverletzung, § 13 StGB = Unterlassung). Diese Körperverletzung kann nur durch die wirksame Einwilligung des Patienten „geheilt" werden, der vorher sachgerecht und individuell aufgeklärt wurde. Dies folgt aus dem Selbstbestimmungsrecht des Einzelnen gemäß Grundgesetz der Bundesrepublik Deutschland Artikel 1 und 2.

§

§ 630 c BGB Mitwirkung der Vertragsparteien; Informationspflichten
(1) ...
(2) Der Behandelnde ist verpflichtet, dem Patienten in verständlicher Weise zu Beginn der Behandlung und, soweit erforderlich, in deren Verlauf sämtliche für die Behandlung wesentlichen Umstände zu erläutern, insbesondere die Diagnose, die voraussichtliche gesundheitliche Entwicklung, die Therapie und die zu und nach der Therapie zu ergreifenden Maßnahmen. ....

§ 630 e BGB Aufklärungspflichten
(1) Der Behandelnde ist verpflichtet, den Patienten über sämtliche für die Einwilligung wesentlichen Umstände aufzuklären. Dazu gehören insbesondere Art, Umfang, Durchführung, zu erwartende Folgen und Risiken der Maßnahme sowie ihre Notwendigkeit, Eignung und Erfolgsaussichten im Hinblick auf die Diagnose oder die Therapie. Bei der Aufklärung ist auch auf Alternativen zur Maßnahme hinzuweisen, ...
(2) ...

Aufzuklärende Personen

Jede Person ist vor der Behandlung durch den Arzt aufzuklären. Bei Kindern müssen grundsätzlich beide Elternteile vor einem ärztlichen Eingriff zustimmen. Bei Routineeingriffen, wie dem Impfen des Kindes bei der Vorsorgeuntersuchung, reicht die Zustimmung eines Elternteils.

Form und Zeitpunkt der Aufklärung

Formulare ersetzen kein Aufklärungsgespräch. Der Arzt muss immer ein Aufklärungsgespräch führen und dies auch dokumentieren, z. B. die Wirkung und Nebenwirkung eines Medikaments. Hier reicht nicht der Hinweis auf den Beipackzettel. Eine Schriftform ist nicht vorgeschrieben, aber aus Beweispflicht empfohlen. Bei sprachlichen Verständigungsschwierigkeiten sollte ein Dolmetscher hinzugezogen werden.
Bei kleinen Eingriffen ist die Aufklärung am Tag des Eingriffs ausreichend, ansonsten ist eine angemessene Überlegungsfrist zu gewährleisten.

Art der Aufklärung

Es gibt verschiedene Arten der ärztlichen Aufklärung:
- **Verlaufsaufklärung**: Der Arzt erklärt dem Patienten im Große und Ganzen die Behandlung oder den geplanten Eingriff und erläutert, welchen Verlauf die Erkrankung nehmen wird, wenn er die Behandlung bzw. den Eingriff nicht durchführen lässt. Der Arzt klärt über die Heilungschancen und das Misserfolgsrisiko auf.
- **Risikoaufklärung**: Der Patient wird über die möglichen Komplikationen und Nebenwirkungen aufgeklärt, z. B. Stimmbandverletzung bei Schilddrüsenoperationen.
- **Diagnoseaufklärung**: Der Arzt teilt dem Patienten auf Nachfrage die vollständige und wahrheitsgemäße Diagnose mit. Eine Ausnahme besteht, wenn aufgrund der Diagnosemitteilung das Leben oder die Gesundheit des Patienten gefährdet ist.
- **Therapeutische Aufklärung (Sicherungsaufklärung)**: Der Arztes erklärt dem Patienten, wie er den Erfolg einer begonnenen oder durchgeführten Therapie sichert oder was er tun muss, um sich nicht zu gefährden z. B. Ratschläge in allgemeiner gesundheitlicher Hinsicht (nicht rauchen, kein Alkohol) und Hinweise zur Medikamenteneinnahme.
- **Sonderfälle**: Bei fremdsprachigen Patienten muss, z.B. durch einen Dolmetscher, sichergestellt werden, dass der Patient die Erklärung versteht. Steht kein Dolmetscher oder eine andere sprachkundige Person zur Verfügung, können im Notfall Zeichnungen oder Zeichensprache genügen.

AUFGABE

Entscheiden Sie, ob eine Aufklärung im Sinne des Gesetzgebers stattgefunden hat:

a Nachdem ein Patient schon prämediziert ist (Abend vor der OP), wird er noch kurz über die Risiken des Eingriffs aufgeklärt.

b Im Rahmen eines plastischen und chirurgischen Eingriffs wird der Patient über alle Risiken aufgeklärt. Bei der Bezahlung stellt sich heraus, dass die Höhe des Eigenanteils dem Patienten nicht klar war.

c Ein Patient möchte nicht aufgeklärt werden, weil er dann noch mehr Angst vor dem Eingriff bekommt.

d Um die Aufklärung zu rationalisieren, werden in einer Praxis nur noch Formulare verwendet, die der Patient jeweils unterschreiben muss.

e Eine Patientin (30 Jahre, Raucherin) erhält mit dem Hinweis auf die Packungsbeilage (erhöhtes Risiko bei Rauchern für Herzinfarkt und Schlaganfall) ein Medikament zur Regulierung ihrer Menstruationsbeschwerden (vgl. BGH Az. VIZR 289/03).

2.2.4 Pflicht zur Einwilligung

Diese Pflicht des Arztes ist in einem besonderen Paragrafen geregelt worden (§ 630 d BGB). Hierzu muss der Patient zunächst informiert und aufgeklärt worden sein. Bei nicht einwilligungsfähigen Personen (z. B. Kindern) muss die Einwilligung des Erziehungsberechtigten eingeholt werden. In Ausnahmefällen kann eine Maßnahme nur durchgeführt werden, wenn sie dem mutmaßlichen Willen des Patienten entspricht (z. B. bei Bewusstlosen). Der Patient kann die Einwilligung jederzeit widerrufen. Eine besondere Form ist nicht vorgeschrieben.

2.2.5 Schweigepflicht

Merkblatt zur ärztlichen Schweigepflicht unter www.aerztekammer-bw.de → Ärzte → Merkblätter und Recht → Merkblätter

Die Schweigepflicht des Arztes findet sich in mehreren Gesetzen und Verordnungen:

- Berufsordnung der Landesärztekammern (§ 9 BOÄ)
- Strafgesetzbuch (§ 203 StGB)
- Zivilprozessordnung und Strafprozessordnung
- Abgabenordnung
- Datenschutzgesetze

Inhalt

Die Schweigepflicht folgt aus dem Prinzip der Achtung der menschlichen Würde im Grundgesetz der Bundesrepublik Deutschland. Von der ärztlichen Schweigepflicht werden alle Tatsachen erfasst, die einem Arzt in seiner Eigenschaft als Arzt anvertraut oder bekannt gegeben worden sind. Hierunter ist u. a. Folgendes zu verstehen:

- medizinische Fakten (Diagnose)
- Art der Behandlung
- persönliche Mitteilungen (z. B. Urlaubsziele)
- persönliche Verhältnisse des Patienten (z. B. gesellschaftlich, wirtschaftlich)
- Besuch der Praxis überhaupt

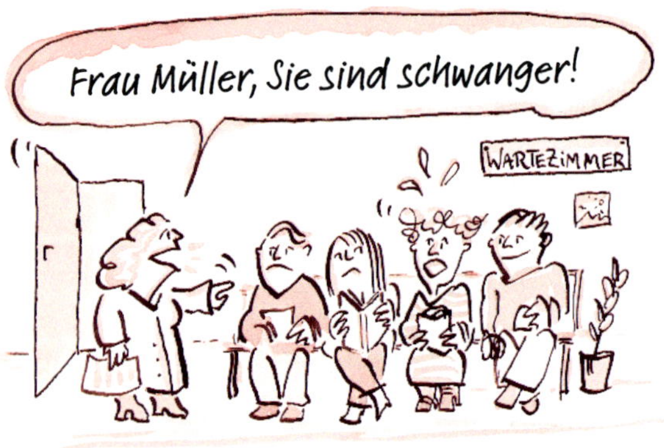

Wer unterliegt der Schweigepflicht?

Der Schweigepflicht unterliegen neben dem Arzt folgende Personengruppen:

- Vertretung des Arztes, Assistent
- medizinisches Personal
- mithelfende Familienangehörige, Praktikanten
- Reinigungskräfte

Hierüber sind die Betroffenen schriftlich zu belehren. Die schriftliche Bestätigung darüber wird in der Praxis aufbewahrt. Die Schweigepflicht gilt über den Tod des Patienten hinaus. Sie gilt gegenüber jedermann, auch gegenüber dem Ehegatten, den Eltern erwachsener Kinder, dem Arbeitgeber des Patienten, den Behörden, den Körperschaften und den Gerichten.

Aufhebung der Schweigepflicht

Eine Aufhebung der Schweigepflicht kommt in verschiedenen Fällen in Betracht.

a) Entbindung durch den Patienten
Der Patient (auch Minderjähriger, der die Einsichtsfähigkeit einer solchen Erklärung hat) kann den Arzt ganz oder teilweise von der Schweigepflicht entbinden. Hier empfiehlt sich die Schriftform. Sie kann auch durch **„schlüssiges Handeln"** erfolgen (z. B. durch Aushändigen der eGK). Durch Vorlage der Gesundheitskarte ist der Arzt verpflichtet, den Krankenkassen Auskünfte zu erteilen. Gleiches gilt für die Pflicht des Arztes, Auskunft über den Patienten als Unfallversicherungspflichtigen zu geben. Selbst hier wird heute empfohlen, den Patienten um Entbindung von der Schweigepflicht zu bitten.
In jedem Fall muss bei Anfragen folgender Versicherungen um Entbindung von der Schweigepflicht nachgefragt werden:
- Lebensversicherung
- Haftpflichtversicherung
- private Unfallversicherung
- private Krankenversicherung u. Ä.

Dies gilt, obwohl der Patient bei Abschluss der Versicherungen diesen meist zugestanden hat, bei Ärzten Auskünfte einzuholen.

Entbindung von der Schweigepflicht
Entbindungen von der Schweigepflicht sind zweckmäßigerweise schriftlich einzuholen. Die folgenden Punkte müssen in jeder Erklärung zur Entbindung von der Schweigepflicht enthalten sein:

Wer erklärt die Entbindung?	→	Name, Anschrift und Geburtsdatum des Patienten
Wem wird die Entbindung erklärt?	→	Der Arzt ist namentlich zu nennen.
Was soll weitergegeben werden?	→	Soweit möglich sind die Daten konkret in der Erklärung anzugeben.
Wofür und an wen werden die Daten weitergegeben?	→	Geben Sie den Zweck und den Adressaten der Datenübermittlung an, z. B. „Zum Zwecke der Abrechnung", „Zur Nachbehandlung", „Zur Gutachtenerstellung".
Wie lange ist die Erklärung gültig?	→	Als Widerrufsklausel ist der folgende Satz aufzunehmen: „Mir ist bekannt, dass ich diese Erklärung über die Entbindung von der Schweigepflicht jederzeit mit Wirkung für die Zukunft widerrufen kann."
Datum und Unterschrift		

Nach: Ärzteblatt Rheinland-Pfalz Ausgabe 7/Juli 2004

b) Gesetzliches Gebot (Anzeige- und Meldepflicht)
In Sozialversicherungsgesetzen, z. B. § 294 Sozialgesetzbuch (SGB) Band V und darauf aufbauend § 36 Abs. 1 BMV-Ä und § 18 Ersatzkassenvertrag sowie in § 60 SGB Band I verzichtet der Patient auf die Schweigepflicht des Arztes gegenüber den Sozialversicherungsträgern. Der Arzt ist teilweise verpflichtet, Behandlungsdaten an die Sozialversicherungsträger weiterzugeben. Die Mitwirkungspflicht des Kassenpatienten ergibt sich auch aus den §§ 6 ff. SGB Band I. Nach § 30 Abs. 4 SGB Band V ergibt sich die Verpflichtung des Arztes, dem gewerblichen Labor mitzuteilen, ob es sich um eine Leistung für einen gesetzlich versicherten Patienten handelt. Die Entbindung von der Schweigepflicht wird trotzdem empfohlen.

c) Gefährdung höherwertiger Rechtsgüter
Es gelten hier die Kriterien des **rechtfertigenden Notstandes** nach § 34 StGB. Werden höherwertige Rechtsgüter gefährdet, darf der Arzt seine Schweigepflicht brechen. Zum Beispiel:
- Teilnahme am Straßenverkehr, obwohl der Patient dazu nicht mehr in der Lage ist
- Ansteckungsgefahr durch den Patienten
- Verhinderung schwerwiegender Verbrechen (falls durch den Arzt möglich)
- Kindesmissbrauch (nicht bei Missbrauch erwachsener Familienangehöriger, wenn Schweigepflicht gewünscht)

Es muss jedoch immer ein persönliches Gespräch mit dem Patienten vorausgehen.

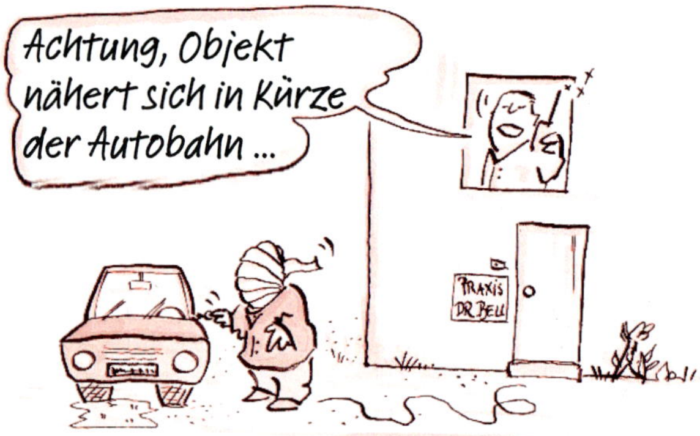
Achtung, Objekt nähert sich in Kürze der Autobahn ...
PRAXIS DR. BELL

BEISPIEL

HIV-infizierte Patienten sind nicht namentlich meldepflichtig. Der Arzt ist demnach nicht verpflichtet, HIV-infizierte Patienten den Gesundheitsbehörden zu melden. Ebenso wenig ist der Arzt verpflichtet, die Intimpartner der Patienten zu informieren.
Der Arzt muss mit Nachdruck versuchen, den Patienten zur Einsicht zu bewegen.
Ist der Patient jedoch uneinsichtig, so ist als letzte Möglichkeit eine Warnung des Partners des Patienten möglich.
Nur wenn alle in Betracht kommenden Versuche erfolglos sind, ist der Arzt zur Durchbrechung der Schweigepflicht berechtigt.

d) Interessen des Arztes
Geht es um die Durchsetzung zivilrechtlicher oder strafrechtlicher Ansprüche des Arztes gegen den Patienten, darf der Arzt die Schweigepflicht ebenfalls verletzen. Ebenso bei Anfertigung eines wissenschaftlichen Buches, insoweit die Daten des Patienten dabei verborgen bleiben (z. B. Fotos mit Balken). Bei Gesprächen unter Kollegen (Kasinogespräche!) geht dies nur mit Entbindung von der Schweigepflicht, es sei denn, es dient der besseren Behandlung des Patienten.

e) Anzeigepflicht
Mord, Totschlag, Völkermord sowie erpresserischer Menschenraub, Geiselnahme oder ein Angriff auf den Luftverkehr durch eine terroristische Vereinigung müssen vom Arzt angezeigt werden (§§ 138, 139 StGB). Dies gilt auch gegenüber Polizei und Gerichten zur Verbrechensverhütung.

f) Meldepflicht
In bestimmten Fällen kann der Arzt zur Offenbarung bestimmter Tatsachen verpflichtet sein, z. B. wenn er bei einem Patienten eine ansteckende Krankheit im Sinne des Infektionsschutzgesetzes feststellt (Meldepflichten nach §§ 6 – 15 Infektionsschutzgesetz). Meldepflichtig sind auch Geburten und Sterbefälle.
Es besteht weiterhin eine Meldepflicht für alle stoffbezogenen Erkrankungen beim Bundesinstitut für Arzneimittelprodukte und Arzneimittelsicherheit nach dem Chemikaliengesetz.
Finanzbehörden dürfen die Patientenunterlagen nicht beschlagnahmen.

stoffbezogene Erkrankungen
gesundheitliche Schäden, die auf chemische Stoffe und Zubereitungen zurückgeführt werden

Sonderfälle der Weitergabe von Daten an Dritte

- Bei Verkauf der Arztpraxis darf die Patientenkartei nicht mit übergeben werden. Dies wäre ein Verstoß gegen die Schweigepflicht. Die Patienten müssen mündlich oder schriftlich ihre Zustimmung geben. Dies kann durch „schlüssige Handlung" erfolgen, d. h., der Patient erscheint in der Praxis des Nachfolgers zur weiteren Behandlung.
- An das gewerbliche Labor dürfen keine Daten der Patienten ohne deren Zustimmung weitergegeben werden.
- An die KV und an berufsständische Organisationen dürfen zu Abrechnungszwecken Daten von Patienten weitergegeben werden.
- Im Gutachterverfahren dürfen Daten des Patienten an den Gutachter weitergegeben werden, soweit dies für das Verfahren notwendig ist.

Der Arzt benötigt zur **Speicherung der Patientendaten** keine schriftliche Einwilligung des Patienten, da dieser weiß, dass er die Pflicht zur Dokumentation der Daten hat. Die Genehmigung zur elektronischen Speicherung der Daten lassen sich Arztpraxen mittlerweile dennoch im Anamnesebogen vom Patienten unterschreiben. Den bei der Datenverarbeitung beschäftigten Personen ist untersagt, personenbezogene Daten unbefugt zu verarbeiten oder zu nutzen (Datenschutz). Diese Personen sind bei Aufnahme ihrer Tätigkeit auf das Datengeheimnis zu verpflichten (§ 8 des Bundesdatenschutzgesetzes). Diese Belehrung geschieht zweckmäßigerweise zusammen mit der Belehrung über die Schweigepflicht.

Der Arzt muss in seiner Praxis folgende technische und organisatorische Maßnahmen ergreifen, um die Bestimmungen des Bundesdatenschutzgesetzes zu erfüllen:

- Unbefugten den Zugang zu Datenverarbeitungsanlagen verwehren (**Zugangskontrolle**)
- Maßnahmen ergreifen, um unbefugte Kenntnisnahme, Veränderung oder Löschung zu verhindern (**Speicherkontrolle**)

Eine Datenübermittlung an Dritte (z. B. private Rechenzentren, privatärztliche Verrechnungsstellen, Inkassobüros) darf nur nach einer schriftlichen Einwilligung des Patienten erfolgen.

AUFGABEN

1 In welchen Gesetzen und Verordnungen finden sich Bestimmungen zur Schweigepflicht der Arztpraxis?

2 Welche Informationen der Praxis unterliegen der Schweigepflicht?

3 Für welche Personen in der Arztpraxis gilt die Schweigepflicht?

4 Wie lange gilt die Schweigepflicht?

5 Wird in folgenden Fällen die Schweigepflicht verletzt?
- **a** Sie bestätigen telefonisch die Anwesenheit eines Patienten ohne Rücksprache.
- **b** Auf schriftliche Anfrage der gesetzlichen Krankenkasse geben Sie die geforderten persönlichen Daten des Patienten an die Kasse weiter.
- **c** Auf schriftliche Anfrage einer privaten Krankenkasse geben Sie die geforderten persönlichen Daten des Patienten an die Kasse weiter.
- **d** Im Zuge der Verbrechensermittlung werden von Ihnen Patientendaten an die Polizei weitergegeben.
- **e** Im Zuge eines Feldversuchs geben Sie die Patientendaten über das Internet an die Kassenärztliche Vereinigung weiter.
- **f** Ihre Praxis wird verkauft und Sie werden von dem Nachfolger übernommen. Die Patientendaten werden vom neuen Praxisinhaber natürlich eingesehen.

6 Muss eine Meldung erfolgen?
- **a** Ein Patient erklärt vor der Behandlung, dass er HIV-infiziert ist.
- **b** Ein Patient will eine lange Wegstrecke mit dem Auto fahren, nachdem er für eine große Operation anästhesiert war.

2.2.6 Dokumentationspflicht

Die Pflicht des Arztes zur Aufzeichnung zur Dokumentation ergibt sich aus dem § 630 f BGB:

§

§ 630 f BGB
(1) Der Behandelnde ist verpflichtet, zum Zweck der Dokumentation in unmittelbarem zeitlichen Zusammenhang mit der Behandlung eine Patientenakte in Papierform oder elektronisch zu führen. Berichtigungen und Änderungen von Eintragungen in der Patientenakte sind nur zulässig, wenn neben dem ursprünglichen Inhalt erkennbar bleibt, wann sie vorgenommen worden sind. Dies ist auch für elektronisch geführte Patientenakten sicherzustellen.
(2) ...

Daneben finden sich weitere Aufzeichnungspflichten:
- **Musterberufsordnung (MBO)**
  Dies ist die älteste Begründung für die Aufzeichnungspflicht der Ärzte und Zahnärzte. Schon vor Jahrhunderten musste sich ein Arzt bestimmte Aufzeichnungen über die Krankheitsgeschichte eines Patienten machen, damit keine Informationen verloren gehen.
- **Abrechnungsgrundlage (BMV-Ä)**
  Die gesetzlichen Krankenkassen fordern in den Verträgen die Niederschrift über die Behandlung. Bei Streitigkeiten über Abrechnungsmodalitäten wird im Prüfungsausschuss und Beschwerdeausschuss die Vorlage der entsprechenden Aufzeichnungen vom Arzt gefordert. Vor Gericht dienen sie als Beweisgrundlage.

Form der Aufzeichnung
Die Aufzeichnung kann in Papierform (schriftlich) oder in elektronischen Karteikarten erfolgen. Die Eintragungen sollen übersichtlich und deutlich sowie chronologisch sein. Bei Verschreiben soll leserlich durchgestrichen und möglichst keine praxisinternen Kürzel verwendet werden, damit gegebenenfalls auch eine ärztliche Vertretung den Fall rekonstruieren kann.

Umfang der Aufzeichnungen
Die Aufzeichnungen müssen alle Angaben enthalten, die der Arzt benötigt, um die Leistungen korrekt abzurechnen. Sie müssen ihn darüber hinaus in den Stand versetzen, über den einzelnen Behandlungsfall die notwendigen Auskünfte vor den Prüfungsinstanzen geben zu können (siehe auch § 295 SGB V).

Die Aufzeichnungen sollten in der Regel Folgendes umfassen:
- Behandlungsdatum
- Befund
- Anamnese
- Diagnose und Therapievorschläge
- Leistungsziffer, ggf. mit weiteren Erläuterungen
- Aufklärungsgespräch mit kurzer Inhaltsangabe
- Patientenerklärungen zur Behandlung
- Untersuchungsergebnisse (z. B. Röntgenbefund)
- Behandlungsplanung (Behandlungsverlauf)
- konsiliarischer Befund, Arztbrief (Achtung: Einwilligung des Patienten)
- Rezeptausstellung, Überweisungen, sonstige Bescheinigungen
- nicht wahrgenommene Termine
- Bemerkungen des Patienten zur Behandlung
- Fremdleistungen, Vorschüsse

Aufbewahrungsfristen
Die Aufzeichnungen müssen nach den Kassenverträgen (und nach den Berufsordnungen) **zehn Jahre** nach Abschluss der Behandlung aufbewahrt werden. Werden in den Aufzeichnungen auch Angaben gemäß der Strahlenschutzverordnung gemacht, z. B. Röntgenbefunde, beträgt die Aufbewahrungsfrist ebenfalls zehn Jahre nach Abschluss der Behandlung.
Das Gleiche gilt für Aufzeichnungen gemäß dem Einkommensteuergesetz (z. B. Zahlungen des Patienten sind auf der Karteikarte vermerkt).

Gesetzliche und vertragliche Vorschriften über die Aufbewahrung von Schriftstücken in der Arztpraxis		
Art des Schriftgutes	**Gesetzliche Grundlage**	**Aufbewahrungsfrist in Jahren**
Geschäftsbücher Inventare Bilanzen	§§ 238 und 257 des Handelsgesetzbuches § 147 Abgabenordnung	10 Jahre, Beginn am Jahresende
Handelsbriefe	s. o.	6 Jahre, Beginn am Jahresende
Buchungsbelege	s. o.	10 Jahre
ärztliche Aufzeichnungen (Karteikarten, Arztbriefe, Befundbericht usw.), soweit gesetzlich nichts anderes bestimmt ist	§ 5 Bundesmantelvertrag Ärzte, § 11 Berufsordnung für die deutschen Ärzte, Leitnummern 58 und 59 des Abkommens Ärzte und Berufsgenossenschaften	10 Jahre nach Abschluss der Behandlung
Durchschriften der Berichtsvordrucke über die Untersuchungen nach dem Jugendarbeitsschutzgesetz	§ 37 (3) Jugendarbeitsschutzgesetz	10 Jahre
Stammblätter für die Behandlung von Geschlechtskranken	§ 2 der Durchführungsverordnung zum Geschlechtskrankheitengesetz	5 Jahre
Aufzeichnungen für die Anwendung von Röntgenstrahlen	§ 28 Röntgenverordnung	10 Jahre (bei Kindern bis zur Vollendung des 28. Lebensjahres)
Behandlung mit Röntgenstrahlen	§ 28 Röntgenverordnung	30 Jahre
Durchgangsarzt / D-Arzt-Verfahren: Unterlagen einschließlich Krankenblätter und Röntgenbilder	Richtlinien für die Bestellung von D-Ärzten (Abschn. C 4)	15 Jahre
Durchschriften der Arbeitsunfähigkeitsbescheinigungen	§ 21 Bundesmantelvertrag	1 Jahr
zytologische Abstrichpräparate im Rahmen von Früherkennungsuntersuchungen	Richtlinien des Bundesausschusses der Ärzte und Krankenkassen	10 Jahre
Berichtsvordrucke der Früherkennungsuntersuchungen	Richtlinien des Bundesausschusses der Ärzte und Krankenkassen	5 Jahre
Durchschriften der Betäubungsmittelrezepte	Betäubungsmittel-Verschreibungsverordnung	3 Jahre
Kontrollkarten zur internen Qualitätssicherung im Labor	Richtlinien der Bundesärztekammer	5 Jahre
Sicherungskopie der Abrechnungsdatei bei Abrechnung mittels EDV	§ 42 Bundesmantelvertrag-Ä bzw. § 35 Arzt-/Ersatzkassenvertrag	2 oder 4 Jahre
Aufzeichnungen über Belehrung des Röntgenpersonals	§ 36 Röntgenverordnung	5 Jahre

Eine Aufstellung der Aufbewahrungsfristen finden Sie unter www.kvhb.de
→ Themen von A bis Z

Einsichtsrecht des Patienten
Dem Patienten steht nach § 630 g BGB ein Recht auf Einsichtnahme in seine Patientenakte zu. Er kann auch elektronische Abschriften verlangen. Er kann dieses Recht unverzüglich verlangen. Die Kosten hierfür muss der Patient übernehmen. Dieses Recht kann u. U. auf die Erben übergehen. Es darf nur in sehr begrenzten Einzelfällen nicht gewährt werden (z. B. bei therapeutischen Gründen oder sofern Rechte Dritter verletzt werden).

Die Verletzung der Dokumentationspflicht

- **durch den Arzt**
  Sie stellt eine grobe Verletzung von berufsrechtlichen Pflichten sowie einen Verstoß gegen vertragsärztliche Pflichten dar. Hieraus kann der Patient Schadensersatzansprüche geltend machen, zum Beispiel bei Weiterbehandlung durch einen anderen Arzt bei Fehlen wichtiger Aufzeichnungen. Im Gerichtsprozess kann dies zur **Beweislastumkehr** führen, d. h., nicht der Patient muss einen behaupteten Behandlungsfehler oder Aufklärungsmangel beweisen, sondern der Arzt muss beweisen, dass er die Behandlung lege artis erbracht bzw. die Aufklärung durchgeführt hat.
- **durch die Medizinische Fachangestellte**
  Hier kann der Arzt Rückgriff auf die Medizinische Fachangestellte nehmen, wenn diese **vorsätzlich** oder zumindest **grob fahrlässig** bestimmte Eintragungen, die für die Abrechnung oder den Gerichtsprozess erforderlich sind, nicht gemacht hat. Hierbei muss auf den Einzelfall abgehoben werden.

AUFGABEN

1 Wie begründet man die Pflicht des Arztes zur Aufzeichnung von Behandlungsdaten?

2 Müssen die Karteikarten (Krankenblätter) auf Anfrage an die Patienten ausgegeben werden?

3 Sie haben sich bei der Aufzeichnung verschrieben. Wie ändern Sie die Aufzeichnung?

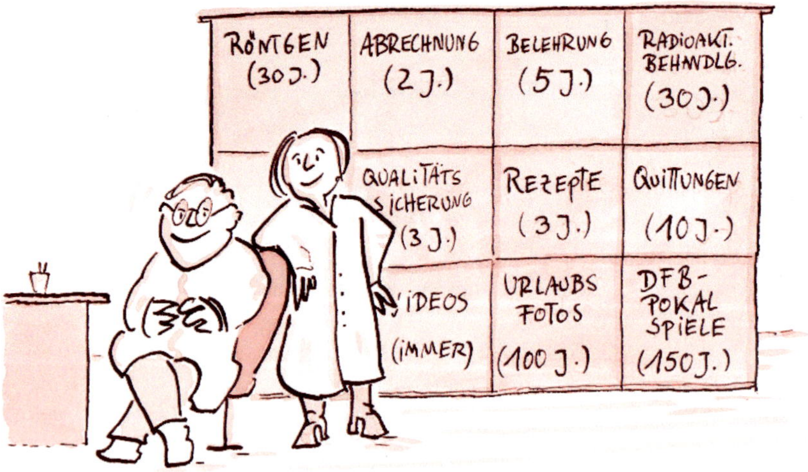
RÖNTGEN (30 J.)
ABRECHNUNG (2 J.)
BELEHRUNG (5 J.)
RADIOAKT. BEHANDLG. (30 J.)
QUALITÄTS SICHERUNG (3 J.)
REZEPTE (3 J.)
QUITTUNGEN (10 J.)
IDEOS (IMMER)
URLAUBS FOTOS (100 J.)
DFB-POKAL SPIELE (150 J.)

2.2.7 Mitwirkungspflicht des Patienten

Der Patient ist nach § 630 c BGB verpflichtet, die ärztliche Behandlung zu unterstützen und mitzuwirken.

Dazu zählt:

- **Erscheinen zum Termin**
  Der Patient ist verpflichtet, sich an vereinbarte Termine zu halten, d. h. in der Arztpraxis zu erscheinen. Bei Nichterscheinen kann der Arztpraxis unter Umständen ein Verlust entstehen. Will man für diesen Fall den Patienten eine Ausfallgebühr bezahlen lassen, muss dies mit ihm vorher schriftlich vereinbart werden (Termineinverständniserklärungen).
  Die Erhebung der Ausfallgebühr ist nur möglich, wenn der Patient ohne wichtigen Grund fernbleibt.
  Eine Abrechnung zulasten der gesetzlichen Krankenkassen ist nicht möglich (Ausnahme: bestellter Hausbesuch, Patient nicht anwesend).
- **Mitwirkung bei der Behandlung**
  Eine mangelhafte Mitwirkung und Unterstützung der Behandlung durch den Patienten kann den Erfolg der gesamten Behandlung in Frage stellen.

Termineinverständniserklärungen
→ LF 7, S. 198

2.2.8 Pflicht zur Zahlung des Honorars

Die Verpflichtung zur Zahlung des Honorars ergibt sich aus dem neuen § 630 a BGB. Sie kann erfolgen durch:

- **Vorlage der elektronischen Gesundheitskarte (eGK)**
  Die Patienten, die Mitglieder der gesetzlichen Krankenkassen sind, werden in den entsprechenden Verträgen zur Vorlage der Behandlungsausweise verpflichtet.
- **Zahlung der Liquidation beim Privatpatienten**
  Die Bezahlung einer Liquidation unterliegt den gleichen rechtlichen Grundsätzen wie die Bezahlung von Rechnungen im sonstigen Wirtschaftsleben. Die Unterschiede zwischen Liquidation und Rechnung sind:
  - Liquidation ist nicht skontierfähig.
  - Liquidation ist nicht rabattfähig.
  - Liquidation muss nach GOÄ § 12 bestimmte Angaben enthalten.
  - Ärztliche Liquidationen werden im Insolvenzverfahren als persönliche, nicht nachrangige Schulden behandelt.

Liquidation
→ LF 6, S. 167

Skonto
Preisnachlas auf den Rechnungsbetrag bei Zahlung innerhalb einer bestimmten Frist.

Rabatt
Allgemeiner Nachlass vom Preis einer Dienstleistung oder Ware.

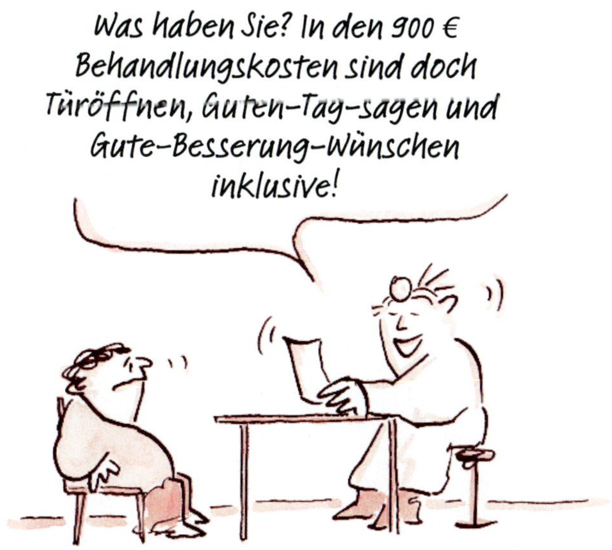
Was haben Sie? In den 900 € Behandlungskosten sind doch Türöffnen, Guten-Tag-sagen und Gute-Besserung-Wünschen inklusive!

2.3 Beendigung des Behandlungsvertrags

Der Behandlungsvertrag endet durch

- **Abschluss der Behandlung**
  Ist die Behandlung abgeschlossen und sind alle Leistungen bewirkt, ist der Behandlungsvertrag beendet. Die Gewährleistungsfristen beginnen mit diesem Datum.
- **Tod eines Vertragschließenden**
  Stirbt ein Partner des Vertrags, gilt dieser als beendet.
- **Kündigung**
  Die Kündigung durch den Arzt ist nur unter erschwerten Bedingungen möglich, z. B.
  - wenn kein Notfall vorliegt und die Behandlung durch einen anderen Arzt fortgeführt werden kann oder
  - wenn das Vertrauensverhältnis nachhaltig gestört ist.

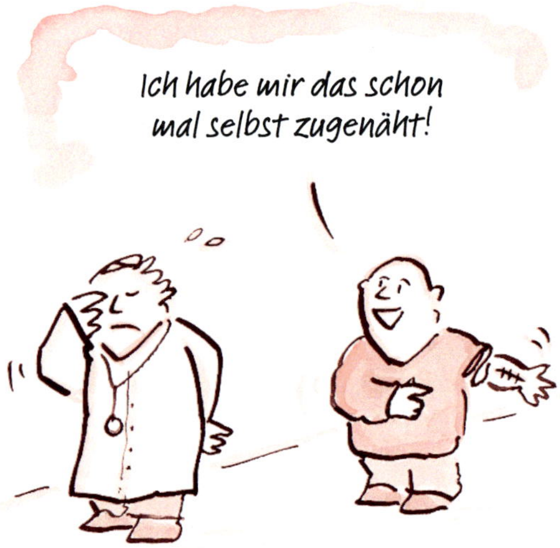

Grundsätzlich unterliegt jeder Arzt der Behandlungspflicht, d. h., er muss den zu ihm kommenden Patienten auch behandeln. Er macht sich andernfalls strafbar wegen unterlassener Hilfeleistung.
Bei Ärzten kommt auch noch die Geschäftsführung ohne Auftrag hinzu, d. h., der Patient muss behandelt werden, ohne dass er selbst in der Lage ist, dem Behandlungsvertrag zuzustimmen (z. B. Autounfall).

Die Kündigung durch den Patienten ist jederzeit formlos möglich. Bei Nichterscheinen zu einem Termin muss der Patient diesen absagen. Die Inanspruchnahme der ärztlichen Leistungen bis zur Kündigung muss bezahlt werden.

AUFGABEN

1 Beurteilen Sie folgende Fälle:

a Ein Patient erscheint ungewaschen in der Arztpraxis und möchte behandelt werden.

b Ein Patient erscheint zum wiederholten Male nicht zu einer Vorsorgeuntersuchung.

c Ein Patient legt auch nach dreimaliger Mahnung seine elektronische Gesundheitskarte nicht vor.

d Ein Patient zieht von einer ärztlichen Rechnung 10 % Rabatt wegen hoher Schmerzen ab.

e Ein Patient bezahlt eine ärztliche Rechnung nicht, weil das Behandlungsdatum fehlt.

f Der Arzt sieht sich außer Stande, die vom Patienten gewünschte Behandlung vorzunehmen.

2 Wie kann der Behandlungsvertrag vom Patienten beendet werden? Ist hierzu eine besondere Form notwendig?

3 Ein Schmerzpatient möchte vom Arzt behandelt werden. Kann der Arzt die Behandlung ablehnen? Begründen Sie Ihre Antwort.

2.4 Haftung und Schadensersatz

2.4.1 Allgemeine Grundsätze

Unter Haftung versteht man das Einstehen einer Person für einen Schaden, den sie durch eigenes oder fremdes Verschulden verursacht hat. Man kennt die Haftung aus einem Vertrag, die Haftung aus einer schuldhaften Vertragsverletzung und die Haftung aus einer unerlaubten Handlung.

Vertragliche Haftung
Jemand verpflichtet sich durch Vertrag, für einen Schaden zu haften, obwohl er weder gesetzlich dazu verpflichtet ist noch schuldhaft gehandelt hat. Beispiele hierfür sind Garantieerklärungen und Versicherungsverträge.

Haftung aus schuldhafter Vertragsverletzung
Wer sich auf Grund eines Vertrags zu Leistungen verpflichtet hat, kann dem Vertragspartner einen Schaden zufügen, wenn er seine Vertragspflichten schuldhaft nicht erfüllt. Beispiele sind die Lieferung von Ware mit einem arglistig verschwiegenen Mangel und die Zuspätlieferung.

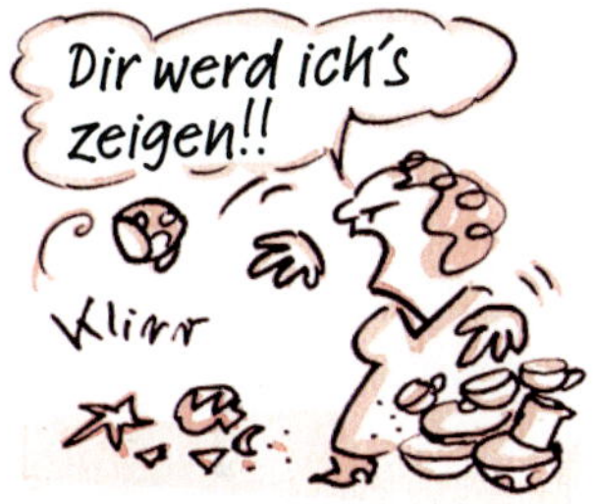
Dir werd ich's zeigen!!
Klirr
Vorsatz

Haftung aus unerlaubter Handlung
Handlungen, die gegen das Gesetz verstoßen, sind sogenannte unerlaubte Handlungen. Sie ziehen in den meisten Fällen nicht nur strafrechtliche Verfolgung nach sich, sondern auch zivilrechtlichen Schadensersatz.

§

Schadensersatz
„Wer vorsätzlich oder fahrlässig das Leben, den Körper, die Gesundheit, die Freiheit, das Eigentum oder ein sonstiges Recht eines anderen widerrechtlich verletzt, ist dem anderen zum Ersatz des daraus entstehenden Schadens verpflichtet."

(BGB § 823)

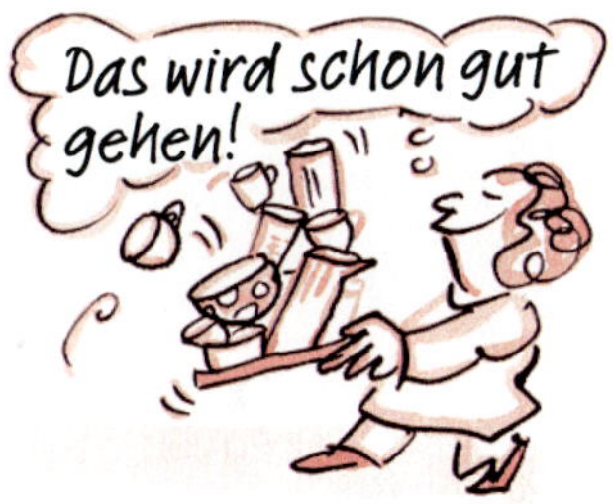
Das wird schon gut gehen!
Fahrlässigkeit

Derjenige, der den Schaden verursacht hat, muss danach den Zustand wiederherstellen, der bestehen würde, wenn der zum Ersatz führende Umstand nicht eingetreten wäre. Diese Wiedergutmachung ist in vielen Fällen nur schwer möglich, weshalb das Gesetz den Schadensersatz in Geld vorsieht. Wegen der schwierigen Berechnung von Schäden werden in den Verträgen sogenannte Konventionalstrafen festgelegt. Bei Verstoß gegen Vertragspflichten werden diese Summen zur Zahlung fällig.

Es gibt seit 2002 einen allgemeinen Anspruch auf Schmerzensgeld bei der Verletzung von Körper, Gesundheit und sexueller Selbstbestimmung (BGB § 253 Abs. 2).

Operation an falscher Stelle – Patient bekommt Schmerzensgeld
Koblenz, 25.07.02 (dpa) – Ein Chirurg, der einen Patienten an einer falschen Stelle operiert, muss grundsätzlich Schmerzensgeld zahlen. Dies gelte auch dann, wenn die Operation „kunstgerecht" und ohne negative Folgen für den Patienten vorgenommen wurde, entschied das Koblenzer Oberlandesgericht (OLG) in einem am Donnerstag bekannt gewordenen Urteil. Rechtlich betrachtet sei der Eingriff eine Körperverletzung, weil der Patient in eine Operation an dieser konkreten Stelle nicht eingewilligt habe (Az.: 10 U 692/01).

Quelle: www.consilium-medicum.de © dpa

Produkthaftungsgesetz
Nach diesem Gesetz gibt es eine aus dem amerikanischen Recht stammende verschuldensunabhängige Herstellerhaftung für fehlerhafte Produkte. Arzneimittelgeschädigte erhalten Beweiserleichterungen für ihren Anspruch gegen Pharmafirmen. Außerdem müssen Pharmahersteller den Betroffenen Auskunft über alle Erkenntnisse zu schädlichen Wirkungen des Arzneimittels erteilen.

2.4.2 Haftung des Arztes

Weitere Informationen finden Sie unter www.korioth.de (Verhalten bei amtlichen Behandlungsfehlern) www.infoquelle.de/Recht/Patienten_Recht/

Neben den allgemeinen Grundsätzen über die Haftung und den Schadensersatz gelten für die Arztpraxis verschiedene Besonderheiten. Die Haftung des Arztes ist zweigeteilt:

Haftung aus dem Behandlungsvertrag (Vertragshaftung)	**Haftung wegen unerlaubter Handlung (Deliktshaftung)**
Auf Grund des geschlossenen Behandlungsvertrags haftet der Arzt für Behandlungsfehler (positive Vertragsverletzung) und sonstige Pflichtverletzungen des Behandlungsvertrags.	Für diese Art der Haftung muss zwischen Patient und Arzt kein Vertrag zu Stande gekommen sein. – Haftung für Körperverletzung – Haftung für unterlassene Hilfeleistung
Der Arzt hat die Verpflichtung, die Ausgangssituation wiederherzustellen, z. B. durch Übernahme – der Heilungskosten, – der Rehabilitationskosten, – des entgangenen Gewinns (Lohn bzw. Gehalt) des Patienten. **Schmerzensgeldanspruch** Die Verjährung beträgt 3 Jahre.	Der Arzt hat die Verpflichtung, die Ausgangssituation wiederherzustellen, z. B. durch Übernahme – der Heilungskosten, – der Rehabilitationskosten, – des entgangenen Gewinns (Lohn bzw. Gehalt) des Patienten. **Schmerzensgeldanspruch** Die Verjährung beträgt 3 Jahre.

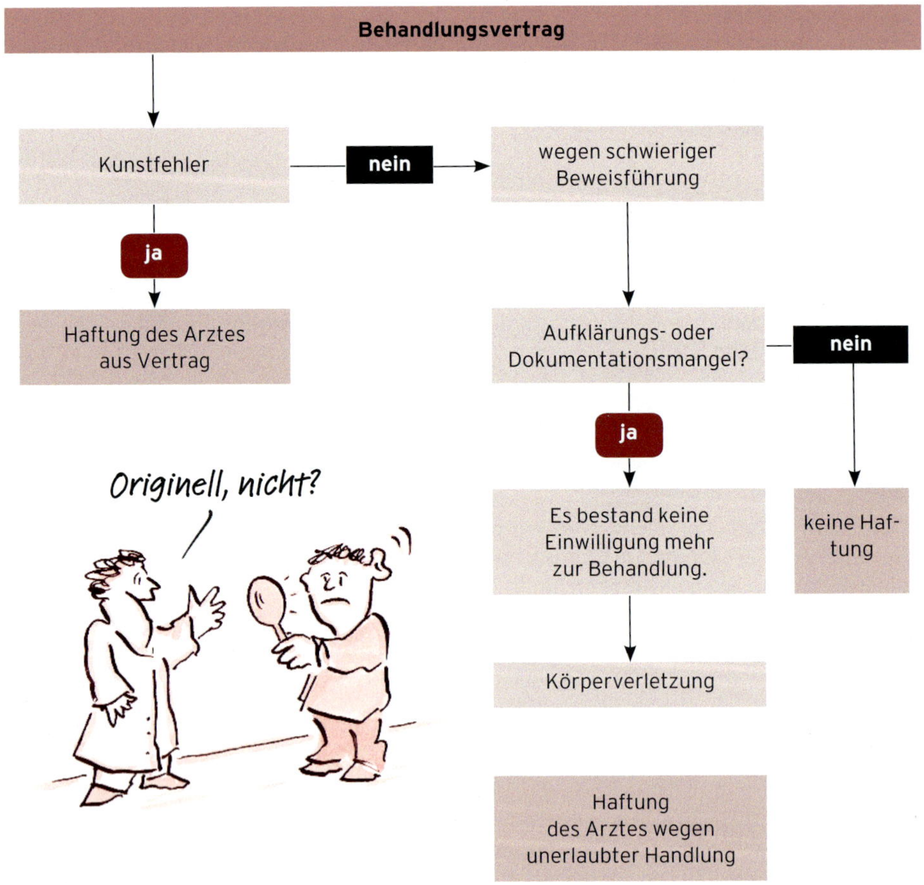

2.4.3 Haftung des Arztes für das Praxispersonal

Im Rahmen der **Delegation** kann der Arzt verschiedene Tätigkeiten von anderen Personen durchführen lassen (→ Abb. 1).

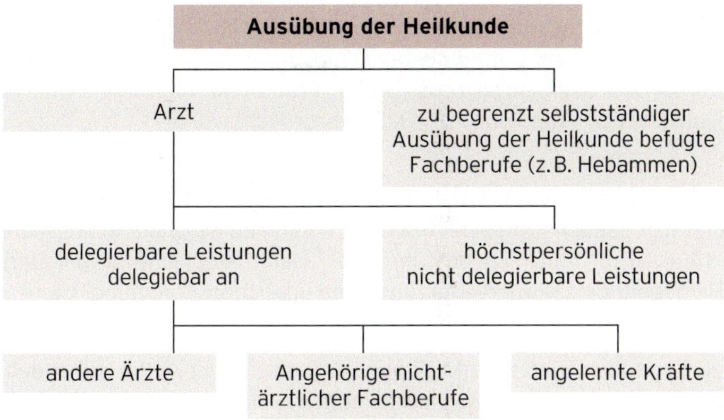

Abb. 1 Delegation von Leistungen

Nach einer abgeschlossenen Berufsausbildung zur MFA muss sich der Arzt davon überzeugen, dass die delegierten Leistungen durch die MFA ordnungsgemäß ausgeführt werden. Der Arzt muss sich bei der Ausführung in Rufnähe aufhalten und im Falle von Komplikationen sofort eingreifen können. Die Anweisungen sowie die regelmäßigen Kontrollen der delegierten Leistungen sollten dokumentiert werden.

Beispiele delegierbarer Leistungen:
- Blutabnahme und Injektion
- subkutane Infusionen, Impfungen und Allergietests
- Wundbehandlung nach Erstbeurteilung durch den Arzt
- Durchführung standardisierter Testverfahren, z. B. geriatrisches Screening
- beim Hausbesuch, z. B. Wundpflege, subkutane und intramuskuläre Injektionen

Die Haftung des Arztes für die MFA ist zweigeteilt:

Haftung aus dem Behandlungsvertrag	Haftung wegen unerlaubter Handlung
Erfüllt der Arzt den Behandlungsvertrag mit Hilfskräften, spricht man in diesem Fall von sogenannten **Erfüllungsgehilfen.**	Begehen Hilfskräfte unerlaubte Handlungen während ihrer Beschäftigung, spricht man von **Verrichtungsgehilfen.**

Diese Unterscheidung soll an zwei Fällen verdeutlicht werden.

FALL 1

Petra Meister ist ausgelernte Medizinische Fachangestellte in der Praxis von Frau Dr. Moisa.
Die Patientin Frau Süß leidet auf Grund ihres Diabetes unter einem Geschwür am linken Fuß. Dieser wird von Frau Meister gesäubert und anschließend verbunden. Kaum hat Frau Süß die Praxis verlassen, löst sich der Verband, sie muss zurück und erneut verbunden werden.
Kann die Ärztin von der MFA Schadensersatz für das Material und den Zeitausfall verlangen?

Auf Grund des Verschuldens der Fachangestellten ist tatsächlich ein Fehler passiert. Aus dem Behandlungsvertrag gegenüber dem Patienten haftet die Ärztin für die MFA als Erfüllungsgehilfin. Gegenüber der Ärztin könnte die Fachangestellte nur aus dem Arbeitsvertrag haften, dies jedoch nur bei Vorsatz und grober Fahrlässigkeit, was hier nicht vorliegt.

FALL 2

Zur Förderung der Durchblutung erhält Frau Süß in der Praxis Infusionen. Da Frau Dr. Moisa sich auf Grund eines Hausbesuches verspätet und Frau Süß nicht so lange warten möchte, erhält die MFA Frau Meister von Frau Dr. Moisa die Anweisung, mit der Infusion zu beginnen. Beim Legen der Infusionsnadel durch die MFA Frau Meister wird der Nervus medianus verletzt und es kommt zur Lähmung des Armes.
Frau Süß will nun Schadensersatz und Schmerzensgeld von Frau Dr. Moisa. Diese lehnt mit der Begründung ab, dass der Schaden durch die MFA verursacht wurde.

In diesem Fall haftet die Fachangestellte zunächst aus dem Behandlungsvertrag, weil sie fahrlässig den Patienten verletzt hat. Jedoch führte sie Arbeiten im Rahmen des Behandlungsvertrags aus, die sie auf Grund ihrer Ausbildung nicht ausführen darf. Damit liegt keine Einwilligung des Patienten mehr vor. Sie begeht eine Körperverletzung, eine unerlaubte Handlung. Hierfür haftet jedoch ihr Arbeitgeber für sie als Verrichtungsgehilfin.

Anders ist die Situation zu beurteilen, wenn die MFA ohne Anweisung der Ärztin gehandelt hätte: In diesem Fall gilt das Gleiche wie oben geschildert. Jedoch besteht hier die Möglichkeit des Arztes, sich zu exkulpieren – die MFA haftet für ihr Handeln.

exkulpieren
Aus der Haftung wegen unerlaubter Behandlung durch Verrichtungsgehilfen kann sich der Arzt befreien (exkulpieren), wenn er nachweist, dass er bei der Auswahl der Hilfsperson oder bei der Ausführung der Verrichtung die im Verkehr übliche Sorgfalt hat walten lassen.

AUFGABEN

1 Nennen Sie die beiden Haftungsgrundlagen des Arztes.

2 Wann kann ein Patient von einem Arzt Schmerzensgeld fordern?

3 Wann spricht man in der Haftung des Arztes für das Praxispersonal von Erfüllungs- und wann von Verrichtungsgehilfen?

4 Entscheiden Sie in den folgenden Fällen, ob die Medizinische Fachangestellte haften muss:
- **a** Eine Medizinische Fachangestellte fertigt eine Röntgenaufnahme, die keine Diagnose zulässt. Nachdem eine zweite Aufnahme gefertigt werden muss, verklagt der Patient die Fachangestellte auf Schadensersatz wegen erhöhter Strahlenbelastung.
- **b** Einer Medizinischen Fachangestellten, die seit Jahren die Abrechnung einer Arztpraxis „schmeißt", ist ein großer Abrechnungsfehler unterlaufen. Die Krankenkasse verlangt von ihr den Ersatz des Schadens für zu viel abgerechnete Leistungen in Höhe von 784,34 €.

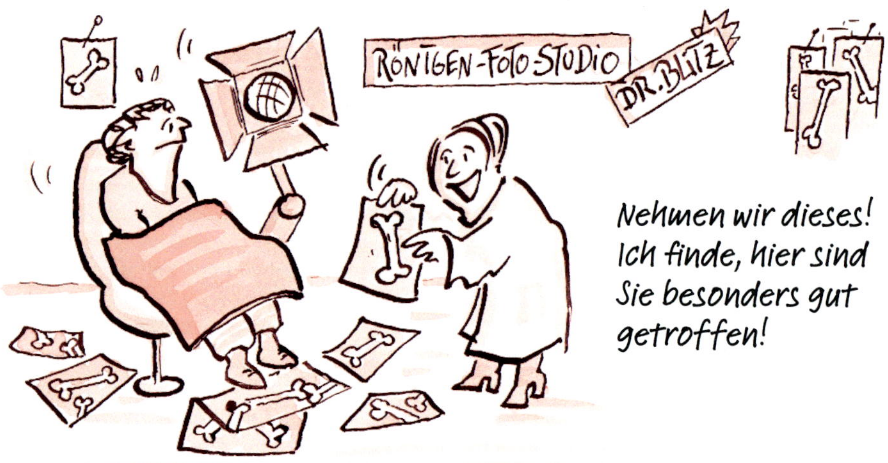
RÖNTGEN-FOTO STUDIO
DR. BLITZ
Nehmen wir dieses! Ich finde, hier sind Sie besonders gut getroffen!

2.5 Strafrechtliche Verantwortung des Arztes und seiner Mitarbeiter

Neben der zivilrechtlichen Haftung kann es für den Arzt und seine Mitarbeiter bei Verstößen gegen Pflichten aus dem Behandlungsvertrag auch zu strafrechtlichen Konsequenzen kommen.
Wird zum Beispiel ein Verstoß als Körperverletzung betrachtet, kann dies nach den §§ 223 und 230 Strafgesetzbuch (StGB) mit Freiheitsstrafe bis zu drei Jahren oder Geldstrafe bestraft werden. Daraus können sich u. U. für den Arzt noch berufsrechtliche Konsequenzen ergeben (z. B. Entzug der Approbation). Für die Mitarbeiter des Arztes gilt dies ebenso.

Wie schon dargestellt, unterliegt der Arzt nach der Berufsordnung und den Kassenverträgen sowie seinem ärztlichen Eid der Behandlungspflicht. Bei Verstoß hiergegen kann eine Bestrafung nach § 323c StGB wegen unterlassener Hilfeleistung bis zu einem Jahr Freiheitsstrafe oder Geldstrafe erfolgen. Die häufigsten Prozesse finden wegen nicht ausreichender Präsenz des Arztes im Notdienst statt. Dies bedeutet, er ist seiner Behandlungspflicht nicht nachgekommen.

Bei Verletzung der Schweigepflicht durch den Arzt oder durch seine Mitarbeiter können sie nach § 203 StGB mit einer Freiheitsstrafe bis zu einem Jahr oder Geldstrafe bestraft werden.

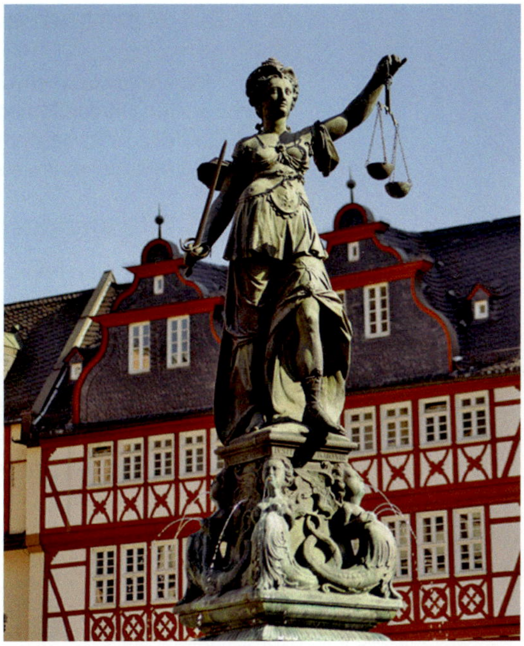

Abb.1 Justitia

2.6 Schiedsstellen (Schlichtungsstellen)

Ähnlich wie im Handwerk sind auch im Bereich der ärztlichen Versorgung „Schiedsstellen" eingerichtet, die bei Streitigkeiten um Zahlungs-, Qualitäts- und Mängelfragen zu schlichten versuchen. Im Vorfeld haben einige Kammern und Kassenärztliche Vereinigungen sogenannte Zweitmeinungsmodelle und Patientenberatungen installiert. Hier können sich Patienten kostenlos und unabhängig beraten lassen oder eine zweite Meinung einholen.

Liquidationsstreitigkeiten

Handelt es sich um Streitigkeiten, die die Liquidation mit Privatpatienten betreffen, ist bei den Landesärztekammern eine Schiedsstelle (GO-Referent) eingerichtet, die versucht zu vermitteln. Gelingt dies nicht, muss beim Amts- oder Landgericht geklagt werden.

Abrechnungsstreitigkeiten mit gesetzlichen Krankenkassen

Für den Bereich Abrechnung ist die jeweilige KV zuständig, die zwei verschiedene Ausschüsse eingerichtet hat:
- Prüfungsausschuss
- Beschwerdeausschuss

Die Aufgabe des **Prüfungsausschusses** ist die Überwachung der Wirtschaftlichkeit der vertragsärztlichen Abrechnung, z. B. wenn ein Arzt in seiner Abrechnungsstatistik durch eine übermäßig hohe Anzahl von Beratungen auffällt. Über den Beschluss des Prüfungsausschusses kann beim Beschwerdeausschuss Beschwerde eingelegt werden. Der Beschluss des **Beschwerdeausschusses** ist ein Verwaltungsakt. Hiergegen kann beim Sozialgericht geklagt werden.

Medizinischer Dienst der Krankenversicherung (MDK)

Der MDK (§ 62 Bundesmantelvertrag Ärzte) bietet Beratung und Begutachtung für alle gesetzlichen Krankenkassen an. Bei diesem „Gutachterdienst" handelt es sich nicht um einen „neutralen Schiedsrichter" im Interessenkonflikt zwischen Kassen und Ärzten, sondern um einen sachverständigen Berater der Krankenkassen. Dennoch bedarf der MDK der partnerschaftlichen Zusammenarbeit mit niedergelassenen Ärzten.

3 Gesprächsführung

3.1 Kommunikationsfähigkeit

Jede Arztpraxis ist ein Dienstleistungsunternehmen. Wie der Arzt und die Medizinische Fachangestellte mit den Patienten umgehen, hat großen Einfluss auf das Ansehen der Praxis.
Eine MFA sollte besonders ausgeglichen und freundlich auftreten, um den Patienten das Gefühl zu vermitteln, dass sie willkommen sind.

3.1.1 Grundlagen der Kommunikation

Kommunikation findet auf der Sachebene und der Beziehungsebene statt und wird durch verbales und nonverbales Verhalten beeinflusst.

Stimulanz Anreiz

visuell das Sehen betreffend

auditiv das Hören betreffend

Resümee Zusammenfassung

Verbale und nonverbale Elemente der Kommunikation

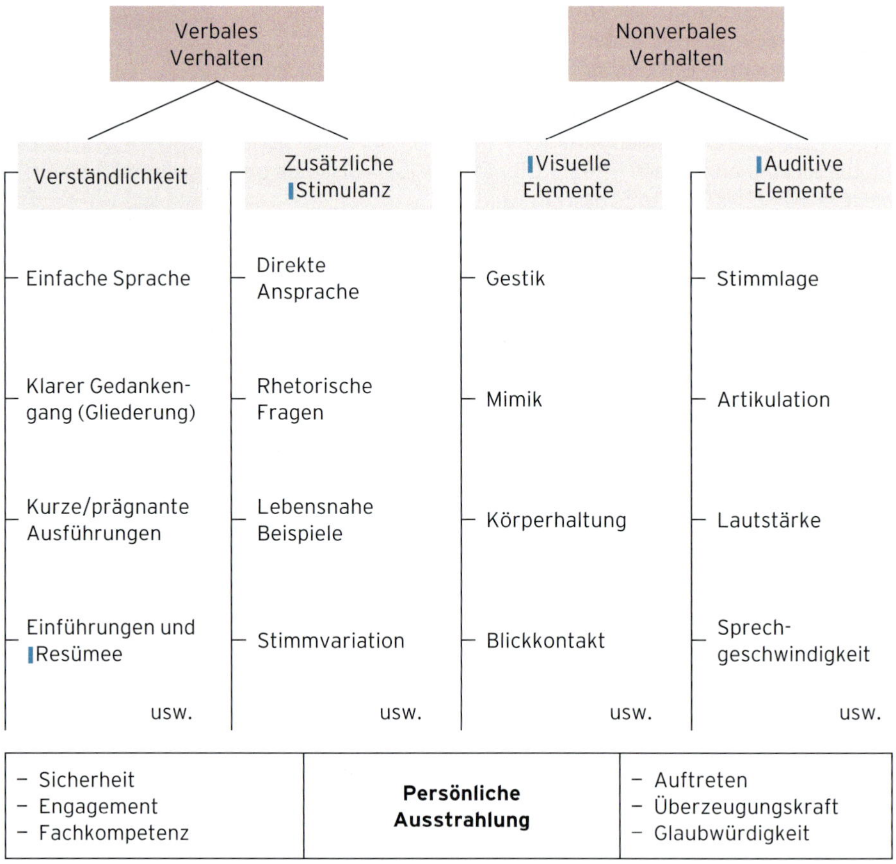

Quelle: Heinz Klippert, Kommunikationstraining © 13. Auflage 2012 Beltz Verlag, Weinheim/Basel

Eine MFA braucht recht vielfältige kommunikative Fähigkeiten und Fertigkeiten, um den Praxisalltag erfolgreich zu bewältigen. Sie reichen vom freien Sprechen bis zum Zuhören und Verhandeln.

Die folgende Übersicht enthält Kommunikationsregeln, die den Arbeitsalltag erleichtern und freundlich gestalten lassen.

Kommunikationsregeln	
Patienten ansprechen	– Sprechen Sie den Patienten immer mit **Namen** an. Falls Sie sich nicht mehr sicher sind, wie der Patient heißt, fragen Sie nach Möglichkeit Ihr Praxisteam.
Grundregeln der Rhetorik beachten 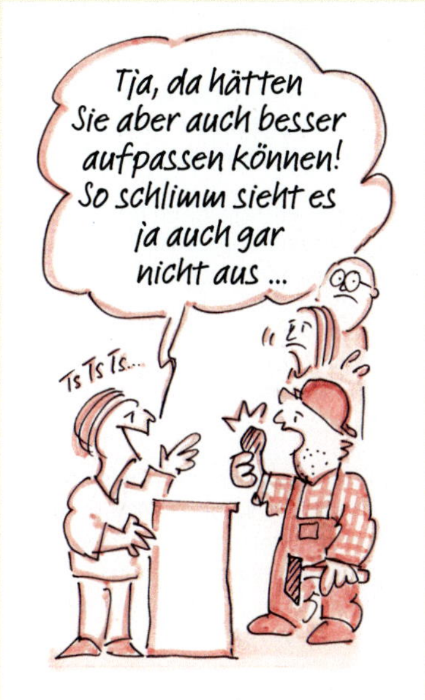 	– „Ich-Aussagen" wie *„ich meine"* und *„ich denke"* mildern ab und schonen das Selbstwertgefühl des anderen. Man sollte versuchen, Sätze, die mit *„Sie haben aber ..."* beginnen, zu vermeiden, da sich der Patient damit in die Enge getrieben fühlt und seine Kooperationsbereitschaft weiter sinken wird. – Vermeiden Sie nach Möglichkeit folgende Formulierungen: – *Sie müssen ...* – *Sie sollen ...* – *Das geht nicht ...* – *Das kann ich mir gar nicht vorstellen ...* – *So schlimm wird es wohl nicht gewesen sein ...* – *Da müssen Sie etwas falsch gemacht haben ...* – *Da hätten Sie sich früher melden müssen ...* – *Heute auf keinen Fall ...* – *Unmöglich! Wissen Sie eigentlich, was hier los ist ...* – *Das ist bei uns immer so ...* – *Ich kann nichts dafür ...* – *Sie müssen aber warten ...* – *Wir machen keine Unterschiede ...* – *Das hätten Sie früher sagen müssen ...* – *Ich habe Ihnen doch schon zwei Mal gesagt ...* – Vermeiden Sie Unterbrechungen in der Schilderung des Patienten, lassen Sie ihn ausreden. – Bilden Sie möglichst kurze Sätze mit für den Patienten verständlichen Informationen. Fachbegriffe verwirren die meisten Patienten.
Blickkontakt aufnehmen	– Schauen Sie Ihren Gesprächspartner an und **lächeln** Sie, auch wenn Sie nicht sofort auf Patientenwünsche reagieren können, weil Sie gerade eine andere Arbeit (z. B. kopieren, telefonieren) erledigen müssen. – Der Blick ist die „Brücke" zum Zuhörer. Bricht diese Brücke ab, fehlt ein Bestandteil der Kommunikation.
Aufmerksamkeit zeigen/ aktives Zuhören	– Zeigen Sie dem Patienten, dass Sie ihn **ernst nehmen** und ihm aktiv zuhören, indem Sie z. B. Fragen stellen, falls Sie etwas noch nicht verstanden haben. Während Sie einem Patienten zuhören, sollten Sie keine Nebenarbeiten erledigen. Dies würde der Patient als unhöflich und kränkend empfinden. – Achten Sie bei schüchternen Patienten darauf, dass Sie sie nicht „mundtot" reden oder unterbrechen. Hören Sie auch dann zu, wenn Ihnen die Beschwerden des Patienten lächerlich erscheinen.
Patienten beobachten	– Versuchen Sie sich in die **Situation des Patienten** hineinzuversetzen. Ist er ängstlich, zornig, hektisch, ungehalten, steht er unter Zeitdruck?

Kommunikationsregeln	
Achten Sie auf Körperhaltung, Stimme, Gestik und Mimik 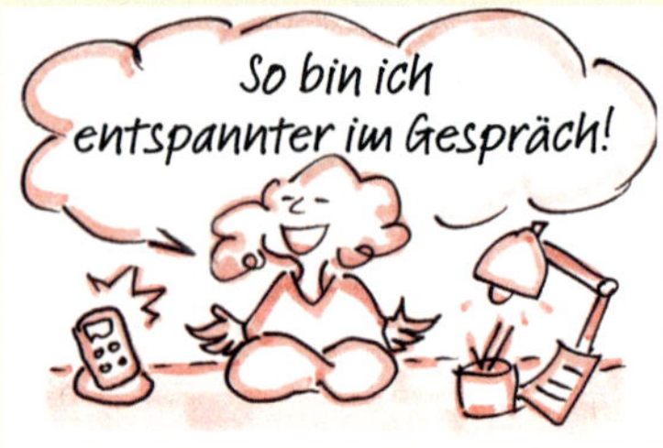	– Es ist wichtig, auf die Körperhaltung im Stehen oder im Sitzen zu achten. Stehen oder sitzen sollte man **aufrecht**, wobei die Schultern gerade sein und die Hände nicht verkrampft Kugelschreiber usw. festhalten sollten. – Die Arme sollten nicht hinter dem Rücken verschränkt, die Hände nicht gefaltet und nicht in die Taille gestützt sein. – Stehen oder sitzen sollte man entspannt und dem Patienten zugewandt. – Gestik und Mimik können zur Gesprächsunterstützung benutzt werden. Sie sprechen auch mit dem Gesicht **(nonverbale Kommunikation)**.
Datenschutz beachten	– Gespräche mit dem Patienten sollten nur in einem **separaten Raum** erfolgen, ohne dass Dritten die Möglichkeit gegeben wird mitzuhören.
Sind Verhaltensanweisungen beim Patienten verständlich angekommen?	– Bei Vorbereitungen und Nachbereitungen einer Behandlung ist es wichtig, dass der Patient **mündlich** und **schriftlich Informationen** bekommt, wie er sich am besten verhalten sollte.
Einfühlungsvermögen zeigen	– Zeigen Sie dem Patienten, dass er **Unterstützung** von Ihnen erhält, indem Sie seinen Fall dem Arzt noch einmal neutral schildern. Es ist wichtig, eine neutrale Meinungshaltung einzunehmen. – Man muss nicht der gleichen Meinung wie der Patient sein, sollte aber Verständnis zeigen.
Informationen/Beobachtungen verwenden 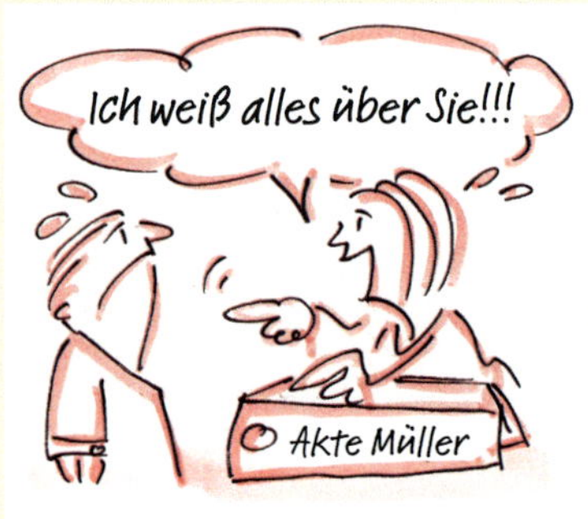	– Wenn Sie z. B. **Fragen** stellen, die den letzten Behandlungstermin aufgreifen, fühlt sich der Patient „gut aufgehoben“ und gewinnt Vertrauen, da Sie sich mit seiner Behandlungsgeschichte befasst haben und ihn nicht isoliert als Patient Nr. XY betrachten. Stellen Sie Fragen wie: „Geht es Ihnen heute schon besser?“, „Hat das Schmerzmittel geholfen?“ oder treffen Sie Aussagen wie: „Ich habe Ihnen das Informationsmaterial, nach dem Sie beim letzten Mal gefragt haben, zusammengestellt. Sie können es heute mitnehmen.“ Als Hilfestellung kann man in die Kartei des Patienten wichtige **Gesprächsnotizen** eingeben. – Die Eingabe sollte jedoch nach dem Gespräch bei Abwesenheit des Patienten erfolgen.
Auf Patientengeschenke reagieren 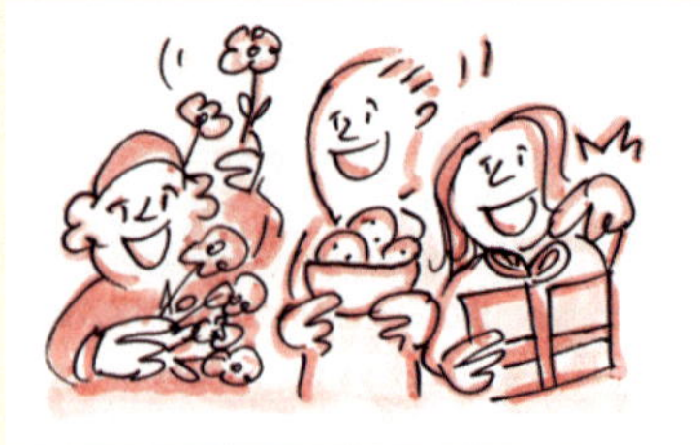	– Sie können kleinere Geschenke von Patienten an das Praxisteam wie Blumen, Trinkgeld, Schokolade oder Pralinen annehmen (sollte „praxisöffentlich“ gemacht werden). Oft sind sie als **freundliche Geste** gedacht. – Falls es aber so sein sollte, dass der Patient damit Vergünstigungen (z. B. einen Termin vorrücken, günstigere Berechnung einer Behandlung) bekommen möchte, dürfen Sie diesem nicht nachgeben. Er muss wie alle anderen Patienten behandelt werden.

3.1.2 Personalführung

Arztpraxen sind mit Klein- oder mittleren Betrieben zu vergleichen, die häufig durch die Persönlichkeit bzw. den Führungsstil des Inhabers (Arztes) geprägt sind.

Der Einfluss von Mitarbeitern auf betriebliche Entscheidungen kann daher sehr unterschiedlich sein.

Entsprechend werden zwei gegensätzliche Führungsstile unterschieden:

- **der autoritäre Führungsstil**
  Der Führende setzt die auf Grund seiner Position zugesprochene Macht ein. Er verwendet ausschließlich formale Argumente. Nur der Führende hat Entscheidungs- und Anweisungskompetenz. Der Geführte akzeptiert und führt aus. Der Führende kontrolliert die Mitarbeiter oft, unregelmäßig und unangekündigt. Der Teamgedanke gilt hier nur wenig.

BEISPIEL

Die MFA macht den Patienten darauf aufmerksam, dass er wieder zu spät zu seinem Behandlungstermin kam und bittet ihn, in Zukunft pünktlich zu sein. Die Chefin erfährt davon und verbietet der Empfangs-MFA Patienten auf Unpünktlichkeit hinzuweisen. Dies sei Aufgabe der Chefin.

- **der Laissez-faire-Stil (laissez faire [frz.] = lassen Sie es laufen)**
  Dies wird oft nicht als Führungsstil bezeichnet, weil praktisch keine Führung vorhanden ist. Die Mitarbeiter machen, was sie wollen, man „lässt sie laufen". Der „Führende" kümmert sich im Wesentlichen um seine Arbeit und vernachlässigt alles andere. Problematisch wird dies, wenn sich die Mitarbeiter in ihren Entscheidungsspielräumen widersprechen. Hier kommt es oft zu Einzelfallentscheidungen (Entlassungen) durch die Führung, die kaum nachvollziehbar sind.

BEISPIEL

Die Empfangs-MFA sagt nichts zum Patienten, obwohl dieser wieder zu spät zu seinem Behandlungstermin kam. Die MFA, die den Patienten in das Behandlungszimmer begleitet, macht den Patienten auf die Verspätung aufmerksam. Der anwesende Chef meint, dass das doch nicht so schlimm sei.

An diesen beiden Extremen orientieren sich die in der Regel vorkommenden Führungsstile. Dazu gehören:

- **der informierende Führungsstil**
  Dieser Stil ist sehr nah am autoritären Führungsstil mit dem Unterschied, dass der Führende seine Handlungen und Anweisungen zumindest begründet.
  Leitsatz: Den Mitarbeitern werden die Entscheidungen der Führung begründet.
- **der kooperative Führungsstil**
  Der Führende setzt inhaltliche Argumente auf Grund seines Wissens ein. Entscheidungen werden dorthin verlagert, wo die notwendige Fachkompetenz ist. Die Kontrolle bezieht sich auf die Arbeitsergebnisse. Kritik am Führenden ist ebenfalls möglich. Hierdurch wird die Teambildung gefördert.
  Leitsatz: Die Mitarbeiter haben große Mitbestimmungsmöglichkeiten.
- **der demokratische Führungsstil**
  Im Unterschied zum kooperativen Führungsstil nimmt sich der Führende hier noch mehr zurück. Die Mitarbeiter nehmen aktiv an allen Entscheidungsprozessen teil, denen sich auch der Führende unterordnet.
  Leitsatz: Man kann eine Praxis nicht gegen die Mitarbeiter führen.

Jeder nicht autoritäre Führungsstil erfordert heute eine Beteiligung der Mitarbeiter – zum Wohle der Praxis und der Patienten. Dies wird am besten in Teambesprechungen gewährleistet.

3.2 Organisation eines Telefongesprächs

Die Gesprächsführung am Telefon prägt den ersten Eindruck von einer Arztpraxis entscheidend. Sie vermittelt (neuen) Patienten ein sympathisches oder unsympathisches Bild und kann der Beginn einer neuen oder das Ende einer bestehenden Arztpraxis-Patienten-Beziehung sein. Jedes Telefonat muss daher vorbereitet und unter Berücksichtigung der Regeln der Gesprächsführung durchgeführt werden.

3.2.1 Die richtige Telefonnummer finden

Um ein Telefongespräch führen zu können, muss zunächst die Nummer des Teilnehmers bekannt sein. Als vorteilhaft erweist es sich, die Nummern von Gesprächspartnern, die häufig angewählt werden, abzuspeichern.

Auskunft finden Sie unter
www.11880.com/telefonbuch
www.dastelefonbuch.de
www.gelbeseiten.de
www.dasoertliche.de

Daneben bietet sich die nationale und internationale Auskunft an. Hier können sämtliche Teilnehmer nachgefragt werden. Adressen werden ebenfalls telefonisch bekannt gegeben. Weitere Quellen sind DVDs mit allen Telefonnummern oder die Suche im Internet (→ Abb. 1).

Viele Rufnummern und andere Kontaktdaten können auch in den gedruckten **Telekommunikationsverzeichnissen** selbst ermittelt werden, diese gibt es auch online oder mobil:
- Das Telefonbuch → Privat- und Geschäftseinträge von A–Z
- Gelbe Seiten → Branchenverzeichnis
- Gelbe Seiten regional → lokales Branchenverzeichnis
- Das Örtliche → lokale Privat- und Geschäftseinträge von A–Z

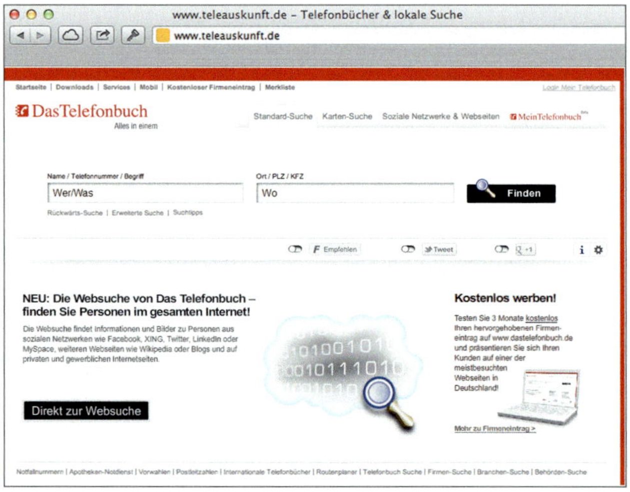

Abb. 1 Telekommunikationsverzeichnisse im Internet

Da sich die Telefonnummern und andere Daten häufig ändern, ist es wichtig, dass Sie immer die neuesten Telefonbücher bzw. DVDs besitzen. Sie erscheinen jährlich neu. Die aktuellen Rufnummern finden Sie auch auf den genannten Webseiten.

3.2.2 Dokumentation der Telefongespräche

Damit keine Informationen in der Praxis verloren gehen und der Informationsfluss erhalten bleibt, sollten eine Gesprächsnotizliste geführt und wichtige Gesprächsinhalte notiert werden. Gut bewährt haben sich Vordrucke, auf denen man sich die wichtigsten Informationen notieren kann. Gegenüber normalen Notizzetteln haben die im Handel erhältlichen Vordrucke den Vorteil, dass sie für die wichtigsten Inhalte (z. B. Zeitpunkt des Gesprächs) strukturiert sind.

Neben dem Telefon sollten daher grundsätzlich Schreibmaterial und Vordrucke für die Entgegennahme von Telefongesprächen bereitliegen. Da über ein Telefongespräch kein Schriftstück existiert und nur das Gesprochene gültig ist, ist es erforderlich, dass wichtigen Telefonaten als Nachweis eine **schriftliche Bestätigung** folgt.

3.2.3 Vorbereitung und Durchführung von Telefongesprächen

Vorbereitung eines geplanten Telefongesprächs

- **1. Schritt:** Notieren Sie sich die gewünschte Rufnummer, den Namen des Unternehmens (der Krankenkasse) und des Gesprächspartners (des Sachbearbeiters).
- **2. Schritt:** Legen Sie sich alle Unterlagen bereit, die eventuell für das Gespräch wichtig werden könnten, z. B. Rechnungsdaten, Daten wichtiger Schreiben in der Angelegenheit, Bestellnummern, Fabrikate.
- **3. Schritt:** Halten Sie sich das Ziel des Gespräches vor Augen (Was wollen Sie erreichen?). Machen Sie sich Stichworte, wie Sie das Gespräch inhaltlich führen wollen.
  - Zeitpunkt des Gesprächs?
  - Handelt es sich um einen neuen/schwierigen/schwerhörigen/betreuten ... Patienten?
  - Auf welche Reaktion muss ich mich einstellen?
  - Welche Einwände sind zu erwarten?
  - Wie können die Einwände entkräftet werden?
  - Wie reagiere ich in schwierigen Situationen auf Fragen, die ich nicht beantworten darf und kann?
- **4. Schritt:** Suchen Sie sich eine ungestörte Möglichkeit, um zu telefonieren. Der Angerufene merkt, wenn Sie abgelenkt sind. Mobilgeräte sind zum ungestörten Telefonieren empfehlenswert.

Durchführung eines geplanten Telefongesprächs

- **1. Schritt:** Voraussetzung eines jeden Gesprächs ist, dass Sie sich vorher mit der Telefonanlage der Praxis vertraut gemacht haben. Prüfen Sie, ob
  - ein Knopf gedrückt werden muss, um den Wählton zu erhalten,
  - die Wahl bei aufgelegtem Hörer möglich ist,
  - Freisprechen möglich ist,
  - Stummschalten möglich ist usw.
- **2. Schritt:** Legen Sie den Vordruck für die Dokumentation bereit.
- **3. Schritt:** Setzen Sie sich aufrecht und gerade in Ihren Stuhl.
- **4. Schritt:** Stellen Sie die Telefonverbindung her. Beginnen Sie mit dem Wählen erst, wenn der Wählton zu hören ist. Vorher gewählte Ziffern bleiben unwirksam.
- **5. Schritt:** Wenn die Verbindung zu Stande kommt, sollten Sie sich mit dem Namen der Praxis oder mit einer einheitlichen Meldeformel der Praxis melden. Von zahlreichen Varianten werden hier zwei gegenübergestellt:
  a) „Praxis Dr. Sedel – Maier. Guten Tag." Diese Formel kommt sehr oft vor, verwirrt aber viele Angerufene und Anrufer: Hat der Arzt einen Doppelnamen, Sedel-Maier? Handelt es sich etwa um eine Doppelpraxis Dr. Sedel – Dr. Maier?
  b) „Praxis Dr. Sedel. Hier spricht Petra Maier. Guten Tag!" Durch diese etwas längere Variante weiß der Anrufer, mit wem er spricht. Wichtig ist auch, dass hierbei langsam und deutlich gesprochen wird.
- **6. Schritt:** Ist ein Anschluss besetzt, legen Sie gleich wieder auf. Der gewünschte Teilnehmer spricht bereits. Wählen Sie danach erneut oder drücken Sie die Wahlwiederholungstaste. Manche Telefone wählen automatisch wieder, bis die Rufnummer frei ist (Rückruf bei besetzt). Beachten Sie gegebenenfalls die Telefonhinweise, z. B. „Kein Anschluss unter dieser Nummer": Entweder Sie haben sich bei der Wahl geirrt oder der Anschluss ist aufgehoben worden.

Umgang mit eingehenden Telefongesprächen

- Das Telefon nicht zu lange läuten lassen.
- Falls Sie den Namen des Anrufers nicht richtig verstanden haben, fragen Sie nach oder lassen Sie sich den Namen buchstabieren.
- Versuchen Sie, den Grund des Anrufs zügig zu ermitteln.
- Den Behandler abschirmen, d. h., nur in Ausnahmenfällen die Behandlungstätigkeit des Arztes unterbrechen.
- Bei Rücksprache mit dem Behandler möglichst Stummtaste drücken (Musikeinspielung).

3.2.4 Telefonische Gesprächsführung

Beim Telefonieren fehlt die nonverbale Ausstrahlung (Körperhaltung, Mimik, Gestik und Blickkontakt) des Gesprächspartners. Als einziges Kommunikationswerkzeug dient die Stimme. Stimmmelodie und Wortwahl entscheiden über das Telefongespräch. Neben Ausdrucksform (höflich oder ruppig) und Tonlage (diese beeinflusst das Gesprächsklima) gibt es einige wichtige Regeln, die für einen professionellen Umgang am Telefon beachtet werden sollten:

Verhaltensregeln	Beispiele
Führen Sie **keine Privatgespräche** vor Patienten.	Die MFA Manuela bekommt während der Sprechzeit einen Anruf von ihrer Freundin. Sie freut sich und unterhält sich ausgiebig mit ihr über das vergangene Wochenende, während eine Patientin vor der Anmeldung steht. **Auswirkung:** Die Patientin hat zu Recht den Eindruck, dass Manuela nicht arbeitet und sie unnötig lange warten lässt.
Beachten Sie die **Schweigepflicht**.	Die MFA Manuela sagt einen Termin bei Frau Meier ab mit folgender Begründung: „Es tut mir sehr leid, dass wir den Termin absagen müssen, aber unser Chef hat kurzfristig noch einen dringenden Hausbesuch bei Frau Angelika aus Helmstedt." **Auswirkung:** Hier wurde die Schweigepflicht verletzt. Zudem ist es für Frau Meier nicht wichtig zu wissen, bei wem und wann ihr Arzt einen Hausbesuch macht.
Telefonieren Sie in **Ruhe** und führen Sie **keine Nebentätigkeiten** während des Telefonats aus. 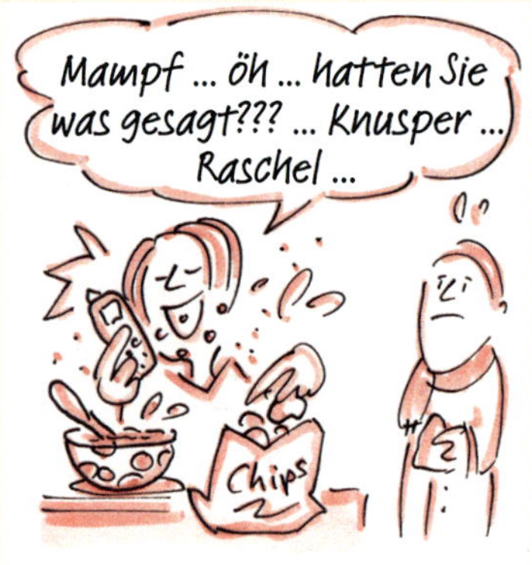 	Die MFA Manuela ist völlig im Stress. In solchen Fällen kaut sie immer Kaugummi. Beide Telefone klingeln, es kommen gerade zwei neue Patienten und die neue Auszubildende Susanne hat eine wichtige Frage an sie. Ihre Kollegin ist gerade nicht in Reichweite und besetzt ein neues Behandlungszimmer. Sie nimmt ein Telefonat an und müsste eigentlich gleichzeitig die neuen Patienten empfangen. Der Anrufer ist zudem empört, dass in dieser Praxis ja nie jemand ans Telefon geht. Das ist Manuela zu viel und sie sagt kaugummikauend zum Anrufer, dass sie für solche Sachen im Moment keine Zeit habe und legt auf. **Auswirkung:** Manuela ist in diesem Moment auf Grund unzureichender Praxisorganisation überfordert und ihre Arbeitsabläufe gleiten ihr aus der Hand. Durch ihr Verhalten am Telefon verärgert sie den ohnehin schon unzufriedenen Anrufer, der sie schlecht verstanden hat, weil sie am Telefon mit Kaugummi im Mund gesprochen hat.
Nennen Sie Ihren Namen **langsam und deutlich**. Bilden Sie **kurze Sätze** und vermeiden Sie Schachtelsätze. Passen Sie sich im Sprachtempo und in der Sprache dem **Gesprächspartner** angemessen an.	Frau Münster ist 93 Jahre alt und ruft in der Arztpraxis an, um einen Termin zu bekommen. Sie ist stark schwerhörig und versteht die MFA am anderen Ende der Leitung nicht, da diese zu schnell und zu undeutlich gesprochen hat. Vor Schreck legt sie den Hörer auf, weil sie der Meinung ist, sich verwählt zu haben. **Auswirkung:** Bedenken Sie, dass Sie verschiedene Anrufer haben. Sie können alt, sehr jung, sprach- und hörbehindert, schüchtern, forsch, verärgert, launisch oder unsicher sein.

Verhaltensregeln	Beispiele
Sprechen Sie Ihren Gesprächspartner stets mit **Namen** an.	Die MFA Manuela am Telefon: „Ja, das erledigen wir für Sie, Frau, ... ähh ..., wie war noch mal Ihr Name?“ **Auswirkung:** Die Patientin ist nun verunsichert, ob die MFA zugehört hat und ihr Anliegen auch richtig ausführen wird, da diese ja schon den Namen nicht mehr weiß. Wenn Sie Ihre Gesprächspartner mit Namen ansprechen, haben diese Gewissheit, dass Sie wissen, mit wem sie gerade sprechen, und fühlen sich mit ihrem Anliegen in den richtigen Händen.
Legen Sie sich **Notizblock** und **Schreibstift** bereit. 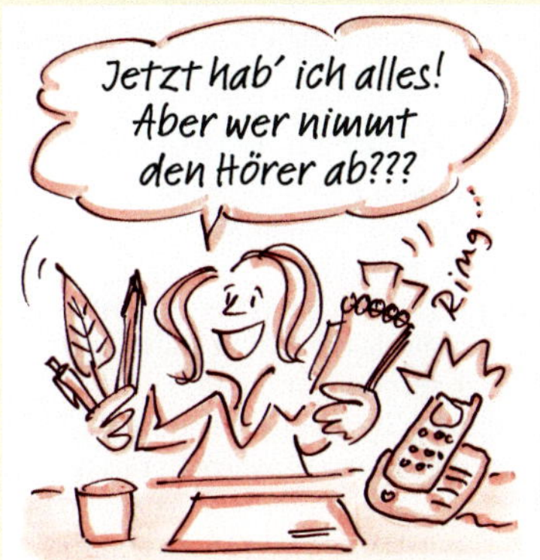 	Die Auszubildende Susanne sitzt allein an der Anmeldung und nimmt ein Telefonat entgegen. Da sie noch sehr unsicher und nicht routiniert ist, hat sie nach Beendigung des Gesprächs vergessen, sich Namen und Telefonnummer des Anrufers zu notieren und kann auf Nachfrage der Kollegin auch nicht mehr genau sagen, was der Grund des Anrufs war. **Auswirkung:** Für die Kollegin ist es nun schwer nachzuvollziehen, wer und warum derjenige angerufen hat. Falls der Anrufer ein zweites Mal anruft, ist diese Kollegin unvorbereitet und der Anrufer eventuell verärgert, da er sein Anliegen doch schon der anderen Kollegin erläutert hat. Es ist daher immer sinnvoll, einen vorgedruckten Notizblock neben das Telefon zu legen, der bei jedem Telefonat ausgefüllt werden sollte.
Fallen Sie Ihrem Gesprächspartner **nicht ins Wort**.	Am Montagmorgen beginnt wie immer ein hektischer Tag und das Telefon klingelt ununterbrochen. Die MFA Manuela ist bereits an der ersten Leitung und telefoniert mit Frau Kruse. Weil die zweite Leitung ohne Unterbrechung weiterklingelt und Manuela sich noch nicht gut genug mit der Telefonanlage auskennt, bricht sie das Gespräch auf der ersten Leitung abrupt ab, indem sie Frau Kruse in ihrer Schilderung unterbricht und sie auf die Telefonsprechstunde hinweist. **Auswirkung:** Frau Kruse wird es als sehr unverschämt empfinden, einfach unterbrochen zu werden, und sich beschweren oder die Praxis im schlimmsten Falle wechseln wollen.
Vermeiden Sie Fachsprache im Gespräch mit einem Patienten. 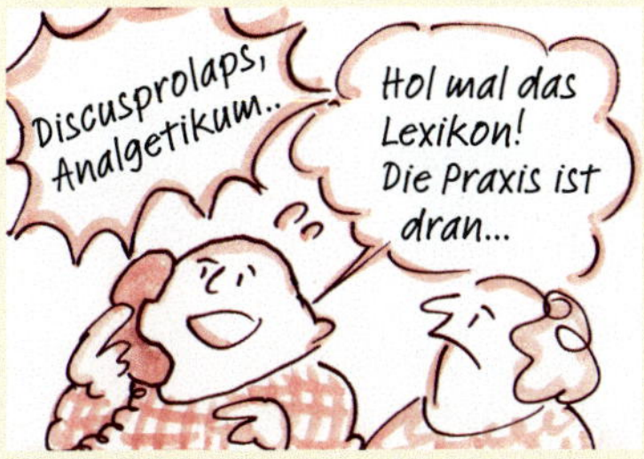 	Herr Müller (Versicherungsvertreter) soll Infusionen bekommen. Dazu muss er verschiedene Termine in der Arztpraxis wahrnehmen. Die MFA Manuela ruft aus diesem Grund den Patienten Müller an. Dieser ist verärgert und brummt, dass er zufällig noch einen Beruf hätte. Daraufhin erklärt Manuela ihm, warum es nötig ist, in diesem Falle mehr als nur einen Termin zu vereinbaren, da dies nicht mit einem Termin zu erledigen ist. **Auswirkung:** Würde Manuela in medizinischer Fachsprache sprechen, hätte dies zur Folge, dass Herr Müller noch verärgerter wäre, da er vermutlich die Argumente, die für mehrere Termine sprechen, nicht verstehen wird.

Verhaltensregeln	Beispiele
Kontrollieren Sie während des Gesprächs Ihre **Mimik** und **Gestik**. 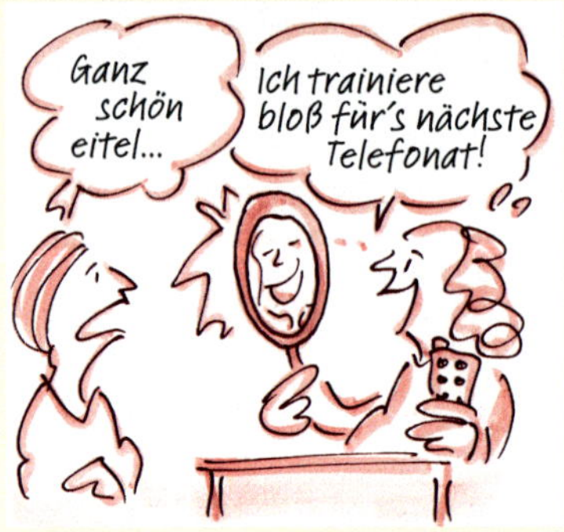	Die Auszubildende Susanne ist verärgert, da ihr Chef sie darauf hingewiesen hat, dass sie bereits zum dritten Mal zu spät zur Arbeit gekommen ist. Als sie an das Telefon geht, sieht man ihr die Verärgerung an. Frau Hedwig, eine umständliche Patientin, ist am Telefon. Susanne antwortet auf ihre Fragen und vereinbart einen Termin mit ihr. Als sie von Frau Hedwig gefragt wird, ob ihr eine Laus über die Leber gelaufen sei, ist Susanne überrascht. Sie hatte doch gerade heute darauf geachtet, am Telefon freundlich zu sein. **Auswirkung:** Wenn man mit verärgertem Gesicht mit jemandem spricht, hört es sich unfreundlicher an, als wenn man mit einem Lächeln auf den Lippen telefoniert.
Fassen Sie den **Inhalt des Gesprächs** am Ende noch einmal zusammen und stellen Sie sicher, dass beide Seiten **keine Fragen** mehr haben.	Die MFA Manuela telefoniert mit Herrn Gustav. Er hat ein bestimmtes Problem und bittet sie, dieses dem Arzt weiterzuleiten. Gleichzeitig macht sie einen neuen Termin mit ihm aus. Als Manuela das Anliegen noch einmal zusammenfasst, weist Herr Gustav sie darauf hin, dass er persönlich mit dem Arzt sprechen möchte. **Auswirkung:** An diesem Beispiel wird deutlich, dass es durchaus wichtig sein kann, Gesprochenes noch einmal zusammenzufassen, bevor man es weiterleitet. Dies verhindert die Bildung von Missverständnissen.
Finden Sie einen **freundlichen Gesprächsabschluss**.	Die Auszubildende Susanne beendet ein Telefongespräch, indem Sie sich für das Gespräch bedankt und wartet, bis ihr Gesprächspartner aufgelegt hat. **Auswirkung:** Der letzte Eindruck haftet, daher unbedingt noch einmal den Namen des Anrufers erwähnen.

Folgende Fragestellungen helfen Ihnen, geführte Telefongespräche zu analysieren:

- Kenne ich die Praxistelefonanlage und kann sie korrekt bedienen?
- Liegen immer alle Hilfsmittel bereit?
- Versteht der Anrufer meine Meldung zu Beginn des Gesprächs?
- Klingt meine Stimme sympathisch, verbindlich, angenehm und freundlich?
- Ist die Sprache dialektfrei und auch für Auswärtige sowie Ausländer gut zu verstehen?
- Wie sieht meine Mimik und Gestik beim Telefonieren aus (z.B. lächle ich?)?
- Spreche ich meinen Gesprächspartner mit seinem Namen an?
- Konzentriere ich mich auf den Anruf, höre ich aktiv zu?
- Lasse ich Anrufer ausreden, ohne sie laufend zu unterbrechen?
- Finde ich einen freundlichen Abschluss des Gesprächs?
- Kann ich Fragen stellen, ohne aufdringlich zu wirken?
- Verwende ich positive Formulierungen wie: „sehr gerne“, „ich werde“ usw.
- Halte ich versprochene Rückrufe ein?
- Schalte ich das Telefon stumm bei Rückfragen?
- Mache ich mir ausreichende Notizen während des Anrufs?
- Vergesse ich keinen Anrufer in der Leitung?
- Habe ich alle wichtigen und unklaren Dinge noch einmal wiederholt und geklärt?
- War ich auf das Telefonat gut vorbereitet?
- War ich während des Telefonats ungestört?

AUFGABEN

1 Welche Suchmöglichkeiten für Telefonnummern stehen Ihnen in der Praxis zur Verfügung?

2 Wo finden Sie die folgenden Rufnummern schnell?
- **a** Sie benötigen dringend einen Klempner.
- **b** Die Polizei muss wegen eines Notfalls verständigt werden .
- **c** Der Patient Walter Krause hat vergessen, die Telefonnummer anzugeben.
- **d** Der Patient unter c wohnt außerhalb des Bereichs des Telefonbuchs der Praxis.

3 Denken Sie sich eine Meldeformel für Ihre Ausbildungspraxis aus, schreiben Sie sie auf und lesen Sie sie vor.

4 Stellen Sie die Unterlagen und Notizen für folgende Telefongespräche zusammen:
- **a** Ihre Chefin möchte den Sachbearbeiter für Abrechnungsfragen an der KV sprechen. Es geht um den Patienten Werner Schulz und um eine grundsätzliche Frage zum Einheitlichen Bewertungsmaßstab (EBM).
- **b** Ihre Chefin bittet Sie, im Labor anzurufen, um nach dem Quickwert von Frau Mayer zu fragen.
- **c** Ihre Chefin bittet Sie, beim Privatpatienten Otto Zander anzurufen. Er hat bis heute seine Rechnung nicht bezahlt, obwohl Sie ihn bereits einmal gemahnt haben.
- **d** Sie sollen beim medizinischen Großhändler anrufen, um abzuklären, warum bis heute niemand auf die Reklamation des Sonografiegerätes reagiert hat.
- **e** Eine Patientin hat wegen ihres Diabetes angerufen. Es herrschte gerade große Hektik in der Praxis – sie hat daraufhin aufgelegt. Rufen Sie sie zurück.

5 Im Folgenden sind verschiedene „Telefonsituationen" aus dem Praxisalltag dargestellt. Stellen Sie diese Situationen in einem Rollenspiel nach. Die beiden Telefonpartner sollen sich dabei nicht sehen können. Die Nichtschauspieler sollen jeweils eine Telefonnotiz während des Gesprächs anfertigen. Anschließend werden die Gespräche analysiert und Verbesserungsvorschläge ausgearbeitet.
Es ist Mittagspause in der Praxis Dr. Merkel, in der außer Ihnen drei MFAs (Petra, Anja und Fenya) arbeiten. Der Arzt ist zurzeit nicht in der Praxis.
- **a** Sie sind mit Petra in der Praxis. Anrufer: Frau Herbst, die um 14:00 Uhr heute einen halbstündigen Vorsorgetermin hat, aber erst eine Stunde später erscheinen will (mögliche Gründe: muss noch Kind in den Kindergarten bringen; Mann kommt später als geplant zum Mittagessen; Verabredung mit einem Bekannten vergessen).
- **b** Sie sind mit Petra und Anja in der Praxis. Sie sollen den Patienten Walter Müller anrufen und darum bitten, dass der 14:00-Uhr-Termin verschoben wird, da der Arzt an einer Beerdigung teilnehmen muss. Der Patient ist unwillig, da er für diesen Termin freinehmen musste (Gesprächsvorbereitungsnotiz entwerfen).
- **c** Sie sind mit Petra, Anja, Fenya und Frau Mutter in der Praxis. Anrufer: Frau Sziminiak von der Berufgenossenschaft Nahrung bittet um Auskunft über den Patienten Moritz Schnauf (Seit wann in Behandlung? – Stauballergie? – Sind weitere Familienmitglieder in Behandlung?).
- **d** Sie sind allein in der Praxis. Anrufer: Dagmar vom Golfclub will den Chef sprechen. Bleibt es bei der Verabredung von heute Abend 19:00 Uhr?
- **e** Sie sind allein in der Praxis. Anrufer: Herr Schirwinsky vom med. Großhandel Schaupp und Söhne aus Landau (hat es sehr eilig, spricht sehr schnell und aufgeregt). Er hat bereits einmal angerufen und wichtiges Laborzubehör zum Sonderpreis von 1000,00 € angeboten. Er braucht die Antwort sofort, da auch andere Praxen interessiert sind.

4 Konfliktmanagement

4.1 Konflikte in der Arztpraxis

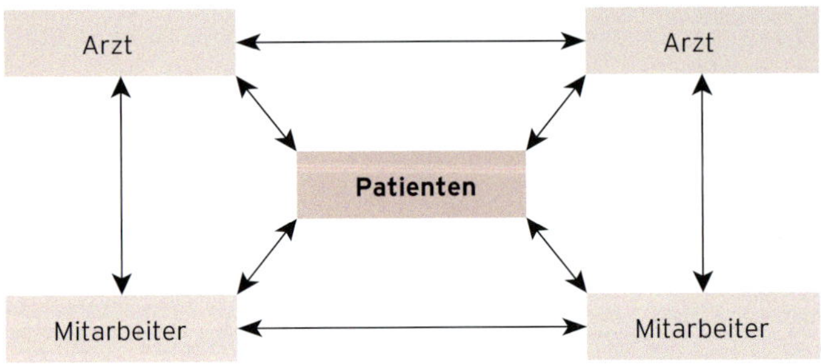

Abb.1 Konfliktmöglichkeiten in einer Gemeinschaftspraxis

In der Berufswelt stoßen verschiedene Persönlichkeiten mit unterschiedlichen Interessen und Erwartungen aufeinander. Konflikte gehören daher zum Berufsalltag.

In einer Arztpraxis als möglichem Konfliktfeld treffen täglich Arzt, medizinisches Personal, Arztkollegen, Labore, Krankenkassen, Apotheken, Pharmareferenten, Patienten und viele mehr zusammen. Zwischen allen Parteien können Konflikte entstehen (→ Abb. 1).

Man kann dabei zwischen **internen Konflikten** (Konflikte innerhalb des Praxisteams) und **externen Konflikten** (Konflikten des Teams mit Außenstehenden, z. B. Patienten, Labor) unterscheiden.

4.1.1 Interne Konflikte

Die Ursachen interner Konflikte können sehr unterschiedlich sein.
Man unterscheidet

- Konflikte auf Grund unterschiedlicher Zielvorstellungen und Grundsätze (**Wertekonflikte**).

BEISPIEL

a) Für eine MFA ist ein wichtiger Grundsatz (Wert), Patienten immer zuverlässig zu informieren. Sie glaubt, dass eine andere MFA dies so nicht verfolgt und wirft ihr dieses vor.
b) Eine Kollegin macht auf Kosten der anderen immer pünktlich Feierabend, obwohl die Arbeiten und Vorbereitungen für den nächsten Tag noch nicht erledigt worden sind. Die anderen Mitarbeiter machen regelmäßig Überstunden.

- Konflikte auf Grund unterschiedlicher Rollenverteilungen im Praxisteam (**Beziehungskonflikte**). Die Kritik wird dabei in der Regel nicht sachlich, sondern auf persönlicher und emotionaler Ebene geäußert.

BEISPIEL

a) Eine Auszubildende trifft in einer Praxis Entscheidungen, die sie gar nicht treffen darf. Die MFA fühlt sich dadurch gedemütigt und nimmt dies persönlich.
b) Eine MFA zu einer Kollegin: „Da hast du ja wieder einmal am Freitagabend den Steri nicht abgeschaltet. Das Wasser kam mir schon entgegen heute früh!"

- Konflikte auf Grund verschiedener Vorstellungen, wie Aufgaben erfüllt bzw. Arbeitsschritte gestaltet werden sollen (**Sachkonflikte**).

BEISPIEL

a) Zwei Teammitglieder einer Arztpraxis verfolgen dasselbe Ziel (z. B. Terminvergabe), nur der Einsatz der Mittel oder die Wahl der Methode sind unterschiedlich.
b) Sie haben in der Schule die Einsatzmöglichkeiten des Internets kennen gelernt (z. B. Onlinebestellungen beim medizinischen Großhandel). Auf Ihre Anregung hin soll in der Praxis ein Internetanschluss installiert werden. Die langjährige Mitarbeiterin Doris meint, dass man in den letzten 20 Jahren so etwas auch nicht gebraucht hat.

Die Abgrenzung der verschiedenen Konflikttypen fällt oftmals schwer, da in diesem Bereich viele Überschneidungen möglich sind. Häufig entwickelt sich aus einem Sachkonflikt ein Beziehungskonflikt oder umgekehrt.

Ungelöste, stark emotionalisierte Konflikte können die Qualität der Arbeit herabsetzen und im Extremfall sogar einen wirtschaftlichen Schaden für das gesamte Praxisteam herbeiführen.

Folgendes Beispiel soll eine Kettenreaktion verdeutlichen:

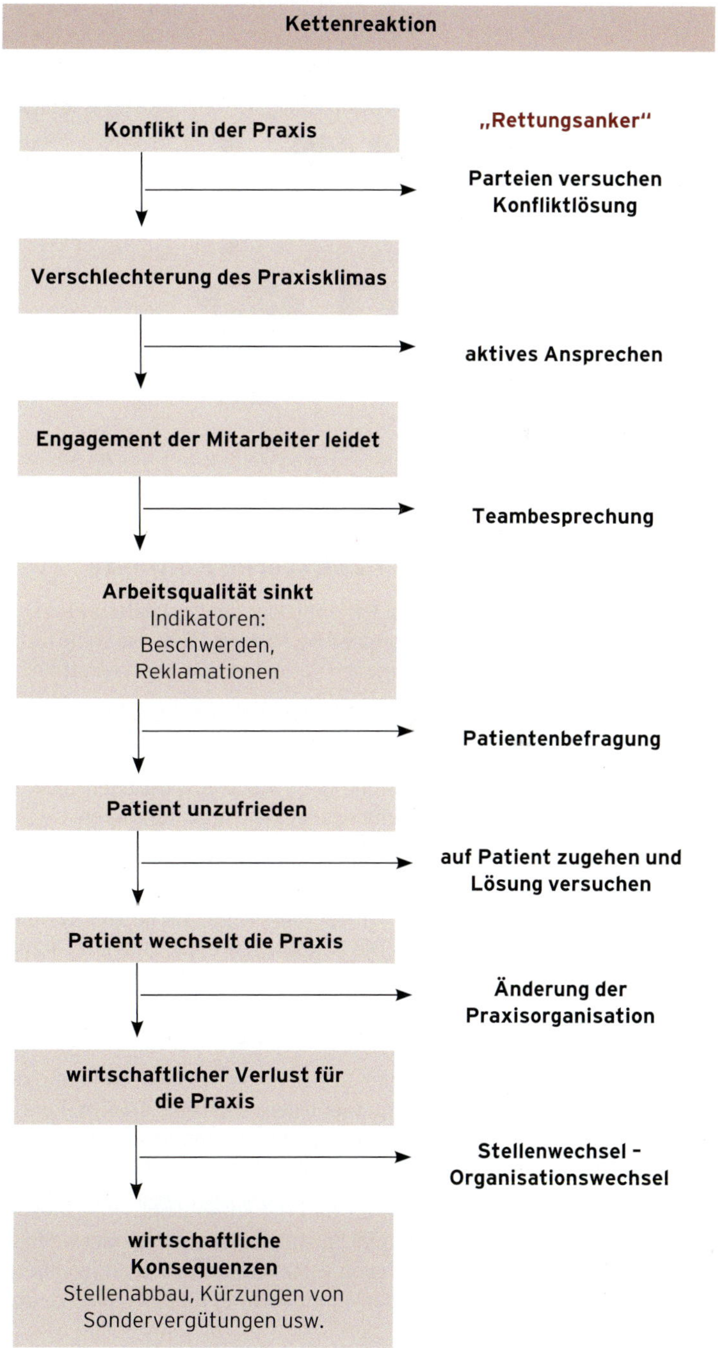

Eine Sonderform des internen Konfliktes stellt das **Mobbing** dar. Der Begriff Mobbing kommt aus dem Englischen („to mob" = anpöbeln, schikanieren) und bedeutet, dass eine Kollegin am Arbeitsplatz von gleichgestellten, vorgesetzten oder untergebenen Kollegen schikaniert, belästigt, beleidigt, ausgegrenzt oder mit Arbeitsaufgaben bedacht wird, die sie herabsetzen. Die Personen, die „gemobbt" werden, fühlen sich mit der Zeit unterlegen.

Wenn die Mitarbeiter in einer Arztpraxis unzufrieden sind, tritt Mobbing häufiger auf. Mobbing existiert jedoch nicht nur in der Arbeitswelt, sondern geschieht auch im Bildungsbereich, in Freizeitinstitutionen (z. B. Vereinen), in der Nachbarschaft oder innerhalb von Familien und Sippen.

Man spricht jedoch nur dann von Mobbing, wenn Mobbinghandlungen
- systematisch,
- häufig und
- wiederholt auftreten (z. B. mindestens einmal pro Woche) und
- sich über einen längeren Zeitraum erstrecken (mindestens ein halbes Jahr).

Einmalige Vorfälle sind also kein Mobbing. Man spricht nicht von Mobbing, wenn zwei etwa gleich starke Parteien in Konflikt geraten. Mobbingbetroffene können Folgendes tun:
- Sich frühzeitig zur Wehr setzen und eine Beratungsstelle aufsuchen.
- Vorgesetzte informieren, denn Mobbing ist ein Kündigungsgrund.
- Eventuell eine Aussprache mit dem Mobber suchen.
- Ein Mobbingtagebuch führen, in dem die Angriffe mit Datum und Uhrzeit festgehalten werden.

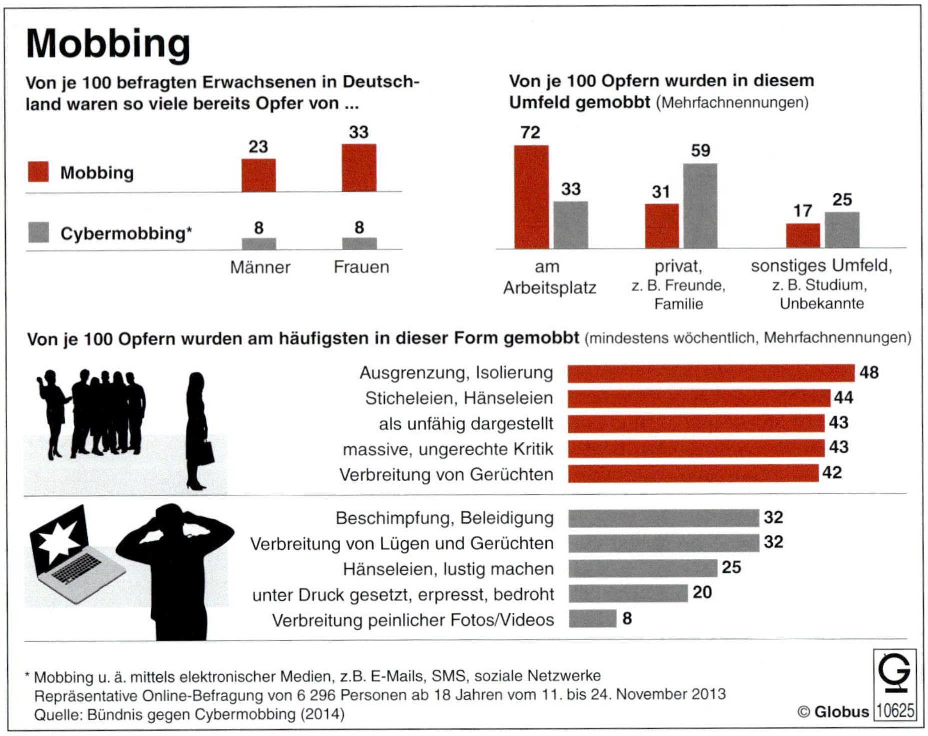

Informationen zu Mobbing finden Sie unter www.mobbingrat.de

4.1.2 Externe Konflikte

Der Patient (oder der Geschäftspartner) hat eine bestimmte Rollenerwartung von einer Medizinischen Fachangestellten. Sie sollte fachlich kompetent, hilfsbereit und einfühlsam sein sowie zwischen Patienten und Arzt vermitteln.

Die Medizinische Fachangestellte hat ihrerseits Erwartungen an das Verhalten des Patienten. Er sollte höflich und die Praxisorganisation betreffend kooperativ sein.

Werden diese Rollenerwartungen nicht erfüllt (z. B. nörgelnder Patient, „gestresste" MFA), kommt es sehr leicht zu Konflikten.

Häufige **Ursachen** externer Konflikte:

- Ablehnung bestimmter Verordnungen, z. B. keine Massage, kein bestimmtes Medikament
- Patient muss länger als geplant warten, andere Patienten werden vor ihm behandelt.
- Die eGK-Vorlage erfolgt nicht rechtzeitig.
- Beschwerden über Wartezimmer – zu kühl, zu dunkel, keine Lektüre ...
- Lautstärke des Radios usw.
- Behandlungskosten

Kommt es zu einem Konflikt, ist häufig die MFA die Erste, bei der sich der Patient beschweren wird. Hierin liegt auch eine Chance, Konflikte für die Praxis zu managen. Dies fällt insbesondere Berufsanfängerinnen sehr schwer, weil sie oft nicht diejenigen sind, die für den Konflikt verantwortlich sind.

Die für den Patienten wohl schlechteste Möglichkeit ist der Hinweis der MFA, dass sie den Konflikt nicht verursacht hat, oder wenn der Konflikt gänzlich geleugnet wird. Hier ist es natürlich von Vorteil, wenn es z. B. in Teambesprechungen gelungen ist, ein Team zu bilden, in dem jeder Verantwortung für das Ganze zu übernehmen bereit ist.

4.2 Verhaltensregeln in Konfliktsituationen

Wer arbeitet, macht Fehler. Ein Zeichen von Reife ist, dies einzugestehen. Es wird keinem möglich sein, Konflikten im Arbeitsleben aus dem Weg zu gehen oder diese zu vermeiden. Konfliktmanagement bedeutet, dass eine Person die Kompetenz besitzt, Konflikte zu **erkennen**, zu **vermeiden** und ggf. zu **lösen**.

Ist eine Konfliktlösung in Form eines Gesprächs oder einer Verhandlung möglich, spricht man von einer **konstruktiven Handhabung**. Bleibt der Konflikt ungelöst und bricht eine streitige Auseinandersetzung aus, liegt eine **destruktive Handhabung** vor.

Dies ist der Fall, wenn z. B. überhaupt keine Notiz vom unzufriedenen Patienten oder von einer gekränkten Kollegin genommen wird.

Stellt man fest, dass man selbst den Konflikt verursacht hat, ist eine **Entschuldigung** die beste Lösung. Dabei müssen der Ton, die Wortwahl, Mimik und Gestik stimmen, sodass der andere die Entschuldigung auch akzeptieren kann.

Für einen Patienten ist es wichtig, dass man sich seiner Fallschilderung ernsthaft annimmt. Dies sollte auch in einem separaten Raum möglich sein. Der Patient sollte Gelegenheit haben, den Fall ausführlich aus seiner Sicht darzulegen. Unter Umständen kann es hilfreich sein, wenn die MFA den Patienten durch positives Feedback und Nachfragen in seiner Schilderung unterstützt.

BEISPIEL

Formulierungen für ein positives Feedback: „Ja, das kann ich gut verstehen.", „Es tut mir leid, dass dies passiert ist.", „An Ihrer Stelle wäre ich auch verärgert.", „Ich kann mir vorstellen, wie Ihnen zu Mute ist."

In streitigen Konfliktsituationen ist **Abwehrverhalten** der Beteiligten eine typisch menschliche Reaktion. Deshalb müssen beide Konfliktparteien aufeinander zugehen und miteinander über das bestehende Problem sprechen, um es lösen zu können.

Der Konflikt wird komplizierter, wenn starke Emotionen eine Rolle spielen und die Oberhand gewinnen. In solchen Situationen verliert man das eigentliche Problem aus dem Blick. Aggressionen und die daraus resultierenden möglichen Frustrationen erschweren das Aufeinanderzugehen immer mehr. Auf keinen Fall sollte man mit Emotionen einem erregten Patienten gegenübertreten, auch wenn dieser zu Beschimpfungen neigt.

Oberstes Ziel einer Konfliktlösung sollte daher eine Versachlichung des Problems sein und die Vermeidung der Emotionalisierung in diesem Zusammenhang. Dazu ist es erforderlich, dass beide Konfliktparteien ihre eigene Situation analysieren bzw. ihr Verhalten überprüfen.

Als **Adressat,** d. h. **Empfänger von Kritik**, sollte man sich folgende Fragen stellen bzw. diese mit dem Kritiker klären:

- Welche Motive könnte der Kritiker haben?
- Was für Vorschläge zur Besserung des Problems könnte es geben? Versuchen Sie, einen Lösungsweg zu finden oder zu erfragen. Eine Abwehrhaltung oder ein Gegenangriff verschlimmern die Situation.
- Habe ich verstanden, warum ich eigentlich kritisiert wurde?
- Bin ich persönlich angegriffen worden oder gibt es sachlich etwas an meiner Arbeit auszusetzen? Wenn sachliche Kritik geäußert wird, so ist diese gerechtfertigt und man sollte sie nicht als persönlichen Angriff deuten.

Als **Sender von Kritik** sollte man den Rahmen und den Ton beachten:

- Niemals öffentlich vor anderen Kritik an einer Person üben oder Mitarbeiter kritisieren, ohne mit der betreffenden Person vorher gesprochen zu haben. Der Betroffene fühlt sich sonst hintergangen und verletzt.
- Kritik nicht emotional ausüben (persönlich, übertrieben, verärgert oder verletzend) und nicht mit übertriebener Lautstärke verkünden.
- Verallgemeinerungen vermeiden („Du machst ja sowieso immer alles falsch!").

4.3 Konflikte – eine gestörte Kommunikation

Ein Konflikt (Missstimmung, Auseinandersetzung) entsteht, wenn die Kommunikation, das heißt die Verständigung, zwischen zwei oder mehreren Parteien gestört ist. Man unterscheidet dabei die verbale Kommunikation (Sprache) und die nonverbale Kommunikation (Mimik und Gestik). Mit Hilfe der folgenden „Faustregeln" lassen sich bereits viele Konflikte entschärfen:

- Für ein ernstes Gesicht benötigen Sie 65 Muskeln, für ein Lächeln nur zehn. Setzen Sie dieses dosiert ein, ihr Gegenüber darf es nicht als „Auslachen" oder „Unernst" auslegen können.
- Die Stimme ist der „Leitstrahl der Ansicht". Sprechen Sie laut und deutlich. Machen Sie Pausen, um bestimmte Aussagen zu unterstreichen. Wechseln Sie die Lautstärke und den Tonfall.

In der gesamten Kommunikation mit dem Patienten darf es keinen Verlierer geben.

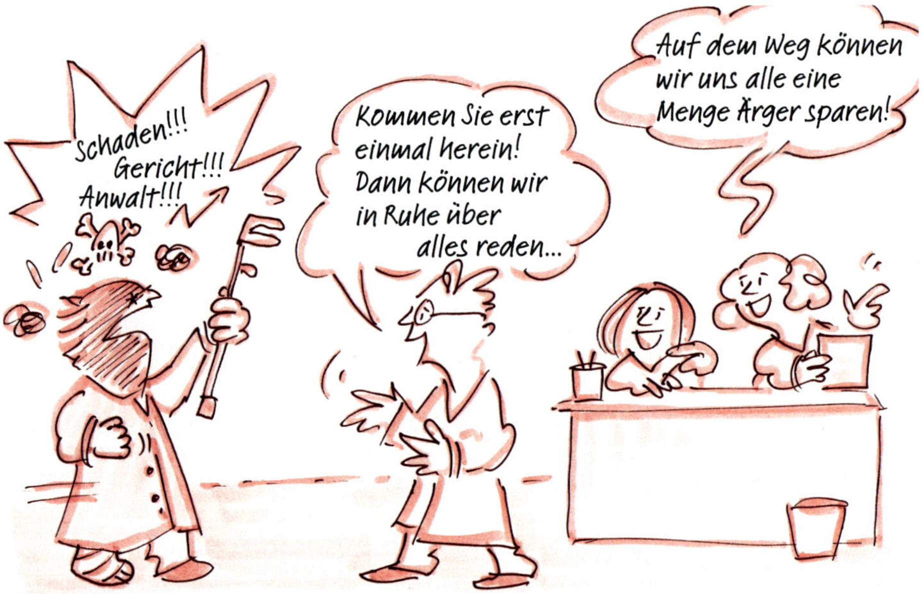
Schaden!!!
Gericht!!!
Anwalt!!!
Kommen Sie erst einmal herein! Dann können wir in Ruhe über alles reden...
Auf dem Weg können wir uns alle eine Menge Ärger sparen!

Über das Problem mangelhafter Kommunikation lässt sich viel in der juristischen Literatur wiederfinden. Viele Autoren kommen zu der Erkenntnis, dass „die entscheidende Triebfeder des Patienten, eine entsprechende Auseinandersetzung mit dem Arzt einzugehen, häufig die unzureichende Kommunikation ist". Deshalb empfehlen sie eine Vorbeugung gegen Haftpflichtfälle, indem die Praxis mit dem Patienten aktiv kommuniziert, auch wenn ein Fehler passiert sein sollte.

Untersuchungen zeigen, dass bei jedem zweiten Patienten, der eine gerichtliche Auseinandersetzung mit der Praxis suchen könnte, diese durch die Schilderung der genauen Umstände des Falles sowie einen Ausdruck des Bedauerns vermieden werden kann. Momentan erfolgen auf 1000 Behandlungsfälle ca. zehn gerichtliche Auseinandersetzungen. Daran erkennt man die ernorme Bedeutung der Kommunikation. Hier lassen sich zudem große Summen für Rechtsanwälte, Prozesskosten usw. für die Arztpraxis einsparen.

4.4 Konfliktsituationen meistern (Rollenspiele)

Im Bereich Kommunikation und Konfliktbewältigung ist es unbedingt erforderlich, dass für reale Fälle trainiert wird. Die besten Erkenntnisse gewinnt man hierbei durch **Rollenspiele**, die mit einer Videokamera aufgezeichnet und anschließend analysiert werden.

Konfliktmanagement soll hier beschränkt sein auf die Konfliktmöglichkeiten mit Patienten. Es lassen sich viele Übertragungen für andere Konfliktkonstellationen herstellen, z. B. Konfliktsituationen mit Ihren Kolleginnen.

Allgemeine Arbeitsanweisungen

1. Spielen Sie die Fälle als Rollenspiel (mit zwei Personen) in zwei Varianten:
   a) Verkörpern Sie eine MFA, die schlecht gelaunt ist, den Patienten nicht mag und ihn auch provozieren will.
   b) Verkörpern Sie eine MFA, die den Konflikt lösen möchte, ohne dass der Chef eingreifen muss. Die Patientin / der Patient soll in jedem Fall sehr verärgert sein.
2. Informieren Sie sich über die gesetzlichen Bestimmungen in den einzelnen Fällen.
3. Analysieren Sie das Verhalten der MFA und die Reaktionen des Patienten. Welches Verhalten, welche Gestik, Mimik, Sprache (auch des Körpers) verschärfen den Konflikt bzw. mildern ihn ab?
4. Am Ende eines durchgeführten Rollenspiels können Sie eine Beurteilung für sich selber oder für die Rollenspieler im Umgang mit Patienten anfertigen.
   Sie können dazu folgenden Vordruck einsetzen:

Analyse zum Umgang mit Patienten						
Tätigkeit	**+++**	**++**	**+**	**-**	**--**	**---**
Zuhören						
Geduldig sein						
Aufmuntern						
Loben						
Gutes Gesprächsklima erzeugen						
Auf Patienten zugehen						
Mich entschuldigen						
Trösten						
Plaudern						
Ablenken						
Meine Meinung vertreten						
Mahnen						

Erkennen Sie Ihre Stärken bzw. Schwächen und lassen Sie sich auch von anderen beurteilen. Die Beurteilung durch Zuschauer bzw. Zuhörer ist oft ein besserer Spiegel der Wirklichkeit, da man sich selbst anders wahrnimmt als andere.

FALL 1

Ein Patient erscheint pünktlich zu seinem bestellten Termin um 15:00 Uhr. Bereits nach 10 Minuten meldet er sich aus dem Wartezimmer:
„Ich warte jetzt schon eine halbe Stunde, ich habe wichtige Termine, außerdem bin ich Privatpatient." In der Vergangenheit ist er regelmäßig zu spät gekommen - hierauf hatten Sie ihn bei der letzten Sitzung aufmerksam gemacht und angedeutet, dass er damit den Praxisablauf erheblich störe.

AUFGABE

Versuchen Sie als MFA den Patienten zu beruhigen.

FALL 2

Ein Patient erscheint am Montagmorgen in Ihrer Praxis: „So etwas habe ich noch nicht erlebt! Da bekomme ich am Samstagabend furchtbare Bauchschmerzen. Ich rufe Ihre Telefonnummer an und siehe da, natürlich keiner da. Da spricht lediglich der Anrufbeantworter mit mir ... Vertretung Dr. Meisel, Tel. 76 49 73 ... Ununterbrochen rufe ich da an. Es meldet sich niemand ...
Endlich am Abend gegen 23:00 Uhr geht Frau Meisel an den Apparat. Ihr Mann habe aber gar keinen Notfalldienst - er sei auf einem Kongress, das habe sich vor ein paar Tagen so ergeben - berichtete mir Frau Meisel. Sie riet mir dann, mich an die Notfalldienstzentrale zu wenden. Das tat ich dann und erfuhr, dass Dr. Müller Notdienst habe. Um 24:00 Uhr saß ich dort endlich in der Praxis. Das war ziemlich aufregend - den ganzen Abend telefoniert - und die Schmerzen ..."
Die MFA hatte am Freitag den Anrufbeantworter mit der fehlerhaften Notdienstnummer besprochen.

AUFGABE

Führen Sie als verantwortliche MFA das Gespräch mit dem Patienten

FALL 3

Eine gesetzlich versicherte Patientin hat eine zweite Mahnung von Ihrer Praxis bekommen, dass sie die eGK in diesem Quartal noch nicht vorgelegt habe. In der zweiten Mahnung hieß es, dass bei Nichtvorlage eine private Rechnung gestellt werde. Die Patientin erscheint heute und trifft an der Rezeption auf die Auszubildende Manuela, die ziemlich patzig ist und zu ihr im breiten Dialekt sagt: „So isches halt bei de Kasse ..."
Die Patientin wird daraufhin sehr wütend und laut. Eine MFA kommt zur Klärung dieses Problems zum Gespräch hinzu.

AUFGABE

Führen Sie das Gespräch mit der Patientin und der Auszubildenden vor dem Hintergrund der gesetzlichen und vertraglichen Abmachungen.

FALL 4

Ein Patient beschwert sich, dass er überhaupt nicht weiß, welche Vergütung der Arzt für seine Behandlung erhalten habe. Diese Ungewissheit führe schließlich auch zu vielen Fehlabrechnungen in Arztpraxen, wie er heute wieder in der Zeitung gelesen habe.

AUFGABEN

1 Analysieren bzw. schätzen Sie die Situation anhand folgender Fragestellungen ein:
   a Stimmt die zentrale Behauptung des Patienten (s. SGB V §§ 2 und 305)?
   b Wirft der Patient Ihrer Ausbildungspraxis Fehlabrechnungen vor?
   c Will der Patient tatsächlich über die Kosten seiner Behandlung informiert werden oder möchte er nur über Verdienste von Ärzten diskutieren?

2 Legen Sie sich nun eine Strategie zurecht, wie Sie in diesem Fall mit dem Patienten umgehen.

3 Ändern Sie Ihre Einschätzung der Situation und spielen Sie den Fall erneut durch.

5 Datenverwaltung in der Arztpraxis

5.1 Neue Patienten empfangen und registrieren

Betrat früher ein neuer Patient die Arztpraxis, um behandelt zu werden, wurden nur seine persönlichen Daten von der Medizinischen Fachangestellten am Empfang notiert.

Heute bekommt der Patient nach der ersten Begrüßung in den meisten Praxen ein **Anmeldeformular** ausgehändigt, in welches er neben seinen persönlichen Daten (Name, Anschrift, Krankenkasse, Arbeitgeber) auch weitere Angaben machen kann, die für die Behandlung wichtig erscheinen. Dazu zählen Fragen nach bestehenden Krankheiten und Behandlungen, einer Schwangerschaft bei Frauen sowie den letzten Röntgenaufnahmen (Röntgenpass). Ebenso kann es von Interesse sein, wer dem Patienten die Praxis empfohlen hat.

Bei einem Kassenpatienten ist der Versichertenstatus zu erfragen, ggf. die Anschrift des Mitgliedes. Bei einem Privatpatienten ist zu klären, ob dieser tatsächlich privatversichert ist, ob er beihilfeberechtigt ist usw. Auf das Datum und die Unterschrift des Patienten muss geachtet werden.

Im Handel werden zahlreiche **Anamnesebögen** angeboten. Die Praxis kann natürlich auch ein eigenes Formular entwickeln. Hierbei sollten wichtige Punkte bedacht und in Form einer Checkliste o. Ä. standardisiert werden.

Bei den im Anamnesebogen erfragten Daten handelt es sich um Stammdaten und Bewegungsdaten (→ Abb. 1).

- **Stammdaten** sind Daten, die für eine relativ lange Zeit fest und unverändert bestehen (z. B. Name, Geburtsname, Krankenkasse, Adresse).
- **Bewegungsdaten** werden dagegen ständig geändert bzw. ergänzt. Hierzu zählen laufende Eintragungen der Behandlungen, Befunde, verabreichte Medikamente usw.

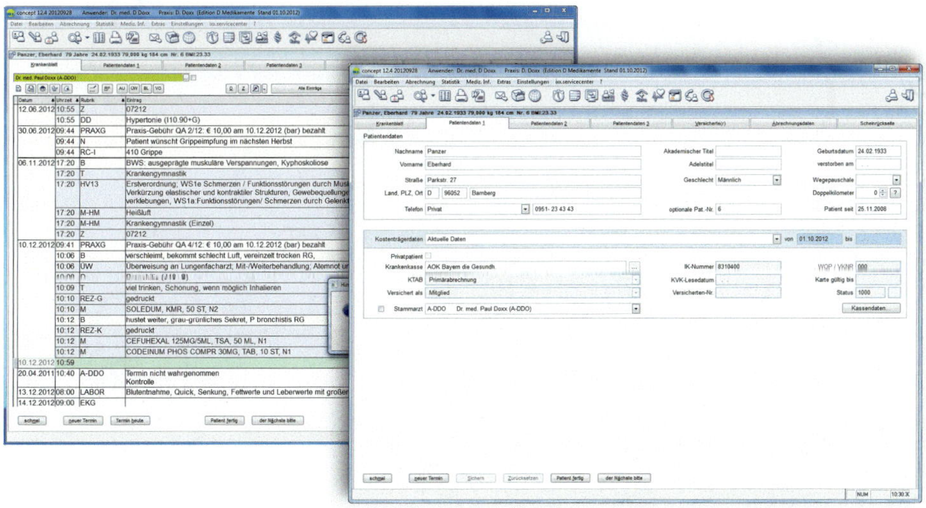

Abb.1 Anamnesebogen mit Stammdaten (vordere Abbildung) und Bewegungsdaten (hintere Abbildung)

HINWEIS

Praxistipp: Nur aktuelle Daten sind verwertbare Daten! In der Anmeldung könnten Sie sich einen „Merkzettel" aufhängen, damit Sie und evtl. auch neues Personal an die Datenpflege denken, z.B.:

Datenpflege!

Aktualisieren Sie in regelmäßigen Abständen die Kontaktdaten der Patienten, vor allem die Adressen und Telefonnummern.
Fragen Sie aktiv nach Veränderungen der Stammdaten.

Neben den Daten der Patienten fallen in der Arztpraxis zahlreiche weitere Daten an, zum Beispiel in den Bereichen

- medizinische Dokumentationen (z. B. Befunde, Diagnosen, Therapien, Medikationen, die nach verschiedenen Kriterien ausgewertet werden können),
- Textverarbeitung (Gutachten, Briefe, Rezepte, Bescheinigungen, Atteste),
- Material- und Maschineninformationen (Fachkataloge, Preis- und Mengenlisten von Praxismaterial, Bedienungsanleitungen, Liefereranschriften),
- Abrechnungswesen (Quartalsabrechnung mit KV, eGK-Mahnungen, Privatliquidationen, Zahlungseingang, Mahnwesen),
- Buchführung (Einnahme- und Ausgabebelege, Liquiditätsstatus, Kostenübersicht, Gehaltsabrechnungen, steuerliche Unterlagen).

Bei allen Daten, die in den genannten Bereichen vorkommen, lassen sich wiederum Stamm- und Bewegungsdaten unterscheiden.

5.2 Ordnen von Daten (Ordnungssysteme)

Damit die Vielzahl von Daten, die in einer Arztpraxis anfallen, auch schnell wiedergefunden werden können, sollte man sich an eine Ordnung halten.

Man unterscheidet folgende Ordnungssysteme:

- alphabetische Ordnung
- numerische Ordnung
- alphanumerische Ordnung
- chronologische (zeitliche) Ordnung
- sachliche (mnemotechnische) Ordnung

In den meisten Praxen werden fast alle Ordnungssysteme angewandt.

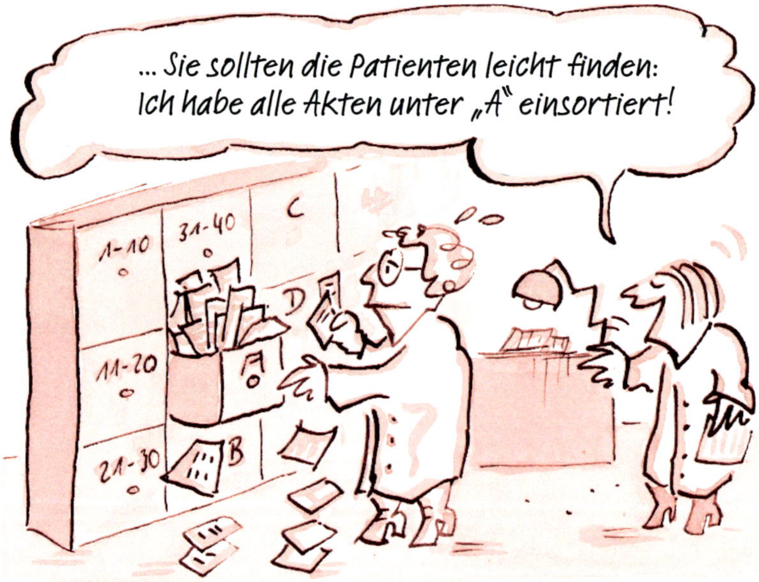
... Sie sollten die Patienten leicht finden:
Ich habe alle Akten unter „A" einsortiert!
1-10
31-40
C
D
11-20
A
21-30
B

5.2.1 Alphabetische Ordnung

DIN-Normen werden vom Deutschen Institut für Normung e. V. (DIN) festgelegt.

Die alphabetische Ordnung ist in der DIN 5007 geregelt. Die wichtigsten Regeln werden hier vorgestellt. Man unterscheidet grundsätzlich die Ordnung von:

- Namen
- Behörden, Firmen, Dienststellen, Vereinen usw.
- Ortsnamen
- Straßennamen

Die wichtigste Ordnung für die Praxis ist die Ordnung von Namen in der Patientenkartei.

A Ordnung der Namen

Regel	Beispiel
Die Ordnung wird bestimmt durch die Anfangsbuchstaben des Alphabets. Stimmen die Anfangsbuchstaben überein, so ist die Reihenfolge der Buchstaben innerhalb der einzelnen Wörter zu berücksichtigen.	Amelung Anelan Anusch Arndt Arno
Die Buchstabenfolgen ch, ck, sp, sch, st werden wie einzelne Laute behandelt (Ausnahme: Es sind Registerblätter für s, sch, st vorhanden).	**ohne Register:** Sattel Schäfer Schilz Sperber Strehler Szimaniak **mit Register:** Sattel Sperber Szimaniak Schäfer Schilz Strehler
Familiennamen ohne Vornamen stehen vor Familiennamen mit Vornamen. Abgekürzte Vornamen gelten als selbstständige Wörter.	Schulz Schulz, A. Schulz, Alb. Schulz, Albert Schulz, B. Schulz, Bernd Schulz, Christian
Die DIN 5007 sieht als Ordnungsvariante vor, die Umlaute wie die Grundlaute zu behandeln (ä = a, ö = o, ü = u). ß wird wie ss behandelt.	Bäcker, Berta Bäcker, Emil Baecker, August Baecker, Emil Baecker, Paul Keßler, Anton Kessler, Franz Keßler, Franz
Vorsatzwörter wie von, van, von der, zur, de, du und Akzente bleiben unberücksichtigt. Ebenso werden akademische Grade nicht berücksichtigt.	Bergen, Helge (von der) Moliére, Jean Pont, Jaques (du) Schilz, Erna (Dr.) Straeten, Jürgen (van der) Ummhoff, Klaus (Dipl.-Volkswirt)
Zusammengesetzte Familiennamen folgen auf einfache Familiennamen.	Meyer, Peter Meyer-Schulz, Gertrud Meyer-Treu, Anita

HINWEIS

Für die Ordnung von Adressen gilt nach DIN 5007:
- Erstes Ordnungswort ist der Familienname.
- Zweites Ordnungswort ist der Vorname.
- Drittes Ordnungswort ist der Ort.
- Viertes Ordnungswort ist die Straße.
- Fünftes Ordnungswort ist die Hausnummer.
- Sechstes Ordnungswort kann die Berufsbezeichnung, der akademische Grad oder Ähnliches sein.

B Ordnung von Behörden, Firmen, Dienststellen, Vereinen usw.

Regel	Beispiel
Grundsätzlich ist das erste Wort für die Ordnung maßgebend. Unberücksichtigt bleiben: • Präpositionen (am, zum, für), es sei denn sie stehen am Anfang • Konjunktionen (und, &) • Artikel (der, die, das)	Berufsverband (für) Apotheker Verband medizinischer Fachberufe e. V. Verband (für das) Baugewerbe Verein (für) Bürowirtschaft
Vornamen in Betriebsnamen, die mit gleicher Sachbezeichnung beginnen, haben erst nach dem Familiennamen Ordnungswert.	Andrea-Zorn-Praxisbedarf Küchengeräte Roeder Küchengeräte H. Roeder Küchengeräte Helmut Röder Praxisgeräte Brunner Praxisgeräte Helmut Brunner
Bei Wörtern, die durch Bindestriche verbunden sind, ist jeder Teil ein selbstständiges Ordnungswort.	Medizin-Huber Medizin-Technik Zahnmedizintechnik-Einrichtungshaus GmbH
Feststehende Abkürzungen werden wie selbstständige Wörter behandelt.	AG (für) Medizinprodukte BÄK-Pfalz DAG-Schulungsheim GmbH (für) Praxisbedarf (der) Ärzte (und) Zahnärzte KV-Freiburg LÄK-Stuttgart

C Ordnung von Ortsnamen

Regel	Beispiel
Die einzelnen Namensbestandteile gelten zusammen als ein Wort. Das Gleiche gilt für Vorsatzwörter bei Orten.	Baden-Baden Bad Schönborn Bad Überlingen St. Blasien Sankt Peter

D Ordnung von Straßennamen

Regel	Beispiel
Alle Namensbestandteile sind zusammen ein Ordnungswort. Nicht ausgeschriebene Straßennamen gelten immer als ausgeschrieben.	Gothaer Pl. (= Platz) In der Breite Insterburgerstr. Kaiser-Louis-A. (= Allee) Wilh.-Hauff-Str. (Wilhelm-Hauff-Straße)

In Arztpraxen wird häufig von der hier beschriebenen Ordnung abgewichen. Sind beispielsweise Name und Vorname identisch und sind noch der Ort und die Straße gleich (z. B. bei Mutter und Tochter bzw. Vater und Sohn), bietet sich das Geburtsdatum als drittes Ordnungskriterium zur schnellen Unterscheidung an.

5.2.2 Numerische Ordnung

Unter numerischer Ordnung versteht man die Ordnung nach den Zahlen, d. h., die Daten werden nummeriert. Sehr häufig wird dies auch von Computerprogrammen neben der alphabetischen Ordnung angewandt.

Die einfachste Form ist die **Durchnummerierung**. Zum Beispiel erhalten in Computerprogrammen alle neuen Patienten in der Reihenfolge, wie sie die Praxis aufgesucht haben bzw. von der Medizinischen Fachangestellten erfasst wurden, eine Nummer.

Bei der dekadischen Ordnung werden nur die Ziffern 0–9 verwendet, die halbdekadische Ordnung geht bei der Nummerierung der Untergruppen über 9 hinaus. Außerdem erhalten die Ziffern bestimmte Bedeutungen, z. B.:

1 Kassenpatient			**(Hauptgruppe)**
	10 Primärkasse		**(Gruppe)**
		100 AOK-Nördlicher Oberrhein	**(Untergruppe)**
		101 AOK-Südlicher Oberrhein	
		(...)	
		106 BKK-Advita	
		(...)	
	11 Ersatzkassen		
		110 BARMER-GEK	
		111 DAK-Gesundheit	
		112 KKH	
		113 TK	
		(...)	
	12 Sonstige		
		120 Bundeswehr	
		121 KVB	
		122 Postbeamtenkrankenkasse	
		123 Berufsgenossenschaft	
		(...)	
2 Privatpatient			

Der Plan, nach dem die Ziffern festgelegt werden, heißt Aktenplan.

Die dekadische Ordnung wird auch für die statistische Erfassung der abgerechneten Leistungen eingesetzt. Mit einer entsprechenden Software kann relativ leicht z. B. die unterschiedliche Vergütung der einzelnen Kassenarten errechnet werden.

5.2.3 Alphanumerische Ordnung

Bei diesem Ordnungsprinzip ist die alphabetische Ordnung mit der numerischen kombiniert. Sie findet sich in allen Bereichen des Lebens, so zum Beispiel im Kfz-Verkehr bei den Autokennzeichen oder bei Ihrer Klassenbezeichnung in der Berufsschule. Hierbei gibt es viele praxisindividuelle Formen. Man beginnt meist mit den Buchstaben, z. B.:

LQ 08/1–08/356	Liquidationen aus dem Jahre 2008 Nummern 1–356
KV RS 07/1–08/4	Rundschreiben der KV vom 1. Quartal 2007 bis zum 4. Quartal 2008

5.2.4 Chronologische (zeitliche) Ordnung

Hierbei werden die Daten (auch Schriftstücke) der Zeit nach geordnet (Tagesdatum). Dieses Ordnungsprinzip ist für sich allein in einer Praxis nicht anwendbar, da man nach kurzer Zeit kaum noch etwas wiederfinden würde. Meist wird es mit der alphabetischen oder numerischen Ordnung kombiniert angewandt.

Beispiele:
- Praxisbuchführung: Eintragungen müssen chronologisch erfolgen
- Kontoauszüge: Auszüge sollten chronologisch abgeheftet werden
- Recall-Kartei: kann chronologisch geordnet sein
- Mahnkartei: sollte chronologisch geordnet sein
- Liquidationsdurchschläge: können chronologisch abgelegt werden

Es gibt dabei zwei Möglichkeiten der chronologischen Ablage:
1. Absteigende Reihenfolge = Behördenheftung: Oben liegt immer das älteste Exemplar (älteste Daten). Neue Schriftstücke werden danach eingeordnet.
2. Aufsteigende Reihenfolge = Kaufmännische Heftung: Das neueste Schriftstück (die neuesten Daten) finden sich obenauf.

Wichtig ist, dass die Ablage in der Praxis nach dem gleichen System erfolgt.

5.2.5 Sachliche (mnemotechnische) Ordnung

Dieses Ordnungsprinzip ist in Arztpraxen und kleineren und mittleren Betrieben weit verbreitet. Die Ordnung erfolgt hier zunächst nach Merkhilfen (Stichwörtern) oder Sachgebieten. Wird das Datenmaterial sehr umfangreich, wird dieses Ordnungsprinzip auch unübersichtlich bzw. erfordert einen Aktenplan.

BEISPIEL

Ordner mit bestimmten Aufschriften (Stichwörter = Sachgebiete):

Ordner	KV Rundschreiben
Ordner	LQ (Liquidationsdurchschläge)
Ordner	LQ bezahlt
Ordner	LÄK

Innerhalb der Ordner erfolgt dann eine chronologische (z. B. bei Kontoauszügen) oder eine alphabetische Ordnung (z. B. bei bezahlten Liquidationen).

AUFGABEN

1 Welche Daten erheben Sie von neuen Patienten in Ihrer Praxis?

2 Erläutern Sie die Begriffe „Stammdaten" und „Bewegungsdaten".

3 Unterscheiden Sie Stamm- und Bewegungsdaten bei einer Rechnung des Labors.

4 Nennen Sie Ordnungssysteme, die in Ihrer Praxis verwendet werden.

5 Ordnen Sie folgende Namen nach der alphabetischen Ordnung:
Hans Bauer, Friedel Bauermann, Emil Bauer aus Crailsheim, Christian Bauer, Albert Bauer, Ernst Bauer-Mann aus Stuttgart, Peter Richard Bauer, Dr. Otto Freiherr von Bauer, Peter Paul Bauer, Bauer, Alf Bauer, A. Bauer, Emil Bauer junior, Emil Adolf Bauer, Emil Bauer aus Aalen, Manfred Bauer, Zacharias Bauer, A. Bauer, Gerhard Bauer, Manfred Bäuer, Bertram Bauer.

6 Weshalb wird in Arztpraxen als drittes Ordnungswort häufig das Geburtsdatum verwendet?

5.3 Patientenkartei

5.3.1 Aufgaben der Patientenkartei

Die Patientenkartei ist in den meisten Arztpraxen der zentrale Datenspeicher sämtlicher Patienteninformationen und das wichtigste Organisationshilfsmittel. Ihre Aufgabe umfasst die Dokumentation der gesamten Behandlung eines Patienten
- zur Gedächtnisstütze,
- zur Abrechnung der ärztlichen Leistungen,
- zur Beweisführung bei Streitigkeiten,
- als Unterlage für spätere Behandlungen,
- als Unterlage für Praxisvertretungen,
- als Identifizierung von Personen und
- als Querverbindung zur Buchführung.

Um diese Aufgaben erfüllen zu können, muss die Kartei übersichtlich und vollständig geführt sein.

Dazu gehören:
- Anamnese
- Diagnose, Befunde
- Behandlungsmaßnahmen
- Laborbefunde
- Arztberichte
- verordnete Medikamente

5.3.2 Arten von Karteikarten

Format

Das in Arztpraxen am meisten verwendete Karteikartenformat ist DIN A5 quer (→ Abb. 1). Daneben werden DIN A6 quer, z. B. bei Recall (→ Abb. 2), und DIN A5 hoch eingesetzt. DIN A4 hoch und quer wird häufig in orthopädischen Praxen verwendet, da Röntgenaufnahmen in die Karteikarte eingeheftet werden können.

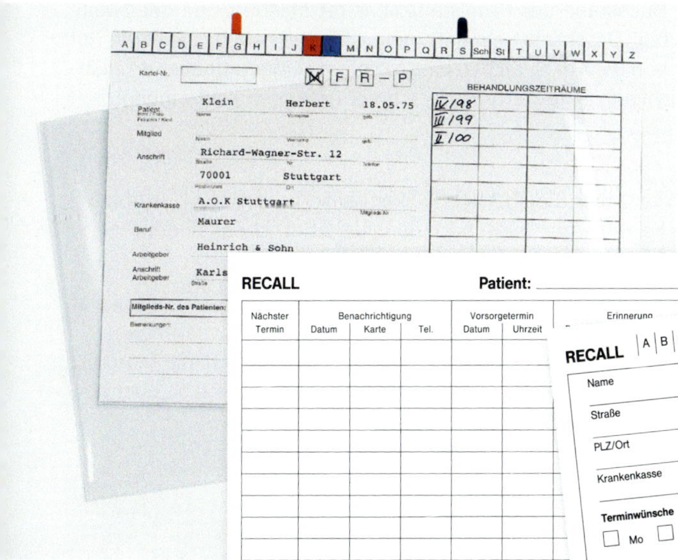

Abb. 1 DIN A5 Patientenkarteikarte mit Schutzhülle

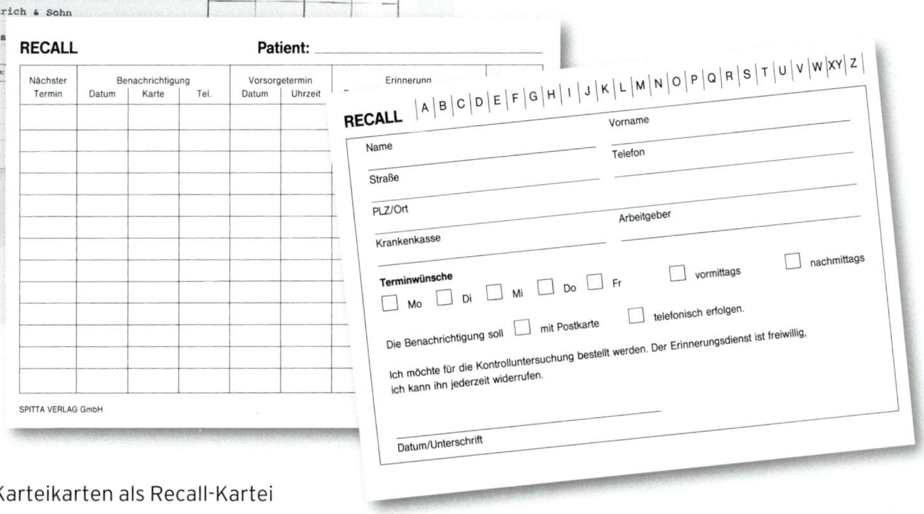

Abb. 2 DIN A6 Karteikarten als Recall-Kartei

Material

Die meisten Karteikarten werden in Pappe in unterschiedlichen Stärken und Qualitäten angeboten. Manchmal findet man zusätzlich eine Umhüllung aus Kunststoff oder der „Mantel" der Karteikarte besteht aus Kunststoff. Im „Inneren" der Karteikarte findet sich das Behandlungsblatt aus Papier unterschiedlicher Sorten. Auch das Behandlungsblatt sollte gewisse Einteilungen, z. B. für Behandlungszeit, Art der Behandlung, vorsehen.

Änderungen, Ordnungshilfsmittel

Für die Karteikarte sollten Änderungsmöglichkeiten (z. B. Überkleber) und Ordnungshilfsmittel (z. B. Reiter, 01-Befund-Aufkleber) verfügbar sein.

Erweiterung

Eine Karteikarte muss leicht erweiterbar sein und zusätzliche Daten (Schriftstücke) aufnehmen können. So sollten bei längerer Behandlung weitere Krankenblätter eingefügt (geheftet), Laborberichte eingelegt und Röntgenbilder aufgenommen werden können.

5.3.3 Ordnungshilfsmittel

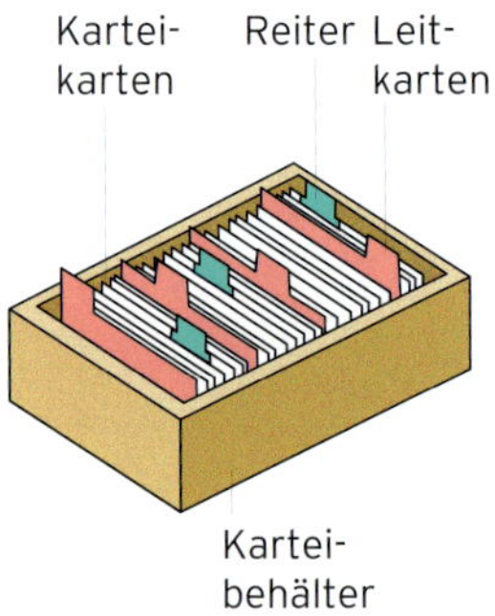

Abb. 1 Patientenkartei mit Organisationshilfsmitteln

Ordnungshilfsmittel dienen dazu, die Ordnung in Karteien zu erleichtern. Man unterscheidet folgende Arten:

Farbige Karteikarten
Sie werden in Arztpraxen häufig verwendet. Es werden mindestens zwei Farben eingesetzt: eine farbige Karteikarte für Privat- und eine für Kassenpatienten. Weitere Farben können z. B. zur Unterscheidung von Ersatz - und Primärkassenpatienten verwendet werden.

Alphabetleiste (Sichtleiste)
Die Alphabetleiste ist eine Unterform der Sichtleiste. Sie kann aus einem einfachen Alphabet bestehen. Daneben gibt es Formen, die mit Zahlen gekoppelt sind und z. B. das Markieren des Geburtstags des Patienten erlauben. In Registraturen, z. B. in der Versicherungswirtschaft, sind die Sichtleisten häufig aufgesetzt und umfassen weitere Informationen.

Die Alphabetleiste kann ein wichtiges Ordnungshilfsmittel werden, wenn man sie mit Farben kombiniert. Wird z. B. der erste Buchstabe des Familiennamens rot markiert und der zweite Buchstabe blau, muss die Kartei bei „Draufsicht" ein bestimmtes Muster haben. Die Farbe Rot „läuft" wie die Farbe Blau immer von links nach rechts. Eine fehlerhaft eingeordnete Karteikarte sieht man sofort. Gleichzeitig kann eine Karteikarte schnell gefunden und eingeordnet werden.

Leitkarten (Trennblätter)
Mit Leitkarten oder Trennblättern kann man die Übersichtlichkeit zusätzlich erhöhen (→ Abb. 1). Hiermit lassen sich Gruppen von Karteikarten, meist nach dem Alphabet schnell finden.

Tabe und Kerben
Tabe sind über den Rand von Karteikarten hinausragende Teile, die fest mit der Karteikarte verbunden sind (Klebetabe). Kerben sind in die Karteikarte eingeschnittene Vertiefungen.
Beide eignen sich höchstens, um zwei bis drei Ordnungskriterien zu erfüllen (z. B. die Trennung der Kartei von drei Ärzten in einer Gemeinschaftspraxis durch unterschiedliche Tabe oder Kerben).

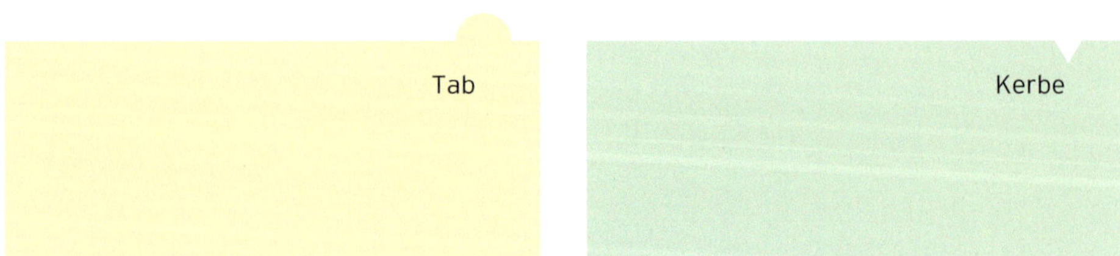

Signale (Reiter)

Reiter sind die am häufigsten in Arztpraxen verwendeten Signale an Karteikarten. Man unterscheidet hier die verschiedensten Formen und Farben (→ Abb. 1). Auch mit Reitern lässt sich nur eine beschränkte Zahl von Ordnungsprinzipien herstellen. Werden zu viele Reiter eingesetzt, ergibt sich dann leicht eine „Reiterei", d. h. die Übersichtlichkeit geht verloren.

Reiter werden z. B. „gesetzt" bei:

- offen stehender Rechnung
- fehlender Gesundheitskarte
- gemahnten Patienten

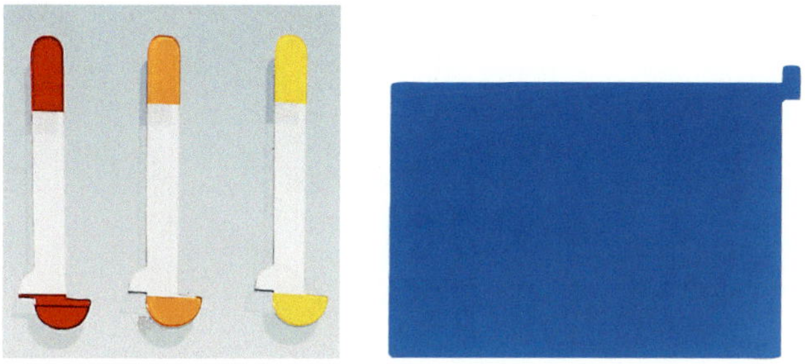

Abb. 1 Farbige stabile Steckreiter (links), Reiterkarte (rechts)

Reiter, die leicht zu befestigen sind, fallen ebenso leicht auch ab. Deshalb sollte das Ordnungsprinzip noch auf eine andere Weise deutlich gemacht werden.

BEISPIEL

Ein Patient hat eine Rechnung zu bezahlen. Ein roter Reiter wird gesetzt. Gleichzeitig erfolgt ein Eintrag in das Rechnungskontrollbuch oder in die Karteikarte. Geht der Reiter verloren, kann man notfalls nachkontrollieren.

Daneben gibt es noch die farbigen Reiterkarten, die in die Kartei eingelegt werden und seitlich hinausragen (→ Abb. 1).

Sonstiges Zubehör

Auf jeden Fall sollten für eine Karteikarte zusätzliche Einlagen (Krankenblätter) zu erhalten sein, um die Karteikarte weiterführen zu können.

Daneben sind selbstklebende Adressfeldaufkleber und Alphabetleistenaufkleber nützlich, wenn sich die Adresse oder der Name des Patienten ändern. Ebenso sind meist selbstklebende Heftzungen erhältlich, um gelochtes Schriftgut in die Karteikarte aufzunehmen. Für Eintragungen wie Kontoänderungen usw. gibt es ebenfalls selbstklebende Aufkleber (→ Abb. 2).

Manche Karteikarten enthalten auch Schnellhefter und taschenförmige Sammler, in die Unterlagen eingelegt werden können, z. B. Durchschrift einer AU-Bescheinigung (→ Abb. 1, S. 110).

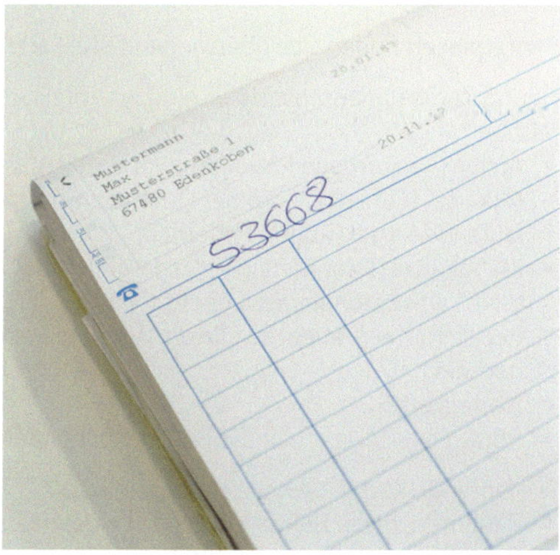

Abb. 2 Karteikartenaufkleber

Will man wichtige Unterlagen in der Kartei sammeln, empfehlen sich durchsichtige Sammeltaschen. Zur Verstärkung gibt es für Karteikarten Schutzhüllen aus Plastik.

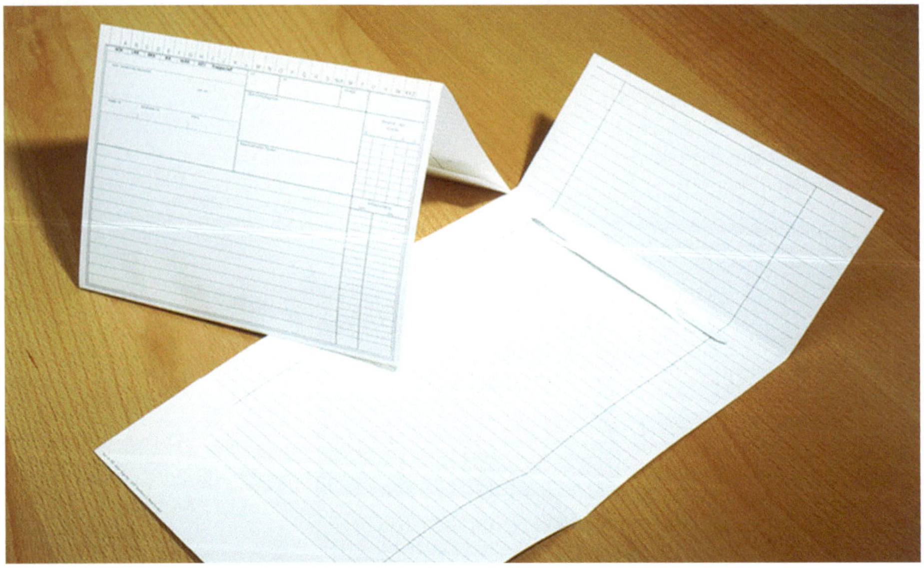

Abb. 1 Karteikarte mit Sammeltasche und Schnellhefter

5.3.4 Karteisysteme

Unter einem Karteisystem versteht man die Anordnung einer Sammlung von Karteikarten. Man unterscheidet zwei Systeme:

- **Steilkartei**
  Die Karteikarten stehen oder hängen hintereinander als „Block“ in einem Behälter. Sie sind durch Leitkarten (alphabetisch) geordnet. Man hat immer den ganzen Block (die Kartei) vor sich.
- **Staffelkartei**
  Die Karteikarten stehen oder hängen jeweils in Gruppen (Staffeln). Man überblickt immer nur eine Gruppe von Karteikarten.

In Arztpraxen finden sich überwiegend Steilkarteien.

Häufig ist die Patientenkartei in einer Arztpraxis mehrfach unterteilt. Als Möglichkeiten existieren:
- Archiv (verstorbene Patienten; Patienten, die seit Jahren nicht mehr in Behandlung waren)
- Altkartei (Patienten, die vier Quartale nicht mehr in Behandlung waren)
- laufende Kartei (übrige Patienten)
- Mahnkartei (Patienten, die die gesamte oder Teile der Behandlung selbst bezahlen müssen), kann chronologisch geordnet sein
- Recall-Kartei (Patienten, die am Recall teilnehmen), kann ebenfalls chronologisch geordnet sein
- Notfallkartei
- Röntgenkartei (enthält die Röntgenbilder der Patienten, getrennt von laufender Kartei)

Die laufende Kartei kann geordnet sein nach:
- Patienten, die in Behandlung sind (müssen abgerechnet werden)
- Patienten, die nicht in Behandlung sind
- Patientengruppen entsprechend dem Kostenträger (Privat-, Kassen-, Primär-, Ersatzkassenpatienten)

Arten von Patientenkarteien in einer Arztpraxis

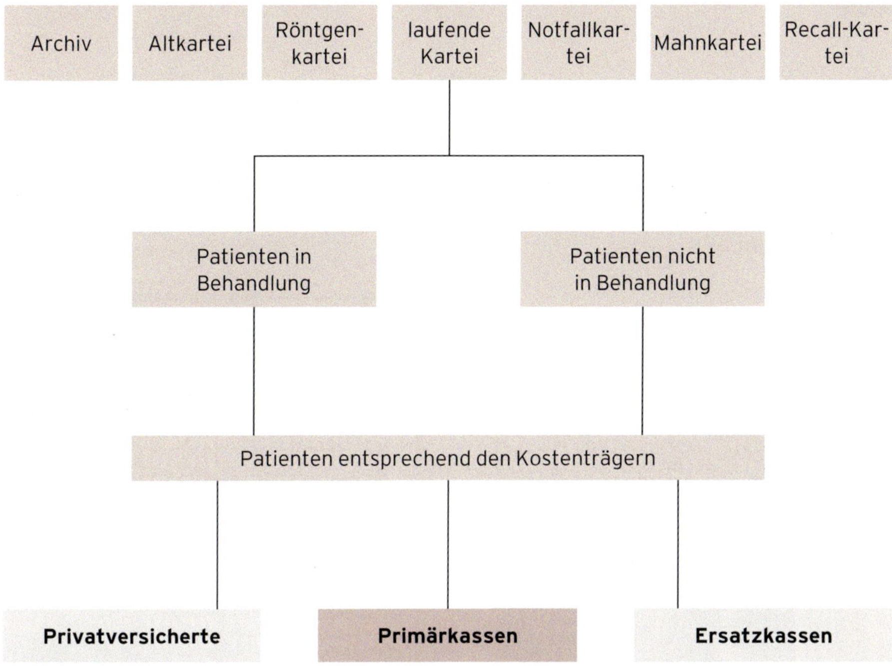

AUFGABEN

1. Was versteht man unter einer Datei?
2. Nennen Sie Beispiele für Dateien.
3. Beschreiben Sie die grundsätzliche Einteilung einer Patientenkartei und nennen Sie ihre Funktion.
4. Ermitteln Sie, wie die Patientenkartei Ihrer Praxis eingeteilt ist. Welche Arten von Patientenkarteien existieren?
5. Halten Sie es für sinnvoll, die laufende Kartei nur nach dem Alphabet zu ordnen?
6. Was versteht man unter einer Notfallkartei?
7. Welchem Zweck dient die Alphabetleiste bei der Patientenkartei?
8. Nennen Sie Beispiele, wie in einer Patientenkartei Reiter bzw. Signalkarten angewendet werden können.
9. Welches sonstige Zubehör verwendet Ihre Ausbildungspraxis in der Patientenkartei?
10. Welche Vorteile bietet die rein elektronisch geführte Karteikarte?
11. Welche Risiken ergeben sich aus der elektronischen Karteiführung?
12. Welche Besonderheiten sind bei der elektronischen Karteiführung in Bezug auf den Datenschutz zu beachten?

6 Datenverarbeitung in der Arztpraxis

Der erste Computer wurde in den 1940er Jahren in Berlin entwickelt. Der größtenteils aus Altmaterial konstruierte Digitalrechenautomat nahm zwar einen ganzen Raum ein und wog über eine Tonne, arbeitete jedoch in jeder Hinsicht fehlerfrei (→ Abb. 1).

Neben den vier Grundrechenarten (Addition, Subtraktion, Multiplikation und Division) beherrschte die Maschine auch die Multiplikation mit fest eingegebenen Faktoren und das Ziehen quadratischer Wurzeln.

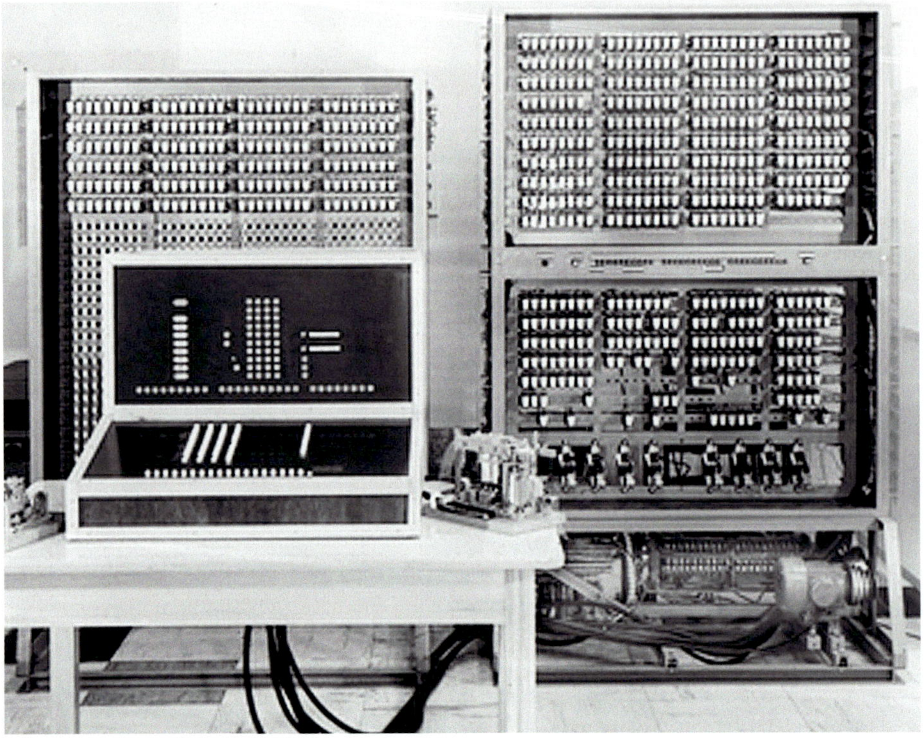

Abb. 1 Erste programmgesteuerte Rechenanlage (Rekonstruktion). Diese Anlage, auch Z3 genannt, wurde 1941 von Konrad Zuse in Berlin entwickelt. Sie war der erste Computer der Welt und somit der Startschuss in eine Ära, die immer mehr von Computern geprägt ist und sein wird.

Damals konnte wohl noch niemand ahnen, dass in einigen Jahrzehnten Computer an nahezu jedem Büroarbeitsplatz stehen würden. Erst in den 1980er Jahren zog der Computer in die Arztpraxen ein. Zunächst beschränkte sich der Einsatz auf das **Aufnehmen der Patientendaten** und das **Schreiben von Liquidationen**.

Später wurden zahlreiche Programme entwickelt, die schließlich auch das komplizierte Ausfüllen des damaligen Krankenscheins ermöglichten. Die heutige **Quartalsabrechnung** erfolgt online. Der Arzt schickt eine verschlüsselte Datei mit seinen Abrechnungsdaten an die KV. Für den sicheren Zugang zum Internet ist der Arzt verantwortlich.

Im Onlineverfahren ist eine „Testabrechnung“ jederzeit möglich. Innerhalb einer garantierten Reaktionszeit von wenigen Stunden antwortet die KV auf jede „Testabrechnung“ mit einem qualifizierten Fehlerprotokoll. Das ermöglicht dem Arzt, zeitnah zu reagieren und die Abrechnung zu korrigieren.

Heute ist der Computer integraler Bestandteil der Arztpraxis und wird als multimediales Kommunikationsinstrument mit dem Patienten und anderen Partnern der Arztpraxis eingesetzt.

Beispiele für den Computereinsatz in der Arztpraxis

- **Terminplaner**
  Die gesamte Terminvergabe erfolgt mit Hilfe eines Programms.

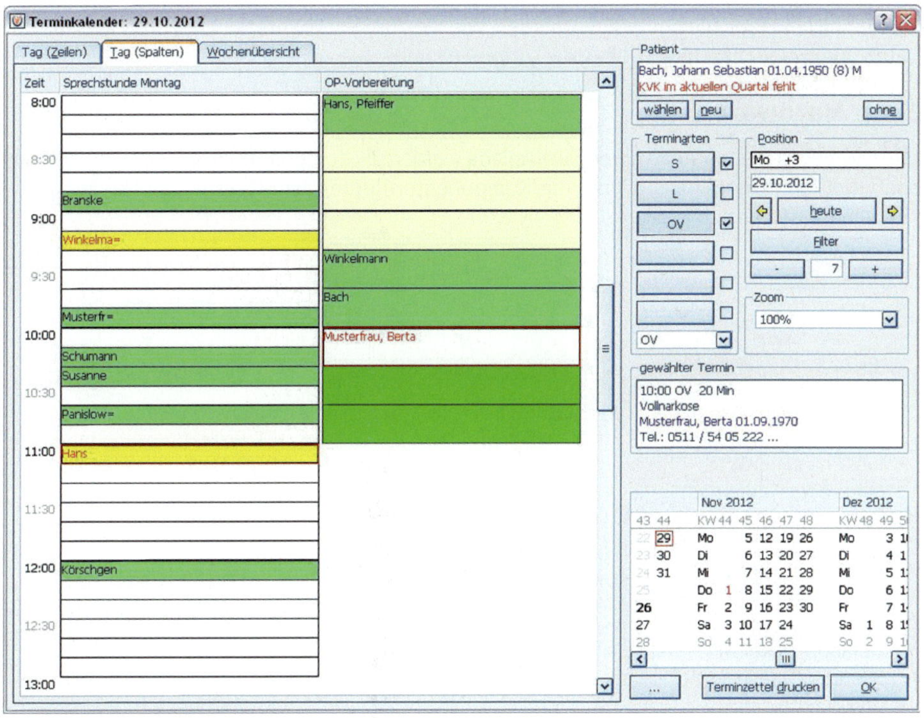

Abb. 1 MEDISTAR-Terminplaner

- **Bild- und Dokumentenarchiv**
  Nur mit digitaler Archivierung wird es in Zukunft möglich sein, den Anforderungen der elektronischen Gesundheitskarte gerecht zu werden.

elektronische Gesundheitskarte
→ LF 2, S. 118

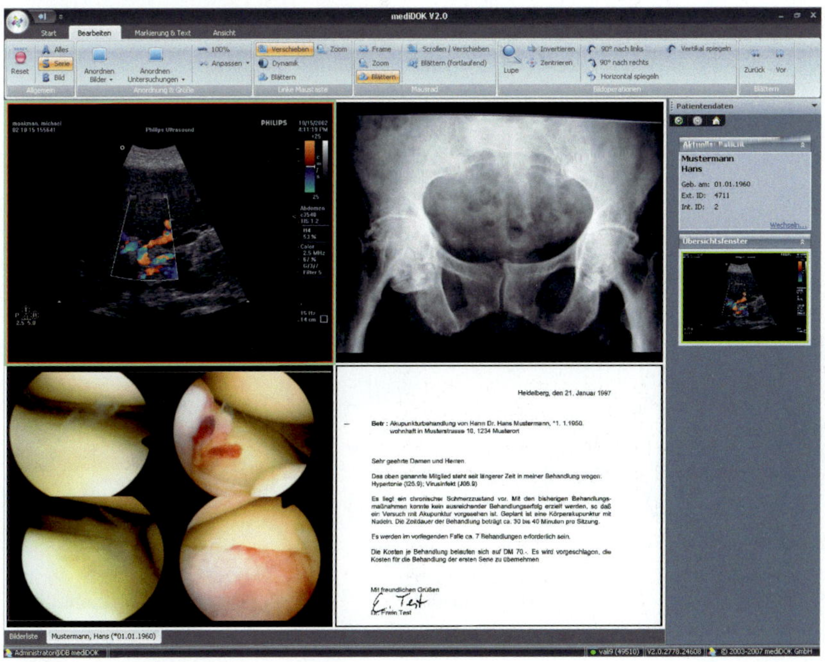

Abb. 2 Bildarchiv

6.1 Konfiguration einer EDV-Anlage für eine Arztpraxis

Mittlerweile finden es die meisten Anwender selbstverständlich, Daten in einen Rechner einzugeben, sie zu verarbeiten und meist nach der Speicherung wieder ausgeben zu lassen. In diesem Kapitel soll der Frage nachgegangen werden, wie die Aufnahme, Verarbeitung und Ausgabe der Daten durch eine Maschine (Computer) erfolgen kann.

6.1.1 Hardware

Die materiellen Bestandteile einer EDV-Anlage werden als Komponenten (Einzelteile) oder als Konfiguration (Zusammenstellung von Komponenten) unter dem Oberbegriff Hardware zusammengefasst.

Hardware

Ein-/Ausgabegeräte	Zentraleinheit	Externe Speicher
Dateneingabe – Tastatur – Kartenlesegerät – Maus oder Touchpad – Scanner – Bildschirm (Touchscreen) **Datenausgabe** – Bildschirm – Kombi-Drucker mit Scanner, Kopiergerät und Telefax	Prozessor Steuerwerk Rechenwerk interne Speicher Busse/Kanäle Schnittstellen (Karten)	Magnetbänder CD-R/W DVD-R/W Festplatten USB-Sticks Speicherkarten

AUFGABE

Benennen Sie die Hardware, die Sie in folgender Abbildung erkennen.

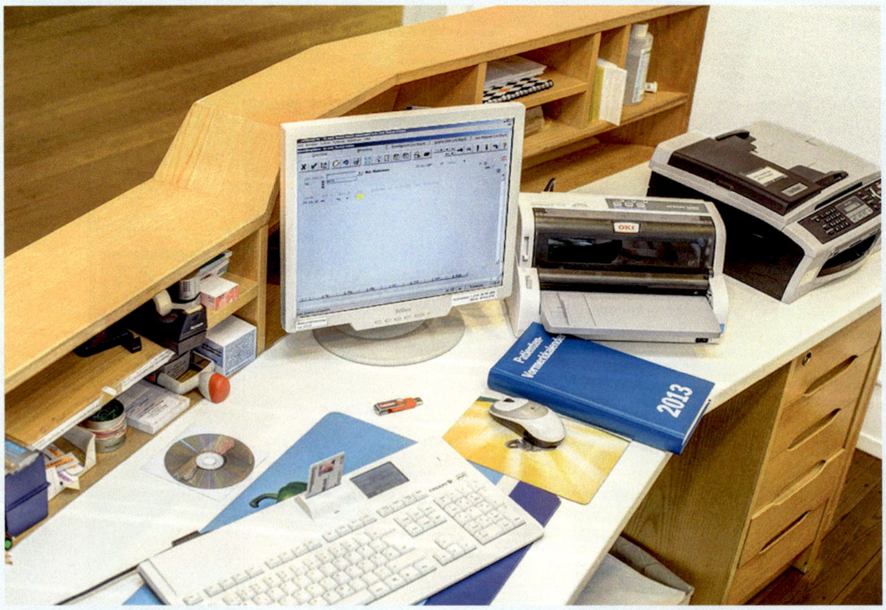

Abb.1 EDV-gestützter Arbeitsplatz

6.1.2 Software

Computer sind dumm. Gemeint ist, dass die gesamte Hardware eine Maschine ist, die nur auf Anweisungen (Befehle) reagiert. Diese Anweisungen erhält die Hardware durch Programme, die man als Software bezeichnet. Man unterscheidet System- und Anwenderprogramme.

Systemprogramme

Diese werden auch als Betriebssysteme bezeichnet. Ohne sie ist der Rechner nicht lauffähig. Sie werden heute bei jedem Computerkauf mitgeliefert. Weit verbreitet sind Windows Vista, Windows 7 und Windows 8. Neben diesen Microsoft-Produkten gibt es z. B. noch Linux und Mac OS (Apple).

Anwenderprogramme

Auch sie werden häufig beim Computerkauf mit angeboten. Meist handelt es sich um branchenübergreifende Software, wie z. B. Microsoft Office mit Word, Excel usw. Als Branchensoftware bezeichnet man spezielle Anwenderprogramme, die als Lösungen für eine bestimmte Branche (z. B. spezielle Programme für Bäcker, Friseure, Maler) angeboten werden. Für den Bereich Praxis existieren in der Bundesrepublik ca. 160 solcher Programme. Die wichtigsten sind in der folgenden Übersicht dargestellt.

Rangliste der Praxis-EDV-Systeme nach der Installationsstatistik der KBV

System	Anbieter	Anteil in %
1. MEDISTAR	MEDISTAR Praxiscomputer	12,52
2. TURBOMED	TURBOMED EDV	11,02
3. PSYPRAX	Psyprax	8,05
4. x.isynet	medatiXX Medizinische Informationssysteme	7,62
5. Elefant	HASOMED	6,05
6. ALBIS	CompuGroup Medical Deutschland	5,34
7. x.concept	medatiXX Medizinische Informationssysteme	5,22
8. x.comfort	medatiXX Medizinische Informationssysteme	4,35

Quelle: Kassenärztliche Bundesvereinigung, Stand 30.06.2014

6.1.3 Organisation der EDV in der Arztpraxis

Um die Vorteile einer EDV-Anlage in der Arztpraxis optimal zu nutzen, wurden verschiedene Organisationsformen entwickelt und realisiert. Jede Praxis ist bestrebt, ihre EDV-Anlage ihren speziellen Bedürfnissen anzupassen.

Einzelplatzsystem (Stand-alone-System)

Es existiert nur ein einzelner Rechner, der meist an der Rezeption oder im Büro des Arztes steht. Ebenso stehen die zugehörigen Peripheriegeräte (z. B. Bildschirm, Drucker) nur an diesem Arbeitsplatz zur Verfügung. Verbindungen oder Vernetzungen zu anderen Arbeitsplätzen oder Rechnersystemen bestehen nicht. Neben der Hardware verfügt der Einzelarbeitsplatz auch über die gesamte Software. Diese auch als „Insellösung" bezeichnete Organisation findet sich heute immer weniger.

Mehrplatzsystem (Multiuser-System)

Mehrplatzsysteme bestehen aus einem Zentralrechner und den angeschlossenen Terminals. Diese sogenannten nichtintelligenten Terminals bestehen lediglich aus Bildschirm und Tastatur (Maus). Sie ermöglichen die gemeinschaftliche Nutzung von Dateien, Programmen und Peripheriegeräten. Der Zentralrechner wird auch als „Server" (Diener) bezeichnet. Ein Ausfall des Servers legt die gesamte Datenverarbeitungsanlage der Praxis lahm.

BEISPIEL

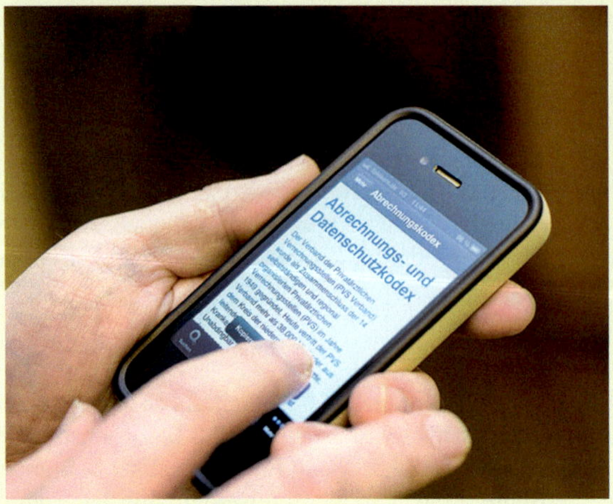

Abb. 1 Touchscreen eines Smartphones

Der Server mit einem Terminal steht an der Rezeption (oder im Büro), hier sind auch die Peripheriegeräte angeschlossen. In den Behandlungszimmern stehen Terminals, die eine Eingabe der Behandlung gestatten. Auch Ausdrucke können von den Behandlungszimmern gesteuert werden. Wegen des geringen Platzes in den Behandlungsräumen bietet sich ein Touchscreen (→ Abb. 1) an, bei dem die Eingabe über das Berühren des Bildschirms mit dem Finger oder einem Stift erfolgt. Die gleiche Technik wird auch bei verschiedenen Kleincomputern (Smartphone, Tablet-Computer) verwendet. Die Übertragung zum Rechner erfolgt mittels Funktechnologie, sodass keine Kabel stören.

Computernetz

Ein solches Netzwerk ist eine Verbindung zwischen mehreren Rechnern. Die Rechner sind durch spezielle Netzwerkkabel (oder durch Funkkarten) miteinander verbunden.

Intranet

Ein Intranet liegt vor, wenn Rechner mit denselben Technologien vernetzt sind wie im Internet, aber nur intern (z. B. im Computernetz einer Arztpraxis) kommunizieren können.

Internet

Internet
→ LF 7, S. 228

Das Internet ist ein **weltweites Netzwerk**. Die Rechner sind über die Telefonleitung, spezielle Datenleitungen oder über Satellit miteinander verbunden. Über die Telefonleitung können Sie sich in das Internet einwählen. Sobald Sie diese Verbindung hergestellt haben, z. B. mit Ihrem privaten PC oder dem Netzwerk der Arztpraxis, sind Sie online. 2015 verfügten ca. 80 % der Deutschen über einen Internetzugang.

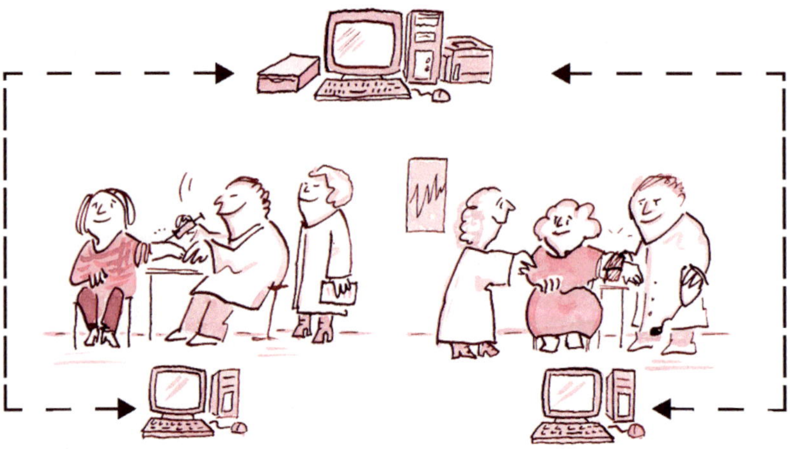

Es gibt keine steuernde Zentrale. Jeder hat freien Zugang und kann an allen Einrichtungen teilnehmen. Niemand besitzt bzw. verwaltet das Internet. Das Informationsangebot wird von Zentralrechnern (**Servern**) zur Verfügung gestellt. Diese Server verfügen über so genannte Standleitungen zum Netz, sodass die Informationen jederzeit durch Eingabe der entsprechenden Internetadressen abgerufen werden können. Unterhalten werden die Server des Internets von Universitäten, Forschungseinrichtungen, Behörden und Firmen. Diese Anbieter vermieten auch Speicherplätze auf ihren Servern, damit Kunden (z. B. Arztpraxen) auch ihre eigenen Seiten im Internet veröffentlichen können.

Cloud-Computing in der Arztpraxis

Der Begriff bedeutet wörtlich übersetzt „Wolken-Rechner". Die Entwicklung im Computerbereich war in den letzten 20–30 Jahren durch Rechner mit steigender Leistung und durch quartalsmäßige Updates der verschiedenen Programme geprägt. Dies ändert sich durch die Einführung von Cloud-Computing entscheidend.

Cloud-Computing in der Arztpraxis bedeutet, dass Sie morgens Ihren Rechner einschalten und sowohl die aktuellen Betriebssystemprogramme als auch den aktuellen Stand Ihrer Arztsoftware mit allen Daten zur Verfügung haben. Eine Datensicherung in der Arztpraxis ist nicht mehr notwendig.

Das Einzige was man in der Arztpraxis benötigt, ist eine schnelle, gesicherte Internetverbindung und einen Vertrag mit einem **„Cloud-Unternehmen"**. Die Entwicklung zeigt, dass die Arztsoftwareanbieter dies in Zukunft übernehmen wollen. Das Cloud-Unternehmen stellt der Arztpraxis alle Daten und Programme zur Verfügung. Auch die Datensicherung und der Schutz der Daten wird durch das Cloud-Unternehmen gewährleistet. Die Cloud-Unternehmen stellen zudem die Server zur Verfügung. Momentan ist es für viele Ärzte noch nicht vorstellbar, dass sie ihre Daten „völlig aus der Hand" geben. Vermutlich wird der erste Schritt sein, dass man die Daten zusätzlich noch in der Arztpraxis auf dem Rechner speichert. Viele Fragen sind noch zu klären, insbesondere was den Datenschutz angeht. Bei vielen Unternehmen und auch im privaten Bereich hat die Cloud längst Einzug gehalten, z. B. um Fotos „in der Cloud" zu speichern. Auch die Weiterentwicklung der elektronischen Gesundheitskarte geht in diese Richtung.

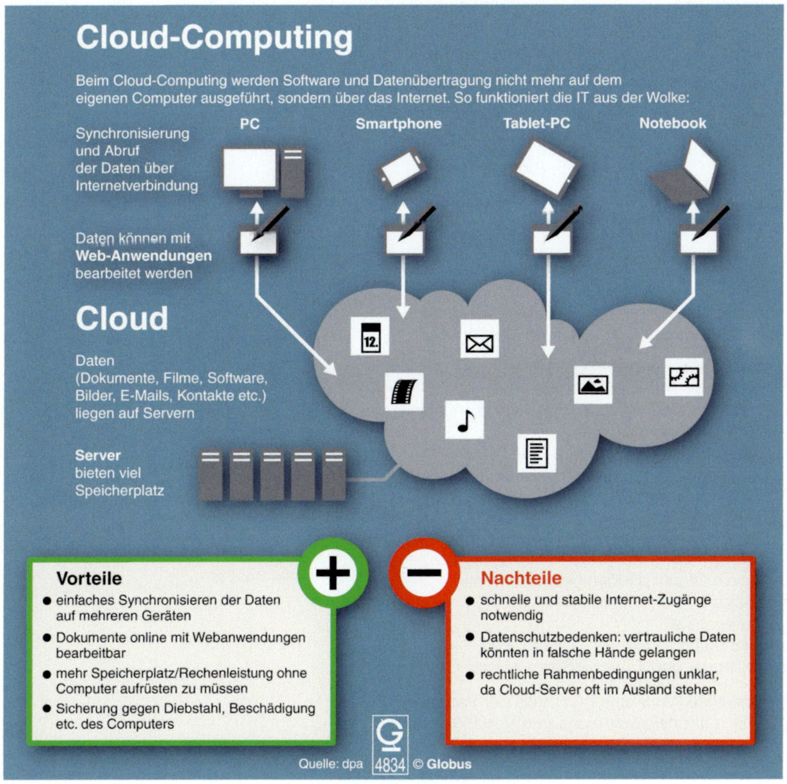

6.2 Die elektronische Gesundheitskarte

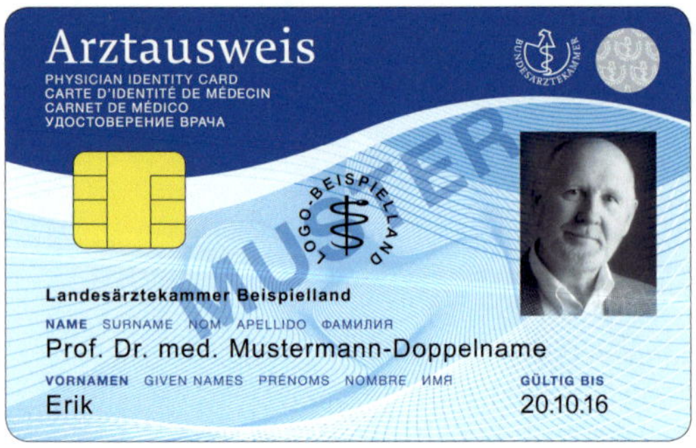

Abb. 1 Heilberufeausweis

Die elektronische Gesundheitskarte gilt seit dem 1. Januar 2015 als Berechtigungsnachweis für die Inanspruchnahme von Leistungen gesetzlicher Krankenkassen.

Wie beim Geldabheben mit der EC-Karte soll in Zukunft der Zugriff auf abgelegte Daten durch die Gesundheitskarte vom Patienten durch eine PIN kontrolliert werden.

Die begrenzte Speicherkapazität des Chips verhindert, dass z. B. Röntgenbilder darauf gespeichert werden können. Der Datenchip enthält aber einen weltweit einmaligen elektronischen Schlüssel, der durch die Eingabe der PIN-Nummer aktiviert wird. Mit ihm kann dann das Röntgenbild auf dem Rechner des Gesundheitsnetzwerkes abgerufen werden.

Auch der Arzt bzw. Apotheker erhält in Zukunft einen elektronischen Heilberufeausweis (→ Abb. 1). Mit ihm ist es u. a. möglich, sämtliche über die Gesundheitskarte abrufbaren Krankheitsdaten des Patienten zu lesen und einen Arztbrief oder ein Rezept elektronisch zu signieren und verschlüsselt zu übersenden.

In der ersten Ausbaustufe stellte die elektronische Gesundheitskarte lediglich einen Ersatz für die KVK dar. Als nächster Schritt soll es möglich sein, dass die Daten des Patienten auf der Gesundheitskarte elektronisch auf den aktuellen Stand gebracht werden und keine Rezepte mehr in der Arztpraxis ausgefüllt werden müssen. Beides erfordert zwingend einen mit dem Internet verbundenen Rechner. Jeder Versicherte kann aber selbst entscheiden, in welchem Umfang er von den Möglichkeiten der Speicherung seiner medizinischen Daten auf der elektronischen Gesundheitskarte Gebrauch machen möchte.

Die elektronische Gesundheitskarte

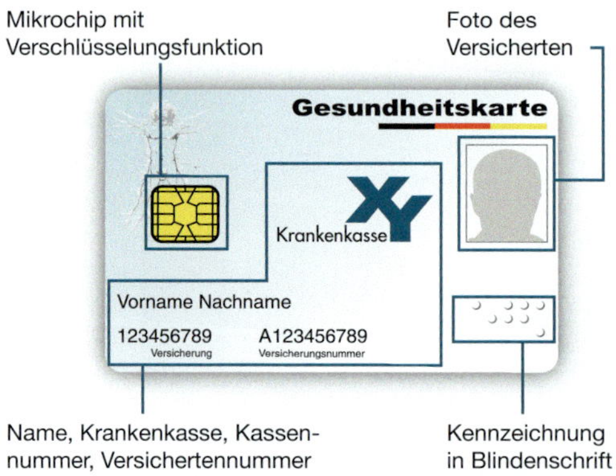

verpflichtende Anwendungen

- Speicherung von Name, Geburtsdatum, Geschlecht, Anschrift, Angaben zur Krankenversicherung
- Europäische Krankenversicherungskarte auf der Rückseite
- Übermittlung elektronischer Rezepte und Verordnungen

freiwillige künftige Anwendungen

- Speicherung von Notfalldaten wie Vorerkrankungen, Allergien, Patientenverfügungen, Organspenden, Angehörigenadressen, ...
- Elektronischer Arztbrief
- Elektronische Patientenakte
- Arzneimitteldokumentation
- Austausch von Diagnose- und Therapiedaten zwischen Ärzten

Die Nutzung der freiwilligen Anwendungen muss der Patient in der Arztpraxis per PIN authorisieren (Ausnahme Notfalldaten).

dpa•21365 Quelle: Bundesgesundheitsministerium, Gematik

6.3 Datensicherung und Datenschutz in der Arztpraxis

Zur Datensicherung gehören alle Verfahren, die gegen den Verlust einzelner Daten, ganzer Datenbestände bzw. deren Verfälschung durch technische Ursachen, menschliches Versagen, unberechtigte Eingriffe oder durch höhere Gewalt schützen. Man unterscheidet:

Organisatorische Maßnahmen	Technische Maßnahmen	Programmtechnische Maßnahmen
sind alle Maßnahmen, die Daten vor Verlust und Verfälschung sowie vor unberechtigtem Zugriff schützen.	sind alle baulichen und technischen Sicherungsmaßnahmen zum Schutz der Daten.	sind alle Sicherungsmaßnahmen, die zum Schutz der Software vor Missbrauch getroffen werden.

6.3.1 Organisatorische Maßnahmen

Erstellen von Sicherungskopien
In jedem Arztverwaltungsprogramm ist heute eine Daten- und Archivsicherungsfunktion enthalten. Hiermit können die eingegebenen Daten und/oder das Programm gesichert werden. Es werden zudem im Handel Datensicherungsprogramme angeboten.

Nutzt eine Praxis den Rechner lediglich zur Abrechnung, ist eine halbtägliche oder tägliche Sicherung ausreichend. Handelt es sich jedoch um eine „karteilose" Praxis, sollten häufigere Datensicherungen erfolgen. Die Sicherung kann auf Magnetbändern, CD-RWs, DVDs, Sticks, weiteren Festplatten oder besonderen Rechnern durchgeführt werden.

Zutrittskontrollsysteme
Der Zutritt zum Rechnerraum (zumindest zum Server) kann mit Ausweiskarten, Chipkarten, visuellen und akustischen Identitätskontrollen gesichert werden (Closed-Shop-Betrieb). Einzelne Rechner können auch ein- oder abgeschlossen werden. In Ihrer KV dürfen Sie den Rechnerraum nur nach vorheriger Anmeldung besuchen.
In Unternehmen setzen sich bestimmte Erkennungsverfahren durch, z. B. Fingerabdruckscanner auf Tastatur, Maus oder anderen Lesegeräten (→ Abb. 1).

Protokollierung
Auf einem speziellen Protokollband werden alle Benutzeraktivitäten aufgezeichnet, sodass verfolgt werden kann, wer am Rechner gearbeitet hat (Logbuch). In den meisten Praxisverwaltungsprogrammen müssen Sie sich mit einem Passwort anmelden. So kann immer zurückverfolgt werden, wer welche Eingaben wann im Rechner gemacht hat.

Datenträgertransport
Es wird geregelt, wer die Datenträger (Bänder, Festplatten usw.) transportiert. Dabei muss sichergestellt sein, dass diese gegen unbeabsichtigtes Lesen, Verändern oder Löschen gesichert sind.

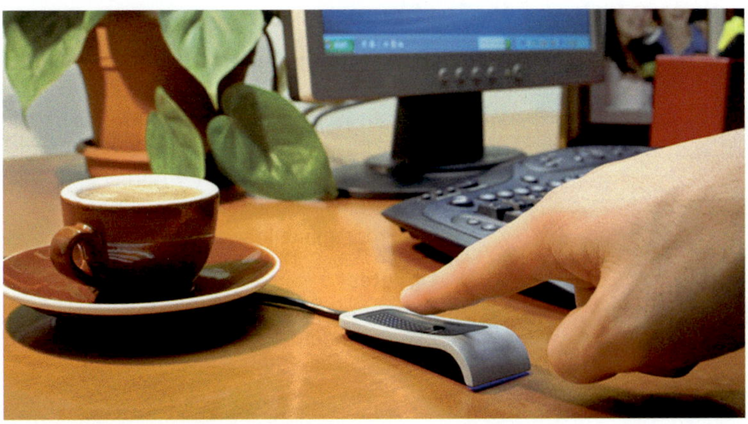

Abb. 1 Zutrittskontrolle mit Fingerabdruck

Benennung eines Datenschutzbeauftragten
In jeder Praxis mit mehr als neun Mitarbeitern, die im EDV-Bereich beschäftigt sind, muss ein Datenschutzbeauftragter benannt sein, der sich mit der Überwachung und Kontrolle der Einhaltung der Datenschutzgesetze und Datenschutzregeln befasst. Durch die im Gesetz geregelte Erhöhung der mit EDV befassten Mitarbeiter auf neun muss in den meisten Praxen kein Datenschutzbeauftragter benannt werden.

Raumschutz
Die Raumtemperatur im Rechnerraum sollte 30 °C nicht überschreiten. Magnete und Elektrogeräte mit starkem Magnetfeld sollten nicht in der Nähe von Computern und Datenträgern stehen, z. B. Telefon oder Lautsprecher nicht neben Bildschirm.

Vertrauensbildende Maßnahmen
Hierbei muss den Mitarbeitern bewusst werden, dass der Umgang mit Daten, und vor allem mit persönlichen Daten, besondere Gewissenhaftigkeit erfordert. Hilfsmittel hierzu sind z. B. Klassifikationen von Arbeitsplatzfunktionen und der dazugehörigen Datenbestände sowie regelmäßige Schulungen der Mitarbeiter. Ein Beispiel kann eine Zuordnung in folgender Form sein:

Schutzerfordernis	Stufe	Beispiel
kein Schutz notwendig	1	Rechner im Wartezimmer
bedingter Schutz notwendig	2	Rechner zur Demonstration im Behandlungszimmer
vertraulich	3	Rechner zur Datenerfassung im Behandlungszimmer (ohne sonstige Zugriffsmöglichkeiten)
sehr vertraulich	4	Rechner in Zentrale (Rezeption), ohne Zugriff z. B. auf Umsätze der Praxis
geheim	5	Rechner im separaten Büro mit Zugriff auf alle Daten

6.3.2 Technische Maßnahmen

Hierunter versteht man physikalische Maßnahmen, um die Daten des Rechners zu schützen, wie zum Beispiel:
- Sicherung des Rechners durch Schlüsselschalter
- Aufbewahrung von Sicherungskopien bzw. Installation eines separaten Rechners in einem speziellen feuerfesten und einbruchsicheren Raum (Praxistresor)
- Einbau von Alarmanlagen (mit Bewegungsmelder)
- Türsicherungen
- unterbrechungsfreie Stromversorgungen (USV)
- Notstromaggregate
- Schutz der Datenträger durch mechanische Sicherung

6.3.3 Programmtechnische Maßnahmen

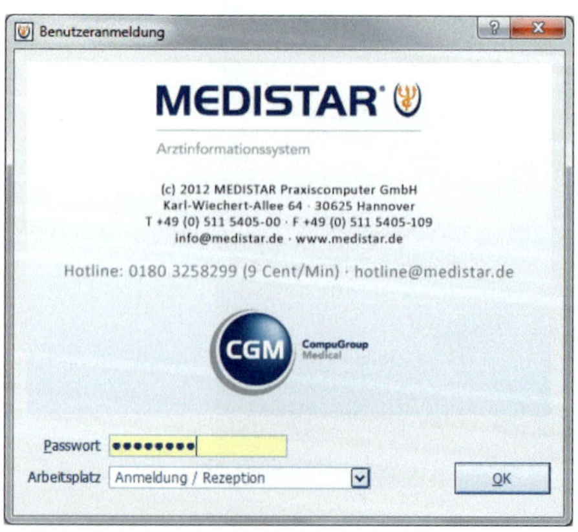

Abb. 1 Benutzer und Kennwort vor Programmstart

Benutzerkennungen und Passwortverfahren
Hierbei werden bestimmte Programmteile durch Passwörter oder Benutzerkennungen gesperrt bzw. geöffnet (→ Abb. 1). In Arztverwaltungsprogrammen kann dies für fast alle Programmteile separat geregelt werden.

Updates
Ferner werden werden regelmäßig Updates der Anwenderprogramme eingelesen und das Betriebssystem aktualisiert.

Nutzung von Datenbeständen
Zu allen Dateien können für jeden Benutzer bestimmte Zugriffsberechtigungen festgelegt werden. Mögliche Kriterien können sein:
- Einschränkungen auf bestimmte Benutzerkreise
- Zugriff (Lesen und Schreiben)
- Kennwort (für Lesen und/oder Schreiben)

BEISPIEL

Die Medizinische Fachangestellte Petra kann nur auf das Terminprogramm zugreifen, ihre Kollegin kann die gesamte Leistungserfassung vornehmen, die MFA Gülnur kann auf die Buchführung zugreifen, die Statistik ist nur für die Ärztin zugänglich.

Kopierschutz
Häufig sind Programme geschützt, um unberechtigtes Kopieren zu verhindern. Die Abrechnungsdaten (Quartalsabrechnung) werden verschlüsselt der KV übersandt. Die Laufwerke der Computer der KV können die Daten dann mit autorisierter Software und mit Hilfe eines Zertifikats entschlüsseln.

Plausibilitätsprüfung
Sie besteht in der Erkennung von inhaltlichen Fehlern, die plausibel sind. Alle Praxisverwaltungsprogramme sind damit ausgestattet.

Virenschutz (Virenscanner)
Viren sind Programme, die bestimmte Dateien sowie ganze Datenbestände löschen oder manipulieren können. Es gibt auch harmlose Viren, die sich lediglich im Rechner „einnisten". Antivirenprogramme (Virenscanner, → Abb. 1) können Viren erkennen und entfernen. Sie können dauernd aktiviert sein, damit keine Datei ungeprüft in den Rechner eindringen kann. In der Regel führt man aber nur in bestimmten Abständen eine Virenprüfung des Rechners durch. Alle Datenträger, die von außen in die Praxis kommen, müssen mit einem Virenscanner geprüft werden.

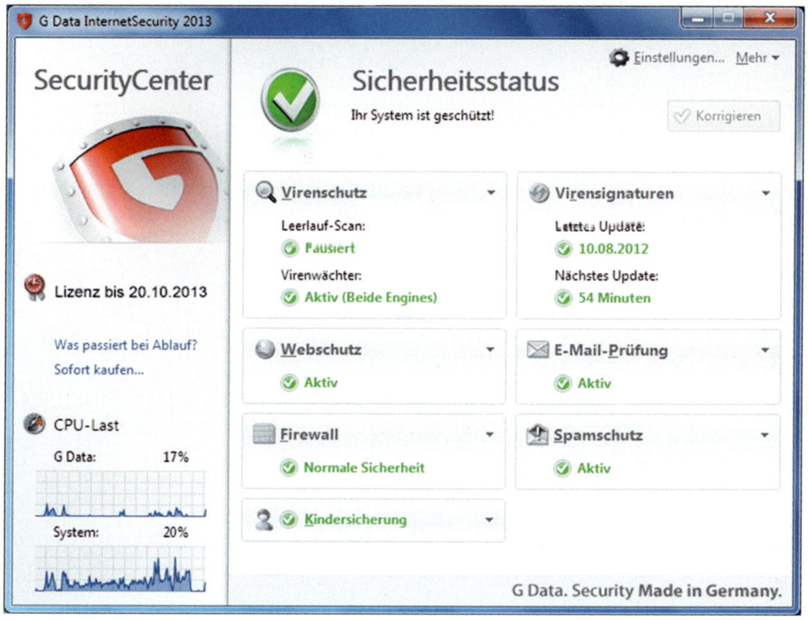

Abb. 1 Virenscanner

Beim „Downloaden" (Herunterladen) von Dateien und Programmen aus dem Internet ist ebenfalls höchste Vorsicht geboten. Durch das Internet werden mittlerweile die meisten Viren verbreitet. Besonders zerstörerisch waren der „I love you"- und der „Melissa"-Virus.

Schutzregeln bezüglich Viren:
- Keine ungeprüften Datenträger verwenden.
- Keine Dateien von Fremden annehmen (insbesondere E-Mail-Anhänge und Downloads aus dem Internet).
- Im Startprogramm des Rechners (BIOS) das Booten von CDs und DVDs deaktivieren.

Der Begriff Datenschutz ist missverständlich. Nicht die Daten sollen geschützt werden, sondern der Bürger vor den nachteiligen Folgen der Datenverarbeitung. Diese resultieren im Wesentlichen aus der mangelnden Sorgfalt beim Umgang mit personenbezogenen Daten, zweckwidriger Verwendung, zu langer Aufbewahrung, Informationen für Unbefugte sowie Verknüpfung von Daten zum Nachteil einer Person.

In Arztpraxen galten schon immer einschlägige berufsrechtliche und strafrechtliche Bestimmungen einer strengen Schweigepflicht.

Eid des Hippokrates

„... Was ich in meiner Praxis sehe oder höre oder außerhalb dieser im Verkehr mit Menschen erfahre, was niemals anderen Menschen mitgeteilt werden darf, darüber werde ich schweigen in der Überzeugung, dass man solche Dinge streng geheimhalten muss ..."

Quelle: Capelle 1955, S.179 ff., in: B. Irrgang, Grundriss der medizinischen Ethik, München 1995, S.12

Zusätzlich gelten heute die Bestimmungen der Bundes- und Landesdatenschutzgesetze, die die Verarbeitung und Nutzung personenbezogener Daten im öffentlichen und nichtöffentlichen Bereich regeln. Zu Letzterem zählt auch die Arztpraxis.

Personenbezogene Daten	Einzelangaben wie Name, Anschrift, Geburtsdatum; Angaben über sachliche und persönliche Verhältnisse des Bürgers (Betroffener), z. B. Krankheiten (siehe Anamnesebogen), Vermögen, Beruf, Hobby, Zahlungsverhalten, politische Anschauungen usw.
Personenbezogene Dateien	Dies sind Sammlungen von personenbezogenen Daten, die durch automatisierte Verfahren (z. B. Computer, Magnetbänder, CD-ROM) oder durch nichtautomatisierte Verfahren („herkömmliche Kartei") ausgewertet werden können.

HINWEIS

Geschützte Daten sind in Dateien gespeicherte personenbezogene Daten.

Unter Datenverarbeitung versteht das Bundesdatenschutzgesetz

- die Speicherung
- die Übermittlung
- die Veränderung
- das Sperren
- das Löschen

von personenbezogenen Daten.

Die Arztpraxis, die personenbezogene Daten speichert, darf die Daten an Dritte (z. B. Rechenzentrum, Computerfirma bei Reparatur des Computers) nur unter folgenden Bedingungen weitergeben:
- Eine Rechtsvorschrift erlaubt dies im Gesetz ausdrücklich oder ordnet es an oder
- der Betroffene willigt ein (schriftlich).

Die Reparatur eines Rechners kann demnach nur in den Praxisräumen unter Aufsicht des Arztes stattfinden. Eine sogenannte Fernwartung über ISDN kommt damit überhaupt nicht in Betracht.

Der Weitergabe der Abrechnungsdaten an die KV bzw. die Krankenkasse hat der Versicherte durch die Aufnahme in einer gesetzlichen Krankenkasse zugestimmt. Dies gilt nicht für Privatpatienten.

Innerbetrieblich sind alle mit der EDV befassten Mitarbeiter von dem Datenschutzbeauftragten über den Datenschutz zu belehren. Dies gilt auch für Personen, die in Dateien oder Karteien erfasste Daten manuell bearbeiten oder am Rechner abrufen.

Die Rechte des Bürgers (des Betroffenen)	
Auskunft	Der Betroffene hat ein Auskunftsrecht über alle Daten, die über ihn gespeichert und an Dritte weitergegeben worden sind. Der Zweck der Speicherung muss ihm angegeben werden. Damit hat der Patient ein Einsichtsrecht in seine Krankheitsakte (elektronisch oder herkömmlich gespeichert). Hiervon ausgenommen sind persönliche Bemerkungen des Arztes zum Patienten, die er gesondert speichern kann.
Berichtigung	Sind falsche Daten gespeichert, hat der Betroffene das Recht zu verlangen, dass diese Daten korrigiert werden.
Sperrung	Ist der Wahrheitsgehalt der Daten umstritten, dürfen diese Daten nicht weiter benutzt werden. Sie sind vorhanden, aber gesperrt.
Löschung	Sind die Voraussetzungen für die Speicherung entfallen oder ist die Speicherung unzulässig, müssen die Daten gelöscht werden.
Schadensausgleich	Sind Fehler, z. B. durch unrichtige Datenverarbeitung, entstanden, hat der Betroffene ein Recht auf Schadensersatz.
Anrufung	Jedem Bürger steht das Recht zu, sich an den Landes- oder Bundesbeauftragten für Datenschutz zu wenden.

Im Internet finden Sie die Datenschutzbeauftragten der einzelnen Bundesländer, z. B. www.datenschutz.sachsen-anhalt.de oder www.thueringen.de/datenschutz/
Im Bund ist zuständig der Bundesbeauftragte für den Datenschutz:
Husarenstraße 30
53117 Bonn
www.bfd.bund.de
(mit einem Lexikon zum Datenschutz)

Die Einhaltung der Datenschutzbestimmungen wird im nichtöffentlichen Bereich (z. B. Arztpraxen) überwacht. Die zuständige Stelle für Beschwerden der Bürger ist in den einzelnen Bundesländern meist das Innenministerium.

Darüber hinaus hat die Bundesregierung das Bundesamt für Sicherheit in der Informationstechnik (BSI), Godesberger Allee 183, 53175 Bonn, gegründet. Hier können Sicherheitstipps, Sicherheitsberatung, Erstellung eines Sicherheitskonzepts (z. B. Informationen zu Computerviren und Hoaxes) auch für Arztpraxen erfragt werden.

Bundesamt für Sicherheit in der Informationstechnik finden Sie unter www.bsi.bund.de

HINWEIS

Achten Sie besonders im Empfangsbereich auf eine diskrete und auf Datenschutz bedachte Ansprache. Am besten ist: Immer nur ein Patient am Empfang!

AUFGABE

Bringen Sie die allgemeinen Geschäftsbedingungen Ihres Handyvertrags (gilt auch für Prepaidkarten) in den Unterricht mit und erklären Sie die Bestimmungen zum Datenschutz.

PROJEKTAUFGABEN

1 Anlässlich einer Teambesprechung trägt Ihre Chefin, Frau Dr. Christiane Sumser, vor, dass im Katalog ein Beiblatt lag, auf dem ein Labormikroskop B1-220A zum Preis von 510,00 € angeboten war. Nachdem sie dieses bestellen wollte, gab man an, dass leider kein Mikroskop mehr vorrätig sei. Frau Dr. Sumser bestätigte noch einmal, dass man in Zukunft schneller auf solche Angebote reagieren solle und notfalls auch ohne sie sofort bestellen könne. In einer Mittagspause der folgenden Tage übernimmt die Auszubildende Andrea, 17 Jahre alt, den Telefondienst.

Gegen 14:00 Uhr ruft der Händler an und bietet der Praxis das obige Mikroskop zu den genannten Konditionen erneut an. Da die Chefin nicht greifbar ist, sagt Andrea, dass die Praxis das Mikroskop nimmt. Nachdem man einige Zeit gewartet hat, wird das Mikroskop jedoch nicht geliefert. Frau Dr. Sumser ruft beim Händler an und fragt, wo denn das bestellte Gerät bleibe. Dort wird mit Erstaunen reagiert. Man sagt ihr, dass doch nur die Auszubildende am Telefon war und die könne keine rechtsverbindlichen Erklärungen für die Praxis abgeben. Man habe auf den Rückruf von Dr. Sumser gewartet.

Klären Sie die Rechtslage mit Hilfe der folgenden Fragen und der Auszüge aus den Gesetzestexten:

a War das Beiblatt ein Angebot?
b War der Anruf des Händlers in der Praxis ein Angebot?
c Kann Andrea überhaupt für die Praxis Willenserklärungen abgeben?
d War Andrea beauftragt und befugt, die Bestellung aufzugeben?
e Ist der Händler an Willenserklärungen gegenüber beschränkt Geschäftsfähigen gebunden?
f Ist ein Kaufvertrag zu Stande gekommen?
g Wie soll Ihrer Meinung nach verfahren werden?

§

BGB § 130 Wirksamwerden der Willenserklärung gegenüber Abwesenden
(1) Eine Willenserklärung, die einem anderen gegenüber abzugeben ist, wird, wenn sie in dessen Abwesenheit abgegeben wird, zu dem Zeitpunkt wirksam, in welchem sie ihm zugeht. Sie wird nicht wirksam, wenn dem anderen vorher oder gleichzeitig ein Widerruf zugeht.

BGB § 131 Wirksamwerden gegenüber nicht voll Geschäftsfähigen
(1) Wird die Willenserklärung einem Geschäftsunfähigen gegenüber abgegeben, so wird sie nicht wirksam, bevor sie dem gesetzlichen Vertreter zugeht.

BGB § 133 Auslegung einer Willenserklärung
Bei der Auslegung einer Willenserklärung ist der wirkliche Wille zu erforschen und nicht an dem buchstäblichen Sinne des Ausdrucks zu haften.

BGB § 145 Bindung an den Antrag
Wer einem anderen die Schließung eines Vertrags anträgt, ist an den Antrag gebunden, es sei denn, dass er die Gebundenheit ausgeschlossen hat.

BGB § 146 Erlöschen des Antrags
Der Antrag erlischt, wenn er dem Antragenden gegenüber abgelehnt oder wenn er nicht diesem gegenüber nach den §§ 147 bis 149 rechtzeitig angenommen wird.

§

BGB § 147 Annahmefrist
(1) Der einem Anwesenden gemachte Antrag kann nur sofort angenommen werden. Dies gilt auch von einem mittels Fernsprechers oder einer sonstigen technischen Einrichtung von Person zu Person gemachten Antrag.
(2) Der einem Abwesenden gemachte Antrag kann nur bis zu dem Zeitpunkt angenommen werden, in welchem der Antragende den Eingang der Antwort unter regelmäßigen Umständen erwarten darf.

BGB § 164 Wirkung der Erklärung des Vertreters
(1) Eine Willenserklärung, die jemand innerhalb der ihm zustehenden Vertretungsmacht im Namen des Vertretenen abgibt, wirkt unmittelbar für und gegen den Vertretenen. Es macht keinen Unterschied, ob die Erklärung ausdrücklich im Namen des Vertretenen erfolgt oder ob die Umstände ergeben, dass sie in dessen Namen erfolgen soll.
(2) Tritt der Wille, in fremdem Namen zu handeln, nicht erkennbar hervor, so kommt der Mangel des Willens, im eigenen Namen zu handeln, nicht in Betracht.

BGB § 165 Beschränkt geschäftsfähiger Vertreter
Die Wirksamkeit einer von oder gegenüber einem Vertreter abgegebenen Willenserklärung wird nicht dadurch beeinträchtigt, dass der Vertreter in der Geschäftsfähigkeit beschränkt ist.

2 Die Kassenpatientin Doris Schreiber ist zur Behandlung in die Praxis Dr. Max Winter einbestellt. Da sie schon des Öfteren zu spät gekommen ist, wurde mit ihr durch die MFA Maria eine Behandlungszeit von 90 min verabredet und schriftlich bestätigt.

Am Behandlungsdatum kam die Patientin unentschuldigt nicht in die Praxis. Der Termin konnte auch nicht durch Patienten auf der Warteliste gefüllt werden.

Herr Dr. Winter möchte der Patientin nun die ausgefallene Praxiszeit in Rechnung stellen. Er weiß, dass die Behandlung 262,00 € Einnahmen für die Praxis gebracht hätte. Auf der anderen Seite hat sein Steuerberater ermittelt, dass die Praxisstunde mit 110,00 € Kosten zu kalkulieren ist.

a Besteht zwischen der Praxis und der Patientin ein Behandlungsvertrag?
b Ändert sich die Sachlage, wenn die Patientin Privatpatientin wäre?
c Hat die Praxis einen Zahlungsanspruch gegen die Patientin?

§

BGB § 615 Vergütung bei Annahmeverzug und bei Betriebsrisiko
Kommt der Dienstberechtigte mit der Annahme der Dienste in Verzug, so kann der Verpflichtete für die infolge des Verzugs nicht geleisteten Dienste die vereinbarte Vergütung verlangen, ohne zur Nachleistung verpflichtet zu sein. Er muss sich jedoch den Wert desjenigen anrechnen lassen, was er infolge des Unterbleibens der Dienstleistung erspart oder durch anderweitige Verwendung seiner Dienste erwirbt oder zu erwerben böswillig unterlässt.

LF 6

Waren beschaffen und verwalten

1 Bestell- und Lagerorganisation

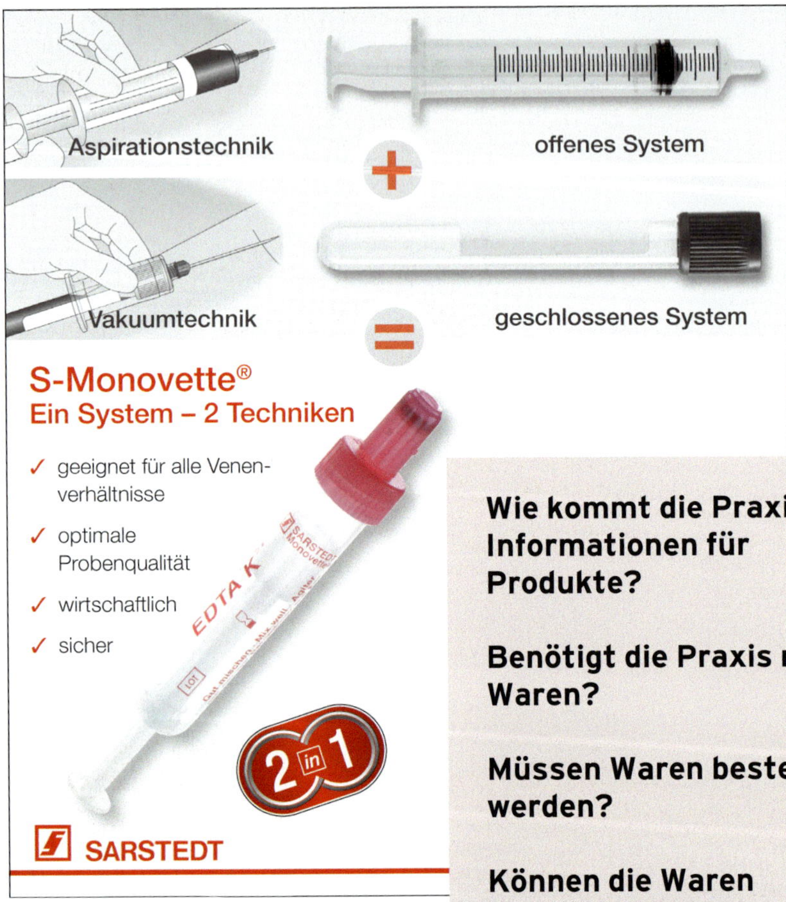

Wie kommt die Praxis zu Informationen für Produkte?

Benötigt die Praxis neue Waren?

Müssen Waren bestellt werden?

Können die Waren gelagert werden?

Wie und wann kommt tatsächlich ein Kaufvertrag zu Stande?

Will man Patienten in einer Arztpraxis behandeln, muss diese über eine entsprechende Praxisausstattung verfügen. Dazu gehören u. a. Einrichtungsgegenstände, sogenannte langlebige Investitionsgüter (z. B. Mobiliar, Rechner, Röntgengerät, diverse Instrumente und Maschinen), und Verbrauchsmaterialien (z. B. Verbandsmaterial, Anästhetika). Die Anwendung von Medizinprodukten und Geräten ist gesetzlich durch die Medizinprodukteverordnung und die Medizinbetreiberverordnung geregelt.

Für **langlebige Investitionsgüter** ist kein Lager erforderlich. Sie unterliegen aber der Abnutzung und müssen ab und zu neu angeschafft werden.

Wenn diese Gegenstände steuerlich „abgeschrieben" sind, sollte man ihre Funktionstüchtigkeit überprüfen und bei Bedarf eine Neuanschaffung vorbereiten.

Steuerliche Abschreibung
Die Anschaffungskosten eines langlebigen Wirtschaftsgutes werden über mehrere Jahre steuermindernd von den Einnahmen abgesetzt.

Fällt z. B. das Röntgengerät oder das EKG in der Praxis plötzlich aus, muss in der Regel sofort eine Neuanschaffung oder ersatzweise eine teure Reparatur erfolgen, ohne dass man sich umfassend über einzelne Produkte informieren kann (z. B. Produktvergleich, Serviceleistungen, Preisvergleich, Angebote).

Auch Praxismanagementprogramme oder die Reparaturkarten der Maschinen können wertvolle Hinweise für den Zeitpunkt einer Neuanschaffung geben.

Bei den **Verbrauchsmaterialien** muss hingegen ständig ein Vorrat gelagert werden, da die Dienstleistung am Patienten im gewissen Rahmen dauerhaft, d. h. jeden Tag bzw. jede Woche, zu gewährleisten ist.

Ziel dabei ist, vom zufallsbedingten Mengeneinkauf (z. B. wegen möglicher Rabatte) zu einer davon unabhängigen gezielt kalkulierbaren Vorratsbestellung zu kommen.

1.1 Medizinproduktegesetz (MPG) und Verordnungen

1.1.1 Umsetzung des MPG

Das Medizinproduktegesetz und die dazu ergangenen Verordnungen regeln die Pflichten von Betreibern und Anwendern von Medizinprodukten.

Zweck

Um die Patienten (Verbraucher), Anwender und Dritte vor Unfällen mit Medizinprodukten (→ Abb. 1) besser zu schützen, gilt seit 2001 das MPG. Die Anwendungsbreite reicht vom einfachen Lederfingerling bis zum Computertomografen.

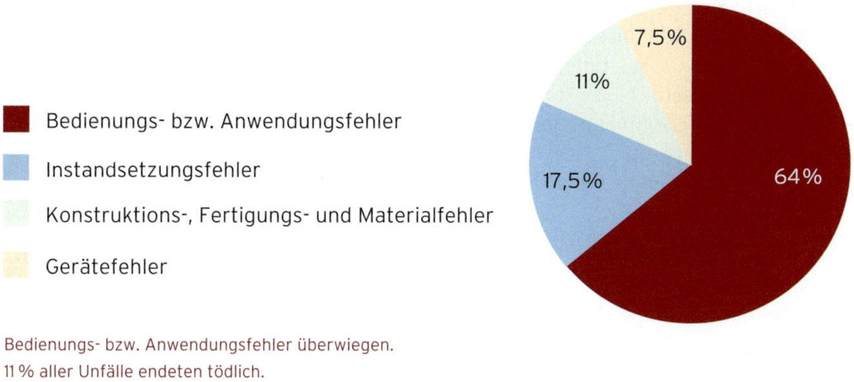

Abb. 1 Unfälle mit Medizinprodukten

Zuständigkeit

Die Medizinprodukte werden im MPG nach ihrem Gefährdungspotenzial klassifiziert. Die Einteilung erfolgt durch den Hersteller.

Beispiele aus der Arztpraxis:
- Klasse I: Stethoskop, Fieberthermometer
- Klasse II a: OP-Handschuhe, Transfusionsgeräte
- Klasse II b: EKG-Gerät, Defibrillator
- Klasse III: Herzschrittmacher

Alle Medizinprodukte müssen den EU-Normen entsprechen und sind daher mit dem CE-Kennzeichen versehen (§ 9 MPG).
Medizinprodukte der Klassen II a, II b und III sind zusätzlich mit einer Chargennummer gekennzeichnet, um das Produkt rückverfolgen zu können.

Unterliegt ein Labor dem MPG, muss eine Konformitätserklärung abgegeben werden. Dies ist eine Versicherung, dass das betreffende Produkt den im Anhang I der Richtlinie 93/42/EWG genannten grundlegenden Anforderungen über Medizinprodukte entspricht (kann auch in die Liquidation aufgenommen werden).

Konformität
Übereinstimmung

Dokumentation

Im Bedarfsfall muss eine Rückverfolgung und zeitliche Zuordnung der verwendeten Medizinprodukte in der Arztpraxis möglich sein. Neben der Dokumentation der verwendeten Materialien in der Patientenkartei ist deshalb ein Führen eines Wareneingangsbuches dringend zu empfehlen.

Es genügt dabei schon, die Lieferscheine in chronologischer Reihenfolge zu sammeln und wenn möglich die Chargennummern der verwendeten Materialien zu notieren. Auch wird empfohlen, die Gebrauchsinformation der verwendeten Materialien und Geräte abzulegen.

Die Verpflichtung, den Herstellerangaben Folge zu leisten, sollte für die MFA in einer allgemeinen Arbeitsanweisung niedergelegt werden.

1.1.2 Medizinprodukte-Betreiberverordnung (MPBetreibV)

Medizinproduktebuch nach § 7 MPBetreibV

Informationen zu Medizinprodukten finden Sie unter www.dimdi.de/static/de/mpg/recht/

Der Arzt als Betreiber und Anwender von Medizinprodukten und Geräten muss zur Dokumentation Medizinproduktebücher führen.

Erforderliche Angaben im Medizinproduktebuch (veralteter Begriff: Gerätebuch):
1. Bezeichnung und sonstige Angaben zur Identifikation des Medizinproduktes
2. Beleg über Funktionsprüfung und Einweisungen mit Namen
3. Namen der eingewiesenen Personen
4. Fristen und Datum der Durchführung sowie das Ergebnis von vorgeschriebenen sicherheits- und messtechnischen Kontrollen, das Datum von Instandhaltungen sowie der Name der verantwortlichen Person oder der Firma, die diese Maßnahme durchgeführt hat
5. soweit mit Personen oder Institutionen Verträge zur Durchführung von sicherheits- oder messtechnischen Kontrollen oder Instandhaltungsmaßnahmen bestehen, deren Namen oder Firma sowie Anschrift
6. Datum, Art und Folgen von Funktionsstörungen und wiederholten gleichartigen Bedienungsfehlern
7. Meldungen von Vorkommnissen an Behörden und Hersteller

Medizinprodukte-Bestandsverzeichnis nach § 8 MPBetreibV

Darüber hinaus muss der Arzt ein Bestandsverzeichnis für aktive Medizinprodukte führen. Das sind Geräte, die mit Gas oder elektrisch betrieben werden, z. B. EKG-Geräte.

Erforderliche Angaben im Medizinprodukte-Bestandsverzeichnis:
1. Bezeichnung, Art und Typ, Loscode oder die Seriennummer
2. Anschaffungsjahr des Medizinproduktes
3. Name oder Firma und die Anschrift des nach § 7 des Medizinproduktegesetzes für das jeweilige Medizinprodukt Verantwortlichen
4. die CE-Kennzeichnung
5. soweit vorhanden, betriebliche Identifikationsnummer
6. Standort und betriebliche Zuordnung
7. die vom Hersteller angegebene Frist für die sicherheitstechnische Kontrolle

Erfüllungsgehilfe
→ LF 2, S. 81

Kann der Arzt bei einer Schädigung eines Patienten nicht lückenlos nachweisen, dass er alle Vorschriften eingehalten hat, tritt unter Umständen die Haftpflichtversicherung nicht ein und er macht sich – zusätzlich zum Imageschaden für die Praxis – strafbar (Erfüllungsgehilfe).

Sicherheitstechnische Kontrolle nach § 6 MPBetreibV

Alle Medizinprodukte, die im Bestandverzeichnis nach §8 aufgeführt werden, unterliegen sicherheitstechnischen Kontrollen. Diese sicherheitstechnischen Kontrollen werden spätestens in einem Abstand von zwei Jahren durchgeführt. So werden Mängel rechtzeitig erkannt und Patienten sowie Anwender sind geschützt. In der Regel führen staatlich geprüfte Medizintechniker die Kontrollen durch.

Um auch hier Kosten zu sparen, sollten Preisvergleiche bei den Medizintechnikern, die die Prüfung durchführen, eingeholt werden.

1.2 Lagerorganisation

Hauptaufgabe des Lagers ist der Ausgleich von Schwankungen im Materialverbrauch. Es wäre dem Patienten nur schwer zu erklären, wenn man eine Behandlung wegen fehlenden Materials unterbrechen müsste.

Auch das Ausnutzen von günstigen Angeboten mit Mengenrabatt sowie den verbilligten Transport- und Verpackungskosten machen ein Lager erforderlich. Die Lagerkosten dürfen bei einer Berechnungsmöglichkeit von Materialkosten in der Arztpraxis nicht mehr in Rechnung gestellt werden.

In vielen Praxen ist das Lager nur ein kleiner Raum oder ein Teil eines Raumes, in welchem in Schränken das Material gelagert wird. Dennoch ist es unabdingbar für einen reibungslosen Praxisablauf. Gleichzeitig stellt das Lager aber „totes Kapital" dar. Das bedeutet, dass das Geld, welches für die gelagerten Materialien ausgegeben wurde, keine Zinsen abwirft und darüber hinaus Lagerkosten entstehen.

Die Lagerkosten setzen sich zusammen aus:
- Raumkosten (Miete, kalkulatorische Miete, Abschreibung)
- anteilige Steuern
- Kapitalverzinsung der Bestände bzw. Räume
- Risiko des Verderbs, Schwund, Veralten des Materials
- Lagerverwaltung (Personalkosten)
- besonderen Aufbewahrungskosten für Lagergut (z. B. Aufbewahren im Kühlschrank)

Je kürzer die Lagerdauer ist, desto geringer sind die Kosten für die Lagerhaltung. Die kostengünstigste Version ist, wenn das Material immer nur dann zur Verfügung steht, wenn es gebraucht wird. In der Industrie spricht man von „jit-production" (Just-in-time-Produktion, d. h., wenn ein bestimmtes Teil benötigt wird, muss es am Band bereitstehen, eine Lagerung sollte nicht vorkommen).

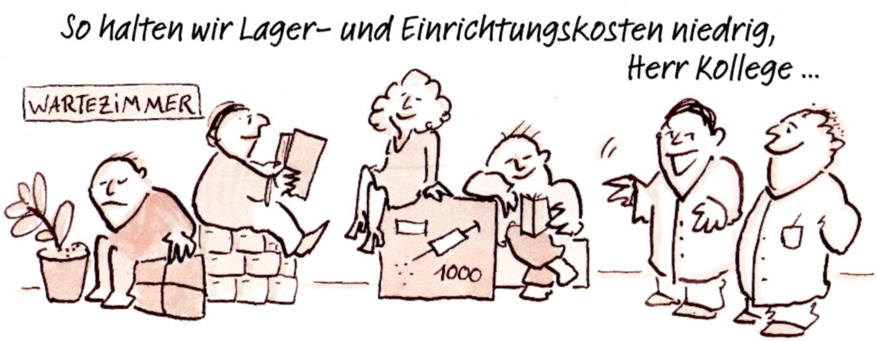
So halten wir Lager- und Einrichtungskosten niedrig,
Herr Kollege ...
WARTEZIMMER
1000

1.2.1 Lagerorganisationsschema

Die Lagerorganisation erfordert eine geeignete Struktur. Schemata und Checklisten erleichtern die Vorgehensweise.

Lagerorganisationsschema

Produkt oder Material wird geliefert

↓

Kontrolle der Lieferung

↓ ↓

MPG-Relevanz:
- ggf. Medizinproduktebucheintrag
- Dokumentation von Gebrauchsanleitung
- ggf. Materialzusammensetzung prüfen

Keine MPG-Relevanz:
- ggf. besondere Lagerung
- vorhandenen Bestand austauschen nach „Avni"-Methode
- Vergleich Bestellzeitpunkt/Lieferung als Erfahrungswert für die Zukunft

↓ ↓

Rechnungsprüfung

↓

Zahlung der Rechnung

Avni-Methode
Altes nach vorne, Neues nach hinten

Die Einrichtung des Lagers muss so gewählt werden, dass eine Lagerung der Materialien effektiv gewährleistet wird. Sicherungseinrichtungen sowie Möglichkeiten der besonderen Lagerung müssen vorhanden sein (z.B. Kühlschrank, besondere Löschgeräte, Wasseranschluss).

Die Ware muss beim Eintreffen geprüft werden. Zunächst erfolgt eine Prüfung der äußeren Verpackung. Bei Beschädigungen sollte man sich dies vom Transporteur bestätigen lassen. Anschließend wird die Bestellung mit der gelieferten Ware verglichen. Nach dem Auspacken erfolgt ein Abgleich von Lieferschein und Rechnung. Soweit möglich kann auch schon eine Qualitätsprüfung (Inaugenscheinnahme) durchgeführt werden. Mängel müssen sofort gerügt werden.

Unter dem Menüpunkt „Virtuelle Praxis" finden Sie auf dieser Website verschiedene Sicherheitsdatenblätter: www.bgw-online.de

Die Abb. 1 zeigt einen Ausschnitt aus einem Sicherheitsdatenblatt zu Instrumentendesinfektionsmitteln. Sicherheitsdatenblätter existieren zu vielen Materialien, die in der Arztpraxis verwendet werden. Die „Virtuelle Arztpraxis", zu finden auf den Internetseiten der Berufsgenossenschaft für Gesundheitsdienst und Wohlfahrtspflege, bietet Musteranschreiben für Datensicherheitsblätter. Neben den Lagerungshinweisen finden Sie auch Angaben zur umweltgerechten Entsorgung.

7 Handhabung und Lagerung

Hinweise zum sicheren Umgang
Den Behälter fest verschlossen halten. Kontakt mit Haut, Augen und Kleidung vermeiden. Nur in gut belüfteten Bereichen verwenden.

Hinweise zum Brand- und Explosionsschutz
Keine besonderen Brandschutzmaßnahmen erforderlich.

Anforderungen an Lagerräume und Behälter
Behälter dicht geschlossen an einem trockenen, kühlen und gut gelüfteten Ort aufbewahren.

Zusammenlagerungshinweise
Unverträglich mit Oxidationsmitteln

Weitere Angaben zu den Lagerbedingungen
Von Nahrungsmitteln, Getränken und Futtermitteln fernhalten.

12 Angaben zur Ökologie

Allgemeine Hinweise: Wassergefährdungsklasse 2 (berechnet gemäß VwVwS): wassergefährdend

Nicht in das Grundwasser, in Gewässer oder in die Kanalisation gelangen lassen.

Trinkwassergefährdung bereits beim Auslaufen geringer Mengen in den Untergrund.

13 Hinweise zur Entsorgung

Empfehlung: Darf nicht zusammen mit Hausmüll entsorgt werden. Nicht in die Kanalisation gelangen lassen.

Kleine Mengen können mit der (den) anderen Systemkomponente(n) zur Aushärtung gebracht und zum Hausmüll gegeben werden.

Größere Mengen sind gemäß Ländervorschriften als Sondermüll zu entsorgen.

Europäischer Abfallkatalog
18 01 06 Chemikalien, die aus gefährlichen Stoffen bestehen oder solche enthalten.

Abb.1 Auszüge aus einem Sicherheitsdatenblatt für Instrumentendesinfektionsmittel (91/155 EWG)

1.2.2 Lagerung von Arzneimitteln

Arzneimittel sind übersichtlich und getrennt von sonstigen Waren zu lagern. Sie müssen so gelagert werden, dass ihre einwandfreie Beschaffenheit erhalten bleibt. Die Zuständigkeit der Lagerhaltung sollte in der Teambesprechung schriftlich festgelegt werden.

Folgende Punkte sollten von der zuständigen MFA beachtet werden:

Zugang zu den Arzneimitteln
Arzneimittel sind für Patienten unzugänglich und nicht im Wartezimmer, Flur oder in nicht abschließbaren Schränken aufzubewahren.

Lagerbewirtschaftung
- Die Medikamente und Medizinprodukte mit begrenzter Haltbarkeit (z. B. Spritzen, Kanülen) sollten nach dem FEFO-Prinzip gelagert werden, das bedeutet Packungen mit späterem Verfallsdatum (date of expiry) nach hinten.
- Das Lager sollte mindestens zwei Mal im Jahr überprüft werden, um Platzmangel und Unordnung zu verhindern.

FEFO
first expired first out, engl. = zuerst abgelaufen, zuerst raus

Lagerbedingungen
Wichtig für die Lagerung von Arzneimitteln sind die richtige Temperatur, der Ausschluss von Feuchtigkeit und der Lichtschutz. Wichtige Hinweise befinden sich in der Regel auf der Verpackung.
- **UV-Licht:** Fotoinstabile Wirkstoffe und auch Grundlagen wie ungesättigte Fette oder Öle zersetzen sich, d. h., sie werden ranzig.
- **Frost:** Medikamente nie ins Gefrierfach legen, denn das Gefrieren kann den Arzneistoff zerstören und unwirksam machen. Manche Gelgrundlagen verflüssigen sich durch das Einfrieren irreversibel.
- **Feuchtigkeit:** Brausetablettenröhrchen und Drageedöschen sind stets dicht zu verschließen. Loser Tee sollte möglichst nicht längerfristig in der Tüte, sondern in einem geschlossenen Glas oder einer Dose aufbewahrt werden; Schimmelbildung droht. Acetylsalicylsäure (z. B. Aspirin®) zersetzt sich bei Feuchtigkeit, was durch Wärme noch beschleunigt wird. Erkennbar ist dieser Prozess am strengen Essiggeruch.
- **Wärme:** Ätherische Öle (z. B. Kamillentee, Pfefferminzöl) verdunsten. Bei alkoholhaltigen Arzneimitteln verdunstet der Alkohol. Medikamente wie Insulin sollten im Kühlschrank nicht über 8 °C lagern. Im Gebrauch befindliche Medikamente sollten möglichst bei Raumtemperatur gelagert werden.

Lagerung im Kühlschrank (Thermometer)
- Die Temperatur im Kühlschrank ist mit einem zugelassenen Minimum-Maximum-Thermometer regelmäßig zu messen und das Ergebnis schriftlich einmal am Tag festzuhalten. Diese Funktion ist oft bei digitalen Thermometern zu finden.
- Den Kühlschrank nur kurz offen halten.
- Gleichzeitige Lagerung von Lebensmitteln und Getränken im Medikamentenkühlschrank ist verboten.
- Beim Abtauen des Kühlschrankes müssen die Medikamente in einer Kühlbox zwischengelagert werden, damit die Kühlkette nicht unterbrochen wird.
- Der Kühlschrank sollte einmal im Monat gemäß Hygieneplan gereinigt werden.

Verfallene Medikamente und Medizinprodukte
- Medikamente im Notfallkoffer, die auch im Auto transportiert werden, sind unterschiedlichen Temperaturen ausgesetzt und damit schneller unbrauchbar. Der Notfallkoffer ist deshalb regelmäßig zu kontrollieren.
- Verfallene Medikamente sind unabhängig vom Aufbewahrungsort nicht mehr zu verwenden und ordnungsgemäß zu entsorgen.

BEISPIEL

Checkliste Lagerhaltung

Vorgang	Zuständigkeit	Anweisung	Bemerkungen
Lager im Keller	MFA Braun (Vertretung: MFA Mayer)	Neu angeliefertes Material wird im Vorratslager (bzw. in den Behandlungszimmern, je nach Art des Materials) aufbewahrt; neue Materialien nach hinten, alte Materialien nach vorne.	Apothekerkärtchen wieder an ursprünglichen Platz des jeweiligen gelieferten Materials zurücklegen; während dieses Vorgangs Prüfung des alten Materials auf Ablaufdatum.
Lagerung im Kühlschrank	MFA Mayer (Vertretung: MFA Pomplun)	Materialien, die gekühlt gelagert werden müssen, werden im Kühlschrank oben aufbewahrt.	Entnahme erst zur Behandlung; nach der Behandlung wieder sofortige Lagerung im Kühlschrank
sterile Materialien	MFA Pomplun (Vertretung: MFA Mayer)	Sterile Materialien sind im Vorratslager im Keller in entsprechend gekennzeichnetem Bereich zu lagern.	Schrank immer geschlossen halten.
Lagerkontrolle	alle MFA für das jeweilige Behandlungszimmer und den Kühlschrank; Materialverantwortliche für das Vorratslager und den Keller	Einmal pro Quartal werden alle Materialien und Medikamente im Lager und in den Behandlungsräumen überprüft. Läuft die Haltbarkeit im folgenden Halbjahr ab, ist das Material bzw. Ablaufdatum deutlich mit rotem Stift zu kennzeichnen.	Nach dem Verfallsdatum wird das Material sofort nach Anweisung entsorgt.

Bei der Verwendung eines Praxismanagementprogramms oder eines Warenwirtschaftsprogramms können viele der genannten Aufgaben am Rechner gesteuert werden (z. B. Geräte- und Maschinenmanagement, Lagermanagement).

So erhält man schnell den Einblick,
- zu welchem Preis und in welcher Menge die Waren bestellt wurden,
- wann der Bestellzeitpunkt erreicht ist,
- wie die Bestellmodalitäten sind,
- ob Rabatte und Skonti gewährt werden,
- unter welchen Bedingungen die Waren eingelagert werden müssen und
- wer wofür verantwortlich ist.

1.3 Materialbeschaffung und Bezugsquellenermittlung

1.3.1 Praxisbedarf

Zum allgemeinen Praxisbedarf zählt man alle Materialien, die zum Betrieb der Praxis benötigt werden, aber zulasten des Arztes gehen.

Bei der Einschätzung des Praxisbedarfs an Verbrauchsmaterialien spielt natürlich die Erfahrung eine große Rolle. So kann eine langjährige Medizinische Fachangestellte relativ genau den Bedarf z. B. an Verbandsmaterialien für einen Tag, eine Woche oder einen Monat abschätzen.

Das sollten Sie sich fragen:
- Wie wird der Bedarf an Verbrauchsmaterialien festgestellt?
- Wie ist die Lieferantenauswahl geregelt?
- Wie sind die Bestellmodalitäten geregelt?
- Wie wird der Eingang der Waren kontrolliert und dokumentiert?

Um die Mengen- und Werteinschätzung des Praxisbedarfs ermitteln zu können, kann die **ABC-Methode** angewendet werden. Dabei wird untersucht, welche Waren welchen Wert haben. Alle verwendeten Materialien werden in einer Tabelle erfasst und anschließend bewertet. So ergibt sich zum Beispiel, dass

15 % der Materialien ca. 60 % des Wertes (→ A-Materialien),

25 % der Materialien ca. 30 % des Wertes (→ B-Materialien) und

60 % der Waren nur ca. 10 % des Wertes ausmachen (→ C-Materialien).

Hieraus folgt, dass man sich intensiv um die A-Materialien kümmern muss, d. h.
- exakte Bedarfsermittlung,
- gründliche Kostenanalyse,
- genaue Bestandsüberwachung usw.

Die folgende Tabelle zeigt Preise von Produkten mittlerer Qualität und Größe. Mengenrabatte, Skonto und Ähnliches ist nicht berücksichtigt.

BEISPIEL

Für eine Praxis gelten für eine Zeitperiode folgende Verbrauchsmengen und Preise:

Anzahl**	Einheit	Produkt*	Gesamtpreis
2	Packung à 1000 Stück	Urinbecher mit Deckel	94,00 €
20	Packung à 100 Stück	latexfreie Handschuhe	250,00 €
13	Packung à 100 Stück	Kanülen 1, 12, 20	33,00 €
36	Stück	atraumatisches Nahtmaterial	170,00 €
5	Packung à 200 Stück	Nierenschalen Pappe	75,00 €
30	Karton à 4 Rollen = 100 m	Papierunterlagen für Liege	1050,00 €
106			1672,00 €

Anteil**	Einheit	Produkt	Wertanteil***
1,8	Packung à 1000 Stück	Urinbecher mit Deckel	5,6
18,8	Packung à 100 Stück	latexfreie Handschuhe	14,9
12,2	Packung à 100 Stück	Kanülen 1, 12, 20	1,9
33,9	Stück	atraumatisches Nahtmaterial	10,1
4,7	Packung à 200 Stück	Nierenschalen Pappe	4,4
28,3	Karton à 4 Rollen = 100 m	Papierunterlagen für Liege	62,7

*Innerhalb eines Produkts gibt es große Preis- und Qualitätsunterschiede bei den unterschiedlichen Herstellern.

$$\text{**Anteil} = \frac{\text{Anzahl} \times 100}{106}$$

$$\text{***Wertanteil} = \frac{\text{Preis} \times 100}{1672}$$

Es ergibt sich folgende Reihenfolge:

33,9 %	der Materialien haben einen Wertanteil von	10,2 %
28,3 %	der Materialien haben einen Wertanteil von	62,7 %
12,2 %	der Materialien haben einen Wertanteil von	14,9 %
12,2 %	der Materialien haben einen Wertanteil von	1,9 %
4,7 %	der Materialien haben einen Wertanteil von	4,4 %
1,8 %	der Materialien haben einen Wertanteil von	5,6 %

Man muss sich also verstärkt um die Unterlagen (A-Materialien) im Einkauf kümmern, da sie einen Wertanteil von über 60 % haben und rund 28,3 % der Materialien in der Praxis ausmachen.

1.3.2 Sprechstundenbedarf

Beim Sprechstundenbedarf handelt es sich um Medikamente und Materialien, die zulasten der gesetzlichen Krankenkassen verordnet werden dürfen.
Die Verordnung soll ersetzen, was für die Versicherten verbraucht wurde, und rückwirkend für das vergangene Quartal erfolgen. Dabei ist nach der Art und der Zahl der Behandlungsfälle sowie den durchgeführten und abgerechneten Leistungen zu unterscheiden. Die Verordnung für Kassenpatienten erfolgt zulasten der zuständigen Bezirksdirektion der AOK. Hierzu existieren bei den jeweiligen Krankenversicherungen Listen.

EBM
Einheitlicher Bewertungsmaßstab; Verzeichnis, nach dem vertragsärztlich erbrachte Leistungen mit den gesetzlichen Krankenkassen abgerechnet werden.

Nicht in den Listen aufgeführte Materialien
- sind mit der Abrechnung der Gebührenordnungsposition des EBM abgegolten,
- können auf normalem Rezept zu Händen des Arztes verordnet werden (z. B. Material für den Notfallkoffer (Grundausstattung, kein Sprechstundenbedarf), Injektionsmittel für Heilinjektionen) oder
- gehören zur Negativliste, d. h., sie müssen vom Patienten bezahlt werden (z. B. Aspirin® plus C, Dynexan Mundgel®, Octadon®, Wobenzym® N Dragees).

Bei einigen Materialien erfolgt der unbedingte Hinweis auf Sparsamkeit und Wirtschaftlichkeit.

Aufstellung der als Sprechstundenbedarf zulässigen Mittel:
1. Verband- und Nahtmaterial
2. Mittel zur Diagnostik/Therapie
3. Mittel zur Narkose und Anästhesie (auch Schmerztherapie)
4. Desinfektions- und Hautreinigungsmittel, ausschließlich zur Anwendung am Patienten
5. Reagenzien und Schnellteste
6. Mittel zur Diagnostik oder Soforttherapie
7. Puder, Pulver, Gels, Kegel, Lösungen, Sprays, Styli, Tinkturen, Zäpfchen und Salben
8. Arzneimittel zur Sofortanwendung im Notfall
9. Kontrastmittel

Festbetragsregelungen sind bei der Verordnung von Sprechstundenbedarf zu beachten.

1.3.3 Bestellzeitpunkt

Neben dem Bedarf ist eine Reserve (Sicherheitsmenge) in der Praxis erforderlich, um Unregelmäßigkeiten (z. B. Lieferengpässe) zu überbrücken. Hierzu muss geprüft werden, wie viele Materialien in der Praxis überhaupt gelagert werden können und wie lange die einzelnen Materialien haltbar sind.

Der Bestellzeitpunkt hängt vom Verbrauch, der Lieferzeit und der Lagerfähigkeit ab. Nachdem das Material neu eingekauft wurde, ist der **Höchstbestand** erreicht. Es erfolgt der Verbrauch des Materials. Zu einem gewissen Zeitpunkt muss wieder bestellt werden. Zum Bestellzeitpunkt muss noch genügend Material „auf Lager" sein, damit die Lieferfrist überbrückt werden kann (**Bestellzeitpunktbestand**).

Bei Eingang der Lieferung sollte immer noch eine „Sicherheitsreserve" vorhanden sein. Diese **Sicherheitsmenge** muss insbesondere wegen der eingeschränkten Haltbarkeit immer mit neuen Waren bestückt werden (→ S. 137, Abb. 1). Auch die Preisentwicklung kann den Bestellzeitpunkt beeinflussen.

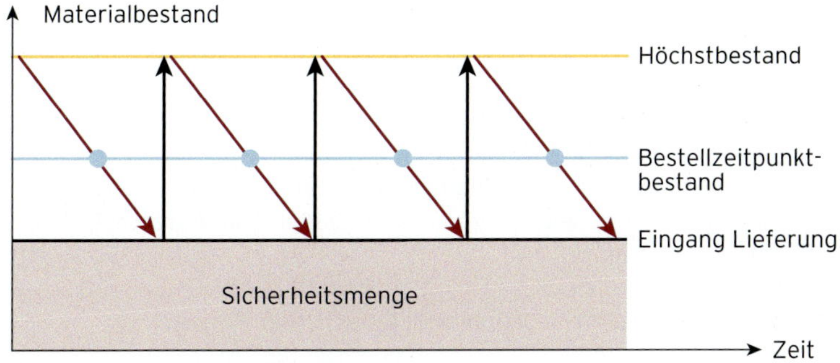

Abb. 1 Organisation der Materialbestellung

1.3.4 Bezugsquellen

Viele Arztpraxen arbeiten mit Lieferanten zusammen, die sie seit Jahrzehnten zur Zufriedenheit beliefern. Um jedoch nicht in eine zu enge Abhängigkeit von einem Großhändler zu fallen, sollten vor allem neue Praxen Vertreterbesuche, Prospekte, Mustersendungen, Fachzeitschriften, Adressenverzeichnisse, Gelbe Seiten, Kataloge, Internet, Messen usw. nutzen, um ein breites Angebot an Materialien zu bekommen. Dabei wird besonders für die A-Materialien (s. ABC-Methode) eine intensive Beschaffungsmarktanalyse empfohlen.

Unter www.wlw.de (Wer liefert was?) findet man viele Möglichkeiten der Lieferung von Waren durch Firmen.

Für die Lieferantenauswahl spielen neben dem reinen Preisvergleich viele weitere Gründe eine Rolle:
- bestehende langjährige Geschäftsbeziehungen
- Lieferungsbedingungen
- Abwicklung der Lieferung
- Sortiment
- Rabatte, Skonti, Boni
- kurzfristige Liefermöglichkeiten
- Transportwege
- Zahlungsmöglichkeiten
- Umgang mit Reklamationen
- Informationsfluss, Kommunikation
- Flexibilität
- weitere individuelle Gründe

Allen Einkäufen sollten folgende Überlegungen vorangehen:

Rationalisierungsbezogene Überlegungen
Werden die benötigten Produkte als Systeme (aufeinander abgestimmte Instrumente und Materialien) angeboten? Sie sind der Bestellung einzelner Produkte vorzuziehen.

Hygienische Überlegungen
Sind Arbeitsschutz und Sauberkeit bei der Verwendung der Produkte gewährleistet?

Technische Überlegungen
Ist die Verpackung für die Produkte sicher? Sind sie einfach zu handhaben und welche Maschinenausstattung ist Voraussetzung für ihre Nutzung?

Sicherheitsbezogene und Umweltschutzüberlegungen
Besteht die Gefahr der Toxizität gegenüber anderen Materialien und Arbeitsmitteln? Können die Materialien problemlos entsorgt werden?

Personelle Überlegungen
Welche persönliche Ausbildung ist für die Materialverwendung nötig, welche Fähigkeiten sind vorhanden? Welche persönlichen Vorlieben und Erfahrungen des Behandlers sind zu berücksichtigen?

Meist haben sich in Praxen hierzu schon bestimmte „Muster" für Produkte herauskristallisiert. Um nicht einer „Praxisblindheit" zu verfallen, sollten hin und wieder neu entwickelte Materialien ausprobiert werden.

AUFGABEN

1 Ermitteln Sie den Sprechstundenbedarf Ihrer Praxis und vergleichen Sie die Bedarfslisten der unterschiedlichen Facharztrichtungen.

2 Legen Sie eine Liste verschiedener Medizinanbieter an. Beachten Sie dabei folgende Punkte: Ihre Kundennummer, Telefon- und Faxnummer, E-Mail-Adresse, Bestellmodalitäten, Sonderkonditionen.

3 Ermitteln Sie fünf Geräte aus dem Medizinproduktebuch Ihrer Praxis.

4 Welche Materialien Ihrer Praxis bedürfen einer besonderen Lagerung?

5 Erstellen Sie eine Checkliste für die Entsorgung der wichtigsten Praxismaterialien.

6 Auf Grund einer Anästhesie kommt es bei einem Patienten zu einem Zwischenfall. Wie können Sie zurückverfolgen, welches Anästhetikum verwendet wurde bzw. ob die Gebrauchsanweisung vorhanden ist?

7 Die Tischzentrifuge funktioniert nicht mehr richtig. Ihre Chefin bittet Sie, verschiedene Angebote zu suchen und für die Teambesprechung zusammenzustellen.

8 Stellen Sie das Rabattsystem eines Großhändlers Ihrer Wahl vor.

9 Welche Vorteile bietet Ihnen der Großhändler Ihrer Ausbildungspraxis?

10 Was könnte Ihren Chef dazu bewegen, den Händler zu wechseln?

11 Wie bestellt Ihre Ausbildungspraxis
- a Materialien (z. B. Laborartikel),
- b Instrumente (z. B. chirurgisches Besteck, Ohrspiegel),
- c Kleinmaschinen (z. B. Blutzuckermessgerät),
- d Großmaschinen (z. B. Autoklav, Röntgengerät)?

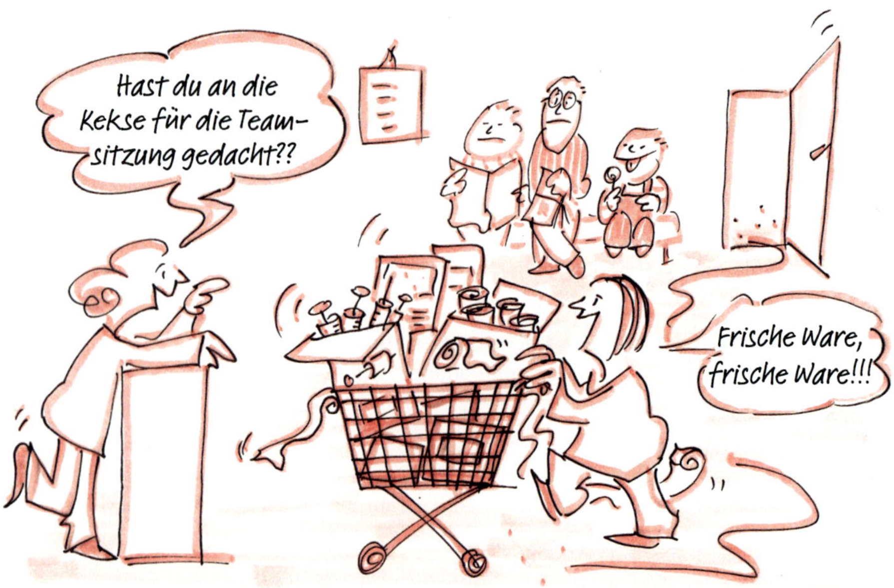
Hast du an die Kekse für die Teamsitzung gedacht??
Frische Ware, frische Ware!!!

1.4 Ökologie in der Arztpraxis

1.4.1 Müllvermeidung

Für die ökologische Praxisführung ist der Einkauf sehr wichtig. Hier entscheidet sich schon, ob eine große Müllmenge produziert wird und wie stark die Umwelt durch giftige und umweltschädigende Stoffe belastet wird.

Folgende Fragen sollten Sie sich als MFA vor dem Einkauf stellen:
- Benötigen wir in unserer Praxis diesen Artikel wirklich?
- Können wir den Artikel mit anderen Praxen gemeinsam nutzen (Apparategemeinschaften)?
- Kann das gekaufte Produkt umweltgerecht entsorgt werden? Sind die Stoffe recycelbar (z. B. Papier, Glas)? Übernimmt der Händler die Entsorgung?
- Können wir in der Praxis Mehrwegprodukte verwenden?

Apparategemeinschaften
→ LF 1, S. 40

Müll vermeiden ist besser als Müll entsorgen, denn dadurch können erhebliche Kosten eingespart werden.

Einige Beispiele für Müllvermeidung in der Arztpraxis:

Verpackung	– auf Mehrwegverpackungen bestehen – Großbestellungen vermeiden Müll – Verpackungen dem Lieferanten wieder mitgeben – Vermeiden nicht trennbarer Verbundmaterialien – wenn Einwegmaterial notwendig wird, Verpackungsmaterial sortieren und recyceln
Handtücher	– Einmalpapiertücher aus 100 % Altpapier sind nach Untersuchung des Umweltbundesamtes zu bevorzugen.
Hygiene	– Pumpspray – thermische Sterilisation
Plastikbeutel	– feste Behälter ohne Beutel direkt in Sammelbehälter/Mülleimer geben

Büro- und Hausmüll	– grundsätzlich Recyclingpapier verwenden (auch für Thermo-Fax, Kopierer, Laser- und Tintenstrahldrucker geeignetes Papier erhältlich)
	– Papierverbrauch einschränken:
	  – doppelseitig kopieren und schreiben
	  – wenn möglich DIN A5 statt DIN A4
	  – Papierabfälle als Notizzettel verwenden (Datenschutz beachten)
	  – Briefe an Krankenkassen, Überweiser o. Ä. sammeln und nur einmal wöchentlich verschicken
	  – Laborauftrag: nur ein Formular wird für Hin- und Rücksendung verwendet, einzelne Arbeitsgänge bzw. Termine werden jeweils nachgetragen
	  – Terminkarten für Patienten (Patient zum Mitbringen anhalten)
	  – bei Doppelpraxen: Ärzteblatt, KV-Rundschreiben, Handbücher o. Ä. nur einmal schicken lassen

Altpapier sammeln	– Papier und Pappe trennen; Datenschutz beachten – ggf. vorab durch Reißwolf – auch Papierwolle zum Recycling (aus Aktenvernichter) – Kunststoffklebebänder von Kartonagen entfernen

Batterieverbrauch	– auf den Batterieverbrauch von elektrischen Geräten achten:
	  – kalibrierte mechanische Blutdruckmessgeräte
	  – Ophthalmoskop u. Ä. mit Aufladegerät verwenden
	  – analoge Thermometer mit Quecksilberersatz
	  – Waagen mit Laufgewichten oder Federn

Toner	– Tonerkartuschen für Kopierer und Laserdrucker wieder befüllen lassen – Carbonbänder für Schreibmaschinen und Drucker meiden – Gewebebänder sind wiedereinfärbbar und ihre Kassetten können mit neuem Band versehen werden (Adressen hierzu erhalten Sie bei Verbraucherberatungen, im Bürofachhandel oder in den Gelben Seiten.)
Hausmüll	– organische Abfälle zum Kompostieren – Pfandflaschen, keine Dosen oder Getränketüten – keine Tetra-Packs – kein Einweggeschirr und Wegwerfbesteck verwenden – Altglas, Metalle, Kunststoffe, Papier und Kartons sammeln – Hand- und Geschirrtücher aus Baumwolle verwenden – umweltfreundliche Putzmittel verwenden
Umweltprodukte	– Papier, Ordner, Briefumschläge (mit Pergamentfenster) aus Altpapier, unlackierte Buntstifte statt Filzstifte, Kugelschreiber mit auswechselbaren Minen, am besten Füller, trockene Textmarker und Korrekturlacke auf Wasserbasis, umweltfreundliche Klebstoffe und Klebebänder – langlebige Produkte bevorzugen – Adressaufkleber und Durchschreibesätze aus 100 % Altpapier

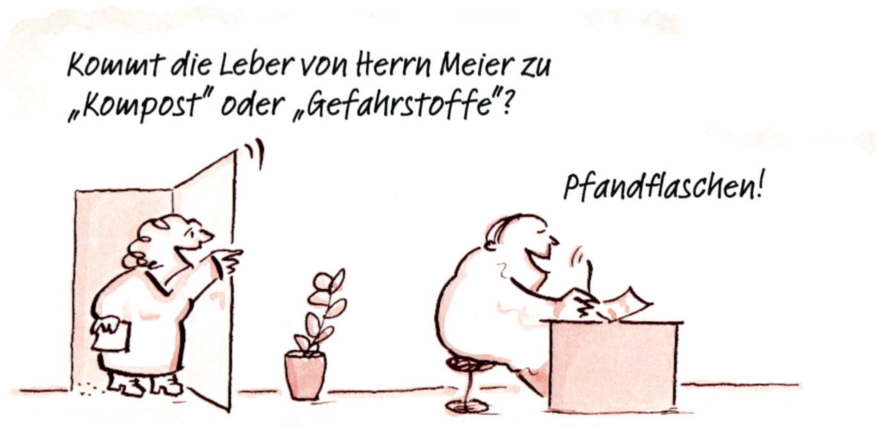
Kommt die Leber von Herrn Meier zu „Kompost" oder „Gefahrstoffe"?
Pfandflaschen!

1.4.2 Müllentsorgung

Eine Übersicht mit den Richtlinien zur Entsorgung von Abfällen im Gesundheitswesen finden Sie unter www.laga-online.de

Müll bedeutet in der Praxis eine mögliche Infektionsquelle. Ein Patient kommt z. B. mit einer verschmutzten Schürfwunde in die Praxis. Nach Reinigung der Wunde wird diese mit einem Antiseptikum behandelt, mit einer Kompresse abgedeckt und verbunden. Weil die letzte Tetanusspritze zwei Jahre zurückliegt, ist eine Simultanimpfung mit Tetanol® und Tetagam® nötig. An Abfall fallen u. a. eine verschmutzte Unterlage, Einmalhandschuhe, eine Kompresse zum Reinigen der Wunde, zwei Impfspritzen, Tupfer und Pflaster an. Da das Material teilweise infektiös sein kann und durch die Spritzen Verletzungsgefahr besteht, sollte Praxismüll schnell und sicher entsorgt werden.

Die Landesarbeitsgemeinschaft Abfall (LAGA) hat Merkblätter (nach einem europaweit gültigen Abfallschlüssel) für die Entsorgung des Mülls im Gesundheitswesen herausgegeben.

Abfallschlüssel	Beschreibung	Beispiele
AS 1501XX	unproblematischer Müll, keine Infektionsgefahr	– Glasabfall, z. B. Infusionsflaschen – Altpapier: nur unverschmutztes und trockenes Papier – Dokumente: alle mit Namen gekennzeichneten Unterlagen müssen durch den Aktenvernichter – Restmüll z. B. benutzte Papiertücher und normaler Hausmüll – Kunststoffabfall, z. B. Kunststoffinfusionsflaschen, Beutel von Spüllösungen, Desinfektionskanister
AS 180104 / 180101	Abfälle, an deren Sammlung und Entsorgung aus infektionspräventiver Sicht keine besonderen Anforderungen gestellt werden (Hausmüll) (→ Abb. 1)	– Wund- und Gipsverbände – Einwegartikel – gebrauchte Handschuhe – entleerte Urinbeutel – Spritzen, Kanülen: Diese müssen in einem extra bruch- und durchstichsicheren Behälter entsorgt werden und mit dem Gefahrstoffzeichen für Biogefährdung versehen werden (→ Abb. 2).
AS 180103	Abfälle, an deren Sammlung und Entsorgung aus infektionspräventiver Sicht besondere Anforderungen gestellt werden	Abfälle, die mit Erregern meldepflichtiger Krankheiten behaftet sind, z. B. Blut mit HIV oder Hepatitis B und C. Eine Liste ist unter http://www.rki.de (Robert Koch-Institut) einsehbar.
AS 180106	Chemikalien, die aus gefährlichen Stoffen bestehen und solche enthalten	– Altmedikamente – Desinfektionsmittelreste – Batterien – Röntgenabfall

Die richtigen Sicherheitsdatenblätter geben Auskunft über die richtige Kennzeichnung und Entsorgung (s. S. 132).

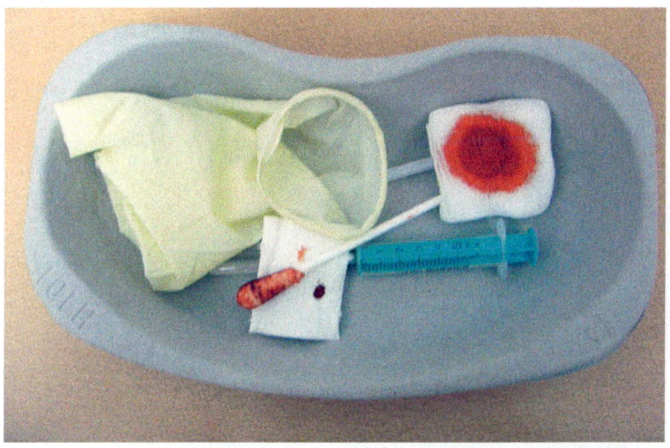

Abb. 1 Abfälle für den Hausmüll (AS 180104)

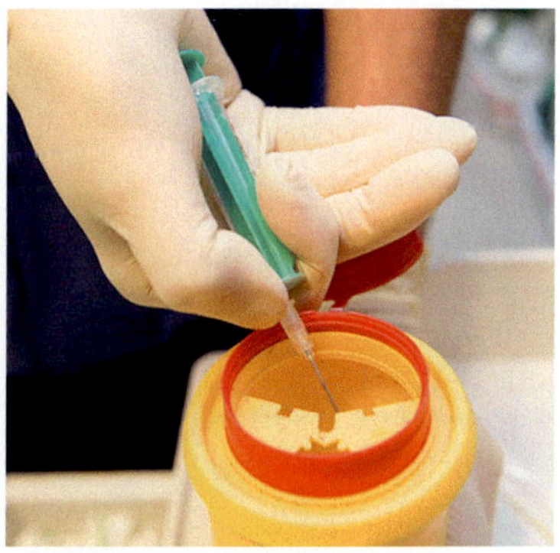

Abb. 2 Abfallbehälter zur Entsorgung spitzer und scharfer Arbeitsgeräte (AS 180101)

2 Der Weg zum Kaufvertrag

2.1 Anfrage

In der Regel beginnt die Anbahnung eines Kaufvertrags mit einer Anfrage. Die Praxis fragt z.B. nach einem bestimmten Material bei einem potenziellen Lieferer nach. Oft ist die erste Anfrage sehr allgemein gehalten. Man erkundigt sich nach einem aktuellen Katalog, den Preislisten oder den Lieferungs- und Zahlungsbedingungen (→ Abb. 1).
Die Anfrage ist rechtlich in keiner Form bindend, d. h., man geht dadurch keine geschäftlichen Verbindungen ein.
Auch wenn nach einer konkreten Anfrage bereits die Lieferung des Gegenstandes erfolgt, ist noch kein Kaufvertrag zu Stande gekommen.
Erfolgt auf die Anfrage die Zusendung des Katalogs oder die Zusendung von Preislisten, hat dies auch für den Verkäufer keine rechtliche Bedeutung, da diese sich an die Allgemeinheit richten und keine Angebote als Willenserklärungen im rechtlichen Sinne darstellen. Man spricht von Kaufaufforderungen, Anpreisungen oder Werbung. Ein individuelles Angebot ist hingegen für den Verkäufer bindend.

2.2 Angebotsvergleiche (Skontoberechnung und Zinsvergleich)

Häufig liegen mehrere Angebote für ein Produkt vor und es muss eine Auswahl getroffen werden. Neben den wirtschaftlichen Überlegungen spielen natürlich die Bindung an einen bestimmten Händler, das Kauf„erlebnis" (z. B. auf einer Messe) oder andere, oft psychologische Faktoren eine Rolle. Ein typisches Angebot finden Sie in Abb. 2.

Dr. med.
Eberhard Gothein
U2, 2-4
68161 Mannheim
Tel.:0621/223344

Mannheim, den 11.04.16

Schalter
Apothekeneinrichtungen
Arztpraxen
Ruppertsberger Str. 18
67149 Meckenheim

Sehr geehrter Herr Schalter,

in nächster Zukunft werde ich meinen Anmeldungsbereich neu gestalten. Von einem Kollegen habe ich erfahren, dass sie maßangefertigte Einbauten vornehmen.

Bitte senden Sie mir ein Angebot mit Lieferungs- und Zahlungsbedingungen für eine neue Anmeldungstheke entsprechend der beigefügten Skizze zu.

Für ein baldiges Angebot bedanke ich mich.

Mit bestem Gruß

Dr. E. Gothein

Abb. 1 Bitte um Angebotserstellung

BERATUNG
PLANUNG
UMBAU
PRODUKTION
MONTAGE

Schalter
Apothekeneinrichtungen
Arztpraxen
Innenausbau

Schalter Apothekeneinrichtungen Ruppertsberger Str. 18 67149 Meckenheim

Praxis
Dr. Eberhard Gothein
U 2, 2-4
68161 Mannheim

Ruppertsberger Str. 18
67149 Meckenheim
Tel. (0 63 26) 60 81
Fax (0 63 26) 52 44
www.Schalter-GmbH.de

Angebot 5282 — 14. April 2016

Pos.	Menge	Beschreibung	E-Preis EUR	G-Preis EUR
1	1	Empfangstheke mit Schrankwand lt. Zeichnung		4.950,00
		Nettobetrag		EUR 4.950,00
		+19% MWSt.		792,00
		Bruttobetrag		EUR 5.742,00

Zahlbar innerhalb 10 Tagen abzügl. 2 % Skonto (=EUR 114,84)
oder innerhalb 30 Tagen rein netto.

Die genannten Preise sind Festpreise und enthalten den Transport, sowie die Montage der Einrichtung.

Für die ausgeführten Arbeiten sichern wir Ihnen fachgerechte, handwerkliche Ausführung zu.

Lieferzeit: nach Vereinbarung

Ausführung und Gewährleistung gemäß VOB.

Wir sehen der weiteren Zusammenarbeit mit Interesse entgegen und verbleiben

Mit freundlichen Grüßen

Gerhard Schalter GmbH & Co.

Gerhard Schalter GmbH & Co Sitz Meckenheim
Amtsgericht Ludwigshafen HRA 1254 Dü
Pers. haftende Gesellschafterin:
Gerhard Schalter Beteiligungs GmbH Sitz Meckenheim
Amtsgerich Ludwigshafen HRB 1207 DÜ
(Geschäftsführer Gerhard Schalter)

USt.ID-Nummer: DE149373633
Volksbank Speyer-Neustadt
Kto. 6158382 BLZ 547 900 00

Bankverbindungen:
[redacted]
Kto. 0 158 380, BLZ 546 611 08
Postbank Ludwigshafen/Rhein
Kto. 54 508-679, BLZ 545 100 67

Abb. 2 Angebot

Im folgenden Beispiel soll ein rein preiswirtschaftlicher Angebotsvergleich durchgeführt werden.

BEISPIEL

Eine Praxis möchte ein Stoßwellen-Therapiegerät (→ Abb.1). Der Praxis liegt folgendes Angebot vor:

Kaufpreis
15169,75 € zzgl. 19 % MwSt.
19 % MwSt. entsprechen 2882,25 €
15169,75 € + 2882,25 € =
18052,00 €

Monatliche Rate
390,00 € inkl. 19 % MwSt. über 52 Monate

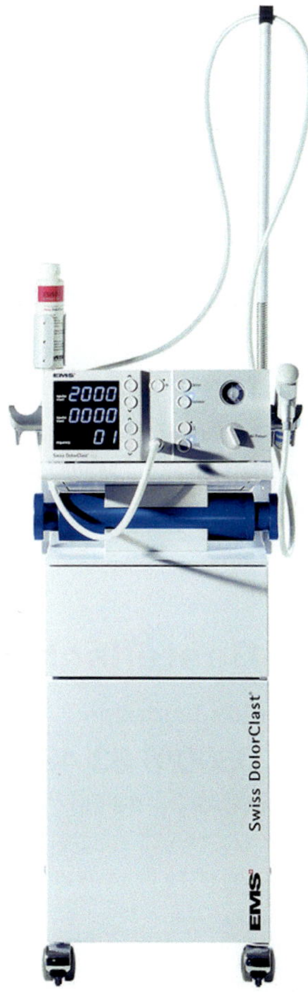

Abb. 1 Stoßwellen-Therapiegerät

Der Praxisinhaber holt sich auch von seiner Bank ein Finanzierungsangebot ein. Die Bank bietet ihm ein Darlehen ebenfalls über 52 Monate mit einem effektiven Jahreszins von 4 %.

Um entscheiden zu können, welches Angebot günstiger ist, muss der effektive Jahreszins des Finanzierungsangebots des Großhändlers ermittelt werden. Dazu werden im Internet zahlreiche Zinsrechner angeboten.

Der Zinsrechner ermittelt anhand der eingegebenen Daten automatisch den effektiven Jahreszins (→ Abb. 2). Sie sehen, dass das Finanzierungsangebot des Großhändlers einem effektiven Jahreszins von 5,52 % entspricht und somit teurer ist als das Bankangebot.

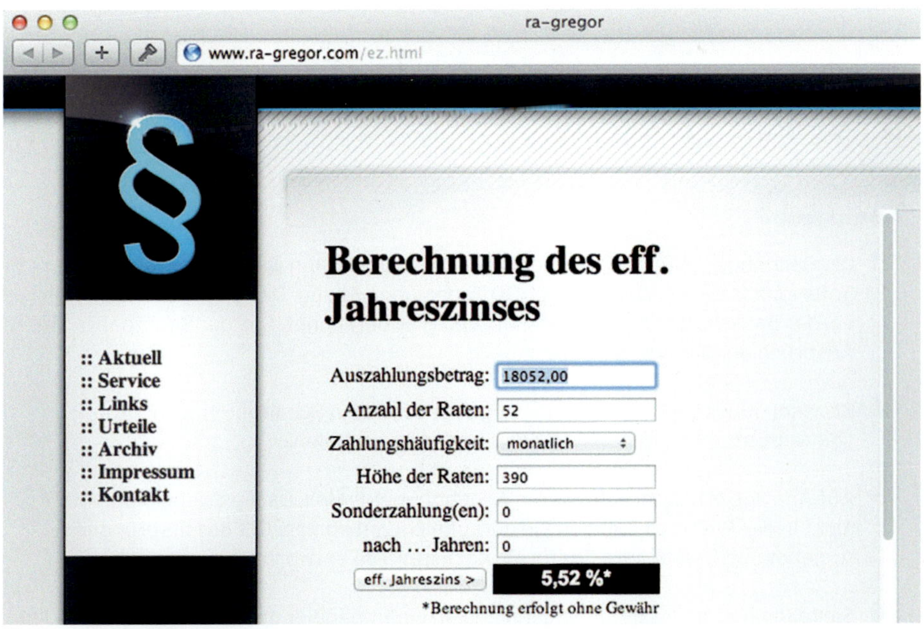
ra-gregor
www.ra-gregor.com/ez.html
§
:: Aktuell
:: Service
:: Links
:: Urteile
:: Archiv
:: Impressum
:: Kontakt
Berechnung des eff. Jahreszinses
Auszahlungsbetrag: 18052,00
Anzahl der Raten: 52
Zahlungshäufigkeit: monatlich
Höhe der Raten: 390
Sonderzahlung(en): 0
nach ... Jahren: 0
eff. Jahreszins >
5,52 %*
*Berechnung erfolgt ohne Gewähr

Abb. 2 Zinsrechner im Internet

Damit es zu einem Kaufvertrag kommt, muss eine Willenserklärung der Praxis an den Großhändler erfolgen, diese bestimmten Waren zu kaufen. Diese Willenserklärung heißt im Kaufvertrag Bestellung (→ Abb. 1).

Firmen, die langjährige Kontakte mit der Arztpraxis haben, erhalten häufig direkt eine Bestellung, ohne dass ein spezielles Angebot vorausgeht.

Eine Willenserklärung gilt so lange, wie unter normalen Umständen mit einer Antwort gerechnet werden kann. Zum Beispiel kann man bei einer Faxbestellung mit einer Antwort (z. B. Bestätigung) innerhalb von 48 Stunden rechnen. Willenserklärungen unter Anwesenden (auch Telefongespräch oder Onlineverbindung) gelten bis zum Gesprächsende bzw. Abbruch der Onlineverbindung.

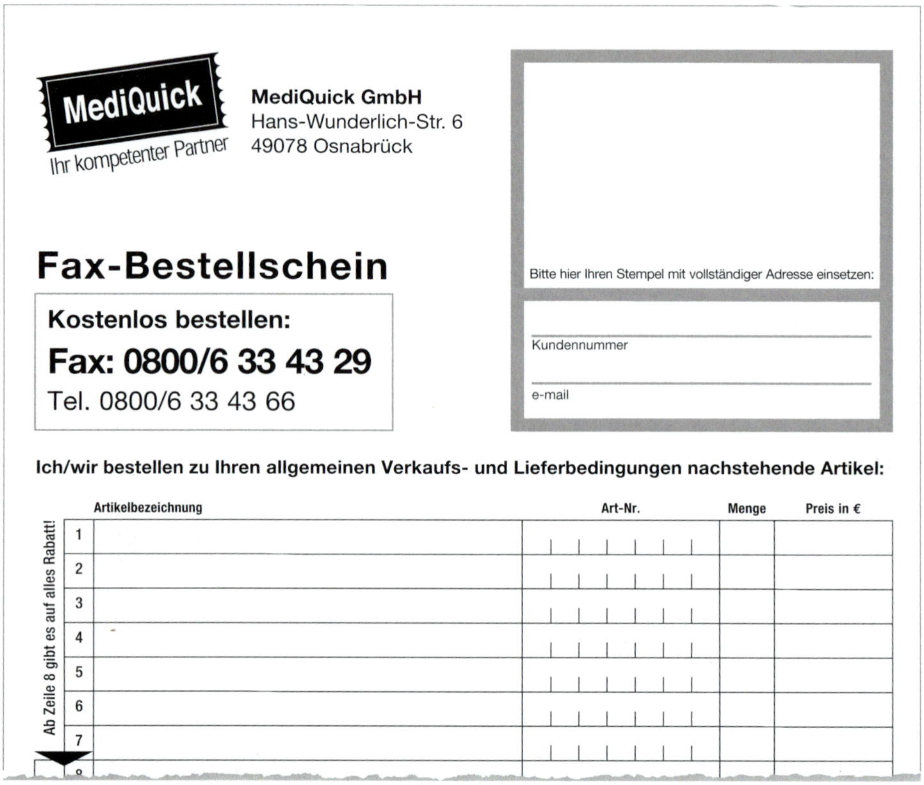
MediQuick
Ihr kompetenter Partner

MediQuick GmbH
Hans-Wunderlich-Str. 6
49078 Osnabrück

Fax-Bestellschein

Kostenlos bestellen:
Fax: 0800/6 33 43 29
Tel. 0800/6 33 43 66

Bitte hier Ihren Stempel mit vollständiger Adresse einsetzen:

Kundennummer

e-mail

Ich/wir bestellen zu Ihren allgemeinen Verkaufs- und Lieferbedingungen nachstehende Artikel:

Ab Zeile 8 gibt es auf alles Rabatt!

	Artikelbezeichnung	Art-Nr.	Menge	Preis in €
1				
2				
3				
4				
5				
6				
7				

Abb. 1 Bestellfax

AUFGABEN

1 Die Rechnung eines Großhändlers über 2500,00 € kann wie folgt bezahlt werden: Sofort mit 2 % Skonto oder nach 30 Tagen ohne Abzug. Der Überziehungskredit bei der Bank wird mit einem Zinssatz von 8 % berechnet. Soll der Skontoabzug in Anspruch genommen werden?

2 Bis wann muss die Praxis auf das Angebot der Firma Schalter (→ S.142, Abb. 2) reagieren, um zu den genannten Konditionen zu bestellen?

3 Auf Anfrage erhält Ihre Praxis ein Angebot über E-Mail. Da die Chefin momentan nicht in der Praxis ist, können Sie darauf nicht antworten. Gilt das ursprüngliche Angebot noch, wenn Ihre Chefin am nächsten Tag antwortet?

4 Sie faxen für die Praxis eine Bestellung an einen Händler durch. Nach zwei Stunden hat sich der Händler noch nicht gemeldet. Gilt Ihre Bestellung noch?

2.3 Kaufvertrag

Für den Kaufvertrag gelten die aus Lernfeld 2 bekannten Grundlagen des Vertragsrechts. Die in diesem Zusammenhang bestehende Vertragsfreiheit bietet Abschlussfreiheit und Gestaltungsfreiheit:

- **Abschlussfreiheit:** Jeder kann mit jedem einen Kaufvertrag abschließen und niemand kann zum Vertragsschluss gezwungen werden.
  (Ausnahme: Kontrahierungszwang bei Dienstleistungsunternehmen, z. B. Taxi, Deutsche Bahn; vergleichbar mit der Behandlungspflicht: Patient kommt mit Schmerzen in die Praxis)
- **Gestaltungsfreiheit:** Man kann den Inhalt und die Art des Kaufvertrags frei gestalten. Bei manchen Kaufverträgen müssen allerdings bestimmte Inhalte vorhanden sein, z. B. bei Ratenkaufverträgen müssen der Effektivzins, die Anzahl der Raten usw. angegeben sein.

Grundlagen des Vertragsrechts
→ LF 2, S. 52

Kontrahierungszwang
gesetzliche Verpflichtung zum Abschluss eines Vertrags

2.3.1 Abschluss und Erfüllung des Kaufvertrags

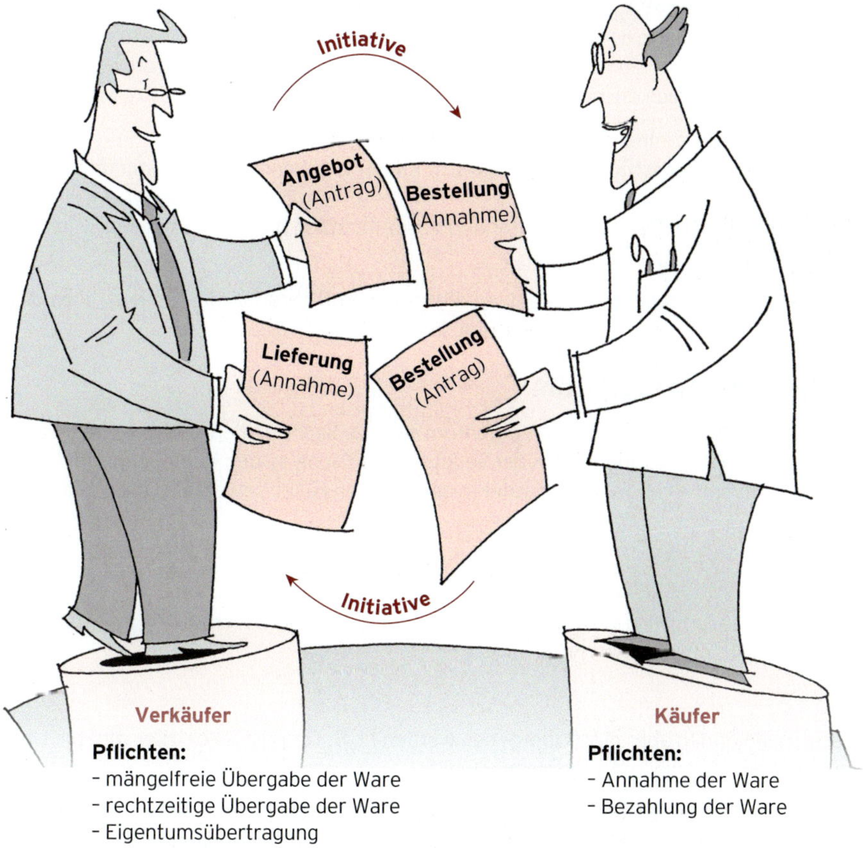

Abb. 1 Abschluss eines Kaufvertrags

Wie aus Abb. 1 ersichtlich, kann die Initiative zum Abschluss eines Kaufvertrags sowohl vom Käufer als auch vom Verkäufer ausgehen:

- Macht der Verkäufer ein Angebot (Antrag) und der Käufer bestellt daraufhin (Annahme), ist der Kaufvertrag geschlossen.
- Macht der Käufer eine Bestellung (Antrag) und der Verkäufer liefert daraufhin oder schickt eine Auftragsbestätigung (Annahme), ist damit der Kaufvertrag geschlossen.

Einige „Spezialfälle" zum Abschluss eines Kaufvertrags:

- Ein Händler macht ein Angebot, aber die Praxis bestellt zu spät.
  Die **verspätete Bestellung** gilt als neuer Antrag. Der Kaufvertrag kommt erst zu Stande, wenn der Händler einwilligt.
- Ein Händler macht ein Angebot mit einer **Freizeichnungsklausel** (z. B. „Angebot freibleibend", „solange Vorrat reicht", „unverbindliches Angebot", „ohne Obligo"). Die Praxis bestellt die Ware.
  Durch diese Formulierungen wird die ursprüngliche Bindung an ein Angebot aufgehoben. Die Bestellung gilt auch hier als Antrag auf Abschluss eines Kaufvertrags. Erst wenn der Händler einwilligt oder liefert, kommt der Kaufvertrag zu Stande.
- Der Händler macht ein Angebot. Die Praxis bestellt mit **Abänderungen**.
  Auch hier gilt das oben Geschriebene: Die Bindung an das Angebot wird aufgehoben.
- Die Praxis sieht in einem **Internetkatalog** „Sonderangebote". Die im Katalog angezeigte Tischzentrifuge zum Preis von 820,00 € möchte die Praxis zu dem günstigen Preis kaufen.
  Dabei gilt: Der Internetkatalog ist wie eine Schaufensterauslage anzusehen und stellt ebenso wie gedruckte Kataloge, Zeitungsanzeigen, Postwurfsendungen, Warenauslagen im Supermarkt, Waren in Automaten usw. **kein Angebot** dar.
  Daraus folgt, dass die Praxis kein Anrecht auf die Zentrifuge hat. Der Kaufvertrag wird erst geschlossen, wenn der Händler dem Antrag zustimmt. Nachdem der Kaufvertrag abgeschlossen ist, haben sich die beiden Parteien verpflichtet, den Vertrag auch zu erfüllen.

Der Kaufvertrag besteht immer aus zwei Geschäften:

- Im **Verpflichtungsgeschäft** verpflichten sich Käufer und Verkäufer zu bestimmten Leistungen.
- Im **Erfüllungsgeschäft** erfüllen Käufer und Verkäufer dann die übernommenen Verpflichtungen.

Die im Kaufvertrag entstandenen Schuldverhältnisse (Verpflichtungen) erlöschen, sobald die geschuldeten Leistungen (Erfüllungen) erfolgt sind.

2.3.2 Besitz und Eigentum

Es gehört zur Pflicht des Verkäufers, das Eigentum an einer Sache an den Käufer zu übertragen. Dies erfolgt (unsichtbar) dadurch, dass der Verkäufer die Sache an den Käufer übergibt.
Mit der Übergabe der Sache wird der Käufer in den meisten Fällen sowohl Besitzer als auch Eigentümer.

BEISPIEL

Das gekaufte Nahrungsergänzungsmittel wird nach Bezahlung Besitz und Eigentum des Patienten.

Manche Sachen können aber nicht übergeben werden (z. B. Grundstücke). Hier wird die Übertragung durch den Eintrag im Grundbuch bewirkt.

In bestimmten Fällen will der Verkäufer das Eigentum bewusst nicht übertragen (z. B. beim Ratenkauf). Hier muss der Nichtübergang des Eigentums, d. h. der sogenannte „Eigentumsvorbehalt", ausdrücklich erklärt werden.

Der Käufer ist zwar dann der Besitzer mit der tatsächlichen Herrschaft über die Sache, der Verkäufer bleibt aber der Eigentümer mit der rechtlichen Herrschaft über die Sache. Bestimmte Rechte an der Sache (z. B. der Verkauf) stehen dem Käufer nicht zu.

Besitz ist die **tatsächliche Herrschaft** über eine Sache. Eigentum ist die **rechtliche Herrschaft** über eine Sache. Eigentum an einer Sache kann man nur erwerben, wenn der frühere Eigentümer die Sache freiwillig herausgibt. Das bedeutet, dass man nie Eigentümer einer gestohlenen Sache werden kann. Grundsätzlich kann ein Käufer aber darauf vertrauen, dass der Verkäufer auch Eigentümer einer Sache ist (gutgläubiger Erwerb).

Arten von Kaufverträgen	
Kauf auf Probe	Kaufvertrag mit Rückgaberecht der Ware innerhalb einer bestimmten Frist (zur Ansicht), üblich im Versandhandel (Schweigen gilt als Annahme)
Kauf zur Probe	Normaler Kaufvertrag einer kleinen Menge zum Ausprobieren
Kauf nach Probe	Kaufvertrag aufgrund einer Probe, eines Musters oder Ähnlichem (z. B. Kauf von Kontaktgel für das Sonografieren nach kleiner Probe), unwesentliche Abweichungen bei der Produktqualität müssen in Kauf genommen werden
Kauf unter Eigentumsvorbehalt	Kaufvertrag, bei dem sich der Verkäufer das Eigentum an der Sache vorbehält (muss ausdrücklich beim Kauf erklärt werden), üblich bei Ratenkaufverträgen
Kommissionskauf	Kaufvertrag, bei dem der Käufer die nicht verkaufte Ware wieder an den ursprünglichen Verkäufer zurückgeben darf (Nahrungsergänzungspräparate in der Praxis: Nicht verkaufte Artikel werden an den Großhändler zurückgegeben)
Fixkauf	Kaufvertrag mit fest (fix) vereinbarter Lieferzeit (eine Lieferung nach dem vereinbarten Termin hat keinen Sinn mehr)

AUFGABEN

1 Wann kommt ein Kaufvertrag zu Stande?
- **a** Sie bestellen für die Praxis nach einem gedruckten Katalog.
- **b** Die Praxis hat in einem Anzeigenblatt den alten Drucker der Praxis angeboten. Es ruft ein Unbekannter an und möchte den Drucker kaufen.
- **c** Sie möchten eine Ware auf einem Messestand erwerben.
- **d** Im Medizinfachhandel entdecken Sie eine falsche Preisauszeichnung an einer Ware. Sie verlangen die Ware zu diesem Preis.
- **e** Von einem Geschäftspartner erhält Ihre Praxis unverlangt Ware zugesandt.
- **f** Ihre Praxis bestellt auf Grund eines unverbindlichen Angebots.

2 Aus welchen zwei Geschäften besteht ein Kaufvertrag?

3 Die Arztpraxis erhält ein Stoßwellen-Therapiegerät geliefert, obwohl sie es nur angezahlt hat. Gehört es der Praxis dennoch?

4 Sie haben für die Praxis eine Software im Internet bestellt und heruntergeladen.
- **a** Welche Schritte haben zum Kaufvertrag geführt?
- **b** Ist die Praxis Besitzer, Eigentümer oder beides?
- **c** Welchen Beleg erhält die Praxis für den Kauf?

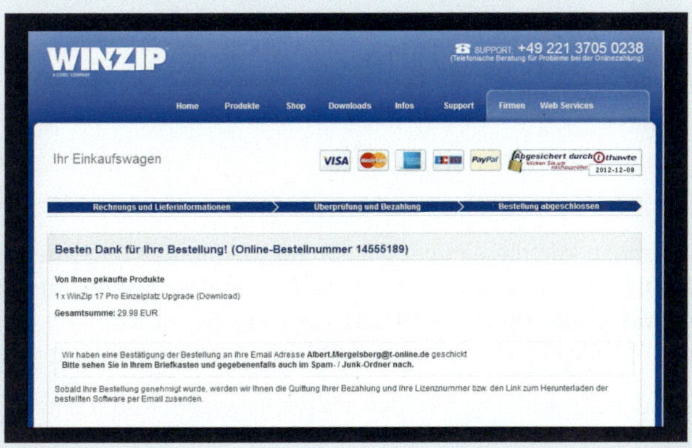

Abb. 1 Kauf einer Software im Internet

2.3.3 Inhalt des Kaufvertrags

Bei den meisten Kaufverträgen der Praxis werden die rechtlichen Bestimmungen nicht gesondert ausgehandelt bzw. schriftlich niedergelegt. Durch die Formulierung „... laut unseren bekannten Lieferungs- und Zahlungsbedingungen" (→ Abb. 1) akzeptiert die Arztpraxis die üblichen gesetzlichen Bestimmungen.

Bei wichtigen Kaufverträgen empfiehlt es sich jedoch zur Vermeidung von späteren Streitigkeiten, die Bedingungen genau zu vereinbaren und schriftlich niederzulegen.

Rechnung

CareFusion

CareFusion Germany 234 GmbH · Leibnizstrasse 7 · 97204 Hoechberg

Praxis
Dr. med. Eberhard Gothein
U2, 2–4
68161 Mannheim

Rechnungs-Nr.:	10200019 RI
Auftragsnummer:	10200282 SO
Kundennummer:	124949
Ust. ID-Nr.:	
Rechnungsdatum:	12.05.2016
Versanddatum:	12.05.2016
Ansprechpartner:	Menzel, Lena
Telefonnummer:	+49 (0)931-4972-847
Fax:	+49 (0)931-4972-424
E-mail:	DE-CustService-Devices@carefusion.com
Referenz:	lt. Hr. Jung
Seite(n):	1(2)

Bei Rueckfragen / Reklamationen bitte Rechnungs- oder Auftragsnummer angeben!

Wir berechnen Ihnen laut unseren Lieferungs- und Zahlungsbedingungen:

Pos. Nr.	Menge	ME	Art.-Nr. Bezeichnung	Preis / €	Summe / €
10,000	1,000	EA	V-171415 MasterScreen Pneumo TP unbeheizt	1.490,00	1.490,00

Summe Netto:	€	1.490,00
Gesamtsumme:	€	1.490,00

Lieferbedingungen:
DAP Musterstadt

Zahlungsbedingungen:
30 Tage netto

Liefern an:
Praxis
Dr. med. Eberhard Gothein
U2, 2–4
68161 Mannheim
GERMANY

CareFusion Germany 234 GmbH
Leibnizstrasse 7
97204 Hoechberg
Deutschland

Geschaeftsfuehrer:
Paul ter Grote, Jean Butera Maschal, Stefan Kaltenbacher
Amtsgericht Wuerzburg HRB 7004
UST ID Nr.: DE225 916 990

Tel: +49 931 4972-0
Fax: +49 931 4972-423
carefusion.com

Deutsche Bank AG
Kto.: 307 994 400
BLZ: 324 700 77
IBAN: DE52 3247 0077 0307 9944 00
S.W.I.F.T. (BIC): DEUTDEDD324

Abb. 1 Rechnung einer Arztpraxis

Viele Regelungen in Kaufverträgen kommen immer wieder vor. Damit man diese Regelungen nicht bei jedem Vertragsabschluss neu aushandeln muss, bedient man sich sogenannter Klauseln oder **allgemeiner Geschäftsbedingungen (AGB)**, die vorgedruckt meist auf der Rückseite von Kaufverträgen oder Lieferscheinen zu finden sind (das sogenannte Kleingedruckte).

Um den Käufer (Verbraucher) vor den nachteiligen Folgen solcher Regelungen zu schützen, finden sich im BGB (§§ 305 ff.) Schutzregeln.

2.4 Störungen in der Erfüllung des Kaufvertrags

Die Erfüllung eines Kaufvertrags kann durch verschiedene Faktoren und sowohl von Seiten des Verkäufers als auch von Seiten des Käufers gestört sein.

BEISPIEL

Die Arztpraxis möchte eine neue Software einführen. Auf Anraten des Anbieters wird ebenfalls neue Hardware angeschafft. Die neue Software mit Installation und Datenintegration inkl. Hardware wird zum Preis von 13 000,00 € gekauft. Die Lieferung mittels DHL erfolgt pünktlich.
Nachdem alle Geräte nach Beschreibung verkabelt sind, startet der Rechner nicht. Die Hotline sieht sich außer Stande, das Problem zu beheben. Es ist Freitagnachmittag, ein Technikerbesuch kann erst für Montagmorgen zugesagt werden.

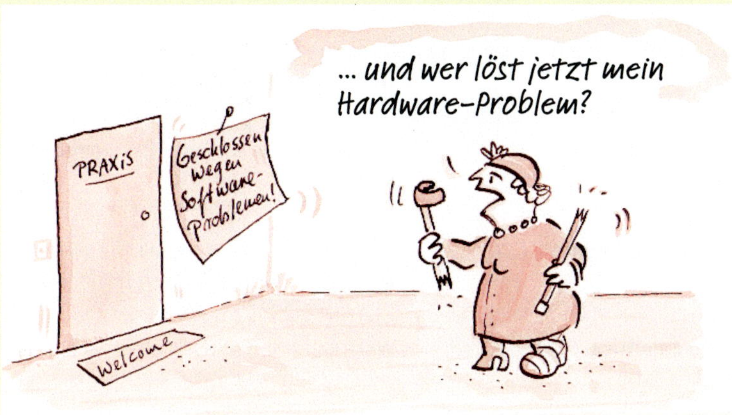
... und wer löst jetzt mein Hardware-Problem?
PRAXIS
Geschlossen wegen Software-Problemen!
Welcome

Eine MFA erklärt sich gegen Überstundenbezahlung bereit, am Freitagabend die notwendigen Aufzeichnungen per Hand zu fertigen. Der Techniker kommt erst Montag gegen 14:00 Uhr. Zwei Patienten mussten wegen der fehlenden Anbindung des Spirometers abgesagt werden. Die Chefin der Praxis möchte auf Grund des Ärgers vom Kaufvertrag zurücktreten und Schadensersatz erhalten (Überstundenvergütung der MFA und Ausgleich des Einnahmeausfalls durch Nichtbehandlungsmöglichkeit für zwei Patienten).

Der Techniker stellt im Übrigen fest, dass die beigelegte Beschreibung fehlerhaft war. Die Anlage funktioniert jetzt.

Ist der Kaufvertrag abgeschlossen, müssen die Pflichten aus dem Vertrag erfüllt werden. Treten hier Schwierigkeiten auf, spricht man von Störungen in der Erfüllung des Kaufvertrags. Dabei unterscheidet man folgende Faktoren:

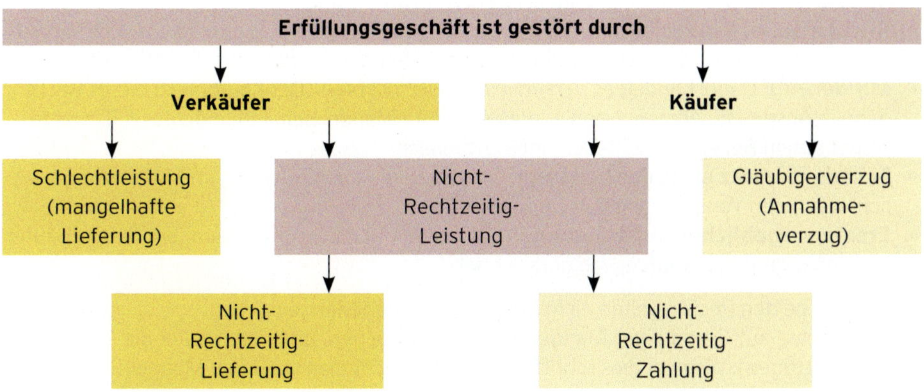

2.4.1 Schlechtleistung (mangelhafte Lieferung)

Der Verkäufer hat die Pflicht, die Ware mängelfrei zu liefern. Man unterscheidet folgende Mängel, die alle „gleichrangig" sind:

Mängel	Beispiel
Falschlieferung	Ware in falscher Farbe geliefert; Rezeption ohne Hängeregistratur (Ware ist nicht für die vereinbarte oder gewöhnliche Verwendung geeignet)
Rechtsmangel	Verkäufer ist nicht der Eigentümer
Fehlerhafte Ware (Ware hat nicht die vereinbarte Beschaffenheit)	Inhalationsgerät funktioniert nicht; neue Rezeption hat einen Kratzer
Zuweniglieferung	Es wurde die falsche Menge geliefert (zwei Packungen Monovetten anstatt 20 Packungen).
Falsche Werbeaussage	Mit der Software können bestimmte Funktionen, die in der Werbung angegeben sind, nicht ausgeführt werden.
Montagefehler des Verkäufers	Verkäufer hat die Ware falsch zusammengebaut (z. B. Registratur ist in der Schublade falsch montiert).
Falsche Montageanleitung („IKEA-Klausel")	Ware kann vom Kunden nicht nach der Anleitung zusammengebaut werden.

Wenn einer der oben beschriebenen Fehler vorliegt, muss der davon Betroffene (der Käufer) durch gesetzliche Rechte abgesichert werden. Der Käufer hat sofort das Recht auf Nacherfüllung, d. h., er kann entweder Nachbesserung oder Neulieferung verlangen. Der Verkäufer kann die **Nacherfüllung** verweigern, wenn ihm dadurch im Verhältnis zur Kaufsache zu hohe Kosten entstehen.
Gelingen dem Verkäufer **zwei Nachbesserungen** nicht, gilt die Nacherfüllung als nicht gelungen. Dies gilt auch für geringfügige Mängel an Sachen. Diese Rechte hat der Käufer unabhängig von einem Verschulden des Verkäufers.

Wenn dem Verkäufer zusätzlich ein Verschulden angelastet werden kann, hat der Käufer zusätzlich das **Recht auf Schadensersatz neben der Leistung**. Ist dem Verkäufer eine **angemessene Nachfrist** gesetzt worden, hat der Käufer weitere Rechte. Das Setzen einer Nachfrist kann entfallen, wenn der Verkäufer die Nacherfüllung verweigert, zwei Nacherfüllungsversuche keinen Erfolg bringen, die Nacherfüllung für Käufer bzw. Verkäufer unzumutbar sind und beim sogenannten Fixgeschäft.

Die möglichen Rechte nach einer angemessenen Nachfrist sind:
- **Rücktritt:** Der Kaufgegenstand wird zurückgegeben und der Kaufpreis muss vom Verkäufer erstattet werden. Bei geringfügigen Mängeln hat der Käufer dieses Recht nicht.
- **Minderung:** Dabei handelt es sich um einen Preisnachlass. Der Käufer wird dieses Recht dann in Anspruch nehmen, wenn er die Ware trotz Mangel behalten möchte, z. B. Kratzer an der neuen Rezeption liegt nicht im Sichtbereich.
- **Schadensersatz statt der Leistung:** Dies ist auch neben Rücktritt und Minderung möglich, wenn den Verkäufer ein Verschulden trifft.
- **Ersatz vergeblicher Aufwendungen:** Es handelt sich um Aufwendungen, die ein Käufer im Hinblick auf den Kaufvertrag getätigt hat.

Die letzten beiden Rechte gelten nicht bei geringfügigen Mängeln.
Um die Rechte auf Grund eines Mangels geltend zu machen, muss der Käufer die Mängel beanstanden (rügen). Wenn er dies schriftlich macht, spricht man von einer Mängelrüge.

Wenn der Käufer schweigt, heißt das, dass er die Lieferung akzeptiert. Hieraus folgt, dass der Käufer die Ware bei Empfang prüfen muss.

Die Ware ist mangelhaft.

Rechte des Käufers sofort	**Rechte des Käufers nach angemessener Frist**
– Nacherfüllung (Nachbesserung, Neulieferung) – Schadensersatz zusätzlich zur Leistung	– Rücktritt – Minderung – Schadensersatz statt der Leistung – Ersatz vergeblicher Aufwendungen

Verjährung

Die **regelmäßige kaufrechtliche Verjährung** beträgt zwei Jahre. Der Käufer hat somit zwei Jahre Zeit, einen Mangel zu rügen.
Die Frist beginnt mit dem Empfang der Ware (Ablieferung oder Entgegennahme der Ware).
Bei **arglistig verschwiegenen Mängeln** (Mangel, der dem Verkäufer bekannt ist, aber von ihm geheim gehalten wird) verlängert sich die Verjährung auf drei Jahre. Diese Frist beginnt jedoch erst mit dem Ende des Jahres, in dem der Käufer Kenntnis von dem Mangel erhält.
Bei Bauwerksmängeln ist eine Frist von fünf Jahren festgelegt.

Verbrauchsgüterkauf

Für den Verbrauchsgüterkauf, d. h., am Kauf ist ein Verbraucher (kein Unternehmer) als Käufer beteiligt, gelten beim Kauf beweglicher Sachen besondere Regelungen:

- **Eingeschränkte Vertragsfreiheit:** Alle Regeln des Kaufvertragsrechts sind einzuhalten (z. B. Gewährleistungsfristen), und es darf nicht zulasten des Verbrauchers von den AGB abgewichen werden. Einzige Ausnahme bilden Kaufverträge über gebrauchte Sachen. Hier darf die Gewährleistungsfrist auf ein Jahr verkürzt werden.
- **Beweislastumkehr:** Werden Mängel an einer Sache in den ersten sechs Monaten nach Kauf entdeckt, wird vermutet, dass sie bereits beim Kauf bestanden. Der Verkäufer muss dann beweisen, dass dies nicht zutraf.
- **Sonderbestimmungen für Garantien:** Der Verbraucher muss die Garantiebestimmungen verstehen (einfach und verständlich), ebenso müssen Angaben für die Geltendmachung der Garantie enthalten sein.

Wenn ein Verbraucher kurz vor Ablauf der zweijährigen Frist einen Mangel beim Händler reklamiert, kann der Händler diesen Mangel auch über die zweijährige Frist hinaus bei seinem Großhändler reklamieren. Dies wird als Unternehmerrückgriff oder „**Verursacherregress**" bezeichnet. Zwischen Händler und Großhändler (Unternehmen) gilt eine Zweimonatsfrist ab Kenntnisnahme der jeweiligen Mängelrüge.

Im **zweiseitigen Handelskauf** (Kauf unter Unternehmern) können die Gewährleistungsfristen auf ein Jahr verkürzt oder für gebrauchte Sachen ganz ausgeschlossen werden.

Für die folgenden Fehler muss der Verkäufer zum Beispiel nicht haften:

- Schäden durch unsachgemäße Behandlung
- Verschleiß
- Eigenverschulden des Kunden
- Schäden durch höhere Gewalt (z. B. Blitzschlag, Feuer)
- Mängel, die beim Kauf bekannt waren

Hierbei muss derjenige den Beweis der Behauptung liefern, der die Behauptung aufstellt (Ausnahme: die ersten sechs Monate nach dem Kauf im Verbrauchsgüterkauf).

Beim zweiseitigen Handelskauf (s. o.) können alle gesetzlichen Bestimmungen abweichend vereinbart werden (Abdingung). Wenn keine Vereinbarungen vorliegen, gelten die Bestimmungen des BGB. Die Unternehmer, die gleichzeitig Kaufleute sind, unterliegen zudem den strengen Bestimmungen des Handelsgesetzbuchs (HGB), z. B. müssen sie Mängel unverzüglich reklamieren, um ihre Rechte zu wahren.

Tritt die Arztpraxis als Käufer gegenüber dem Großhändler auf, wird sie zwar als Unternehmen gesehen, aber der Arzt / die Arztpraxis ist kein Kaufmann im Sinne des § 1 des Handelsgesetzbuchs. Es gelten damit für den Arzt / die Arztpraxis die gleichen Rechte wie beim Verbrauchsgüterkauf.

AUFGABE

Klären Sie für den Eingangsfall (s. S.149) folgende Fragen:
- **a** Kann die Praxis vom Kaufvertrag zurücktreten?
- **b** Kann die Praxis Schadensersatz verlangen?
- **c** Handelt es sich um einen geringfügigen Mangel?
- **d** Entscheiden Sie den Fall als Richterin.

2.4.2 Nicht-Rechtzeitig-Lieferung (Lieferungsverzug)

Eine weitere Störung des Erfüllungsgeschäfts verursacht der Verkäufer durch Lieferungsverzug.

BEISPIEL

Für die Praxis soll eine Ergospirometrie Master Screen - CPX angeschafft werden.
Der Kaufvertrag wird schriftlich geschlossen, die Lieferung soll in etwa 14 Tagen erfolgen. Nach ca. 10 Tagen vereinbart die Praxis mit einer Firma den Ab- und Aufbau von altem und neuem Ergospirometer in vier Tagen.
Die Lieferfirma sagt die Lieferung zu diesem Termin telefonisch zu. Am bewussten Termin wird das alte Gerät abgebaut. Die Techniker warten auf die Lieferung des neuen Gerätes. Das neue Gerät wird jedoch nicht geliefert. Telefonisch kann in der Lieferfirma niemand weiterhelfen.
Auf Grund einer Fehldisposition der Lieferfirma kann das Gerät erst zwei Tage später geliefert werden. Ein Aufbau ist aber erst in drei Tagen möglich, weil dann die Techniker wieder frei sind. Die Praxis möchte am liebsten vom Vertrag zurücktreten und auch Schadensersatz verlangen (es mussten acht Patienten umbestellt werden, eine Behandlung konnte nicht erfolgen).

Auf Grund seiner übernommenen Pflichten im Kaufvertrag muss der Verkäufer rechtzeitig liefern. Der Verkäufer kommt in Lieferungsverzug, wenn er schuldhaft nicht rechtzeitig liefert.

Schuldhaft bedeutet, dass er vorsätzlich oder fahrlässig nicht liefern kann, zum Beispiel:
- Ein Angestellter hat die Lieferung vergessen.
- Der Verkäufer will den Käufer nicht mehr beliefern, weil seine Kosten zwischenzeitlich so stark gestiegen sind, dass ihm der mit dem Käufer vereinbarte Preis zu niedrig ist.

Nicht schuldhaft bedeutet, dass höhere Gewalt (z. B. Streiks, Unwetter, Brand) die rechtzeitige Lieferung verhindert.

Rechtzeitigkeit bedeutet, dass die Lieferung fällig sein muss.

Ist im Kaufvertrag ein **kalendermäßiges Lieferdatum** genannt (z. B. 30.07.2014), ist die Lieferung an diesem Tag fällig. Am nächsten Tag kommt der Verkäufer automatisch in Lieferungsverzug. Das Gleiche gilt, wenn sich das Datum kalendermäßig berechnen lässt (z. B. Lieferung 14 Tage nach Auftragsbestätigung). Ist im Kaufvertrag ein **nicht kalendermäßiges Lieferdatum** genannt (z. B. sofort, baldmöglichst, so schnell wie möglich), kommt der Verkäufer erst durch eine Mahnung des Käufers in Lieferungsverzug.

Sie erkennen, dass es sich beim obigen Beispiel zunächst um ein nicht kalendermäßiges Lieferdatum handelt. Die Praxis vereinbarte aber dann eine Lieferung zu einem festen Termin.

Ohne die telefonische Vereinbarung nach 10 Tagen hätte die Praxis dem Verkäufer also zunächst einmal eine Mahnung schicken müssen, um die Rechte aus der Nicht-Rechtzeitig-Lieferung in Anspruch nehmen zu können.

Liegt eine Nicht-Rechtzeitig-Lieferung vor, wird der Käufer durch gesetzliche Rechte geschützt:

Der Käufer hat sofort das Recht,
- **weiterhin auf der Lieferung** zu bestehen. Dies wird er machen, wenn er einen Artikel nur bei diesem Verkäufer zu sehr günstigen Bedingungen bekommt.
- **Schadensersatz (Verzögerungsschaden)** zu verlangen. Dies ist nur möglich, wenn den Verkäufer ein Verschulden trifft und ein Schaden entstanden ist.

Nach einer angemessenen Nachfrist kann der Käufer
- **Schadensersatz statt der Leistung (Nichterfüllungsschaden)** verlangen. Dies ist nur möglich, wenn den Verkäufer ein Verschulden trifft.

oder
- **Ersatz vergeblicher Aufwendungen und Rücktritt vom Vertrag** verlangen. Dies wird der Käufer nur dann verlangen, wenn er sich den Artikel irgendwo schneller und günstiger besorgen kann.

Das Setzen einer angemessenen Nachfrist durch den Käufer kann entfallen
- bei Fixkäufen oder
- wenn der Verkäufer angibt, dass er auch nach Ablauf der Nachfrist nicht liefern kann.

Da die Feststellung eines Schadens im Einzelfall sehr schwierig sein kann, wird häufig in Kaufverträgen eine sogenannte Konventionalstrafe in Euro festgelegt.
Diese Summe wird fällig, wenn ein Partner gegen bestimmte Vertragsbestimmungen verstößt.

AUFGABE

Klären Sie für den Eingangsfall (s. S.152) folgende Fragen:
a Kann die Praxis ohne Weiteres vom Kaufvertrag zurücktreten?
b Kann sie Schadensersatz geltend machen?
c Wie hätte die Praxis den gesamten Ärger besser umgehen können?

2.4.3 Nicht-Rechtzeitig-Zahlung (Zahlungsverzug)

Der Käufer ist verpflichtet, die erhaltene Ware rechtzeitig zu bezahlen. Zahlungsverzug tritt ein, wenn er schuldhaft nicht rechtzeitig bezahlt. Diese Bestimmungen gelten auch für die Bezahlung von Liquidationen durch Patienten.

Die Voraussetzungen für die Schuldhaftigkeit und die Rechtzeitigkeit sind ähnlich wie beim Lieferungsverzug des Verkäufers.

Liegt Zahlungsverzug vor, muss der Betroffene (Verkäufer) durch gesetzliche Rechte geschützt werden.

Für die Rechtzeitigkeit muss nach den Bestimmungen des BGB keine Mahnung mehr verschickt werden. Der Zahlungsverzug tritt automatisch 30 Tage nach Empfang der Rechnung ein. Diese Bestimmung muss auf der Liquidation oder Rechnung vermerkt sein. Ebenso kann ein Zahlungsdatum auch früher genannt sein (z. B. zahlbar 14 Tage nach Liquidationseingang).

Der Verkäufer hat das Recht (ähnlich: siehe Lieferungsverzug),
- **auf Zahlung zu bestehen,**
- **Schadensersatz (Verzögerungsschaden)** zu verlangen.

Grundlage für den Schadensersatz sind in der Regel die Verzugszinsen.

Der Verzugszins beträgt 5 % über dem Leitzinssatz der EZB (Europäische Zentralbank). Beim Kauf unter Unternehmern gilt 8 % über dem EZB-Leitzins, z. B. zwischen Arzt und Labor.

Der Verkäufer hat mit angemessener **Nachfrist** weitere Rechte:
- **Rücktritt vom Vertrag** (Dies ist sehr aufwendig: Die Ware muss dann zurückgegeben werden, sollte noch nicht gebraucht sein usw.)

und
- **Schadensersatz** (Nichterfüllungsschaden)
  (Dies gilt nur bei einem Verschulden des Käufers.)

oder
- **Ersatz vergeblicher Aufwendungen**

Das Setzen einer Nachfrist kann auch hier entfallen,
- wenn der Käufer angibt, dass er nicht zahlen will oder kann, und
- bei kalendermäßig bestimmten Zahlungsterminen (Fixgeschäft).

gerichtliches Mahnverfahren
→ LF 11, S. 239

Häufig wird bei Vorliegen von Zahlungsverzug zunächst versucht, auf außergerichtlichem Weg zur Zahlung zu kommen. Führt dies zu keinem Erfolg, geht man den gerichtlichen Weg (gerichtliches Mahnverfahren).

2.4.4 Annahmeverzug

Wird die richtige, mängelfreie Ware am richtigen Ort zur richtigen Zeit geliefert und der Käufer nimmt sie nicht an, kommt er in Annahmeverzug.

BEISPIEL

Ihre Praxis hat bei einem Onlineauktionshaus eine große Menge Handtücher ersteigert. Sie wählen als Zahlungsmöglichkeit per Nachnahme (ein sog. Zug-um-Zug-Geschäft). Bei der Lieferung der Ware ist die Kollegin, die die Ware für die Praxis ersteigert hat, nicht da. Sie wollen die Ware zwar annehmen, aber noch nicht bezahlen: Ihre Praxis gerät sofort in Annahmeverzug.

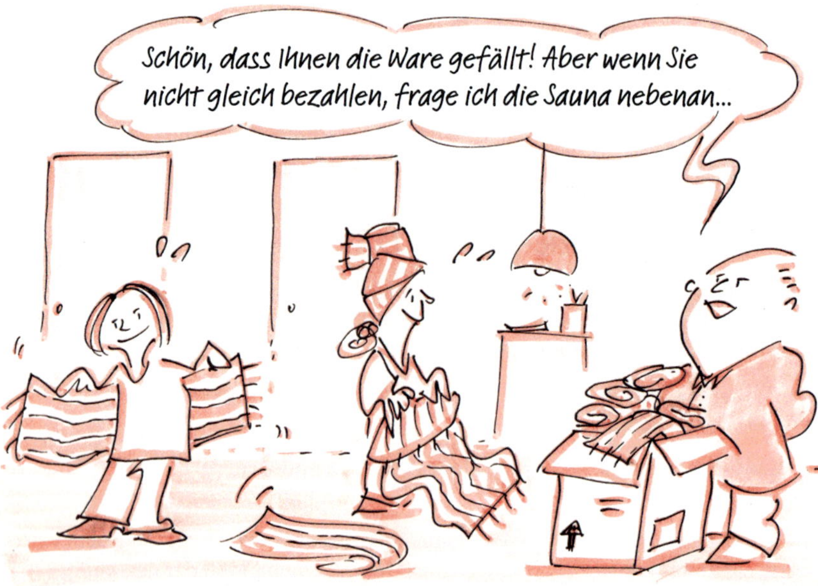
Schön, dass Ihnen die Ware gefällt! Aber wenn Sie nicht gleich bezahlen, frage ich die Sauna nebenan...

Der Verkäufer wird beim Annahmeverzug durch verschiedene Rechte geschützt. Er darf z. B.:
- **vom Kaufvertrag zurücktreten**, wenn er problemlos einen anderen Käufer findet.
- die Ware in eigene Verwahrung nehmen (die Kosten gehen zulasten des Käufers) und auf Abnahme **klagen**.
- die Ware öffentlich versteigern (**Selbsthilfeverkauf**). Auch hier muss der Käufer die Kosten des Selbsthilfeverkaufs und den Differenzbetrag übernehmen, falls nicht der gleiche Preis bei der Versteigerung erreicht wird.

2.5 Verbraucherschutz

Überall fordert man den „mündigen Verbraucher“, der jeder auch zu sein glaubt. Spätestens aber dann, wenn man selber eine Anschaffung plant, merkt man, wie schwer es ist, den „richtigen“ Gegenstand oder die „richtige“ Dienstleistung zu finden. Eine Fülle von Fragen stellen sich: Ist das Produkt sicher? Gibt es Alternativprodukte? Wo ist das Produkt am preiswertesten zu bekommen? Hat das Produkt einen Zusatznutzen? Ist es ökologisch produziert? Habe ich alle Informationen über das Produkt?

Die Internationale Vereinigung der Verbraucherschutzverbände (IOCU) hat deshalb schon vor längerer Zeit die „Grundrechte“ für den Verbraucher formuliert, anhand derer die Situation in der Bundesrepublik Deutschland dargestellt werden soll. Die beispielhaften Fälle beziehen sich meist auf den „Endverbraucher“. Zwischen Gewerbetreibenden (auch z. B. zwischen Arzt und Labor oder Arztpraxis und Lieferant) gelten oft andere Rechte.

Der Verbraucher muss vor Waren, Herstellungsverfahren und Dienstleistungen geschützt werden, die seine Gesundheit beeinträchtigen oder gar sein Leben gefährden könnten.

Sicherheit

So wird in der Bundesrepublik das DIN-Prüf- und Überwachungszeichen für Produkte oder Produktionsprozesse vergeben, die den DIN-Normen entsprechen und durch eine anerkannte Prüfstelle geprüft wurden. Das Gleiche gilt für das GS-Zeichen für „Geprüfte Sicherheit“ (→ Abb. 1). Es darf nur verwendet werden, wenn ein Produkt nach den allgemein anerkannten Regeln der Technik, dem Arbeitsschutz und den Unfallverhütungsvorschriften gebaut worden ist. Die genauen Vorgaben für die Erteilung dieses Siegels sind im seit 2012 geltenden Produktsicherheitsgesetz (ProdSG) geregelt.

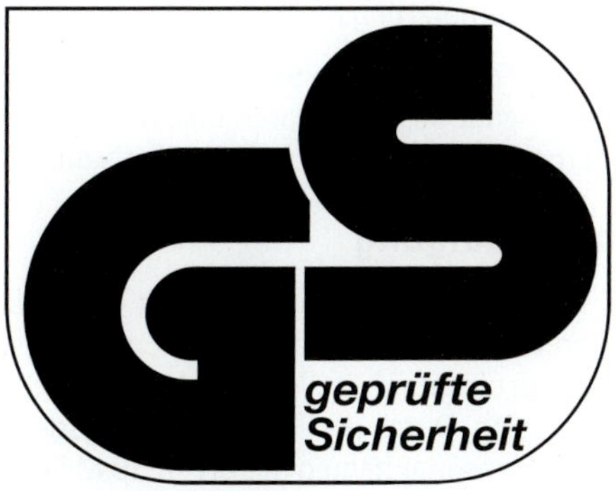

Abb. 1 Siegel „Geprüfte Sicherheit“

In Deutschland gibt es zahlreiche Institutionen und Behörden, welche diese Sicherheit gewährleisten, z. B. Gewerbeaufsichtsämter, Eichbehörden und der Wirtschaftskontrolldienst.

Information

Dem Verbraucher müssen objektive Informationen in ausreichendem Maße zur Verfügung stehen, damit er optimal Kaufentscheidungen treffen kann. Als grundlegendes Gesetz in diesem Bereich gilt das Gesetz gegen den unlauteren Wettbewerb (UWG). Es untersagt z. B. in § 1 alle Handlungen, die gegen die guten Sitten verstoßen und in § 3 wird die irreführende Werbung verboten.

Nach dem Verbraucherinformationsgesetz (VIG) muss jede Behörde dem Verbraucher die notwendigen vorliegenden Informationen zu einem Produkt bereitstellen. Zusatzinformationen zum Kaufvertrag, die in den allgemeinen Geschäftsbedingungen geregelt sind, hatten in der Vergangenheit immer zu Nachteilen für Verbraucher geführt, weshalb der Gesetzgeber hier ein Schutzgesetz erließ. In einer Arztpraxis gelten auch immer die gesetzlichen Regelungen zu den allgemeinen Geschäftsbedingungen, sobald Sie mit Patienten Vereinbarungen treffen und vorformulierte Klauseln hierfür verwenden.

Diesem Ziel dienen auch die gesetzliche Warenkennzeichnung, die Preisangabenverordnung, die Lebensmittelkennzeichnungsverordnung, das Eichgesetz, die Verordnung über Fertigpackungen und andere Vorschriften.

Angebot von Waren und Dienstleistungen

Wettbewerb
→ LF12, S.255
Monopol
→ LF12, S.253

Die dem Verbraucher angebotenen Waren und Dienstleistungen müssen in ausreichender Menge und Vielfalt, befriedigender Qualität und zu akzeptablen Preisen zur Verfügung stehen. Diesem Ziel dient ein funktionierender Wettbewerb, der in Deutschland durch das Gesetz gegen Wettbewerbsbeschränkungen (GWB) gewährleistet wird. Es verbietet die Monopolisierung, Kartellisierung und Fusionierung von Unternehmen, um den Wettbewerb auszuschließen.

Es gibt aber immer noch Bereiche, in denen die Verbraucherschutzverbände einen größeren Wettbewerb fordern, z. B. auf dem Benzinmarkt.

Interessenvertretung

Die Interessen der Verbraucher müssen bei der Festlegung und Verwirklichung wirtschaftspolitischer Ziele und Regelungen, die den Verbraucher betreffen, gleichrangig berücksichtigt werden. Die Interessen der Verbraucher werden durch ein eigenes Bundesministerium in Berlin vertreten. Ebenso vertritt die Verbraucherzentrale Bundesverband (VZBV) die Verbraucherinteressen auf Bundesebene in Berlin oder auf europäischer Ebene. Auf Länderebene vertreten die Verbraucherzentralen die Interessen der Verbraucher. Sie haben in größeren Gemeinden Verbraucherberatungsstellen.

www.vzbv.de
www.eu-verbraucher.de
www.test.de

Im Jahr 1964 wurde die **Stiftung Warentest** von der Bundesregierung gegründet. Sie führt vergleichende Tests an Waren und Dienstleistungen durch und unterrichtet Verbraucher über die Ergebnisse. Die Zeitschriften „Test" und „Finanztest" werden von ihr herausgegeben.

Entschädigung

Bei berechtigten Reklamationen hat der Verbraucher das Recht auf faire Behandlung seiner Ansprüche und auf angemessenen Ersatz entstandener Schäden. Dies wird in der Bundesrepublik durch die grundsätzlichen Haftungsgesetze gewährleistet und auch durch das Produkthaftungsgesetz. Durch das Produkthaftungsgesetz haftet der Händler, Importeur oder Lieferant verschuldensunabhängig mit bis zu 80 Millionen EUR.

Ausbildung

Der Verbraucher muss durch angemessene Aus- und Weiterbildung in die Lage versetzt werden, Kenntnisse und Fähigkeiten zu entwickeln, um seiner Rolle als mündiger Verbraucher gerecht zu werden. Die oben genannten Institutionen bieten zahlreiche Fortbildungen an, geben Tipps im Internet oder in Foren. Auch im deutschen Fernsehen gibt es mehrere Verbrauchermagazine (z. B. ARD-Ratgeber-Geld, WiSo).

Abb. 1 Umweltzeichen „Der Blaue Engel"

Umwelt

Der Verbraucher hat das Recht auf eine geschützte Umwelt, damit die Lebensbedingungen für die Menschen jetziger und künftiger Generationen erhalten bleiben. Diesem Ziel dient zum Beispiel das Umweltzeichen „Der Blaue Engel" (→ Abb. 1) für besonders umweltfreundliche Produkte (z. B. schadstoffarm, aus 100 % Altpapier).

Auch Verwertungshinweise wie der „Grüne Punkt" dienen diesem Ziel. Alle Verpackungen mit dem Grünen Punkt werden zurückgenommen und wiederverwertet.

AUFGABEN

1 Welche Störung des Kaufvertrags liegt vor?
- **a** Die Praxis Dr. R. Ratlos kauft im Fachgeschäft einen Computer im Wert von 1500,00 €. Er soll in die Praxis geliefert werden. Bei Lieferung nimmt die Praxis ihn nicht ab, weil das bestellte Modell in einer Fachzeitschrift eine schlechte Beurteilung bekam.
- **b** Sie kaufen im Auftrag der Praxis im Fachgeschäft für Berufskleidung mehrere blaue Kittel, die auch beim Waschen in der Waschmaschine garantiert farbecht sein sollen. Beim ersten Waschen stellen Sie starke Abfärbungen fest.
- **c** Eine Arztpraxis kauft eine neue Rezeptionstheke, die zum 01.04. eines Jahres fix geliefert werden soll. Am 02.04. ist die Rezeption noch nicht geliefert.
- **d** Ihre Praxis hat eine Rechnung des Großhändlers vom 12.03. des Jahres erhalten. Auf der Rechnung steht kein Zahlungsdatum. Am 12.05. desselben Jahres hat Ihre Praxis die Rechnung noch nicht bezahlt.
- **e** Sie kaufen im Auftrag der Praxis steriles Verbandmaterial in der Apotheke. Beim Auspacken stellen Sie fest, dass das Verfallsdatum überschritten ist.
- **f** Ihre Chefin hat einen neuen Schreibtisch für die Praxis gekauft. Er weist an einer Seite einen Kratzer auf.
- **g** Die Praxis Dr. A. Schaufuß kauft einen Schrank mit einer Montageanleitung. Auf Grund einer fehlerhaften Zeichnung baut Herr Dr. Schaufuß den Schrank falsch zusammen. Dabei entsteht ein irreparabler Schaden.

2 Entscheiden Sie in den Fällen 1 a) bis g), welche Rechte der Käufer oder Verkäufer sinnvollerweise in Anspruch nimmt.

3 Welche Störungen des Kaufvertrags kommen in der Arztpraxis häufig vor?

4 Unterscheiden Sie beide Arten von Schadensersatz bei der Schlechtleistung.

5 Ist in folgenden Fällen die Mängelrüge noch möglich?
- **a** Ein Arzt entdeckt einen Schaden an der Ware, die er soeben gekauft hat. Er will bei seinem nächsten Besuch des Großhändlers reklamieren.
- **b** Sie kaufen im Auftrag der Praxis im Elektrofachgeschäft eine Lampe für das Wartezimmer. Nach acht Monaten funktioniert die Lampe nicht mehr.
- **c** Ihr Chef kauft sich einen gebrauchten Wagen, der garantiert unfallfrei sein soll. Auf Grund des hohen Reifenverschleißes stellt man nach einem Jahr schließlich fest, dass der Rahmen des Pkw infolge eines Unfalls verzogen ist.

6 Liegt in folgenden Fällen Lieferungsverzug vor?
- **a** Der Händler kann nicht liefern, da infolge eines Hochwassers die Waren beschädigt wurden.
- **b** Im Kaufvertrag über ein neues Praxisauto vom 02.08. des Jahres heißt es, dass das Fahrzeug 14 Tage nach Eintreffen beim Händler geliefert werden muss. Am 02.10. des Jahres ist das Auto immer noch nicht geliefert.
- **c** Nach einem Gespräch mit dem Steuerberater sollen für die Praxis noch verschiedene Kleingeräte gegen Ende des Jahres gekauft werden. Im Kaufvertrag formuliert man, dass die Geräte zum Ende des Jahres geliefert werden sollen. Am 15.12. sind die Geräte noch nicht in der Praxis.

7 Ein Patient zahlt eine ärztliche Rechnung über 550,00 € 30 Tage zu spät. Kann die Praxis 12 % Verzugszinsen vom Patienten fordern? Begründen Sie.

8 Nach abgeschlossenem Kaufvertrag ruft der Verkäufer an und sagt, dass er nicht rechtzeitig liefern kann. Nach einigen Telefonaten kann sich die Praxis Ersatzware zu einem 15 % teureren Preis bei einem anderen Verkäufer besorgen. Welche Rechte sollte die Praxis bezüglich des ersten Kaufvertrags in Anspruch nehmen?

3 Umgang mit Geld

3.1 Geschichte des Geldes

Geld gibt es seit ca. 700 v. Chr., davor war dieses Zahlungsmittel unbekannt. Die Menschen waren Selbstversorger. Das, was zum Leben gebraucht wurde, mussten sie sich in mühevoller Arbeit z. B. suchen, jagen und fischen (**geschlossene Hauswirtschaft**). Nach und nach entstand der Tauschhandel. Man stellt sich die Entwicklung so vor, dass eine Gruppe (Stamm, Sippe) von Menschen an der Grenze zu einer anderen Gruppe Waren abstellte (oder vergaß). Die andere Gruppe fand die Waren und stellte gleichzeitig andere, etwa gleichwertige Waren an der Stelle ab. Das war der Beginn des Tauschhandels, der den Menschen den Vorteil bot, sich auf bestimmte Arbeiten zu spezialisieren (**Arbeitsteilung**).

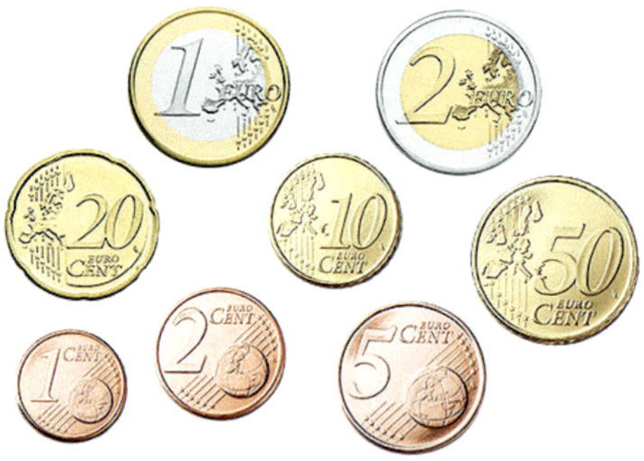

Abb.1 Münzen des Euroraums

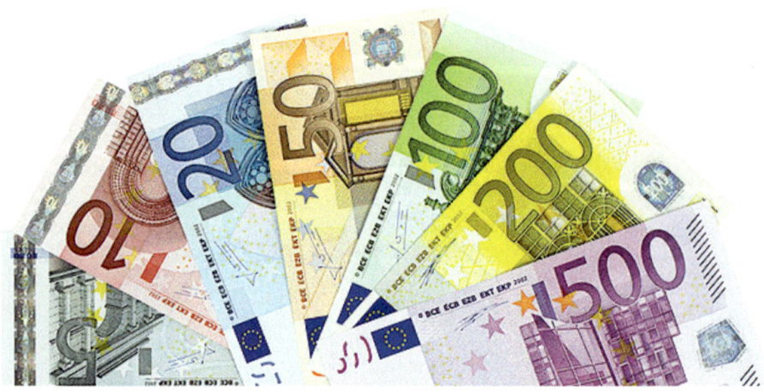

Abb.2 Geldscheine des Euroraums

Auf diese Stufe fallen auch heute noch Länder zurück, wenn das Geld infolge von Katastrophen oder großen Inflationen nichts mehr wert ist. Über das Warengeld (Waren, die allgemein geschätzt wurden und damit leicht zu tauschen waren, übernahmen Geldfunktion, z. B. Muscheln, Zähne, Äxte, Schmuck, Ringe, Zigaretten) kam es zum Metall- oder Münzgeld. Hier wurden Stücken aus hochwertigem Metall (z. B. Gold, Silber, Bronze oder Kupfer) mit einem Stempel Wertangaben aufgeprägt. Jeder nahm sie als Tauschgegenwert (**Zahlung**) an. Auch heute noch verfügen wir in Europa über Münzen, z. B. in vielen europäischen Ländern im Wert von einem Cent bis zwei Euro (→ Abb. 1).

Das **Münzregal** (Recht, Münzen zu prägen) liegt bei der Regierung. Jedoch ist der Münzbestand in der Bundesrepublik Deutschland im Vergleich zum Papiergeldbestand sehr gering.

Aus England erzählt man die Geschichte, dass ein reicher Mann seine Goldmünzen zu einem Goldschmied brachte. Goldschmiede hatten schon damals Tresore und damit eine sichere Aufbewahrungsmöglichkeit. Der Mann erhielt mehrere „Quittungen" für seine Goldmünzen, auf denen jeweils der Wert der Münzen vom Goldschmied bestätigt war. Zur Bezahlung verwendete der Mann von da ab nicht mehr sein richtiges Geld, sondern diese Zettel, die er mit einem Vermerk an die Gläubiger weitergab.

Diese konnten sie ebenfalls zur Bezahlung nutzen. Dies war die Geburtsstunde des **Papiergeldes**. Heute spricht man von Banknoten, z. B. in verschiedenen europäischen Ländern in Form von Scheinen von fünf bis fünfhundert Euro (→ Abb. 2).

Diese Scheine haben nur einen sehr geringen Materialwert. Das Recht zur Ausgabe von Banknoten (**Notenprivileg**) hat nur die Europäische Zentralbank. Heute wird vielfach bargeldlos gezahlt und wir haben uns daran gewöhnt. Wenn Sie Ihren Kontoauszug lesen, so wissen Sie, dass Gutschriften oder Belastungen für Sie so viel wie erhaltenes oder ausgegebenes Geld bedeuten.

Dieses Geld, das nur durch gebuchte Beträge in Erscheinung tritt, nennt man **Buch- oder Giralgeld**. Der Buchgeldumlauf wird von der Europäischen Zentralbank in Frankfurt kontrolliert. Eine neue Entwicklung bahnt sich durch das virtuelle Geld oder Netzgeld an. Das Geld befindet sich unmittelbar im Rechner der Konsumenten oder „Computergeldsammelstellen".

Das Geld hat bei uns verschiedene Funktionen:

- **Zahlungsmittel**: es muss als Bezahlung für Waren entgegengenommen werden.
- **Wertaufbewahrungsmittel**: Man kann es aufbewahren, d. h. sparen, es wird nicht weniger wert, man bekommt Zinsen.
- **Rechenmittel**: die Werte von Gütern und Dienstleistungen können in Geld ausgedrückt und verglichen werden.
- **Wertübertragungsmittel**: Man kann es auf andere übertragen.

3.2 Der Wert des Geldes

Der Wert des Geldes ergibt sich nicht durch den aufgedruckten Wert, sondern dadurch, was man sich dafür kaufen kann. Man spricht von der **Kaufkraft** des Geldes. Doch wovon hängt es ab, wie viel Güter man sich kaufen kann? Vor allem von den Preisen der Güter. Vergleicht man beispielsweise die Kaufkraft von einem Euro 2012 mit der Kaufkraft von zwei Mark vor 40 Jahren, stellt man fest, dass man 2012 nur noch ca. ein Viertel der Güter für einen Euro kaufen konnte. Die Kaufkraft ist also um drei Viertel gesunken.

Zum einen hängt diese Kaufkraft von der Entwicklung der Preise in einem Land ab. Wenn die Preise stark steigen, wird das Geld immer weniger wert. Man spricht in dieser Situation von **Inflation**. Diese wird regelmäßig durch die Steigerung des Lebenshaltungskostenindex gemessen.

Um eine Inflation zu verhindern, versucht die Europäische Zentralbank mit den Zentralbanken der europäischen Länder den Geldwert stabil zu halten, indem sie die Geldmenge in Europa dem Waren- und Dienstleistungsangebot anpasst. Dazu stehen ihr verschiedene Instrumente zur Verfügung, z. B. die Bestimmung der Zinssätze, mit dem sie Geld an Banken vergibt. Der sogenannte Basiszins wird vierteljährlich festgelet. Die Europäische Zentralbank ist völlig unabhängig und an keinerlei Weisungen gebunden. Sie ist lediglich der Stabilität des Geldwertes verpflichtet.

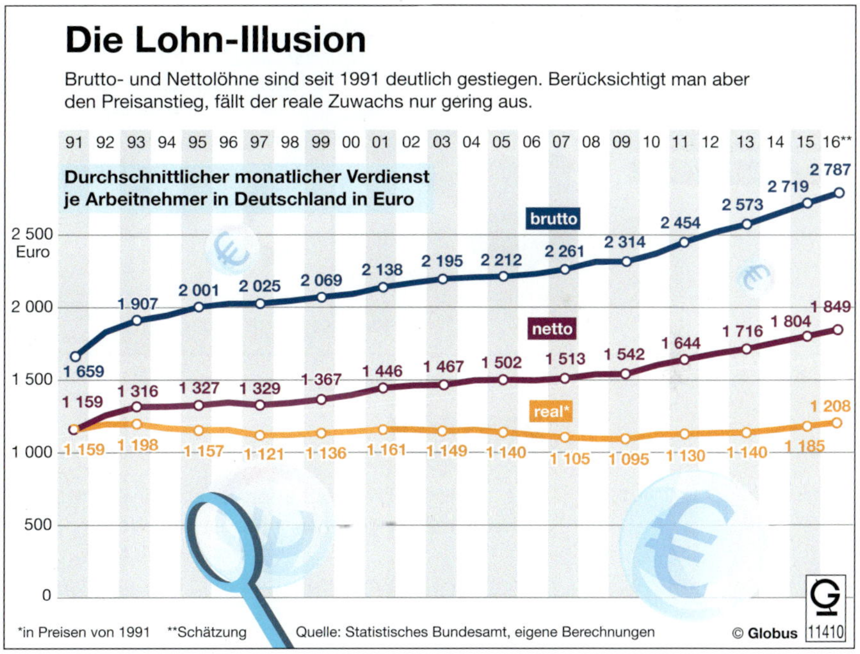

Zum anderen hängt der Wert des Geldes auch davon ab, wie viel man davon zur Verfügung hat. Dies wird durch die Entwicklung der Löhne und Gehälter gesteuert. Dabei ist es wichtig zu wissen, wie viel man sich „wirklich" mehr von einem Lohnzuwachs kaufen kann. Man spricht hier von **Reallohnsteigerung**.
Von der Nominallohnsteigerung (Wie viel Euro bekomme ich nominal mehr?) muss die Preissteigerungsrate abgezogen werden, um die Reallohnsteigerung zu erhalten.

BEISPIEL

Reallohnsteigerung = Nominallohnsteigerung - Preissteigerung

Um zu ermitteln, ob es den Arbeitnehmern heute real besser geht als vor 30 bis 40 Jahren, verwendet man auch die rein gütermäßige Betrachtungsweise, d. h., man fragt, wie lange ein Arbeitnehmer durchschnittlich arbeiten musste, um ein bestimmtes Produkt erwerben zu können?

3.3 Das europäische Währungssystem

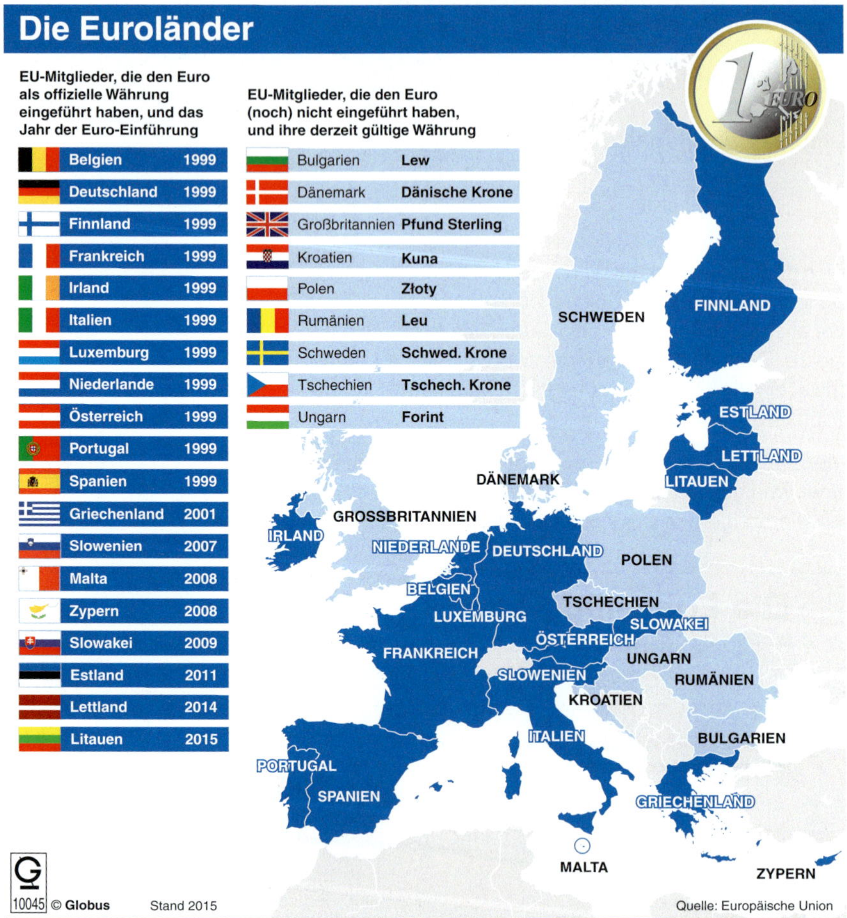

Nachdem in Europa am 1. Januar 1999 der Euro eingeführt wurde, bestanden zwischen den Teilnehmerstaaten feste Wechselkurse. Ab dem 1. Januar 2002 musste der Euro als Zahlungsmittel in den teilnehmenden Ländern verwendet werden.

Nicht in allen europäischen Ländern ist der Euro eingeführt. Damit der Euro in einem Land eingeführt wird, müssen bestimmte Kriterien erfüllt sein (**„Maastricht-Kriterien"**), z. B.:

- Preisstabilität
- Staatsschulden bei maximal 60 % des Bruttoinlandsprodukts
- Das jährliches Haushaltsdefizit bzw. eine jährliche Neuverschuldung darf nicht über 3 % des Bruttoinlandsprodukts liegen.

Einige Länder erfüllen mittlerweile trotz großer Anstrengungen die Maastricht-Kriterien nicht mehr, obwohl sie Mitgliedsländer im Euro sind. Es bedarf der Anstrengung aller Euroländer und der Europäischen Zentralbank, diese Herausforderung zu bestehen.

AUFGABEN

1 Manchmal wird behauptet, dass wir eigentlich kein Geld brauchen. Wir könnten doch Ware gegen Ware tauschen. Wo sehen Sie Schwierigkeiten?

2 Von welcher Geldart gibt es in Europa am meisten? Bringen Sie in eine Reihenfolge: Giralgeld, Münzgeld, Papiergeld.

3 Beschreiben Sie zwei Funktionen des Geldes.

4 In welchen europäischen Staaten gilt der Euro nicht?

5 Wer ist die oberste Hüterin über den Geldwert?

6 Sie erhalten eine Gehaltserhöhung von 50,00€ Heißt das, dass Sie sich für 50,00€ mehr Waren kaufen können?

7 Wie war die Reallohnentwicklung in den letzten 10 Jahren?

4 Aktuelle Zahlungsmöglichkeiten

In unserer Wirtschaft hat sich der bargeldlose Zahlungsverkehr weitgehend durchgesetzt. Auch bei Bezahlung von Kleinbeträgen verdrängen das „Plastikgeld" sowie Onlineüberweisungen immer mehr die bare Zahlung.

www.zahlungsverkehrsfragen.de

4.1 Bare Zahlung

Kleingeschäfte des täglichen Lebens werden häufig noch mit Bargeld abgewickelt. Die Zahlung kann hier ohne große organisatorische Schwierigkeiten erfolgen, da der Zahlende und der Zahlungsempfänger in direktem Kontakt stehen.
Auch in Arztpraxen ist die Barzahlung von Eigenanteilen noch verbreitet. Die bare Zahlung ist jedoch teuer (z. B. Kosten der Besorgung), zeitaufwendig (das Geld muss zum Zahlungsempfänger gebracht werden) und kann wegen der Verlust- und Diebstahlgefahr risikoreich sein. Frankreich schränkt, auch aus diesen Gründen, bereits Barzahlungen über 1 000,00 € ein.

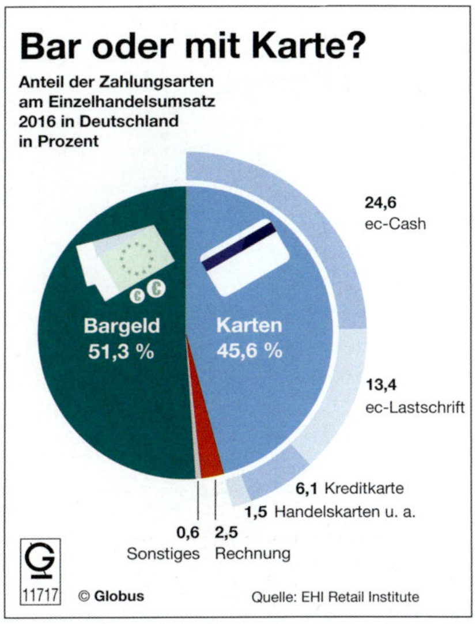

4.2 Halbbare Zahlung

Halbbare Zahlung bedeutet, dass ein Partner bar zahlt oder Bargeld empfängt, während die andere Partei die Zahlung oder den Zahlungseingang bargeldlos abwickelt. Bei der halbbaren Zahlung benötigt zumindest einer der Beteiligten ein Girokonto bei einem Kreditinstitut (Privatbank, Postbank, Sparkasse).

Hier bieten sich verschiedene Möglichkeiten an:
- **Nachnahme:** Die Ware wird dem Empfänger nur gegen Barzahlung ausgeliefert. Die Gutschrift erfolgt auf das Konto des Absenders.
- **Barscheck:** Der Betrag wird bar an den Empfänger des Schecks ausbezahlt und das Konto des Scheckausstellers belastet.
- **Zahlschein:** Ein Zahlschein wird verwendet, wenn der Einzahler eine bare Einzahlung auf das Konto des Empfängers wünscht. Es können dafür kombinierte Formulare für Bareinzahlungen und Überweisungen verwendet werden. Der erste Abschnitt ist der Gutschriftbeleg für die Bank (die Praxis erhält den Text auf dem Bankauszug mitgeteilt), der zweite Abschnitt ist als Beleg (Quittung) für den Patienten (Einzahler) gedacht.
  Viele Praxen legen dieses Formular ihren Rechnungen bei. Der Patient kann dann seinen Rechnungsbetrag entweder bar bei einem Geldinstitut einzahlen oder von seinem eigenen Geldinstitut aus überweisen.

4.3 Bargeldlose Zahlung mit dem Girokonto

Um am bargeldlosen Zahlungsverkehr teilzunehmen, müssen Sie ein Girokonto eröffnen. Hierzu wird bei einem Kreditinstitut ein Kontoeröffnungsantrag gestellt und Sie hinterlegen eine Unterschriftsprobe. Der Antragsteller muss bei Eröffnung voll geschäftsfähig sein, ansonsten muss der gesetzliche Vertreter zustimmen.
Ausnahme: Eröffnung eines Gehaltskontos auf Grund eines Ausbildungsverhältnisses.

Für das Girokonto fallen Kontoführungskosten an. Da es deutliche Unterschiede bei den Kontoführungskosten gibt, sollten Sie vor der Eröffnung die Kosten und Dienstleistungen der einzelnen Kreditinstitute genau vergleichen.

Vergleichsmöglichkeiten finden Sie unter http://girokonto.vergleich.de/

Für welches Kreditinstitut Sie sich entscheiden, hängt letztendlich davon ab, welche der folgenden Kriterien Ihnen besonders wichtig sind. Manchmal ist auch nur die Entfernung zum Kreditinstitut entscheidend.

Folgende Fragen sollten Sie sich vor Eröffnung des Kontos stellen:
- Wie hoch sind die monatlichen Kontoführungskosten?
- Wie hoch sind die Kosten für die Kontoauszüge?
- Welchen Guthabenzinssatz bietet mir das Kreditinstitut?
- Wie hoch ist der Zinssatz bei einem Überziehungskredit (Dispositionskredit)?
- Gibt es genügend Geldautomaten?
- Wie hoch sind die Kosten beim Geldabheben von fremden Automaten?
- Ist Internetbanking möglich?

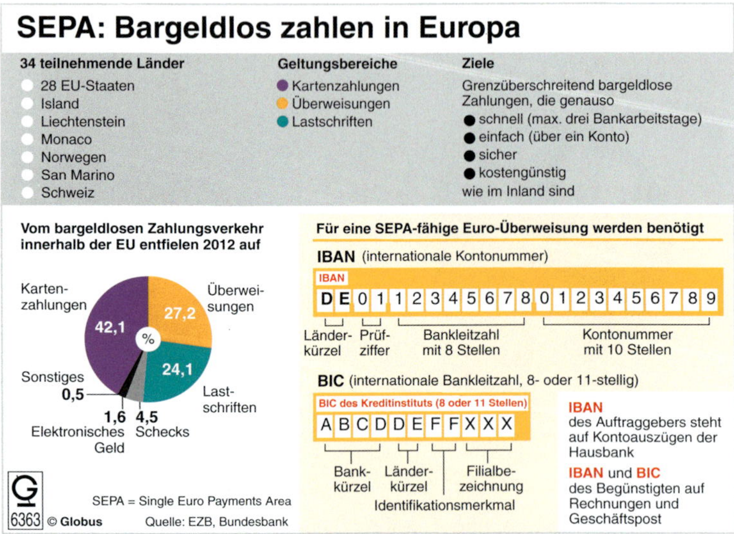

Überweisung

Das Überweisungsformular wird vom Zahlenden (z. B. Patienten) ausgefüllt und bei seiner Bank eingereicht. Viele Kreditinstitute verwenden einen zweiteiligen Einheitsüberweisungsvordruck als Durchschreibesatz. Das obere Blatt bleibt als Überweisungsauftrag bei der beauftragten Bank. Eine Durchschrift behält der Auftraggeber als Beleg. Die wichtigsten Daten werden diesem Beleg entnommen und auf den Kontoauszug gedruckt. Die IBAN und der BIC ersetzen seit 2014 den Namen der Bank und die Kontonummer: Die IBAN (international banking account number) ist eine internationale Kontonummer, eine Kombination aus Bankbezeichnung, Bankleitzahl und Kontonummer. Der BIC (bank identifier code) ist eine internationale Bankidentifizierungscodenummer und entspricht dem SWIFT-Code. Diese Nummern werden seit 2016 für Auslandsüberweisungen benötigt, und in naher Zukunft auch für alle Inlandsüberweisungen.

Dauerüberweisungsauftrag

Will man regelmäßig gleich bleibende Geldbeträge an einen bestimmten Empfänger zu festen Terminen überweisen, kann man sich zur Vereinfachung eines Dauerauftrags bedienen. Nach diesem einmaligen Auftrag wird z. B. die Praxismiete von 2500,00 € monatlich auf das Konto des Hauseigentümers überwiesen. Ändert sich der Mietbetrag oder möchte der Auftraggeber den Dauerauftrag widerrufen, muss das Formular entsprechend neu ausgefüllt werden. Dies kann bei Onlinezugang auch auf der Website der Bank durchgeführt werden (Onlinezahlung).

Lastschriftverfahren

Dieses Verfahren ermöglicht, Geldbeträge an einen bestimmten Empfänger zu festen oder unregelmäßigen Terminen überweisen zu lassen. Der Zahlungsempfänger (z. B. die Arztpraxis) benötigt hierzu eine Abbuchungsermächtigung vom Schuldner (z. B. dem Patienten). Die Praxis kann dann über ihre Bank die Gelder vom Konto des Patienten abbuchen lassen. Die Abbuchungsermächtigung kann der Patient jederzeit ohne Begründung widerrufen. Es gibt zwei Verfahren:

- **Bankeinzugs- oder Einzugsermächtigungsverfahren**
  Da die Banken die Ermächtigung des Patienten an die Arztpraxis nicht überprüfen, hat er acht Wochen lang die Möglichkeit, eine Abbuchung rückgängig zu machen.
- **Abbuchungsverfahren**
  Neben der Erteilung einer Abbuchungsermächtigung für die Arztpraxis beauftragt der Patient zusätzlich seine Bank, Lastschriften eines bestimmten Gläubigers einzulösen. Hier gilt eine Widerrufsmöglichkeit des Patienten von nur **zwei Tagen**.

Bei beiden Verfahren handelt es sich um relativ preiswerte Zahlungsarten. Arbeitet die Praxis mit einem Praxisverwaltungsprogramm und wünscht der Patient ein Lastschriftverfahren, kann dies in die Stammdaten eingegeben werden. Die Praxis kann dann den Rechnungsbetrag vom Konto des Patienten abbuchen lassen.

4.4 Scheckzahlung

Schecks dienen je nach Verwendung zur bargeldlosen oder halbbaren Zahlung.

Barscheck

Mit dem Scheck weist der Aussteller des Schecks seine Bank an, aus seinem Guthaben eine bestimmte Summe zu zahlen. Der Zahlungsempfänger kann das Geld bei dem angewiesenen Kreditinstitut bar abholen oder seinem Konto gutschreiben lassen. Die Zahlung mittels Scheck hat der Gesetzgeber in einem eigenen Gesetz geregelt (Scheckgesetz).
Der Schecktext darf auf keinen Fall geändert werden, Streichungen gelten als nicht erfolgt. Durch die Klausel „oder Überbringer" ist die Angabe eines Empfängers auf dem Scheck nicht relevant. Damit kann die Bank den Scheckbetrag an jeden bar auszahlen, der den Scheck überbringt.

Verrechnungsscheck

Damit die Gefahren des Barschecks reguliert werden können, besteht die Möglichkeit, aus einem Barscheck einen Verrechnungsscheck zu machen.

Dies erfolgt durch den Vermerk „Nur zur Verrechnung" auf dem Scheck. Meist schreibt oder stempelt man den Vermerk links oben quer, damit man ihn deutlich erkennt.
Beim Verrechnungsscheck wird das Girokonto des Ausstellers in Höhe der Schecksumme belastet (Lastschrift oder Soll-Buchung). Der Scheckempfänger erhält die Schecksumme auf seinem Girokonto gutgeschrieben (Gutschrift oder Haben-Buchung). Der Verrechnungsscheck wird nie bar ausgezahlt.

Die Arztpraxis ist nicht verpflichtet, einen Scheck als Zahlung anzunehmen. Ein Scheck ist kein Geldersatz.

4.5 Zahlung mit Karten

4.5.1 Zahlungsverkehrskarte/Girokarte

Nach Eröffnung eines Girokontos erhält man eine Zahlungsverkehrskarte. Sie ermöglicht, im Rahmen des Kontoguthabens an jedem Geldautomaten mit ec-Symbol Bargeld abzuheben und an elektronischen Kassen bargeldlos zu bezahlen.

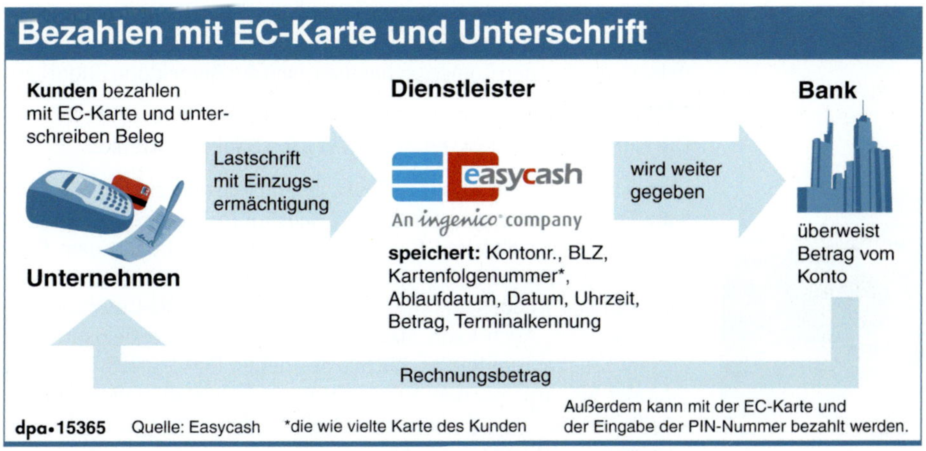
Bezahlen mit EC-Karte und Unterschrift
Kunden bezahlen mit EC-Karte und unterschreiben Beleg
Lastschrift mit Einzugsermächtigung
Dienstleister
easycash
An ingenico company
wird weiter gegeben
Bank
überweist Betrag vom Konto
Unternehmen
speichert: Kontonr., BLZ, Kartenfolgenummer*, Ablaufdatum, Datum, Uhrzeit, Betrag, Terminalkennung
Rechnungsbetrag
dpa•15365
Quelle: Easycash
*die wie vielte Karte des Kunden
Außerdem kann mit der EC-Karte und der Eingabe der PIN-Nummer bezahlt werden.

Um Patienten Zahlungen mit der Zahlungsverkehrskarte zu ermöglichen, sind in der Arztpraxis zwei Verfahren möglich:

- **Karte mit Geheimnummer**: Die Arztpraxis benötigt ein Lesegerät für die Karte. Gleichzeitig muss eine Onlineverbindung des Lesegerätes der Praxis zur Bank bestehen. Bei der Bezahlung muss der Patient eine Geheimnummer bzw. PIN (= persönliche Identifikationsnummer) in das Lesegerät eingeben, um sich zu identifizieren. Die Zahlung wird dann unmittelbar bestätigt.
- **Elektronisches Lastschriftverfahren (ELV)**: Dieses Verfahren ist für die Arztpraxis sehr kostengünstig, weil keine Onlineverbindung zur Bank bestehen muss. Der Patient benötigt bei diesem Verfahren auch keine PIN. Die Daten der Karte werden über ein Lesegerät in das Terminal der Praxis eingegeben.

Anschließend wird eine Einzugsermächtigung mit den Daten der Karte ausgedruckt, die der Patient dann unterschreiben muss. Bei der Abfrage wird nicht geprüft, ob das Konto ausreichend gedeckt ist. Das Risiko trägt in diesem Fall allein die Praxis. Aus diesem Grund sollte eine Arztpraxis das Onlineverfahren bevorzugen.

4.5.2 Kreditkarte

Um mit Kreditkarte zahlen zu können, muss man zunächst Mitglied in einem Kreditkartenunternehmen werden (z. B. American Express, Eurocard, Diners Club, VISA, Access, Mastercard). Auf der Kreditkarte ist eine persönliche Nummer, der Name sowie die Gültigkeitsdauer eingeprägt.

Der Karteninhaber (Patient) kann nun in sogenannten Vertragsunternehmen (z. B. einer Arztpraxis, die einen Vertrag mit dem Kreditkartenunternehmen geschlossen hat) bargeldlos einkaufen. Es genügt die Vorlage der Karte (manchmal mit Personalausweis) und die Leistung der Unterschrift.

Bei dem Abschluss eines Vertrags mit einem Kreditkartenunternehmen ist zu berücksichtigen, dass die Praxis 3 bis 5 % des Rechnungsbetrags an das Kreditkartenunternehmen abführen muss. Als Vorteil kann angesehen werden, dass man dem Patienten einen „exklusiven" Zahlungsweg anbieten kann. Die Zahlungen sind zudem sicher und erfolgen immer am Monatsende. Der Widerruf einer Zahlung mit Kreditkarte ist nicht möglich.

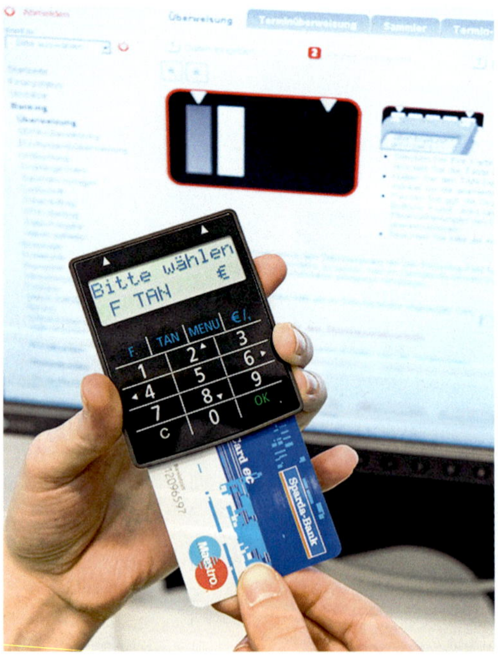

Abb.1 Lesegerät für das Onlinebanking

4.6 Onlinezahlung

Verfügt der Patient bzw. die Praxis über einen Telefonanschluss und eine Verbindung zum Computer (z. B. DSL-Modem) mit entsprechender Software, können viele Bankgeschäfte von zu Hause oder der Praxis aus durchgeführt werden.

Mit der Bank muss vereinbart werden, dass man sein Girokonto als Onlinekonto führen möchte. Die Banken haben entsprechende Internetseiten. Über den Computer hat man nach der Anmeldung Zugriff auf das eigene Konto.

Die Nutzung dieser Konten ist bei fast allen Banken kostenlos.

Hierzu benötigt man ein spezielles Lesegerät und eine zusätzliche Software (z. B. StarMoney), um auf das Bankkonto zugreifen zu können (→ Abb. 1). Mittels einer PIN, dem Fingerabdruck oder einem Bildschirmlesegerät erhält man mit einem speziellen Schlüssel (einer Signaturkarte) Zugriff auf sein Girokonto und kann (fast) alle Geschäfte online erledigen. Auch kann man seine Karte oder eine Geldkarte mit diesem Lesegerät aufladen. Mittels des neuen Personalausweises mit digitaler Signatur können auch Schriftstücke, die die Originalunterschrift erforderlich machen, übermittelt werden. Dies gilt im Moment als das weltweit sicherste Verfahren.

4.7 Neuere Entwicklungen im Zahlungsverkehr

Die Erfindung des digitalen Geldes des Amerikaners David Chaum konnte sich bislang noch nicht durchsetzen. Erste Versuche mit „Wallets“ (elektronische Geldbörsen im Computer) wurden wieder eingestellt. Der Grundgedanke ist, dass man eine bestimmte Menge Geld in verschlüsselten Dateien im Computer hat, mit denen man dann direkt aus dem Rechner bezahlen kann. Von dieser Idee sind heute noch die Geldkarten oder Girokarten mit Geldfunktion (mit Chip) „übrig geblieben“. Mittlerweile wurden andere Bezahlsysteme entwickelt, die bereits vielfach für Zahlungen genutzt werden (z. B. Bitcoins).

4.7.1 Bezahldienstunternehmen

Mit der Entwicklung zu Internetkäufen sind die Online-Bezahldienstunternehmen entstanden (z. B. PayPal, ClickandBuy, T-Pay, Google Checkout oder Paynova). Gerade wenn Käufer und Verkäufer „fern voneinander“ sind, beschleunigt diese Bezahlart die Abwicklung des Kaufvertrags. Käufer und Verkäufer müssen Mitglied des Unternehmens werden. Bei diesem wird eine Bankverbindung mit Abbuchungsermächtigung hinterlegt. Sobald ein Käufer im Internet eine Ware kauft und das entsprechende Zahlverfahren wählt, erhält der Verkäufer über seinen Account die Meldung, dass die Ware bezahlt ist. Er kann sie dann sofort auf den Weg bringen. Das Ganze dauert nur Minuten (→ Abb. 1).

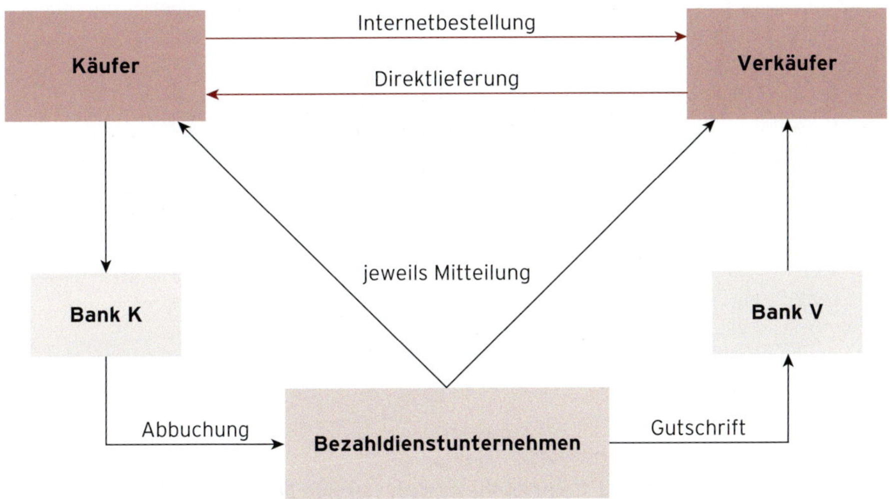

Abb. 1 Kaufabwicklung über einen Bezahldienst

4.7.2 Smartphone-Zahlung (mobile payment)

Zurzeit arbeiten insbesondere Google und Ebay, aber auch die deutschen Banken an der Weiterentwicklung der Bezahlung mittels Smartphone. Gerade im Micropayment (Kleinbetragszahlung) will man die Barzahlung hiermit abschaffen. Es gibt dabei drei Varianten:

- **Handykamera**: Auf der Rechnung (z. B. im Restaurant) ist der QR-Code aufgedruckt (→ Abb. 2). Man fotografiert den Code mit der Kamera und die Rechnung erscheint auf dem Display. Mit einem Klick bestätigt der Kunde die Zahlung. Diese kann auch über ein Bezahlunternehmen abgewickelt werden. Das Restaurant erhält die Mitteilung, dass die Rechnung bezahlt ist.
- **Kurzstreckenfunk**: Ein Kunde im Supermarkt hält sein Handy (oder eine Karte, z. B. GiroGo) dicht an das Lesegerät der Kasse. Per NFC (Near-Field-Communication = Kurzstreckenfunk) werden die Kontodaten übermittelt. Bei Beträgen bis 25,00 € gilt die Rechnung als direkt bezahlt. Bei größeren Beträgen können auch noch Autorisierungen über eine PIN eingebaut werden.
- **SMS-Überweisung**: Hierbei tippt der Nutzer seine Handynummer in ein Onlineformular und dazu noch eine PIN (in der Regel über einen Bezahldienst). Der Käufer erhält eine SMS und bestätigt mit JA die Überweisung. Der Verkäufer erhält eine Nachricht, dass die Ware bezahlt ist.

Abb. 2 Beispiel für einen QR-Code

AUFGABEN

1 Nennen Sie Situationen in der Arztpraxis und im Privatleben, in denen Sie noch mit Bargeld bezahlen. In welchen dieser Situationen könnten Sie auch bargeldlos bezahlen?

2 Begründen Sie, weshalb es wichtig ist, dass man sich bei Barzahlung eine Quittung oder einen Kassenzettel geben lässt.

3 Sie sollen im Namen Ihrer Praxis eine Onlineüberweisung durchführen. Die Nebenkostenabrechnung RgNr. 45677/16 muss in Höhe von 566,00 € auf das Konto des Vermieters Harry Klein bei der Commerzbank Freiburg (BLZ 68080030), Konto-Nr. 348748889 überwiesen werden.
- **a** Welche Angaben benötigen Sie noch?
- **b** Können Sie diese Angaben selber ermitteln?

4 Mit welchem Formular können Sie bar auf ein fremdes Konto einzahlen?

5 Wodurch unterscheidet sich der Bar- vom Verrechnungsscheck?

6 Sie verlieren auf dem Weg zur Bank einen auf die Arztpraxis ausgestellten Verrechnungsscheck. Der unehrliche Finder streicht den Zusatz „Nur zur Verrechnung" durch.
- **a** Erhält er den Scheckbetrag bar ausbezahlt?
- **b** Womit muss er rechnen, wenn er den Scheck auf seinem Konto zur Gutschrift einlöst?

7 Welche Vorteile bietet das Elektronische Lastschriftverfahren (ELV) für den Arzt?

8 Welche Zahlungsmöglichkeiten können Sie Ihren Patienten in der Arztpraxis anbieten?

9 Welche Zahlungsmöglichkeiten wünschen Sie sich beim Einkaufen?

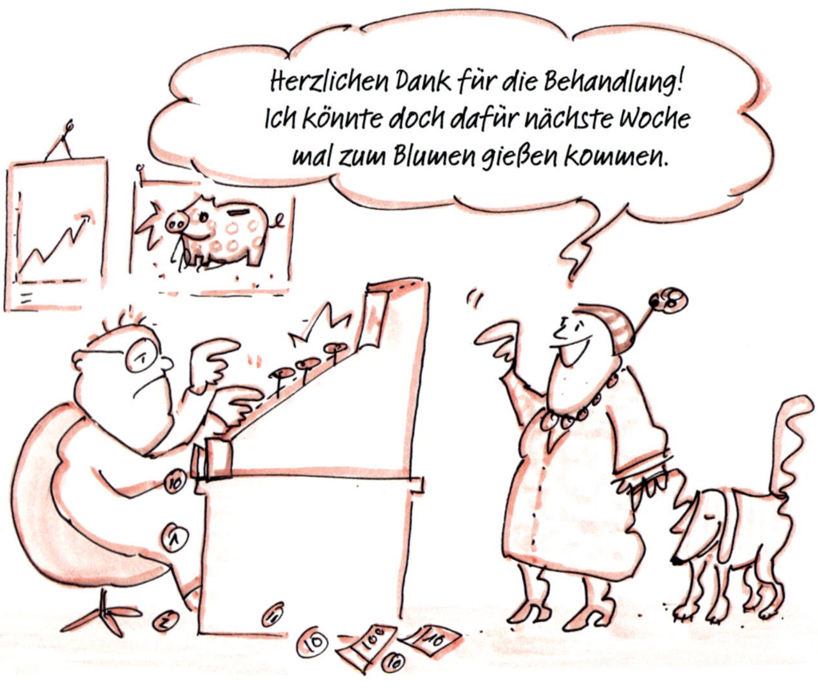
Herzlichen Dank für die Behandlung!
Ich könnte doch dafür nächste Woche
mal zum Blumen gießen kommen.

5 Rechnungsstellung und Überwachung der Zahlungsvorgänge

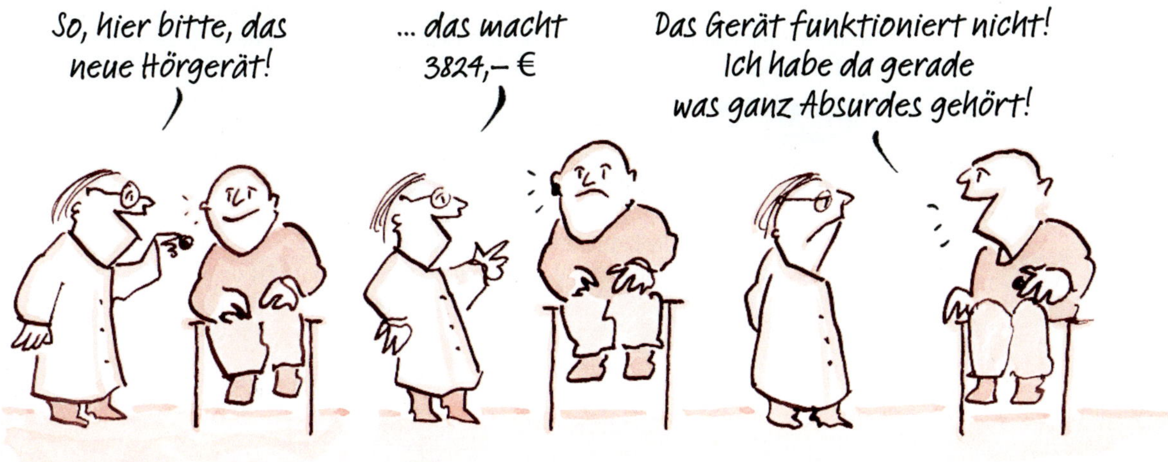
So, hier bitte, das neue Hörgerät!
... das macht 3824,– €
Das Gerät funktioniert nicht! Ich habe da gerade was ganz Absurdes gehört!

5.1 Rechnungsstellung

Die ärztliche Rechnung, die an Patienten gestellt wird, bezeichnet man als Liquidation.
Bevor eine Liquidation erstellt wird, muss die Behandlung durchgeführt sein, z. B.
- eines Privatpatienten,
- eines Kassenpatienten ohne Vorlage der Gesundheitskarte,
- eines Kassenpatienten bei individueller Gesundheitsleistung.

Liquidationen unterscheiden sich von „normalen" Rechnungen:
- Sie werden nach einem Gebührenverzeichnis (GOÄ) erstellt (ähnlich: Gebührenordnungen für Rechtsanwälte, Steuerberater, Architekten).
- Sie sind nicht skontier- und rabattfähig.

Skonto
Preisnachlass auf den Rechnungsbetrag bei Zahlung innerhalb einer bestimmten Frist.
Rabatt
Allgemeiner Nachlass vom Preis einer Dienstleistung oder Ware.

Das formale Erstellen der Liquidation ist an gesetzliche Vorgaben gebunden. So wird die Liquidation erst zur Zahlung fällig, wenn sie die in § 12 der GOÄ enthaltenen Punkte enthält.

Eine Liquidation, die diesen Kriterien entspricht, wird sofort nach Zugang zur Zahlung fällig. Die Angabe eines Zahlungsziels ist sinnvoll, um den Schuldner automatisch in Zahlungsverzug zu setzen, z. B.: „Bitte begleichen Sie die Rechnung bis spätestens 31.07.16".

Liquidationen sollten neben den nach §12 GOÄ enthaltenen Pflichtbestandteilen auch alle sonstigen Angaben enthalten, die Bestandteil einer „normalen" Rechnung sind:
- Für den Schuldner muss ersichtlich sein, von wem die Liquidation stammt, d.h., sie muss Adressen von Arzt und Patienten enthalten.
- Die Rechnung sollte ein Ausstellungsdatum enthalten, d. h., wann die Forderung geltend gemacht wird.
- Der Schuldner sollte das Schreiben als Rechnung erkennen, es genügt die Bezeichnung „Rechnung" oder „Liquidation".
- Will man bargeldlose Zahlung, sollte eine Bankverbindung enthalten sein.
- Will man die gesetzliche Regelung für die Inverzugsetzung des Patienten nach 30 Tagen wirksam vereinbaren, muss die Regelung unten auf der Liquidation aufgedruckt sein, z. B.: „Bitte bezahlen Sie diese Liquidation spätestens nach der gesetzlichen Regelung des § 286 BGB innerhalb von 30 Tagen."

Die Ausstellung einer Liquidation ist nicht daran geknüpft, dass die Behandlung abgeschlossen sein muss. Ebenso wenig muss sie am Quartalsende erfolgen. Die Liquidation kann theoretisch nach jeder erbrachten Leistung der Arztpraxis erstellt werden. In der Praxis erfolgt die Erstellung in der Regel nach einer abgeschlossenen Behandlung.

Die Erstellung von Liquidationen wird in den Praxen unterschiedlich gehandhabt. Ist eine Computeranlage mit entsprechender Software vorhanden, druckt diese die Liquidation im Gesamten aus. Gestaltungsmöglichkeiten bieten die meisten Softwarehersteller für Arztpraxen hier noch nicht. Man kann sich jedoch auch praxiseigene Formulare drucken lassen. Gerade im Sinne einer Corporate Identity kann mittels grafischer und farblicher Gestaltung die individuelle Note der Praxis unterstrichen werden. Dabei muss das eingeschränkte Werbeverbot beachtet werden. Man kann auch Dritte (z. B. freie Rechenzentren) mit der Liquidationserstellung beauftragen, sofern der Patient schriftlich zugestimmt hat.

AUFGABEN

1 **a** Um welche Art (bezüglich der Abrechnung) von Patientin handelt es sich bei Frau Schultz?
b Prüfen Sie die Liquidation auf formale Richtigkeit.
c Überprüfen Sie anhand der GOÄ die gesamte Liquidation auf Richtigkeit.

Dr. Eberhard Gothein
Arzt für Allgemeinmedizin
U2, 2 - 4
68161 Mannheim
Tel.: 0621/2932300
eMail: gothein@t-online.de
KV-Nr. 5334343

Praxis Dr. Eberhard Gothein, U2, 2- 4, 68161 Mannheim

Frau
Petra Schultz
Lärchenweg 18
68723 Oftersheim

Liquidation

Rechnungsnummer: 280001
Rechnungsdatum : 20.04.2016

Sehr geehrte Frau Schultz,

für ärztliche Bemühungen im Zeitraum vom 01.01.2016 bis 04.01.2016
erlauben wir uns EUR 202,33 in Rechnung zu stellen.

Diagnosen Wunde li. Hand, Tetanusimpfung (01.01.2016), grippaler Infekt (03.01.2016)

Datum	Ziffer	Beschreibung	Anzahl	Wert EUR	Faktor	Gesamt EUR
01.01.2016	1	Beratung auch telefonisch	1	4,66	2,30	10,72
	5	Untersuchung, symptombezogen	1	4,66	2,30	10,72
	D	Wochenend-/Feiertagszuschlag	1	12,82	1,00	12,82
	490	Infiltrationsanästhesie kleiner Bezirke	1	3,56	2,30	8,19
	2004	Große Wunde, Versorgung einschl. Naht	1	13,99	2,30	32,18
		Nahtmaterial	1	5,16		5,16
		Verbandmaterial	1	1,28		1,28
	375	Schutzimpfung	1	4,66	2,30	10,72
		Impfstoff	1	4,24		4,24
03.01.2016	1	Beratung auch telefonisch	1	4,66	2,30	10,72
	5	Untersuchung, symptombezogen	1	4,66	2,30	10,72
	548	Kurz-/Mikrowelle	1	2,16	1,80	3,89
	500	Inhalationstherapie auch mittels Ultraschallvernebelung	1	2,21	1,80	3,98
	3511	Reagenzträger	1	2,91	1,15	3,35
04.01.2016	50	Hausbesuch	1	18,65	2,30	42,90
	F	Nachtzuschlag 20-22 / 6-8	1	15,15	1,00	15,15
		Wegegeld Zone 2 nachts	1	10,23		10,23
	70	AU / Kurzbescheinigung	1	2,33	2,30	5,36
				Endsumme EUR		202,33

Wir bitten um Überweisung des Rechnungsbetrags bis zum 18.05.2016 unter Angabe des Patientennamens und der Rechnungsnummer auf das unten angegebene Konto.

Bankverbindung Deutsche Bank Berlin
BLZ 41089933
Kontonummer 19999211

2 Eine Patientin akzeptiert die Begründung des Arztes für den Faktor 3,5 bei einer Leistung (hoher Zeitaufwand) nicht. Muss die Arztpraxis die Begründung näher erläutern?

3 Muss der Steigerungsfaktor immer begründet werden?

4 Kann die Bezeichnung der erbrachten Leistung in der Liquidation weggelassen werden?

5.2 Überwachung der Zahlungseingänge (Forderungen)

5.2.1 Mahnkartei

In einer separaten Kartei werden die Karteikarten mit offenstehenden Rechnungen, in der Regel chronologisch, eingeordnet. Es muss jeweils immer nur der Teil der Karteikarten kontrolliert werden, bei denen das Rechnungsdatum (Zahlungsdatum) schon länger zurückliegt. Bei Bezahlung der Liquidation wird die Karteikarte wieder in die Gesamtkartei eingeordnet. Wird ein Patient gemahnt, kann man wieder Reiter verwenden oder entsprechende Einträge auf der Rückseite machen.

5.2.2 Zahlungsüberwachung durch Computer (Offene-Posten-Liste)

Die meisten Praxisverwaltungsprogramme haben einen integrierten Programmteil, der offenstehende Liquidationen sofort in eine „Offene-Posten-Liste" (Mahnkartei) übernimmt. Die Liquidationen sind in der Regel der Zeit nach (chronologisch) geordnet (→ Abb. 1).

Jederzeit kann man sich auch die Liste ausdrucken lassen, um die Zahlungen zu kontrollieren.

Bei Bezahlung der offenstehenden Rechnung muss unbedingt ein Vermerk im Programm über die Bezahlung erfolgen.

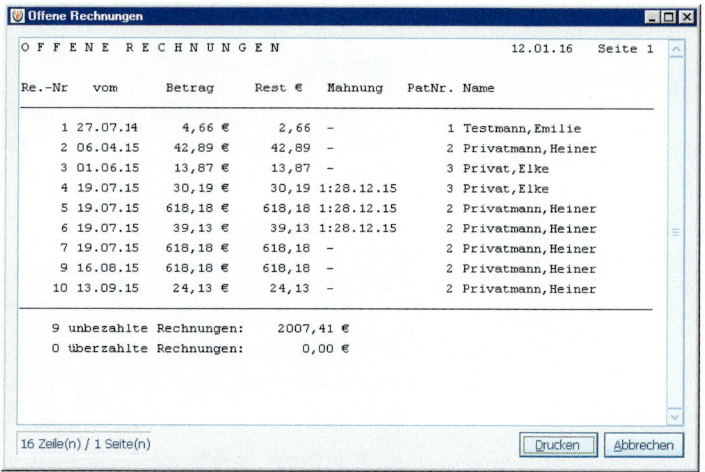

Abb. 1 Offene, gemahnte und zu spät bezahlte Liquidationen in der Software MEDISTAR

5.2.3 Zahlungsüberwachung durch Dritte

Die Arztpraxis kann
- privatärztliche Verrechnungsstellen,
- freie Rechenzentren oder
- Inkassounternehmen

mit der Zahlungsüberwachung beauftragen.

Diese Form der Arbeitsentlastung wird von Arztpraxen häufig in Anspruch genommen. Die sichere Onlineübermittlung der Abrechnungsdaten sowie häufig angebotene Zusatzleistungen wie Adressermittlung, Sofortauszahlung oder **Factoring** bieten zusätzliche Vorteile für den Arzt (→ Abb. 2). Bei diesem Verfahren schickt die Arztpraxis dem beauftragten Unternehmen die Abrechnungsdaten (Patientendaten, GOÄ-Ziffern). Das Unternehmen erstellt dann eine entsprechende Liquidation und schickt diese an den Patienten.

Die Praxis kann mit einigen Unternehmen auch vereinbaren, dass der entsprechende Rechnungsbetrag sofort an die Arztpraxis überwiesen wird. Die Praxis erhält also unmittelbar die Liquidation von dem Unternehmen bezahlt, unabhängig vom Eingang der Patientenzahlung. Je nach Leistungsumfang zahlt die Arztpraxis eine Gebühr, die meist nach dem Umsatz gestaffelt ist oder prozentual von der Liquidation berechnet wird. Die Patienten bezahlen dann nur noch an die Verrechnungsstelle, das Rechenzentrum oder das Inkassounternehmen. Ein eventuelles Mahnverfahren, auch vor Gericht, führt das Unternehmen für die Arztpraxis durch.

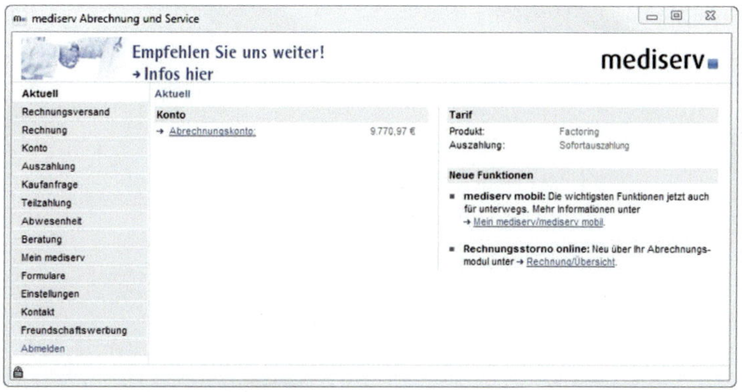

Abb. 2 Hauptmenü eines elektronischen Factors

Ist mit dem Unternehmen eine Forderungsausfallversicherung (Delkredereversicherung) vereinbart, muss die Praxis den bereits erhaltenen Liquidationsbetrag auch dann nicht zurückbezahlen, wenn der Patient einmal nicht bezahlen kann. Das bedeutet, dass die Arztpraxis den Liquidationsbetrag in jedem Fall behalten kann. Die Praxis muss lediglich kontrollieren, ob das Unternehmen das Geld überwiesen hat.

Der Vorteil dieses Verfahrens für die Arztpraxis besteht darin, dass sie praktisch keine Außenstände mehr hat. Offenstehende Liquidationen werden, z. B. durch die Verrechnungsstelle, sofort bezahlt (→ Abb. 1).

Bei der Übermittlung der Patientendaten an das Unternehmen ist der Datenschutz zu beachten. Nach Auffassung der Gerichte liegt eine Verletzung der Schweigepflicht vor, wenn der Patient dem Verfahren nicht zugestimmt hat. Daher ist es erforderlich, dass sich der Patient, z. B. auf dem Anamnesebogen, mit diesem Verfahren einverstanden erklärt. Ob sich das Verfahren für eine Arztpraxis lohnt, muss individuell geprüft bzw. berechnet werden.

BEISPIEL

Abrechnungsvolumen/Jahr (Rechnungsendbetrag)	57 950,00 €
Privatrechnungen/Jahr	610 Stück
Durchschnittlicher Rechnungsbetrag	95,00 €

Kosten der Praxis		**Kosten eines Factors**	
Personalkosten (2,3 %*)	1332,85 €	Grundgebühr (2,7 %*)	1564,65 €
Portokosten (0,75 € je Rechnung)	457,50 €	Bearbeitungsgebühr (1,60 € je Rechnung)	976,00 €
Materialkosten (Papier)	72,00 €	Portokosten (0,75 € je Rechnung)	457,50 €
Bankgebühren	90,00 €		
Ausfallrisiko (1,25 %*)	724,38 €		
Zinsnachteil (3,5 %*) für 45 Tage	250,06 €		
Kosten gesamt	**2926,79 €**	**Kosten gesamt**	**2998,15 €**

*vom Rechnungsendbetrag

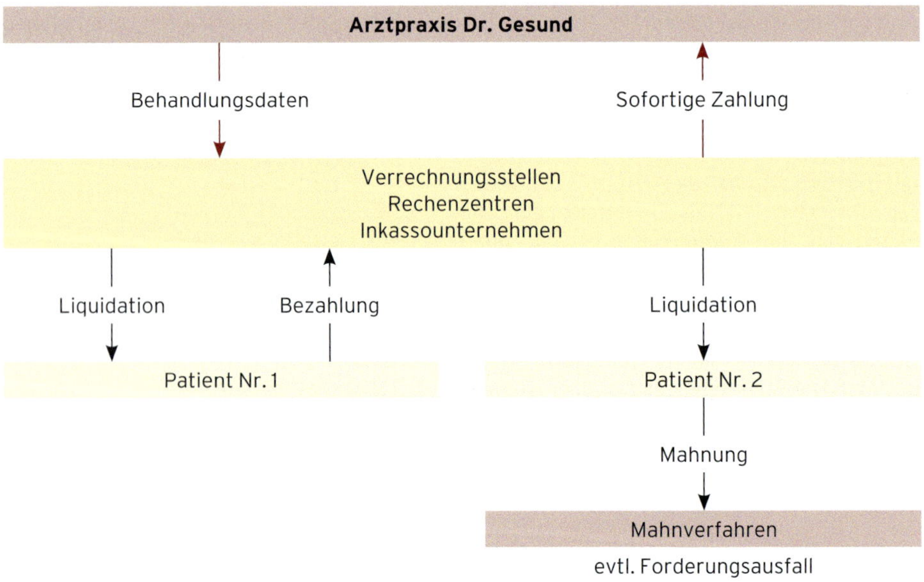

Abb. 1 Zahlungsüberwachung durch Dritte mit Sofortauszahlung und Forderungsausfallversicherung

5.3 Überwachung der Zahlungsausgänge (Verbindlichkeiten)

Ebenso wie die Zahlungseingänge müssen auch die Zahlungsausgänge überwacht werden. Bei der Bezahlung von Verbindlichkeiten an

- Großhändler,
- Apotheken,
- Bürohändler usw.

kann ebenfalls Geld eingespart werden.

BEISPIEL

Einsparmöglichkeiten bei Zahlung von Verbindlichkeiten

Rechnung des Händlers über 4350,00 €
Zahlungsbedingung: bei sofortiger Zahlung 2 % Skonto,
innerhalb von 30 Tagen netto (d. h. den obigen Rechnungsbetrag)

Da die Arztpraxis den Betrag nicht sofort zur Verfügung hat, ist zu prüfen, ob es sich lohnt, den Dispositionskredit (Zinssatz 11 %) für 30 Tage in Anspruch zu nehmen, um 2 % Skonto zu erhalten.

1. Möglichkeit: 30 Tage warten, kein Skontoabzug, kein Dispositionskredit

Rechnungsbetrag:	4350,00 €

2. Möglichkeit: sofortige Zahlung mit Dispositionskredit und Skontoabzug

Rechnungsbetrag:	4350,00 €
abzügl. 2 % Skonto	87,00 €
Preis bei sofortiger Zahlung	**4263,00 €**

Dispositionskredit für 30 Tage:

$$\frac{4263 \times 11 \times 30}{100 \times 360} = 39{,}08$$

Dispositionskreditkosten (Zinsen): **39,08 €**

Skonto = 87,00 €
- Zinsen = 39,08 €
47,92 €

AUFGABEN

1 Was versteht man unter einer „Mahnkartei"?

2 Weshalb müssen auch Zahlungen von Rechnungen der Lieferer (Verbindlichkeiten) überwacht werden?

3 Welche Vorteile bietet die Zahlungsüberwachung durch Dritte?

4 Was versteht man unter „Factoring"?

5 Woraus ergeben sich im Beispiel auf S. 170 die Vorteile des Factoring?

6 Beschreiben Sie die Überwachung der Zahlungseingänge in Ihrer Ausbildungspraxis.

6 Belege in der Arztpraxis

Ärzte gehören zur Gruppe der freien Berufe, wie Tierärzte, Zahnärzte, Rechtsanwälte, Architekten usw. Ihre Einkünfte unterliegen einer Aufzeichnungs- oder Buchführungspflicht.
Nach § 147 der Abgabenordnung müssen diese Aufzeichnungen nach den Prinzipien von Wahrheit, Klarheit und Richtigkeit **vollständig**, **richtig**, **zeitgerecht** und **geordnet** erfolgen.

Am Ende des Jahres muss der Arzt eine Einkommensteuererklärung abgeben, deren Grundlage die Ermittlung des Praxisgewinns ist. Ähnlich dem Verfahren beim abhängig Beschäftigten (z. B. der MFA) müssen (fast) alle Zahlen durch Belege nachgewiesen werden. Führt der Arzt Gutachtertätigkeiten durch und überschreitet hier gewisse Umsatzgrenzen, muss auch Umsatzsteuer errechnet und (monatlich, vierteljährlich oder jährlich) an das Finanzamt abgeführt werden. Die Vorschriften sagen deshalb:

Keine Buchung ohne Beleg, die Belege sollten immer chronologisch geordnet sein.
Damit ein Beleg für das Finanzamt gültig ist, sind folgende Angaben zwingend:

- Datum der Zahlung
- Zahlungsbetrag
- Zahlungsgrund
- Zahlungsempfänger
- Zahlungspflichtiger
- Umsatzsteuersatz mit dem Umsatzsteuerbetrag (Ausnahme: Kleinstbetragsrechnungen bis 150,00 € müssen nur den Umsatzsteuersatz enthalten.)

Um Vorsteuer geltend zu machen:

- Ausstellungstag
- Umsatzsteuer-ID-Nummer
- fortlaufende Rechnungsnummer
- Menge und Bezeichnung der Lieferung

Bei der Buchung erhält der Beleg eine Nummer, damit er in angemessener Zeit (z. B. bei einer Steuerprüfung) herausgesucht werden kann. Belege zur Steuererklärung müssen zehn Jahre aufbewahrt werden.

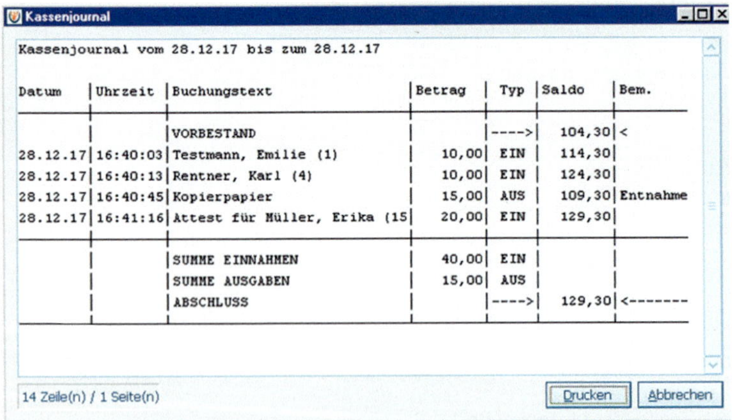
Kassenjournal

Kassenjournal vom 28.12.17 bis zum 28.12.17

Datum	Uhrzeit	Buchungstext	Betrag	Typ	Saldo	Bem.
		VORBESTAND		---->	104,30	<
28.12.17	16:40:03	Testmann, Emilie (1)	10,00	EIN	114,30	
28.12.17	16:40:13	Rentner, Karl (4)	10,00	EIN	124,30	
28.12.17	16:40:45	Kopierpapier	15,00	AUS	109,30	Entnahme
28.12.17	16:41:16	Attest für Müller, Erika (15	20,00	EIN	129,30	
		SUMME EINNAHMEN	40,00	EIN		
		SUMME AUSGABEN	15,00	AUS		
		ABSCHLUSS		---->	129,30	<-------

14 Zeile(n) / 1 Seite(n) Drucken Abbrechen

Abb. 1 Kassenbuch

Die **Umsatzsteuer** ist eine Verbrauchsteuer, die den gesamten privaten und öffentlichen Endverbrauch (Konsum) besteuert. Die Unternehmen (z. B. die Arztpraxis) müssen diese Steuer ihren Verkaufspreisen hinzurechnen und an das Finanzamt abführen.
Von der Umsatzsteuer, die der Arzt seinen Patienten in Rechnung gestellt hat, kann er die Umsatzsteuerbeträge abziehen, die er an seine Lieferanten zu zahlen hat. Diese Beträge bezeichnet man als Vorsteuer.

Ärzte müssen für ihre Tätigkeit keine Umsatzsteuer bezahlen, wenn sie der Heilbehandlung dient. Dies ist nach der Rechtsprechung des EuGH der Fall, wenn sie der Vorbeugung, Diagnose, Behandlung oder soweit wie möglich der Heilung von Krankheiten oder Gesundheitsstörungen dient.

EuGH
Europäischer Gerichtshof

Bei umsatzsteuerpflichtigen Tätigkeiten wie dem Erstellen von Gutachten sind sie bis zu einem Umsatz von 17 500,00 € (2016) von der Umsatzsteuer befreit. Medizinisch nicht indizierte Leistungen (z. B. Schönheitsoperationen) unterliegen dagegen der Umsatzsteuerpflicht.

Trotzdem müssen sie die umsatzsteuerfreien und umsatzsteuerpflichtigen Einnahmen getrennt auf zwei verschiedenen Konten erfassen.

Folgende Konten müssen seit 2008 für die Erstellung der Einnahmen-Überschuss-Rechnung geführt werden:

Praxiseinnahmen
- Praxiseinnahmen als umsatzsteuerfreier Kleinunternehmer bzw. umsatzsteuerpflichtige Einnahmen
- umsatzsteuerfreie Praxiseinnahmen

Praxisausgaben
- Praxismaterial und -bedarf
- Fremdlabor
- Gehälter, Löhne
- geringwertige Wirtschaftsgüter bis 150,00 € ohne Umsatzsteuer
- laufende Kfz-Kosten
- Miete für die Praxisräume
- Raumkosten, wie z. B. Heizung, Strom
- Schuldzinsen
- Geschenke an Patienten und Geschäftsfreunde
- Bewirtungskosten aus geschäftlichem Anlass, wie z. B. Weihnachtsessen
- Reisekosten, z. B. für Fortbildungen
- sonstige beschränkt abzugsfähige Betriebsausgaben, z. B. für Repräsentationen
- Telefon, Porto, Bürokosten
- Fachliteratur
- Kosten für die Buchführung, z. B. Steuerberater
- übrige Kosten

Für die Steuererklärung ist der amtliche Vordruck EÜR (Einnahmen-Überschuss-Rechnung) für Ärzte zu verwenden. Seit 2012 ist die elektronische Abgabe über das Elster-System vorgeschrieben.

Man unterscheidet verschiedene Belege in der Arztpraxis:

Einnahmebelege	Ausgabebelege
– Kassenbelege – Liquidationsdurchschriften – Quittungsdurchschriften – Zahlscheingutschriften – Überweisungsgutschriften – Scheckeinreichungsgutschriften – Kontoauszüge mit Text – KV-Abrechnungen – Mietverträge – Eigenlaborbelege	– Rechnungen der Lieferanten – Quittungsoriginale – Kontoauszüge – Lohnkonten für Personal – Kreditverträge – Versicherungsverträge – Mietverträge – KV-Abrechnungen

Kann ein Beleg nicht mehr gefunden werden oder ist für eine Tätigkeit kein Beleg vorhanden, kann ein **Ersatz**- oder **Eigenbeleg** erstellt werden.

AUFGABEN

1 Weshalb handelt es sich bei Originalquittungen um Ausgabebelege und bei den Quittungsdurchschriften um Einnahmebelege?

2 Entwickeln Sie am PC ein Quittungsformular mit Ihrer Praxisadresse.

3 Wie ist es möglich, dass in der Arztpraxis für eine Einnahme oder Ausgabe kein Beleg vorhanden ist?

PROJEKTAUFGABEN

1 In Ihrer Ausbildungspraxis soll die Möglichkeit der Onlinezahlung für Patienten installiert werden. Ihre Chefin beauftragt Sie, die nötigen Informationen zu sammeln und bei der nächsten Teambesprechung vorzustellen. Sie bittet Sie, bei der Präsentation auch die skeptischen Kollegen von den Vorteilen dieser Zahlungsart zu überzeugen. Berücksichtigen Sie folgende Fragestellungen und Anregungen bei Ihrer Vorbereitung:

- **a** Was versteht man unter Onlinezahlung in der Praxis?
- **b** Weshalb möchte die Praxis diese Zahlungsart anbieten?
- **c** Was benötigt die Praxis für die Einrichtung dieser Zahlungsart? Führen Sie eine Bezugsquellenermittlung durch.
  (Tipp: Informieren Sie sich bei diversen Banken, ggf. auch im Internet.)
- **d** Arbeiten Sie zwei Alternativen aus. Zeigen Sie dabei insbesondere die Kosten auf.
- **e** Ist die Akzeptanz von Kreditkarten in der Arztpraxis eine Alternative hierzu?
- **f** Welchen Vorschlag zur Bezahlung bzw. Abwicklung von Liquidationen können Sie machen, damit die Praxis das Geld sehr schnell und ohne Risiko erhält?

2 Klären Sie anhand des auf S.175 abgebildeten Kaufvertrags folgende Fragen:

- **a** Wie viel muss die Praxis für eine gelieferte Einheit bezahlen?
- **b** Um wie viel und unter welchen Voraussetzungen kann der Kaufpreis gemindert werden?
- **c** Die Einheit funktioniert nicht einwandfrei. Welche Rechte hat der Käufer und welches Recht wird er wahrscheinlich in Anspruch nehmen?
- **d** Was bedeutet die Lieferungsfrist 08.01.16 fix und weshalb ist diese so vereinbart?
- **e** Die erste Einheit wird eine Woche zu spät geliefert. Welche Konsequenzen können sich ergeben?
- **f** Wie müsste die Bestimmung heißen, wenn der Verkäufer die Transportkosten übernehmen würde?
- **g** Wegen eines Mangels verklagt der Käufer den Verkäufer. Bei welchem Gericht wird die Klage verhandelt?
- **h** Erklären Sie den § 6 des Kaufvertrags.
- **i** Es kommt zum Streit darüber, ob die OP-Lampe zur Einheit gehört oder ob sie separat zu zahlen ist. Mit welchen Belegen lässt sich das klären?
- **j** Auf Grund einer Störung beim Provider der Arztpraxis kann die Onlinezahlung erst nach zwölf Tagen erfolgen. Kann dennoch Skonto abgezogen werden?
- **k** Nennen Sie die AGB, die für den obigen Kaufvertrag gelten.
- **l** Auf Grund eines gerichtlichen Vergleichs zahlt die Praxis Dr. Wunderlich letztendlich 3 400,00 € weniger als im Kaufvertrag genannt. Führen Sie alle Belege auf, die mit diesem Kauf zusammenhängen und aufbewahrt werden müssen.

PROJEKTAUFGABEN

KAUFVERTRAG

Zwischen Dr. W. Wunderlich, Mozartstr. 29, 79100 Freiburg, (Käufer) und dem Großhändler Rinke, Wiesenrain 2, 09125 Chemnitz, (Verkäufer) wird folgender Kaufvertrag geschlossen:

§ 1 Kaufsache
Der Verkäufer verkauft dem Käufer

zwei ärztliche Operationseinheiten mit Ergänzungen laut Angebot vom 02.04.17 mit beiliegenden Prospekten.

§ 2 Preise, Zahlungsbedingungen
Für jede Einheit gilt ein Preis von

45 690,00 € ohne Mehrwertsteuer

als vereinbart. Bei Bezahlung bis 10 Tage nach Lieferung werden 2 % Skonto gewährt.

§ 3 Transport, Verpackung
Der Preis versteht sich ab Großhändler. Für die Zufuhr werden 400,00 € pro Einheit berechnet. Die Verpackungskosten betragen 250,00 € für jede Einheit.

§ 4 Lieferung
Die erste Einheit muss zum 08.01.18 fix geliefert werden. Die zweite Einheit wird nach Abruf des Käufers bis spätestens 30.06.18 geliefert. Bei Lieferungsverzug wird für jeden Verzugstag eine Schadensersatzzahlung von 1000,00 € fällig.

§ 5 Erfüllungsort und Gerichtsstand
Erfüllungsort und Gerichtsstand für beide Teile ist Chemnitz.

§ 6 Eigentumsvorbehalt
Bis zur vollständigen Bezahlung bleiben die Einheiten im Eigentum des Verkäufers.

§ 7 Allgemeine Geschäftsbedingungen
Es gelten die in den Räumen des Verkäufers aushängenden allgemeinen Geschäftsbedingungen.

Chemnitz, 04.07.17

W. Wunderlich	Rinke
Dr. W. Wunderlich (Käufer)	Rinke (Verkäufer)

LF 7

Praxisabläufe im Team organisieren

1 Qualitätsmanagement

1.1 Qualitätsbegriff

Der Arzt hat den Eid des Hippokrates geschworen und dient damit der Gesundheit des einzelnen Menschen und des gesamten Volkes. Jeder Arzt in freier Praxis ist jedoch zudem Unternehmer und muss neben den medizinisch fachlichen Faktoren auch wirtschaftliche Interessen verfolgen. Dies gelingt langfristig nur, wenn eine gewisse Qualität der Leistungen bzw. Produkte gesichert wird.

Alle Arztpraxen müssen Qualitätsmanagement betreiben.

§

§ 1 Ziele des Qualitätsmanagements

Unter Qualitätsmanagement ist die systematische und kontinuierliche Durchführung von Aktivitäten zu verstehen, mit denen eine anhaltende Qualitätsförderung im Rahmen der Patientenversorgung erreicht werden soll. Qualitätsmanagement bedeutet konkret, dass Organisation, Arbeits- und Behandlungsabläufe festgelegt und zusammen mit den Ergebnissen regelmäßig intern überprüft werden. Gegebenenfalls werden dann Strukturen und Prozesse angepasst und verbessert. Gleichzeitig soll die Ausrichtung der Abläufe an fachlichen Standards, gesetzlichen und vertraglichen Grundlagen in der jeweiligen Einrichtung unterstützt werden. Die Vorteile von Qualitätsmanagement als wichtiger Ansatz zur Förderung der Patientensicherheit sollen allen Beteiligten bewusst gemacht werden.

Qualitätsmanagement-Richtlinie (QM-RL) in der Fassung vom 17. Dezember 2015, veröffentlicht im Bundesanzeiger (BAnz AT 15.11.2016 B2), in Kraft getreten am 16. November 2016

Qualität umfasst alle Bereiche der Arztpraxis, sie fängt beim ersten Patientenkontakt, z. B. durch einen Anruf oder ein Praxisschreiben, an und hört auch nach dem Praxisbesuch nicht auf. Insbesondere Serviceleistungen (z. B. Recall, geringe Wartezeiten, angenehmes Praxisklima) gewinnen in diesem Zusammenhang zunehmend an Bedeutung.

Fehler und Probleme, die sichtbar werden (z. B. ein unzufriedener Patient auf Grund eines Telefonanrufs in der Praxis), sind in der Regel nur die Spitze eines Eisbergs. Häufig sind Mängel in der Praxisorganisation, der Personalführung oder ein schlechtes Betriebsklima die Ursache.

Werden Fehler entdeckt, sind in der Regel bereits Fehlerkosten angefallen (z. B. Patientenabwanderung, fehlende Motivation der Mitarbeiter).

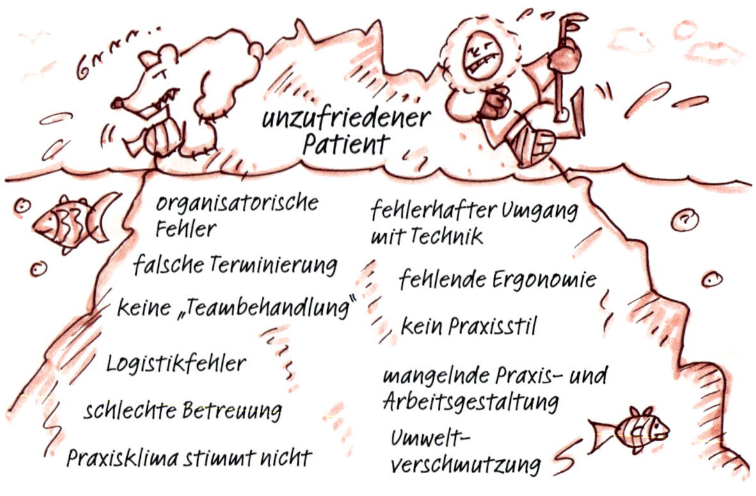
GRrr..
unzufriedener Patient
organisatorische Fehler
fehlerhafter Umgang mit Technik
falsche Terminierung
fehlende Ergonomie
keine „Teambehandlung"
kein Praxisstil
Logistikfehler
mangelnde Praxis- und Arbeitsgestaltung
schlechte Betreuung
Umwelt-verschmutzung
Praxisklima stimmt nicht

Nur auf sichtbare Mängel zu reagieren, verhindert Fehler nicht. Es geht also vielmehr darum, stabile Prozesse durch ein geeignetes Qualitätsmanagement-System (QM-System) sicherzustellen und damit das Entstehen von Fehlern zu verhindern. Das QM-System muss auch gewährleisten, dass die Erfahrungen aus gemachten Fehlern automatisch zu einer kontinuierlichen Systemverbesserung führen.

Qualitätsmanagement dient dazu, so der amerikanische Unternehmensberater Philip Crosby, systematisch sicherzustellen, dass Aktivitäten wie geplant stattfinden.

Strukturen und Prozesse bestimmen das Ergebnis des Qualitätsmanagements. Dabei lassen sich verschiedene Qualitätsformen unterscheiden:

Strukturqualität: Wie ist eine Praxis ausgestattet, wie sind Arzt und MFA aus- und weitergebildet?

\+ **Prozessqualität:** Welche medizinischen Tätigkeiten werden in der Praxis angeboten bzw. durchgeführt?

= **Ergebnisqualität:** Diese Faktoren können Einfluss auf die medizinische Veränderung des Gesundheitszustandes des Patienten haben.

1.2 Qualitätsmanagementmethoden und -instrumente

Wesentliche Bestandteile des Qualitätsmanagements, die verpflichtend anzuwenden sind, nach Qualitätsmanagement-Richtlinie:

- Regelung von Verantwortlichkeiten und Zuständigkeiten
- Prozess- bzw. Ablaufbeschreibungen
- Checklisten
- Teambesprechungen
- Fortbildungs- und Schulungsmaßnahmen
- Patientenbefragungen
- Mitarbeiterbefragungen
- Beschwerdemanagement
- Patienteninformation und -aufklärung
- Risikomanagement
- Fehlermanagement und Fehlermeldesysteme
- Notfallmanagement
- Hygienemanagement
- Arzneimitteltherapiesicherheit
- Schmerzmanagement
- Sturzprophylaxe
- Dokumentation der Überprüfung des Qualitätsmanagement-Systems der Praxis

Die Qualitätsmanagement-Normen der Reihe **ISO 9000** sind 1987 eingeführt worden. Sie bilden weltweit für mehr als 500 000 Organisationen der verschiedensten Branchen die Basis für Qualitätssicherung und Qualitätsmanagement.

Die Normenreihe zeichnet sich dadurch aus, dass sie branchenunabhängig umgesetzt werden kann. Sie „funktioniert" somit neben Produktions- und Dienstleistungsbetrieben auch in der Medizin. Die Normen sind Grundlage für die Regelung der Zusammenarbeit zwischen Vorgesetzten und Mitarbeitern, zwischen Zulieferern und Verbrauchern sowie zwischen Anbietern und Kunden.

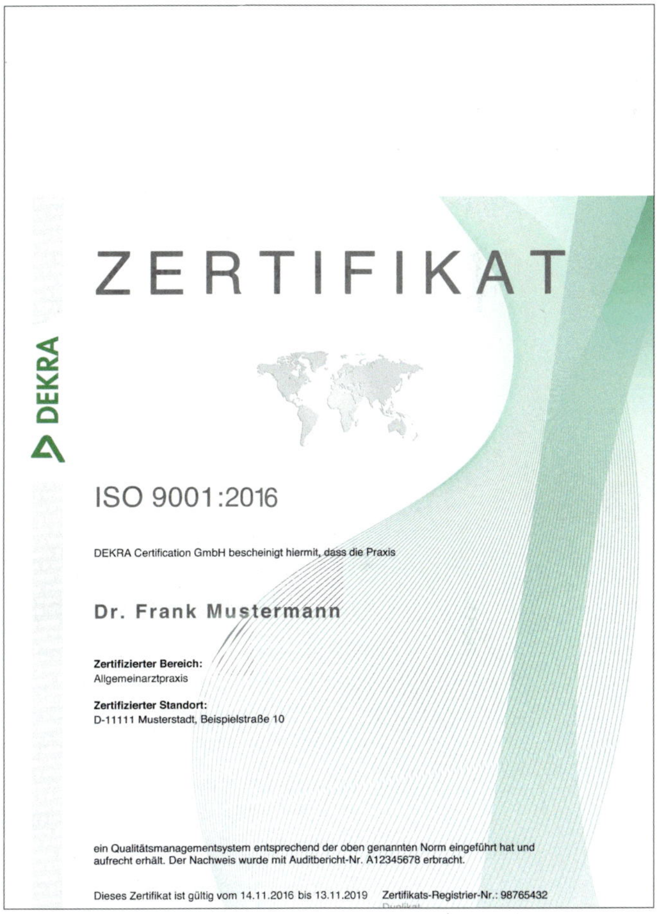
DEKRA

ZERTIFIKAT

ISO 9001:2016

DEKRA Certification GmbH bescheinigt hiermit, dass die Praxis

Dr. Frank Mustermann

Zertifizierter Bereich:
Allgemeinarztpraxis

Zertifizierter Standort:
D-11111 Musterstadt, Beispielstraße 10

ein Qualitätsmanagementsystem entsprechend der oben genannten Norm eingeführt hat und aufrecht erhält. Der Nachweis wurde mit Auditbericht-Nr. A12345678 erbracht.

Dieses Zertifikat ist gültig vom 14.11.2016 bis 13.11.2019 Zertifikats-Registrier-Nr.: 98765432

Abb. 1 Zertifizierungsurkunde einer Arztpraxis

Hat eine Praxis bzw. ein Unternehmen ein QM-System aufgebaut, kann es sich nach den ISO-Normen zertifizieren lassen (→ Abb. 1). Voraussetzung für eine Zertifizierung sind definierte Qualitätsziele der Praxis und die Beschreibung einer bestimmten Anzahl von Prozessen mit QM-typischen Werkzeugen, wie z. B. Checklisten und Arbeitsanweisungen.

Eine Zertifizierung ist nicht vorgeschrieben, trotzdem scheuen manche Praxen nicht den Aufwand und die Kosten und lassen sich von Dritten beurteilen.

1.3 Qualitätsmanagement-Aufbau

Die Einführung eines Qualitätsmanagement-Systems kann die Zusammenarbeit auf vielfältige Art und Weise verändern (→ Abb. 1).

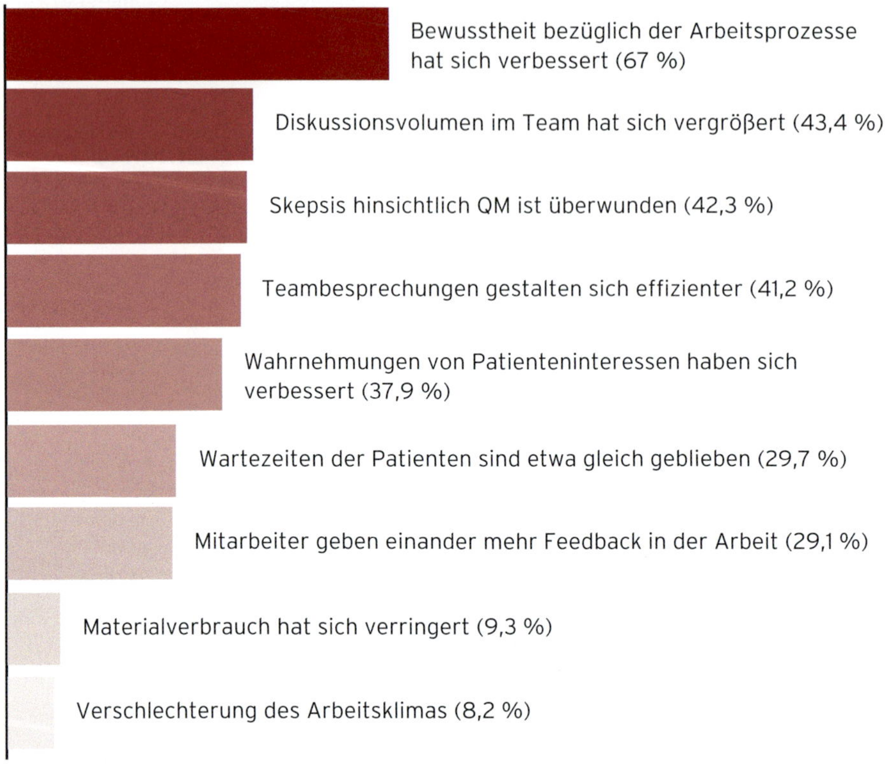

Abb. 1 Veränderungen im Praxisteam nach Einführung des QM (Datenquelle: Gesellschaft für Gesundheitsmarktanalyse, Qualitätsmanagement in ärztlichen Großpraxen und medizinischen Einrichtungen 2011)

1.3.1 Teambesprechung

Für ein funktionierendes Praxisqualitätsmanagement sind gut strukturierte Teambesprechungen notwendig. Sie binden das gesamte Praxisteam in die Praxiskultur und -politik ein. In diesen Sitzungen werden die Qualitätsansprüche und Ziele der Praxis gemeinsam erarbeitet und Schwachstellen beseitigt. In Arztpraxen bieten sich Kurz- und Teambesprechungen an.

Kurzbesprechungen (Briefing = Lagebesprechung) sollten täglich zu Beginn der Sprechstunde stattfinden, um Probleme, Engpässe (z. B. durch eine erkrankte Kollegin) usw. zu erläutern (Dauer: ca. 5 bis 10 Minuten).

Teambesprechungen sollten wöchentlich oder 14-tägig regelmäßig stattfinden (Dauer: ca. 30 bis 60 Minuten).

Themen von Teambesprechungen können sein:
- Planung der nächsten Woche, z. B.: Kommt eine Praktikantin, wer kümmert sich um sie?
- Urlaubsplanung der Praxis
- Neuanschaffungen
- in der Praxis ermittelte Schwachstellen, z. B. ein Patient hat sich über vergessenen Rückruf, dauerndes Telefonklingeln beschwert
- fachliche Informationen, z. B. Notfalltraining, Datensicherung am Computer, Referat über KV/LÄK-Rundschreiben
- Bestimmte Situationen können geübt werden (Rollenspiele, z. B. der schwierige Patient).
- Vorstellung neuer Mitglieder des Teams, z. B. der Auszubildenden
- Konflikte können dargestellt werden (z. B. die Schule hat die Praxis benachrichtigt, dass die Auszubildende Petra zweimal unentschuldigt gefehlt hat).
- Neuentwicklung von Formularen und Checklisten
- Sonstiges (Vorschläge der Mitarbeiter)

Wenn Probleme gelöst werden sollen, hat sich ein so genanntes Brainstorming als hilfreich erwiesen: Jeder darf innerhalb einer gewissen Zeit alles sagen, was ihm zu diesem Thema einfällt. Die Beiträge werden notiert, z. B. auf einem Flip-Chart oder einer Tafel, damit sie alle sehen können. Dies muss ohne jegliche Bewertung geschehen. Erst anschließend werden die Beiträge sortiert und eine Lösung erarbeitet.

Beachten Sie bei der nächsten Sitzung folgende Punkte:
- Sind alle Praxismitglieder mit den Praxisleitlinien vertraut und werden diese beachtet?
- Haben Sie Möglichkeiten, kreativ zu sein?
- Werden Ergebnisse erzielt?
- Wer organisiert die Sitzungen?
- Herrscht ein gutes Arbeitsklima?
- Unterstützen Sie sich gegenseitig?
- Überprüft das Team seine Entscheidungen regelmäßig (PDCA-Zyklus)?

PDCA-Zyklus
→ LF 7, S.182

1.3.2 Leitbild

Aus dem Qualitätsanspruch leiten sich Ziele bzw. Standards für die Praxis ab. Bei der Beschreibung der Praxisziele helfen auch Umfragen von Marktforschungsinstituten (s. nebenstehende Tabelle). Mögliche Praxisziele sind:
- Praxisteam ist hervorragend ausgebildet
- hohe Arbeitszufriedenheit des Teams
- Fortbildungen werden angeboten und genutzt
- Patienten haben nur kurze Wartezeiten
- neueste Technik wird eingesetzt
- Arbeitshaltung, Maschinen und Werkzeuge sind an ergonomischen Erkenntnissen ausgerichtet
- beste Praxisorganisation und -verwaltung
- beste Lieferanten
- umweltgerechte Entsorgung
- optimale Betreuung des Patienten
- Patient ist „König“

Patientenerwartung an die Praxis	
Authentizität des Arztes	99 %
verständliche Erklärungen	98 %
Freundlichkeit des Praxispersonals	96 %
kurze Wartezeit auf einen Termin	93 %
Behandlung ohne Zeitdruck	93 %
Berücksichtigung eigener Wünsche	89 %
kurze Wartezeit in der Praxis	89 %
Recall	57 %

Quelle: Praxisumfrage der Autoren

In allen Organisationen, die ein QM-System installiert haben, finden Sie eine Zusammenfassung der Unternehmensziele als Leitbild des Unternehmens. Das Leitbild einer Arztpraxis könnte z. B. so aussehen:

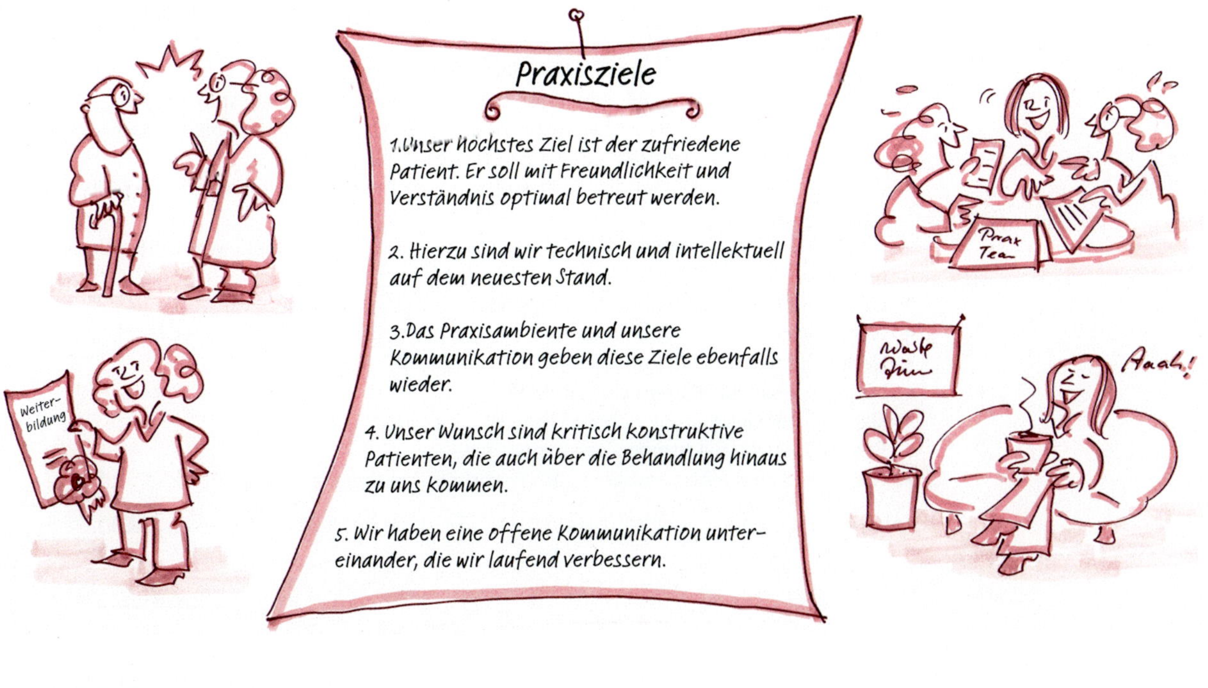

1.3.3 Dokumentenaufbau

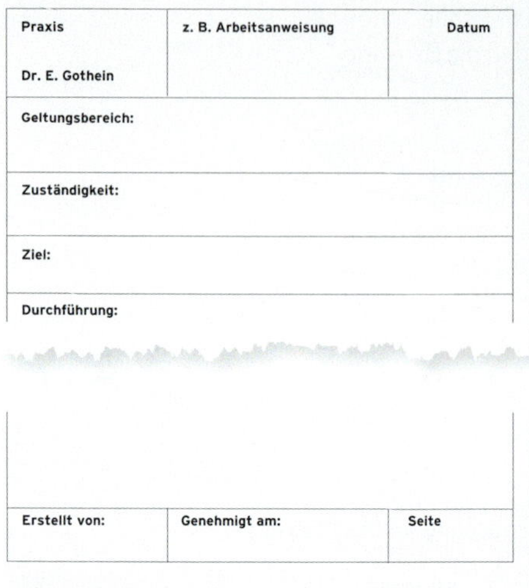

Praxis | z. B. Arbeitsanweisung | Datum

Dr. E. Gothein

Geltungsbereich:

Zuständigkeit:

Ziel:

Durchführung:

Erstellt von: | Genehmigt am: | Seite

Abb. 1 Aufbau eines QM-Formulars

Alle Dokumente des Qualitätsmanagements werden in einem Handbuch dokumentiert. Dieses kann in gedruckter oder digitaler Form vorliegen.

Alle wichtigen Abläufe der Praxis werden beim Qualitätsmanagement unter der Leitung des Praxisinhabers und unter der Mitarbeit des gesamten Praxispersonals erfasst, beschrieben und mit Hilfe von Organigrammen, Arbeitsanweisungen, Flow-Charts und Checklisten standardisiert.

Checklisten und andere Organisationshilfen sollten von allen Mitarbeitern jederzeit eingesehen werden können. So entsteht beim Praxispersonal die Sicherheit, dass ihre Arbeit richtig durchgeführt wird. Die Mitarbeiter werden selbstsicherer und ein Nachlesen ersetzt ein zeitraubendes Nachfragen.

Aufbau eines **QM-gerechten Dokumentes** (→ Abb. 1):
- einheitliches Format
- übersichtlich
- klar gegliedert
- aktuell

1.3.4 Evaluation und Überprüfung

Die gesetzten Praxisziele und die dazu durchgeführten Maßnahmen müssen regelmäßig überprüft werden. Eine ständige Verbesserung der Praxisabläufe sollte von allen Mitarbeitern angestrebt werden. Als Hilfe dient der PDCA-Zyklus des Amerikaners Deming (→ Abb. 2).

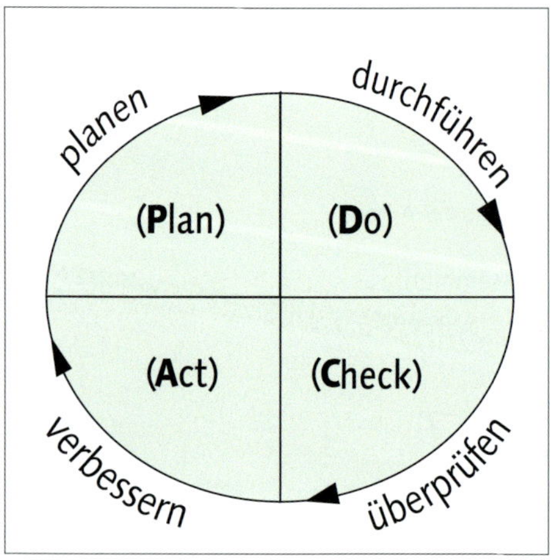

Abb. 2 PDCA-Zyklus nach Deming

Nehmen Sie den Satz „Unser höchstes Ziel ist ein zufriedener Patient." als Leitbild **(PLAN)**.

Dazu haben Sie in der Praxis z. B. ein Terminsystem eingeführt, um die Wartezeit zu verkürzen, und eine Schulung „Richtiges Telefonieren" besucht **(DO)**.

Um herauszufinden, ob all diese Maßnahmen zu einer Verbesserung der Patientenzufriedenheit geführt haben, sollten die Patienten dazu befragt werden **(CHECK)**:
- Wie war der erste Eindruck der Praxis?
- Wie beurteilen Sie die Umgangsformen des Praxisteams?
- Was fiel Ihnen dabei besonders auf (Sprechweise, Kleidung, Gestik usw.)?
- Hatten Sie lange Wartezeiten?
- Wie gefallen Ihnen die Praxisräume (Farbe, Ausstattung usw.)?
- Charakterisieren Sie das Arbeitsklima (Umgangston der Angestellten untereinander, zur „Erstkraft", zum Chef).
- Wie beurteilen Sie die technische Ausstattung der Praxis (Behandlungszimmer, Untersuchungsraum usw.)?
- Haben Sie die gegebenen Informationen verstanden? Wenn „nein", was waren die Gründe?
- Ist Ihre Behandlung „technisch" einwandfrei?
- Wie beurteilen Sie die Arbeitstechnik des Teams?
- Gehen Sie gerne in die Praxis (nicht nur zum Arzt!)?
- Fühlen Sie sich als Patient verstanden?
- Haben Sie etwas gelernt während Ihrer Behandlung?
- Beschreiben Sie die Atmosphäre in der Praxis.
- Wie wirkt sich die Atmosphäre in der Praxis auf Ihre Behandlung aus?

Anhand der Ergebnisse der Befragung passen Sie dann Ihr Praxisvorgehen an **(ACT)**.

1.4 Organisationshilfen für das QM

1.4.1 Aufbauorganisation

Die Aufbauorganisation zerlegt die Gesamtaufgabe der Arztpraxis in Teilaufgaben und überträgt diese Teilaufgaben auf einen Mitarbeiter oder eine Mitarbeiterin.

Die Organisation soll es der Arztpraxis erleichtern, die Praxistätigkeit optimal zu gestalten und ein gutes Aufwand-Nutzen-Verhältnis zu erzielen. Die Erfahrung zeigt, dass Organisationen sehr unterschiedlich ausgeprägt sein können. Jede Arztpraxis sollte deshalb bestrebt sein, für sich die beste Form der Organisation zu finden.

Besteht eine Praxis z. B. aus
- zwei Behandlern (einer Ärztin als Praxisinhaberin und einem Assistenten),
- sechs Medizinischen Fachangestellten und
- zwei Auszubildenden,

müssen andere organisatorische Regeln festgelegt werden als in einer Praxis mit nur einem Behandler und zwei Medizinischen Fachangestellten.

Um den Praxiserfolg langfristig zu sichern, muss sich auch die Organisation der Praxisabläufe weiterentwickeln. Dazu ist es immer wieder erforderlich, Organisationsformen im Interesse der Praxisziele flexibel zu halten.

Die Organisation einer Praxis wird im Hinblick auf den Aufbau von organisatorischen Einheiten (Arbeitsbereichen, Hierarchien) sowie den Ablauf in organisatorischen Einheiten (Arbeitsabläufen) untersucht.

Mögliche Teilaufgaben:
- Patientenempfang (z. B. Begrüßung, Anamnesebogen ausfüllen, eGK einlesen)
- Patient in das Behandlungszimmer begleiten
- Betreuung besonderer Patientengruppen (z. B. von Menschen mit Behinderungen, Kindern)
- Behandlungsassistenz
- Behandlungsdokumentation (z. B. Dateneingabe, Karteikartenführung, Verwalten von Röntgenbildern)
- Hygiene (z. B. Desinfektion)
- Raumbetreuung (z. B. Arbeitsmaterialien und sterile Instrumente auffüllen)
- Abrechnung der Behandlung mit Kostenträgern und Patienten
- Lagerverwaltung (z. B. Bestellungen ausführen, Listen über Lagerbestände erstellen)
- Terminplanung
- Personaleinsatzplanung

Mit einer Stellenbeschreibung wird versucht, einer Person bestimmte Teilaufgaben zu übertragen. Die Stellenbeschreibung kann als eine Art Checkliste angesehen werden und ist für neu eingetretene Mitarbeiterinnen sehr hilfreich.

Stellenbeschreibung
→ LF 7, S.185

Die Aufbauorganisation bezieht auch die hierarchische Gliederung der Praxis mit ein. Mit ihr werden Weisungsbefugnisse, Zugehörigkeiten und Verantwortungsgebiete vereinbart und organisiert. Je größer die Organisation Arztpraxis wird, desto wichtiger wird auch die Weisungsbefugnis der einzelnen Stellen. Dabei ist zu klären, welche Freiräume die einzelne Mitarbeiterin hat (z. B.: Kann die Praxismanagerin den Behandlern die Termine „vorschreiben“? Wer ist gegenüber den Auszubildenden weisungsbefugt?). Eine QM-Beauftragte sollte beispielsweise folgende Befugnisse besitzen:
- Veranlassung der Wartungen und Kontrollen der Medizingeräte
- Einleitung von Korrekturmaßnahmen und Überwachung des QM-Systems
- Einweisung der anderen MFAs ins QM-System

Um die Kompetenzen im Aufbau der Praxis zu klären und um die Aufbauorganisation grafisch darzustellen, bedient man sich eines Organigramms. Die Bezeichnung **Organigramm** leitet sich von den Begriffen Organisation und Diagramm ab.

Beispiele für zwei Organigramme in Arztpraxen:

Einliniensystem

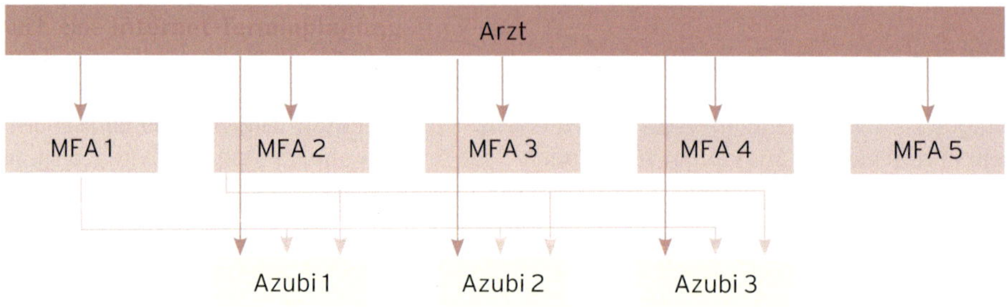

Sie erkennen die klare Zuordnung. Lediglich bei den Auszubildenden liegen Überschneidungen vor. Neben dem Arzt sind die MFA 1 und MFA 2 mit für die Auszubildenden verantwortlich. Das Einliniensystem wird in vielen Praxen eingesetzt.

Mehrliniensystem

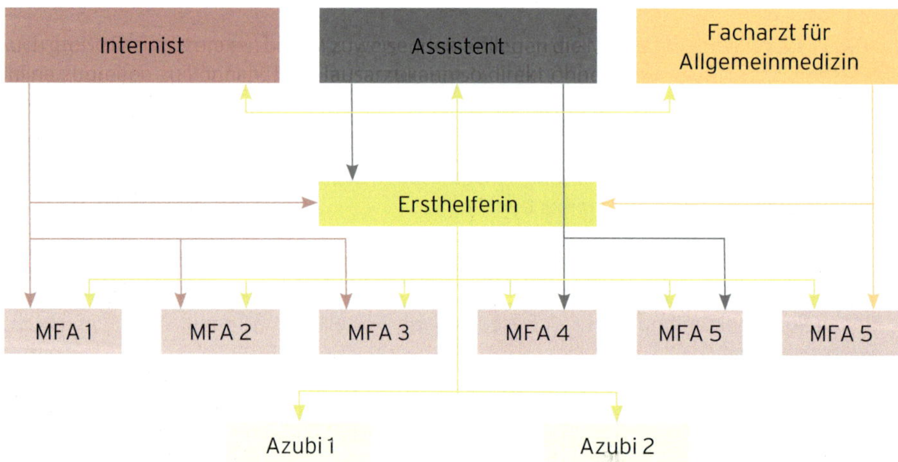

Wird eine Arztpraxis größer, werden die Weisungssysteme komplexer. In der obigen Arztpraxis sind bestimmte MFAs den Behandlern fest zugeteilt. Der Gesamteinsatz wird von der Erstkraft organisiert. Die Auszubildenden werden ebenfalls von der Erstkraft „beaufsichtigt".

1.4.2 Checklisten

Ein häufiges Hilfsmittel für die Organisation von Praxisarbeiten bilden die Checklisten.

In Checklisten werden die wichtigsten Arbeiten und Aufgaben notiert, die in einem Arbeitsbereich anfallen, und an Mitarbeiter delegiert. Man kann sie auch als „Vorratskammern" gemachter Erfahrungen bezeichnen.

Checklisten werden auch als Vordrucke angeboten. Die bekanntesten, gesetzlich vorgeschriebenen Standardchecklisten sind der Hygieneplan und die Unfallverhütungsvorschriften in der Arztpraxis.

Da Praxen sehr verschiedene Strukturen und Organisationen aufweisen, empfiehlt sich immer die Anfertigung praxisindividueller Checklisten (→ S. 185, Abb. 1).

Erstellung von Checklisten:

1. Legen Sie zunächst den Bereich, für den Checklisten erstellt werden sollen, fest.
2. Notieren Sie über mehrere Wochen, welche Arbeiten in dem gewählten Bereich anfallen und erledigt werden müssen. Auch allgemeine Arbeiten, wie z. B. lüften, Pflanzen gießen, bestimmte Hähne an- oder abdrehen, sollten dabei nicht vergessen werden. Für Pflege- und Wartungsarbeiten sind die Bedienungsanleitungen der Hersteller eine große Hilfe.
3. Auf Teambesprechungen sollten im Rahmen eines Brainstormings die Ergebnisse ohne Bewertung gesammelt werden. Anschließend werden die genannten Aufgaben ergänzt und zugeordnet (z. B. Personen, Tageszeiten). Durch die Niederschrift ist dann eine Checkliste entstanden.

Checklisten sind nie etwas Endgültiges. Entsprechend des PDCA-Zyklus sollten sie immer weiterentwickelt und verbessert werden.

In den Checklisten werden personelle Zuordnungen getroffen. Aus der Sicht eines Mitarbeiters in einer Arztpraxis ergibt sich dadurch indirekt eine **Stellenbeschreibung**, die natürlich über die Checklisten hinausgeht. Es hat sich in der Praxis als vorteilhaft erwiesen, wenn genaue Zuständigkeiten in einem Stellenplan oder einer Arbeitsbeschreibung für die jeweilige MFA vorliegen.

Praxis Dr. E. Gothein	z. B. Arbeitsanweisung	Datum 17.04.2016

Geltungsbereich: Organisation

Zuständigkeit: Andrea Köhler

Ziel: Vorbereitung Praxisurlaub

Durchführung:

1. eine Woche vorher um Vertretung kümmern ○
2. KV-Meldung machen, wenn länger als eine Woche geschlossen ist ○
3. Frau Muster für eventuelle Kontrollgänge instruieren:
   - Briefkastenschlüssel ○
   - Blumen gießen ○
   - Urlaubsadresse von Chef und einer MFA ○
4. Kurzmitteilung in Zeitung, wenn Praxis länger als eine Woche geschlossen ist ○
5. letzter Arbeitstag:
   - Schild „Praxisurlaub" anbringen ○
   - Anrufbeantworter besprechen (siehe Checkliste AB) ○
   - Heizung zudrehen ○
   - Grundreinigung Entwickler (Chemikalien ablassen) ○
   - Wasser abstellen ○

Erstellt von:	Genehmigt am:	Seite 1 von 1

Abb. 1 Checkliste vor einem Praxisurlaub

Sie erkennt so ihre klar umrissenen Aufgaben, ihre Kompetenzen und Verantwortlichkeit. Es kommt zu keinen Kompetenzkonflikten mit Kolleginnen. Außerdem sind neue Mitarbeiter für diese Position leicht einzuarbeiten. Von Nachteil kann die Fixierung auf die beschriebene Tätigkeit sein, z. B.: „Ich bin nur für die Anmeldung zuständig, bei Laborfragen müssen Sie meine Kollegin fragen." Flexible Kooperationsformen werden bei einem allzu starren Prinzip behindert.

Beispiel einer Stellenbeschreibung

Qualifikation

- abgeschlossene Ausbildung zur Medizinischen Fachangestellten

Persönliche Voraussetzungen

- Bereitschaft zur Teamarbeit
- Zuverlässigkeit und Verantwortungsbewusstsein
- Flexibilität und Einsatzbereitschaft
- Konflikt- und Kritikfähigkeit
- Innovationsbereitschaft

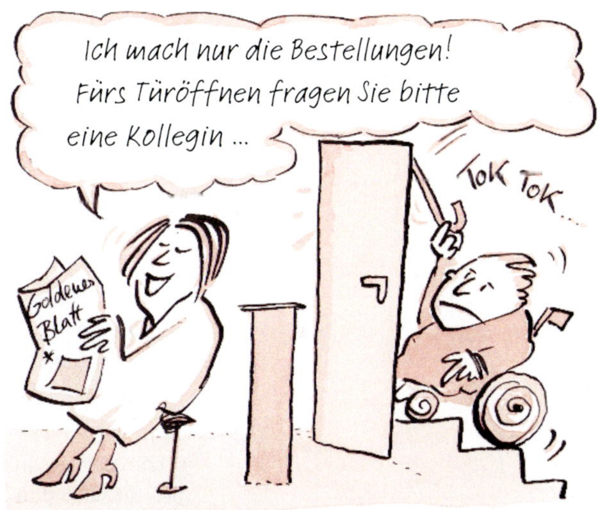
Ich mach nur die Bestellungen! Fürs Türöffnen fragen Sie bitte eine Kollegin ...
TOK TOK ...
Goldenes Blatt

Aufgaben und Kompetenzen

- Quartalsabrechnung erstellen
- Betreuen von Auszubildenden
- Blutdruckmessung durchführen
- Blutzuckermessung durchführen
- 24-Stunden-EKG
- 24-Stunden-Blutdruckmessung
- Verbände
- Bestellung von Praxisbedarf
- EKGs und Belastungs-EKGs durchführen
- Lungenfunktionsprüfungen durchführen
- Schulung der Patientengruppen Diabetes mellitus Typ I und II
- Einhalten aller Gesetze, Richtlinien und Vorschriften zur Sicherheit und Hygiene
- Terminvergabe
- Führen eines BTM-Buchs

1.4.3 Ablauforganisation (Prozessbeschreibung)

Mit der Ablauforganisation wird festgelegt, wie die zur effizienten Versorgung des Patienten notwendigen Tätigkeiten aufgeteilt und organisiert werden. Dazu muss auch geklärt werden, wie das Ärzteteam auf Störungen und bestimmte Patientengruppen, z. B. Schmerzpatienten, Behandlungsverlängerung durch Unvorhergesehenes (Ohnmacht usw.) reagiert. Hilfreich ist eine Ablaufplanung, die das gesamte Leistungsspektrum der Praxis durch Verfahrens- und Arbeitsanweisungen sowie Flussdiagramme beschreibt.

Verfahrensanweisungen regeln Abläufe, an denen mehrere Praxismitarbeiter beteiligt sind, z. B. beim Notfallmanagement. Verfahrensanweisungen sind verbindlich und können nur in Absprache mit der Praxisleitung abgeändert werden.

Arbeitsanweisungen sind aufgabenbezogene Angaben und betreffen die MFA und den Arzt, der die Untersuchung oder die Tätigkeit durchführt (→ Abb. 1).

Praxis **Dr. E. Gothein**	**AA Durchführung Spirometrie**	**Datum** 07.04.2016
Geltungsbereich: Behandlungsraum		
Zuständigkeit: Frau Köhler		
Ziel: Vermeidung von Fehlern bei der Erstellung einer korrekten Aufzeichnung		
Durchführung: Vorbereitung • Patient steht am Tisch • Nasenklammer, Einmalmundstücke bereitlegen • Einschalten des Gerätes • Eingabe der erforderlichen Patientendaten: Alter, Größe, Gewicht, Geschlecht, ethnischer Korrekturfaktor • Einsetzen des Einmalmundstückes Erklärung der Vitalkapazitätsmessung • Lippen umschließen das Mundstück dicht • normal atmen • auf Aufforderung maximal tief ausatmen • anschließend maximal tief einatmen Messung • Ansetzen der Nasenklammer und Kontrolle auf Dichtigkeit • Lippen umschließen das Mundstück dicht • normal atmen, auf Aufforderung tief einatmen • anschließend maximal schnell und tief ausatmen automatische Dokumentation durch das Lungenfunktionsgerät		
Erstellt von:	**Genehmigt am:**	**Seite** 1 von 1

Abb. 1 Arbeitsanweisung zur Durchführung einer Messung mit dem Spirometer

Auch mit Hilfe von **Flussdiagrammen** (Flowcharts) können Arbeitsabläufe in der Praxis grafisch dargestellt werden (→ Abb. 1). Für die einzelnen Arbeitsschritte werden zur Darstellung folgende Symbole verwendet:

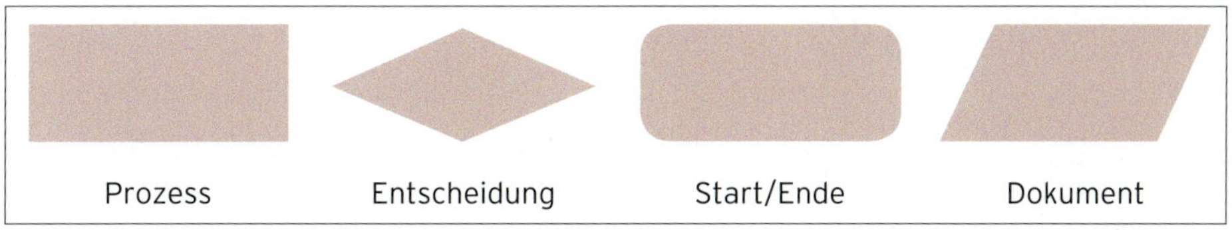

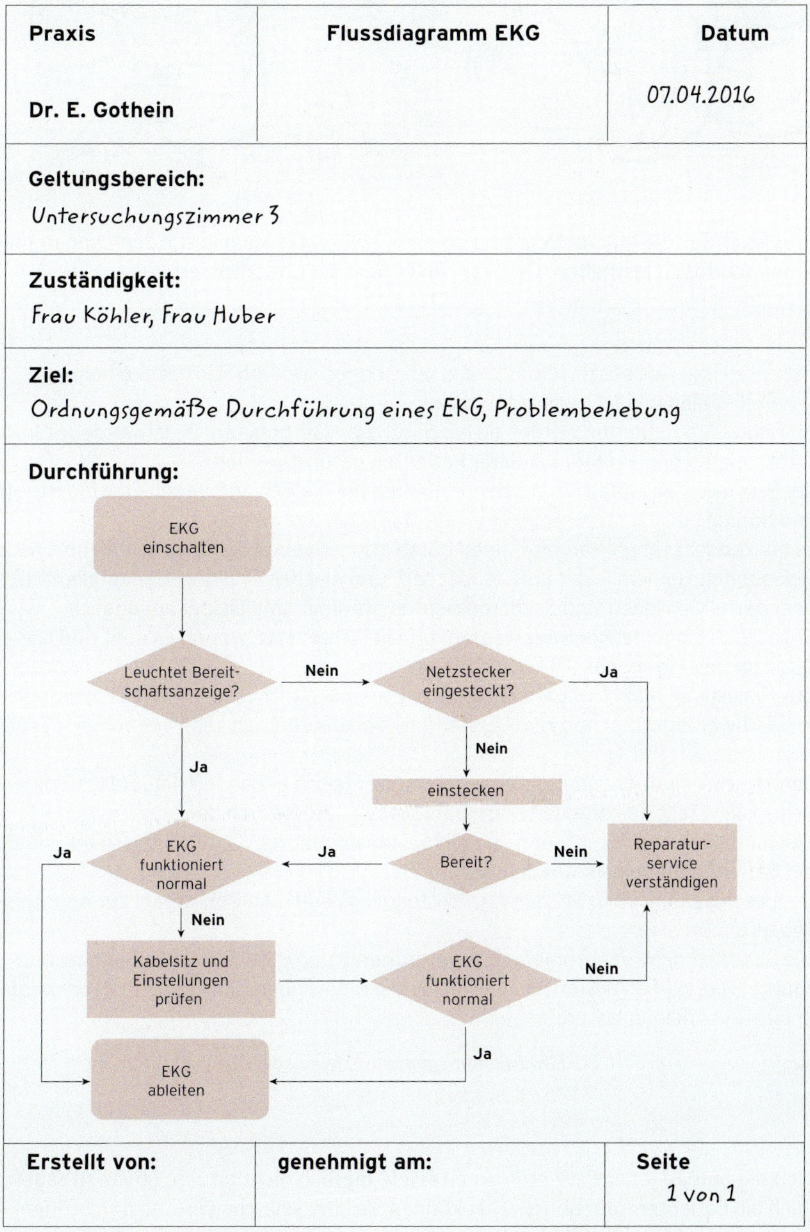

Abb. 1 Arbeitsanweisung mit Flussdiagramm zur Erstellung eines EKG

1.5 Beschwerdemanagement

Nur wenige Menschen können selbstbewusst mit Beschwerden umgehen. Meistens fällt man in eine Verteidigungsrolle und blockt ab. Aber auch wenn sich nur wenige Patienten beschweren, heißt das noch lange nicht, dass alle zufrieden sind.

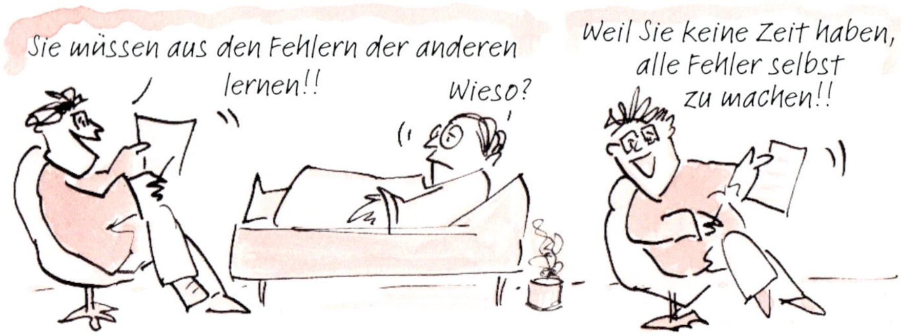
Sie müssen aus den Fehlern der anderen lernen!!
Wieso?
Weil Sie keine Zeit haben, alle Fehler selbst zu machen!!

Um erfolgreich für die eigene Praxis zu agieren, sollten Sie Regeln für den Umgang mit Beschwerden schriftlich festhalten. Dies kann in Form einer Checkliste erfolgen.

- Patienten, die sich beschweren, sind keine Gegner, sondern Partner. Sie helfen, Schwachstellen in der Praxis aufzudecken.
- Aufgebrachte Patienten werden an einen ruhigen Ort gebeten. Beschwerdegespräche sollten nicht vor den Ohren anderer Patienten geführt werden.
- Bei Beschwerdegesprächen werden Patienten mit Namen angeredet. Der Ton ist ruhig und höflich.
- Der Arzt oder seine Mitarbeiterinnen hören gut zu, geben dem Patienten zunächst die Gelegenheit, seinem Ärger Luft zu machen, und machen sich gegebenenfalls Notizen. Verärgerte Menschen sind Sachargumenten oft nicht unmittelbar zugänglich.
- Es sollte so lange nachgefragt werden, bis wirklich klar ist, worum es geht und was der Auslöser des Ärgers war.
- Das Praxisteam nimmt weder die Opferrolle an, noch tritt es rechthaberisch auf.
- In Beschwerdegesprächen wird Verständnis signalisiert („Ich kann verstehen, dass Sie jetzt verärgert sind.").
- Fehler werden gegebenenfalls zugegeben. Wer falsch gehandelt hat, entschuldigt sich – oder stellt den eigenen Standpunkt ruhig und sachlich dar.
- Wenn möglich, werden Lösungsmöglichkeiten angeboten. Dann wird sich erkundigt, ob der Patient damit einverstanden ist.
- Die Beschwerde wird in Stichworten protokolliert und dem Praxisteam zur Kenntnis gegeben.
- Die Beschwerde wird automatisch Tagesordnungspunkt der nächsten Teambesprechung. Dort wird analysiert, durch welche Veränderungen sich ähnliche Beschwerden in Zukunft vermeiden lassen.

Quelle: Oliver Frielingsdorf, Beschwerdemanagement, Frielingsdorf Consult GmbH, Köln 2005

Um auch die Sorgen jener Patienten zu erfassen, die sich nicht trauen, etwas zu sagen, empfiehlt sich ein Patientenfragebogen. Hier können Sie eine Selbstbewertung durchführen, ebenfalls ein wichtiges Mittel des Qualitätsmanagements.

Der generelle Ablauf bei einer Beschwerde kann in einer Prozessanweisung festgehalten werden (→ S. 189, Abb. 1).

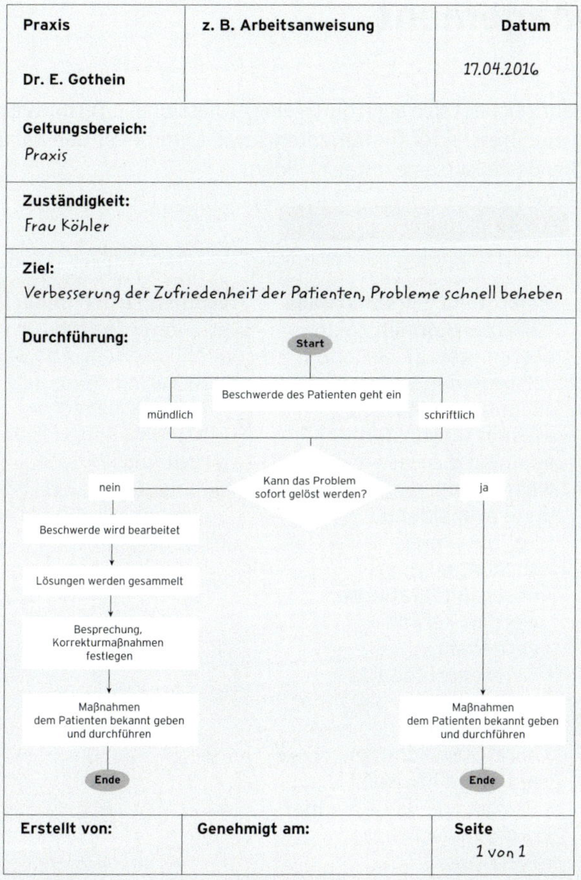

Praxis Dr. E. Gothein	z. B. Arbeitsanweisung	Datum 17.04.2016
Geltungsbereich: Praxis		
Zuständigkeit: Frau Köhler		
Ziel: Verbesserung der Zufriedenheit der Patienten, Probleme schnell beheben		
Durchführung:		
Erstellt von:	**Genehmigt am:**	**Seite** 1 von 1

Abb. 1 Praxisanweisung Beschwerdemanagement

AUFGABEN

1 Wo sehen Sie mögliche Probleme in einer Arztpraxis, die nach dem Mehrliniensystem organisiert ist (s. S. 184)?

2 Stellen Sie die Ablauforganisation Ihrer Ausbildungspraxis dar, wenn ein Patient zum ersten Mal Ihre Praxis betritt.

3 Stellen Sie eine Checkliste Ihrer Ausbildungspraxis im Unterricht vor (Erlaubnis des Praxisinhabers einholen!).

4 **a** Erstellen Sie für sich einen persönlichen Tagesplan in Ihrer Ausbildungspraxis. Haken Sie die Arbeiten ab, die Sie erledigen konnten. Notieren Sie sich die Störfaktoren und analysieren Sie diese. Tragen Sie die Ergebnisse der Klasse vor.
b Welche Konsequenzen ergeben sich für Sie daraus?

5 Wo liegen die Probleme bei der Durchführung von Teambesprechungen?

6 Spielen Sie eine Teambesprechung im Unterricht nach (evtl. mit Videokamera). Themenvorschläge:
a Ein Patient beschwert sich beim Chef über unfreundliche MFA.
b Sie sind wiederholt zu spät gekommen.
c Die Schule hat in der Praxis angerufen.
d Eine neue Mitarbeiterin wird vorgestellt.

2 Terminmanagement

Ein gelungenes Praxismanagement zeichnet sich auch durch eine professionelle **Terminvergabe** aus. Lange Wartezeiten sind ein Stressfaktor für Patienten sowie Mitarbeiter und belasten des Praxisklima. Es lassen sich drei Bestellsysteme unterscheiden.

Bestellsystem

Offene Sprechstunde	Halboffene Sprechstunde	Terminsprechstunde
Keine Terminvergabe, Patienten kommen innerhalb der Sprechzeiten in die Praxis. • geringer Organisationsaufwand, weniger Telefonate für die MFA • keine Steuerung des Patientenstroms möglich, unterschiedliches Patientenaufkommen pro Tag • schlechte Auslastung der Geräte	Patienten können zu bestimmten Zeiten oder zu speziellen Untersuchungen einbestellt werden. Ansonsten kommen die Patienten während der Sprechzeiten ohne Anmeldung. • Für bestimmte Untersuchungen oder bestimmte Patienten werden Termine vergeben. • Geräteverfügbarkeit und -auslastung planbar • Patienten können auch kurzfristig kommen, ohne ein Notfall zu sein. • Praxisende nicht planbar • nur eingeschränkte Planbarkeit des Patientenstroms	Patienten erhalten nur nach vorheriger Absprache einen Termin beim Arzt. • Für Notfälle sind bestimmte Pufferzeiten eingebaut. • Behandlungs- und Untersuchungszeiten können eingeplant werden.

2.1 Offene und halboffene Sprechstunde

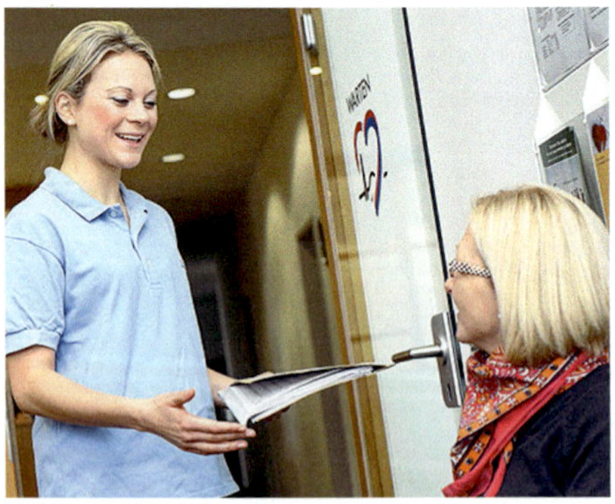

Abb. 1 Eine wartende Patientin wird zur Behandlung geholt

Das älteste in der ärztlichen Behandlung bekannte Bestellsystem ist die **offene Sprechstunde** („Der Nächste bitte!"). Nach der Reihenfolge ihres Eintreffens in der Praxis werden die Patienten behandelt (→ Abb. 1).

Für den Patienten hat dieses System den Vorteil, dass er nicht über Wochen hinaus auf einen Termin warten muss.

Es erscheinen jedoch Patienten mit unterschiedlichen Bedürfnissen, Patienten,
- deren Behandlung noch nicht abgeschlossen ist,
- mit starken Schmerzen,
- die noch nie in der Praxis waren oder
- mit unterschiedlichen Krankheiten (akuten und chronischen Erkrankungen).

Als gravierende Nachteile dieses Systems gelten daher:
- keine genaue Zeitplanung für das Praxispersonal möglich
- keine Zeit für den Patienten (Zwang zur Kurzzeitbehandlung)
- keine Möglichkeit der Vorbereitung von schwierigen Behandlungen
- keine Möglichkeit der Planung von Arbeitsschwerpunkten

Nachdem sich in der gesamten Wirtschaft und im Privatleben die Zeitplanung immer mehr durchgesetzt hat, gibt es nur noch wenige Arztpraxen, die ausschließlich mit der offenen Sprechstunde arbeiten. In vielen Praxen wird das Sprechstundensystem mit einem Terminsystem kombiniert (halboffene Sprechstunde).

2.2 Terminsprechstunde

Bei einem Terminsystem werden mit dem Patienten ein oder mehrere Behandlungstermine vereinbart. Ziel dabei ist die Organisation eines gesteuerten Patientenaufkommens, d. h. eine gleichmäßige und gezielte Arbeitsauslastung der Behandler und des Praxispersonals.
Behandlungsfreie Zeiten verursachen Kosten (z. B. Personalkosten, Miete, nicht ausgelastete Geräte), die sich negativ auf die wirtschaftliche Situation der Praxis auswirken. Wird die Behandlungszeit jedoch zu knapp bemessen, gerät das Praxisteam unter Druck. Dies hat häufig Hektik und Mehrarbeit sowie eine hohe Mitarbeiterfluktuation zur Folge. Ein funktionierendes Terminsystem ist zudem ein wichtiger Faktor für die Patientenzufriedenheit.

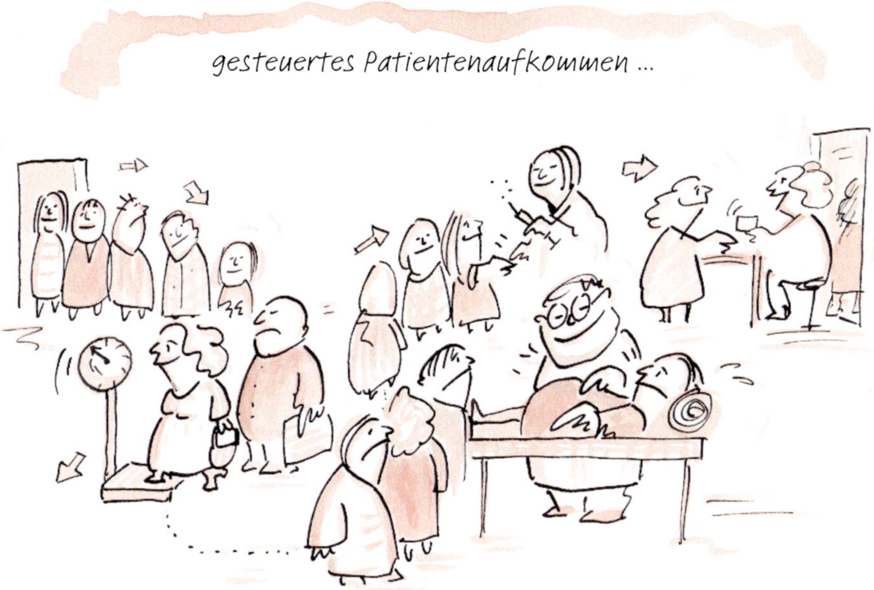

2.2.1 Terminplaner für die Bestellpraxis

Ein Bestellsystem erfordert eine Planung, die für die einzelne Beratung und Behandlung eine feste Dauer veranschlagt. Ein solches **Funktionsraster** ist mit unterschiedlichen Zeitintervallen (kürzester oder durchschnittlicher Zeitbedarf pro Leistung) optimal gestaltet (→ Abb. 1).

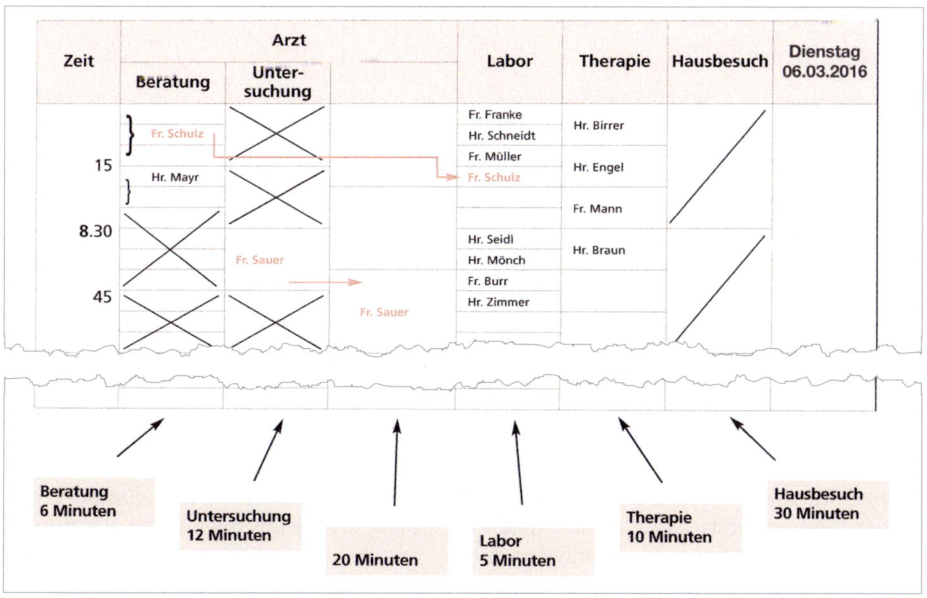

Abb.1 Terminplaner in Matrixform

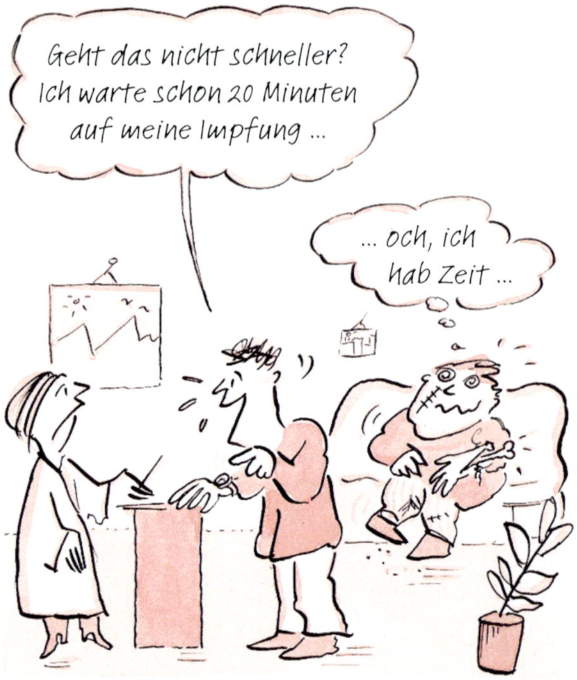
Geht das nicht schneller? Ich warte schon 20 Minuten auf meine Impfung ...
... och, ich hab Zeit ...

2.2.2 Terminplanung

Ein Terminsystem erfordert, dass die gesamte Behandlung eines Patienten und damit die Arbeitszeit des Praxispersonals im Voraus geplant wird.

Befragungen von Patienten über die Wartezeit in Allgemeinpraxen zeigen deutlich, dass Patienten häufig Wartezeiten in Relation zu ihrer Erkrankung einschätzen. Je banaler die Erkrankung, umso lästiger wird die Wartezeit empfunden. Häufig verhalten sich jedoch Ärzte und Medizinische Fachangestellte bei der Einschätzung der Dringlichkeit genau umgekehrt.

Insbesondere bei der Betreuung von gesunden Menschen spielen Wartezeiten eine immer wichtigere Rolle, z. B. Vorsorgeuntersuchung, Impfung, IGeL.

Die Befragungen zeigen auch deutlich die Bedeutung von Formulierungen (z. B. „Sie müssen noch eine halbe Stunde warten" oder „Sie kommen schon in einer halben Stunde dran"). Ein häufig anzutreffender Fehler ist auch der Hinweis, einen „Moment" im Wartezimmer Platz zu nehmen.

Um ein Terminsystem einzuführen bzw. durchzuführen, müssen verschiedene Rahmenbedingungen betrachtet werden:
- Praxisteam und Praxisausstattung
- Behandlungszeiten
- konsequente Anwendung
- flexible Planung
- Mitwirkung des Personals
- Erziehung des Patienten

Praxisteam und Praxisausstattung

Die Berücksichtigung der Zusammensetzung des Praxisteams und der Ausstattung der Arztpraxis sind Grundlage jeder Terminplanung. Hierzu müssen folgende Fragen geklärt werden:
- Wie viele Behandler, fortgebildete MFAs, MFAs, auszubildende Medizinische Fachangestellte usw. arbeiten in der Arztpraxis?
- Welche und wie viele Räume stehen zur Verfügung? Ist ein Eigenlabor angegliedert?

Behandlungszeiten

Voraussetzung für eine effektive Terminplanung ist eine Einschätzung der voraussichtlichen Behandlungsdauer. Dazu ist es erforderlich, dass der Patient bereits bei der Terminvergabe Angaben über seine Beschwerden bzw. Behandlungswünsche macht. Die voraussichtlich benötigte Behandlungszeit für einzelne Behandlungseinheiten sollte vom Behandler immer individuell vorgegeben werden.

Viele Praxen arbeiten mit einem 15-minütigen Raster. Dies soll natürlich nicht bedeuten, dass es nur 15-Minuten-Behandlungen gibt. Es gibt selbstverständlich auch die sogenannten K-Termine (Kurztermine) für Bescheinigungen, Impfungen und anderes.

Jede Arztpraxis sollte ihre individuellen Zeitgruppen finden. Voraussetzung zur Entwicklung praxisindividueller Zeitgruppen ist, dass Zeitplanabweichungen notiert werden. Ebenfalls sollte festgehalten werden, warum die Abweichung vom Plan erfolgte (s. „Mitwirkung des Personals").

Ein perfektes System der Steuerung von Behandlungszeiten ist auf Grund individueller Patientenbedingungen und -wünsche nicht möglich. Deshalb sollte jedes noch so genau geplante Terminsystem auch flexibel zu handhaben sein.

Konsequente Anwendung

Ist ein Terminsystem eingeführt, muss es von der Praxis konsequent verfolgt werden. Außer Schmerz- und Notfällen darf es keine „Querläufer" geben. Hieran muss sich natürlich auch der Behandler halten.

Gelingt es einem Patienten, sich durch „Tricks" in die vorzeitige Behandlung zu schmuggeln, fällt das gesamte System. Es hat sich hierbei als vorteilhaft erwiesen, dass das Terminsystem von einem Mitarbeiter verwaltet wird. Teilen sich zwei Mitarbeiter diesen Arbeitsplatz, ist eine exakte Absprache notwendig. Sehr schnell spielen Patienten Mitarbeiter gegeneinander aus, z. B. „Bei Ihrer Kollegin bekomme ich meinen Termin aber immer früher!".

Diese Konsequenz darf auch nicht an der Unpünktlichkeit des Praxisteams scheitern. Wird mit dem Patienten ein Termin um 8:30 Uhr vereinbart, können weder Behandler noch Mitarbeiter erst um diese Uhrzeit in der Praxis erscheinen. Das Praxisteam sollte mindestens einen „Vorlauf" von 15 bis 30 Minuten vor dem ersten Patienten haben.

Konsequenz heißt auch, dass die Mitarbeiter den Behandler auf ein Zeitminus aufmerksam machen können und dürfen. Dies kann wortlos durch gelbe und rote Karten geschehen (Symbole während der Behandlung).

Flexible Planung

Jede Behandlungsplanung muss flexibel sein. Schmerz- und Notfälle müssen in ein Bestellsystem integriert werden können. Das Gleiche gilt für nicht vorgemerkte Patienten (sogenannte Spontanpatienten). Ebenso muss es möglich sein, dass ein neuer Patient innerhalb eines überschaubaren zeitlichen Rahmens einen Termin erhält. Manchmal hört man Medizinische Fachangestellte sagen, dass im nächsten halben Jahr kein Termin mehr frei sei.

Damit soll der Stellenwert „ihrer" Praxis unterstrichen werden. Bei genauerem Hinsehen entpuppt sich das Ganze meist als starres Terminsystem, wobei die „neuen" Patienten dann angehängt werden.

Mitwirkung des Personals

In Arztpraxen lassen sich nur mit einer Beteiligung des gesamten Praxisteams flexible Behandlungs- und Zeitplanungen umsetzen. Die Mitarbeiter müssen bei der Planung mitwirken und Verbesserungsvorschläge auf Teambesprechungen einbringen können (→ Abb. 1). Gleichzeitig muss die Bereitschaft vorhanden sein, einander bei Besprechungen zuzuhören, Schwachstellen aufzudecken und in der neuen Planung zu korrigieren. Nur so kann sich in einer Arztpraxis ein individuelles Terminsystem entwickeln.

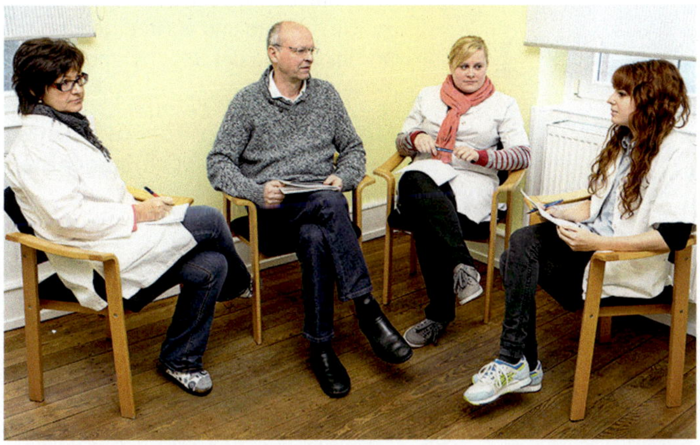

Abb. 1 Teambesprechung in der Arztpraxis

Erziehung der Patienten

Der erste Kontakt mit der Arztpraxis läuft in der Regel über die Medizinische Fachangestellte. Ihr Äußeres, ihre Kleidung und ihre Sprechweise repräsentieren für den Patienten in diesem Augenblick die Praxis. Mit dem Behandler kommen die meisten Patienten erst viel später in Kontakt. Deshalb ist es wichtig, dass sich die Medizinische Fachangestellte, die die Termine vergibt, als Repräsentantin der Praxis versteht. Sie „verkauft" dem Patienten eine Eintrittskarte mit einem „Exklusivtermin".

Schon bei der ersten Anmeldung sollte daher auf das Terminsystem der Praxis hingewiesen werden. Terminkarten für die Patienten sind ein wichtiges Hilfsmittel zur Umsetzung des Bestellsystems.

Kommt ein Patient immer wieder zu spät, muss er auf sein Verhalten aufmerksam gemacht werden. Notfalls sollte man ihm einen neuen Termin geben bzw. ihn auch einmal länger warten lassen. Versäumen Patienten häufig einen längeren Termin ohne Entschuldigung, bietet sich eine Vereinbarung über die Bezahlung des „Praxisleerlaufs" an (Vereinbarung über Ausfallgebühren). Patienten, die pünktlich sind, möchten dies auch gewürdigt wissen. Das kann am besten durch sofortige Behandlung geschehen, aber auch durch einen entsprechenden lobenden Hinweis.

Ausfallgebühr
LF 7, S.198

Auch unangemeldete Patienten dürfen nicht als „Störer" des Terminsystems empfangen werden. Jederzeit sollten die Patienten das Gefühl haben, dass das Praxisteam Zeitkompetenz hat.

Das heißt, eine Medizinische Fachangestellte weiß,
- dass ein Patient pünktlich erschienen ist und bereits wartet,
- dass ein Patient unpünktlich war, und hat ihm dies auch zu verstehen gegeben (siehe „Erziehung der Patienten"),
- wie lange eine Behandlung noch andauert. Notfalls gibt sie einem wartenden Patienten einen „Zwischenstand" oder klärt ihn über die unvermeidliche Wartezeit auf. Auf keinen Fall darf beim Patienten der Eindruck entstehen, dass er „vergessen" worden ist.

2.2.3 Störfaktoren des Terminsystems

Zeitüberschreitung infolge geänderter Behandlung

Bei jeder medizinisch-therapeutischen Behandlung kann eine planabweichende Entwicklung eintreten, z. B. wenn ein Patient kollabiert.

Sofort müssen die pünktlich erschienenen Patienten über die zeitliche Entwicklung unterrichtet werden. Gleichzeitig muss die „zeitkompetente" Medizinische Fachangestellte am Empfang Maßnahmen einleiten, um das Zeitversäumnis wieder aufzuholen.

Als Möglichkeiten bieten sich an:
- Umbestellen von Patienten: Hierbei ist genau zu überlegen, welchen Patienten man umbestellt. Oft hat dies Konsequenzen für dessen weitere Behandlung.
- Unterbrechung der Wartezeit durch Platzieren des Patienten in ein freies Behandlungszimmer.
- Kurzfristige und vorübergehend schnellere Behandlung.
- Abkürzung der Behandlung bei bestellten Patienten: Auch dies wird im Einzelfall möglich sein.

Möchten Patienten in der Zwischenzeit noch etwas erledigen, können sie mit einem Wartezimmer-Pieper (Doctor's Call) ausgerüstet werden. Der Patient wird rechtzeitig vor der Behandlung angepiept.

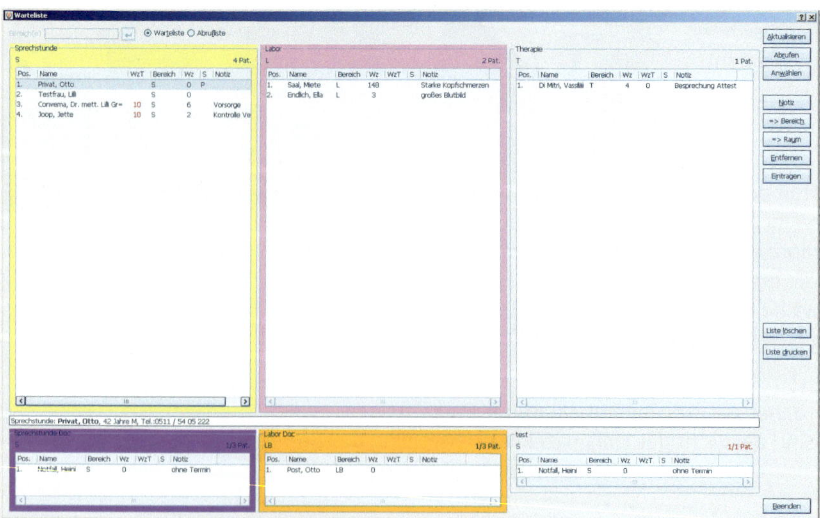

Abb. 1 Warteliste eines Praxisprogramms

Im Praxisprogramm MEDISTAR z. B. erreichen Sie über den Index die Funktion „Warteliste Nachsehen". Sobald ein Patient erscheint, wird er hier eingetragen. Das Programm führt alle Patienten mit ihrer Wartezeit auf, sodass jederzeit ein Überblick ermöglicht wird (→ Abb. 1).

Sie können flexibel die Reihenfolge der Patienten auf dieser Liste verändern. Markieren Sie den zu verschiebenden Patienten und klicken Sie auf die Schaltfläche „verschieben". Klicken Sie anschließend an die gewünschte neue Position in der Warteliste. Sie können so z. B. dringende Patienten vorziehen.

Ist der Patient im Arztzimmer, klickt der Arzt auf „abrufen". Es wird die Karteikarte des Patienten angezeigt, der Patient wird aus der Warteliste entfernt und in die Abrufliste verschoben. Über die Abrufliste hat man jederzeit einen Überblick darüber, welche Patienten an dem Tag in der Praxis waren und wie lange diese warten mussten.

Notfälle

Dies sind ungeplante Fälle, die z. B. auf Grund starker Schmerzen, Verletzungen in der Praxis erscheinen oder die einen sofortigen Hausbesuch durch den Arzt erfordern.

Bei Patienten, die in der Praxis erscheinen, ist es kein großes Problem, den Notfall zu erkennen. Notfallpatienten müssen sofort versorgt werden. Durch die eingeplanten Pufferzonen im Terminplan können solche „Zeitverschiebungen" aufgefangen werden. Schwieriger ist es bei Patienten, die einen Notfallhausbesuch anfordern. Hier gehört viel Fingerspitzengefühl und eine besondere Fragetechnik dazu, um einen akuten von einem normalen Hausbesuch zu unterscheiden. Generell sollte hier der Arzt die Entscheidung treffen, ob der Besuch sofort aus der Praxis heraus oder später erfolgen kann. Solche Vorfälle sind selten. Sie sollten trotzdem als Checkliste oder Ähnliches einmal durchgeplant werden, da sie großen Einfluss auf den Praxisverlauf des Tages haben.

Der ausbleibende Patient

Sagt der Patient ab, gelingt es meist über eine Warteliste, einen Ersatzpatienten zu bestellen. Bleibt der Patient jedoch ohne Absage dem Termin fern, muss die Zeit anders nutzbringend verwendet werden, z. B. Mitarbeiterbesprechung, Patientenanfragen bearbeiten, Arztbriefe schreiben.

In jedem Fall sollte der Patient informiert werden, dass sein Ausbleiben von der Praxis bemerkt wurde. In der für den Patienten reservierten Zeit sind die Kosten der Arztpraxis „weitergelaufen". Die Praxis hatte keine Möglichkeit, die Ausgaben zu erwirtschaften. Für weitere Termine sollte deshalb eine Vereinbarung über die sogenannte Ausfallgebühr abgeschlossen werden.

Wird dies alles beachtet, bietet das Terminsystem für Patient und Arztpraxis enorme Vorteile:

Praxis	Patient
• gleichmäßige Ausnutzung des Praxisapparates • kein stoßweiser Druck, der zur flüchtigen Behandlung verleitet • Qualitätssteigerung • Freude am Beruf • geregelte Arbeitszeit	• keine oder geringe Wartezeiten • weniger Nervosität • Gefühl, das Team hat Zeit für mich • Zufriedenheit

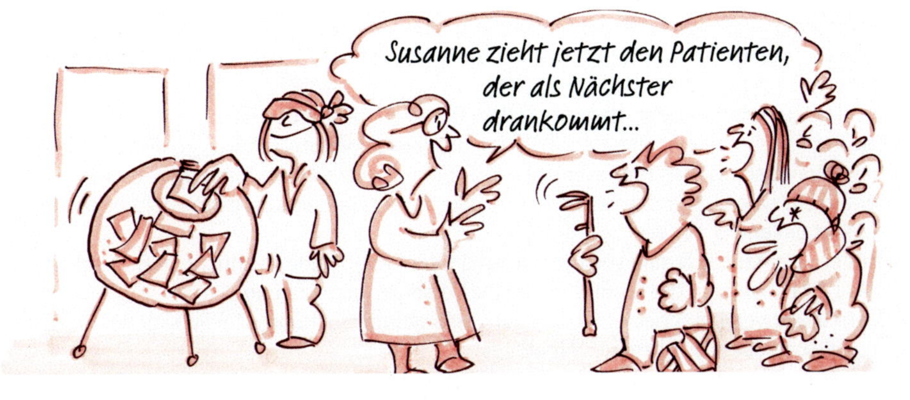

Um ein erfolgreiches Terminsystem durchzuführen, sollten unten stehende Punkte beachtet werden. Beantworten Sie die meisten Fragen mit „ja", sind Sie auf dem richtigen Weg.

Checkliste zur Terminvergabe	Ja	Nein
Patienten werden ausdrücklich darauf hingewiesen, bei Verhinderung rechtzeitig einen Termin abzusagen.		
Bestellte Patienten haben stets Vorrang.		
Nicht bestellte Patienten müssen warten und sind über die ungefähre Wartezeit zu informieren.		
Langzeittermine werden noch einmal schriftlich oder telefonisch am Tage vor der geplanten Behandlung bestätigt.		
Alle Termine sind schriftlich für Patient und Arztpraxis fixiert (auch die Hausbesuche durch den Arzt!).		
Dem Patienten werden nicht zu viele Termine angeboten, in der Regel höchstens zwei Alternativen.		
Bei kurzfristig eingeschobenen Notfallpatienten wird lediglich die dafür verantwortliche Ursache behandelt.		
Die Termine eines Tages werden auch im entsprechenden Behandlungsraum eingesehen. Dieser „aktuelle Spiegel" ist zur Feststellung von Zeitdefiziten und Einhaltung von Terminen wichtig.		
Eine Warteliste mit Patienten wird geführt, die kurzfristig erreicht werden können, falls ein bestellter Patient ausbleibt (z. B. wenn ein Termin für Notfallpatienten nicht belegt wird oder wenn ein Patient absagt).		
Markieren Sie „Zuspätkommer" und „Terminversäumer".		
Es gibt eine Jahresplanung der Praxis für Urlaub, Kongresse usw.		
Planen Sie Besuche von Pharmareferenten ein.		

2.2.4 Recall

Der Begriff Recall stammt aus dem englischen Sprachraum und bedeutet „zurückrufen" oder im weiteren Sinne „Erinnerung". Übertragen auf die Arztpraxis heißt Recall, dass ein Patient nach Abschluss einer Behandlung daran erinnert wird, zu einer Kontroll- bzw. Vorsorgeuntersuchung in die Praxis zu kommen. Dies geschieht innerhalb einer bestimmten Frist, die in der Regel vom Behandler oder von Versicherungen festgelegt wird. Einige Versicherungen und Labore übernehmen nur dann die vereinbarte Garantie für bestimmte Leistungen, wenn eine regelmäßige Kontrolle erfolgt. Mit dem Terminsystem lässt sich ein Recall-System sehr gut verbinden. Es wird auch als Patienten-Erinnerungssystem (PES), als Erinnerungsdienst (ED) oder Wiedereinbestellsystem bezeichnet.

Verfahren:

1. Der Patient wird nach Ende der Behandlung über die Vorsorgeuntersuchungen aufgeklärt.
2. Dem Patienten wird die Möglichkeit geboten, freiwillig am Recall-System der Praxis teilzunehmen.
3. Der Patient unterschreibt, dass er mit dem Recall einverstanden ist.
4. Die Praxis führt eine eigene Recall-Kartei, die chronologisch (zeitlich) geordnet ist. Dies ist heute mit den meisten Praxisverwaltungsprogrammen möglich. Alternativ können die Patienten auf eine Liste geschrieben werden, die man im Terminbuch beim entsprechenden Monat einlegt.
5. Ist der verabredete Termin verstrichen, erhält der Patient eine Nachricht (z. B. Postkarte, E-Mail, SMS, Fax) mit der Erinnerung an die Vorsorgeuntersuchung.
6. Der Patient verabredet einen Termin zur Vorsorgeuntersuchung. Meldet sich der Patient nicht, scheidet er aus dem Verfahren aus.

Auf keinen Fall sollten Patienten mehrmals an ihre Vereinbarung erinnert oder Patienten ohne Vereinbarung angeschrieben werden. Wird der Recall in diesem Sinne angewandt, zeugt das von einem verantwortungsbewussten Handeln der Arztpraxis.

Voraussetzungen zur Einführung eines Recalls sind:
- Die Praxis arbeitet mit einem Terminsystem (zumindest teilweise).
- Geringe Patientenfluktuation, d. h., die Praxis arbeitet mit einem Patientenstamm.

2.2.5 Organisationshilfsmittel für das Terminsystem

Um ein Bestellsystem in der Arztpraxis durchführen zu können, werden seit Jahren bewährte Hilfsmittel angeboten.

Dazu zählen:
- Terminreservierungskarten
- Termineinverständniserklärungen (Terminverträge)
- Terminerinnerungskarten
- Symbole während der Behandlung
- Bestell- bzw. Terminbücher
- Terminsysteme

Terminreservierungskarten

Sie dokumentieren den Termin oder die Termine schriftlich und unterstreichen damit die Bedeutung der Terminpraxis. Es sollte auch ein allgemeiner Hinweis auf das Bestellsystem der Praxis zu finden sein. Telefonische Terminreservierungen sollten schriftlich bestätigt werden.

Terminreservierungskarten müssen frei von Werbung sein, können jedoch als „Werbeträger" der Arztpraxis genutzt werden (Farbe und Gestaltung im Sinne einer Corporate Identity).

1. **Der Arzt** kreuzt auf dem Terminreservierungszettel alle für die Terminierung notwendigen medizinischen Daten an (→ Abb. 1). Er verliert keine Zeit mit den Terminproblemen seiner Patienten.
2. **Der Patient** geht mit dem codierten Terminreservierungszettel zur Anmeldung.
3. **Die Medizinische Fachangestellte** sucht auf Grund dieser Angaben einen freien Termin im Terminplaner. Nach Vereinbarung mit dem Patienten wird der Name im Planer eingetragen und der Termin für den Patienten auf dem Terminreservierungszettel vermerkt (→ Abb. 2).

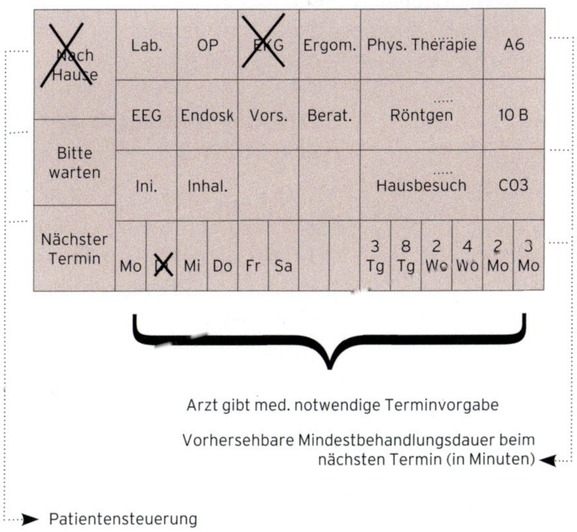

Abb. 1 Terminreservierungszettel Arzt

Arztstempel
Datum ________ Uhrzeit ________
❑ Mo ❑ Di ❑ Mi ❑ Do ❑ Fr ❑ Sa ❑ So

Sehr geehrte(r) Frau/Herr ________
Dieser Termin ist für Sie reserviert. Bitte kommen Sie pünktlich oder geben Sie rechtzeitig Bescheid, falls Sie diesen Termin nicht einhalten können.

❑ wegen Laboruntersuchung unbedingt nüchtern

Bringen Sie bitte mit:
❑ Urin (Behälter bitte mit Namen beschriften)
❑ Überweisung ❑ Vorsorgeberechtigungsschein
❑ Impfausweis ❑ Diabetikerausweis
❑ Befund ❑ Röntgenaufnahme
❑ Medikamente
❑ ________

Abb. 2 Terminreservierungszettel Patient

Termineinverständniserklärungen (Terminverträge)

Bei „hartnäckigen Zuspätkommern" und „Terminversäumern" können nicht in Anspruch genommene Behandlungszeiten durch eine entsprechende Vereinbarung in Rechnung gestellt werden (→ Abb. 1). Dies kann nicht zulasten einer gesetzlichen Krankenkasse abgerechnet werden. Bei Privatpatienten kommt die Gebührenposition 0056 (Verweilgebühr aus der GOÄ 96) in Frage. Es kann auch ein bestimmter Betrag pro 15 Minuten vereinbart werden.

Ein Vergütungs- bzw. Schadensersatzanspruch besteht gegenüber dem Patienten nicht, wenn die Praxis trotz Terminvergaben immer wartende Patienten hat. Nur wenn der Arzt in dieser Zeit keinen anderen Patienten behandeln kann und dieser Termin ausschließlich für diesen Patienten freigehalten wurde, kann die Terminvereinbarung als sogenannte kalendermäßige Bestimmung im Sinne des § 296 BGB angesehen werden und der Patient gerät in Annahmeverzug.

Vereinbarung über Ausfallgebühr

Die Praxis wird nach dem Bestellsystem geführt. Wird reservierte Behandlungszeit nicht rechtzeitig (mindestens 24 Stunden vorher) zur Verwendung für andere Patienten freigegeben, kann sie im Allgemeinen nicht kostenkompensierend genutzt werden.

Es wird daher vereinbart, dass jede reservierte, aber nicht in Anspruch genommene Behandlungszeit von 15 Minuten

mit ____________ Euro in Worten: ____________________________

in Rechnung gestellt werden kann.

____________________________ ____________________________

Datum/Unterschrift Patient/-in Datum/Unterschrift Arzt

Abb.1 Vereinbarung über Ausfallgebühr

Terminerinnerungskarten

Längere Behandlungen sollten einen Tag vor der geplanten Behandlung nochmals schriftlich dem Patienten in Erinnerung gerufen werden (auch telefonisch möglich). Terminerinnerungskarten können auch verwendet werden, wenn die Praxis ein Recall-System führt.

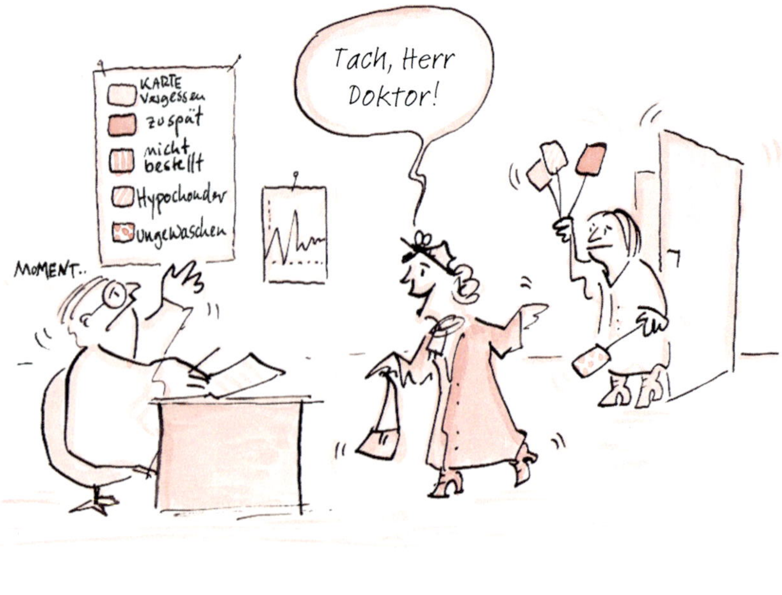

Symbole während der Behandlung

Um Mitteilungen (z. B. Zeit ist überschritten, Schmerzpatient, nicht bestellter Patient, zu spät gekommener Patient, sehr erregter Patient) auf nonverbale oder nicht geschriebene Art dem Behandler verständlich zu machen, sollte man sich auf verschiedene Symbole (z. B. blaue Karte für nicht bestellten Patienten, rote Karte für Zuspätkommer) einigen.

Bestell- bzw. Terminbücher

Früher verwendete man für die Aufzeichnung der Termine in der Tat nur Bücher, anfänglich ohne besondere Einteilung. Heute sind eine Vielzahl speziell auf die Anforderungen der Praxen zugeschnittene Terminbücher erhältlich (→ Abb. 1).

Ein Terminbuch sollte
- beim Aufschlagen mindestens die Woche im Überblick bieten. Das Format liegt dabei meist über DIN A4.
- für jeden Behandlungsraum eine eigene Spalte für Voreintragungen haben. Als zusätzliche Spalte bietet sich eine Möglichkeit für K(urz)-Termine an.
- die Wochentage, das Datum und die Uhrzeit vorgeben.
- Platz für den Namen, eventuell den Vornamen des Patienten und die Art der Behandlung in Kurzform bieten. Für unterschiedliche Behandlungen bieten sich unterschiedliche Farben an.
- Korrekturen (z. B. Änderungen eines Termins) ermöglichen, z. B. durch Aufkleber.

Abb.1 Terminbücher

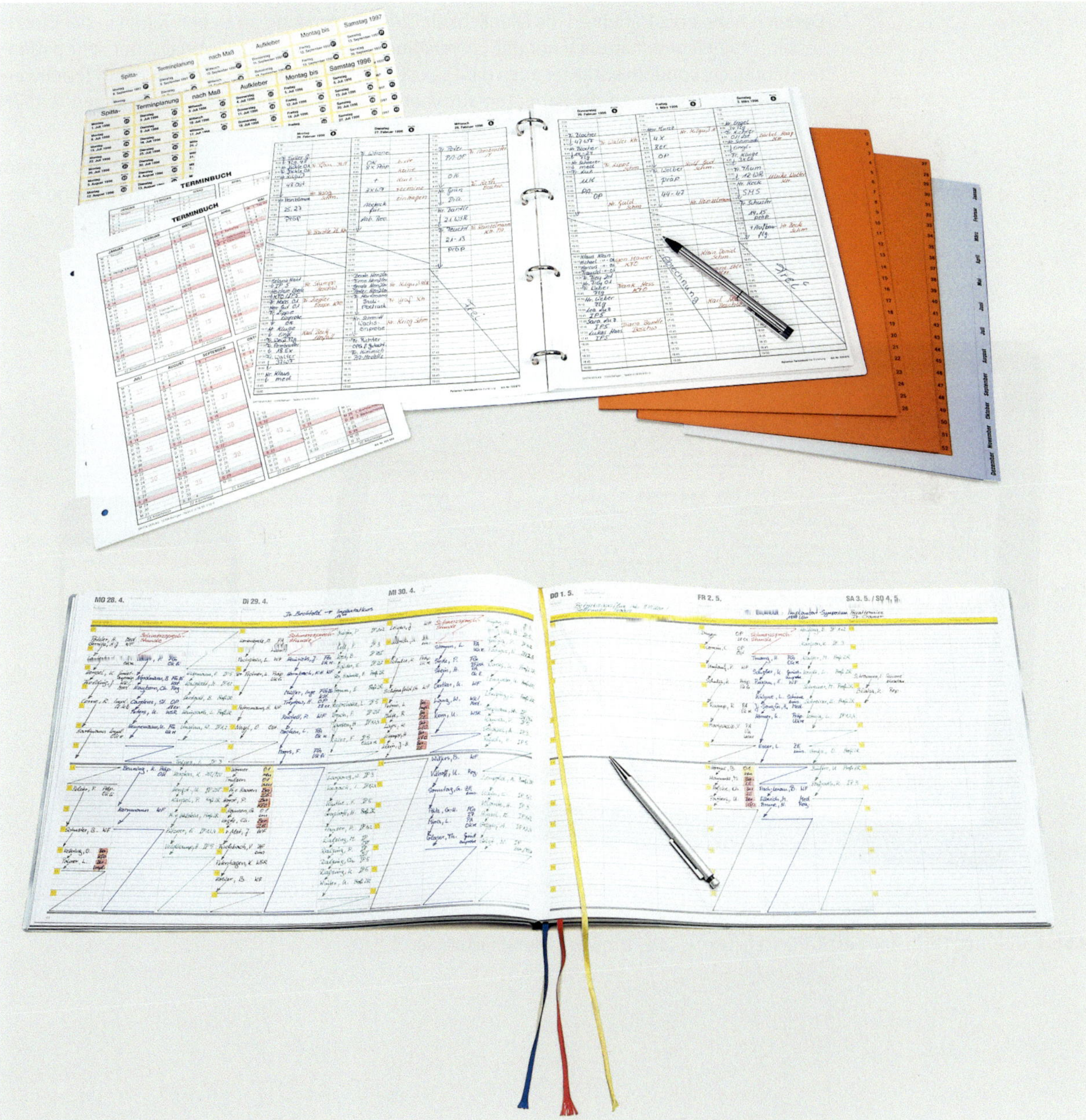

2.2.6 Softwaregestützte Terminplanung

Immer mehr Softwareanbieter von Praxisverwaltungsprogrammen bieten auch **Terminprogramme** an. Hiermit können Arztpraxen alle Praxistermine verwalten.

Auch eine **Internet-Terminplanung** ist möglich. Das bedeutet, dass die gesamte Terminabwicklung auch über das Internet verwaltet werden kann. So kann praktisch jederzeit und von jedem PC mit Internetzugang aus der Terminplaner eingesehen und bearbeitet werden, vergleichbar mit einem E-Mail-Konto.

So ist z. B. doc-iit ein „interaktiver Internet-Terminplaner" für Arztpraxen, mit dem alle Praxistermine verwaltet werden können. Benötigt werden dazu keine Software, sondern nur ein Internetzugang und ein aktueller Webbrowser (→ Abb. 1).

Auch Patienten können von dieser Einrichtung profitieren. Über einen Patientenmodus können diese eine von der Praxis freigegebene Ansicht des Praxisterminkalenders einsehen und sich einen freien Termin aussuchen.

Dadurch haben die Patienten die Möglichkeit, 24 Stunden lang an sieben Tagen in der Woche Termine zu belegen, natürlich nur mit Einverständnis der Praxis. Das ist nicht nur sehr patientenfreundlich, sondern entlastet auch das Praxisteam. Bei Terminbestätigungen und Terminverschiebungen bekommen die Patienten automatisch eine Nachricht oder einen neuen Terminvorschlag per E-Mail und/oder per SMS auf ihr Handy.

Auch große Facharztpraxen bieten zuweisenden Kollegen die Möglichkeit, auf ihr Terminsystem online zugreifen zu können. Der Hausarzt kann so direkt ohne lange Telefonate für seine Patienten Termine buchen.

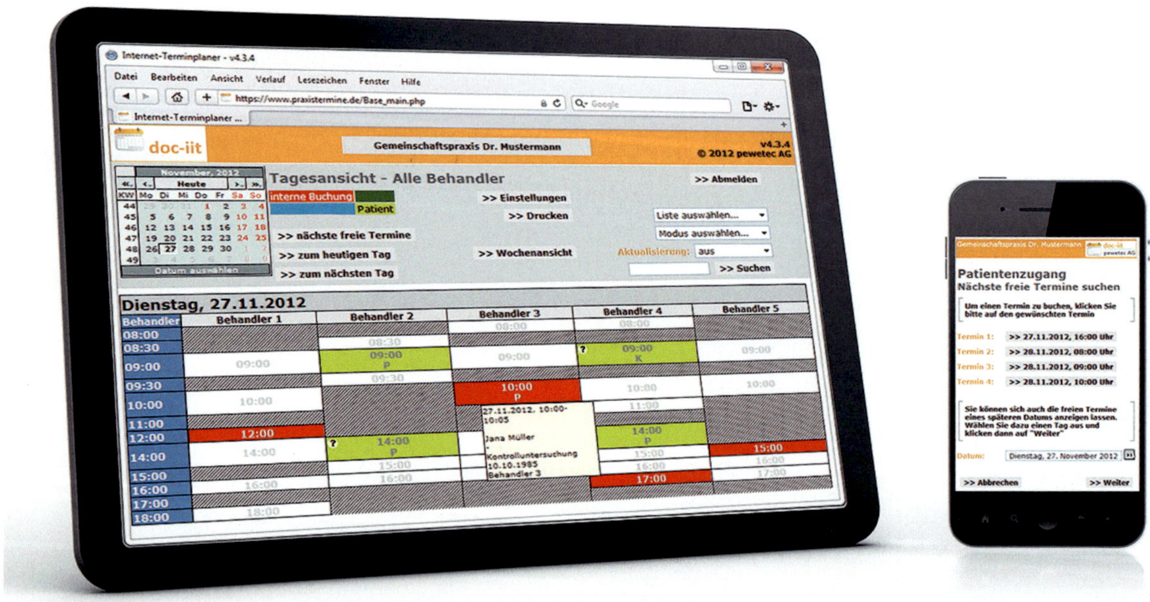

Abb.1 Internet-Terminplaner: Patientenzugang über Browser und Smartphone

AUFGABEN

1 Lesen Sie den folgenden Artikel über ein Gerichtsurteil. Welche Konsequenzen ergeben sich daraus für eine Arztpraxis?

Patient muss nicht „umsonst" warten
Länger als 30 Minuten braucht ein Patient bei vereinbartem Termin im Wartezimmer eines Arztes nicht „umsonst" zu warten. Das jedenfalls bestätigte das Amtsgericht Burgdorf einem Vertreter, der trotz Bestellung um 18:30 Uhr bis 20 Uhr vergebens auf Behandlung warten musste. Das Gericht sprach dem Vertreter für die unnütze Wartezeit einen Verdienstausfall von 35,80 Euro zu.
(Aktenzeichen: 3 C 204/84) Badische Zeitung vom 11.12.1987

2 Nennen Sie Argumente für ein Sprechstundensystem.

3 Weshalb ergeben sich in einem Sprechstundensystem häufig Überstunden für das Praxisteam?

4 Nennen Sie Bedingungen, die beachtet werden müssen, wenn man nach einem Terminsystem behandelt.

5 Zeigen Sie an einem Beispiel, dass die Planung im Terminsystem flexibel gehandhabt werden muss.

6 Welche Vorschläge können Sie zur Verbesserung Ihres in der Ausbildungspraxis vorhandenen Systems machen?

7 Wie werden Schmerzpatienten und unangemeldete Patienten in Ihrer Ausbildungspraxis „behandelt"?

8 Führen Sie eine „Strichliste" über vier Wochen, wann die meisten Schmerzpatienten zu Ihnen in die Praxis kommen. Stellen Sie Regelmäßigkeiten fest?

9 Welche Organisationshilfsmittel zum Terminsystem werden in Ihrer Ausbildungspraxis verwendet? Bringen Sie je ein Exemplar davon mit in den Unterricht (Einverständnis des Praxisinhabers einholen).

10 Ein Schmerzpatient erscheint ohne Ankündigung in Ihrer Ausbildungspraxis. Es ist 9:30 Uhr, der Arzt ist mit der Behandlung durch eine Komplikation in Verzug. Es warten bereits zwei bestellte Patienten im Wartezimmer. Wie reagieren Sie?

11 Ein Patient fährt Sie in barschem Ton an, weil er schon wieder seit einer Viertelstunde auf seine Behandlung warte. Früher sei das alles anders gewesen, als noch die Helferin Carmen da gewesen wäre. Zudem hätten Sie ihn beim Eintreten nicht einmal bemerkt. Wie reagieren Sie?

12 Ein Schmerzpatient ist am Telefon und möchte einen Termin – noch heute. Wie reagieren Sie?

13 Entwerfen Sie in einem Praxisverwaltungsprogramm einen Recall-Text als Textbaustein, um die Patienten individuell an den nächsten Termin zu erinnern.

2.3 Personaleinsatzplanung

2.3.1 Arbeitszeitmodelle

Statistische Untersuchungen zeigen, dass Menschen in Deutschland immer weniger Zeit an ihrem Arbeitsplatz (z. B. Arztpraxis) verbringen.

Die Ursachen sind u. a. Arbeitszeitverkürzungen und die Zunahme der Urlaubstage in den letzten Jahrzehnten. Dass das Sozialprodukt dennoch immer weiter steigt, zeigt, dass wir produktiver arbeiten als früher. Dies kann viele Ursachen haben. Eine entscheidende ist, dass das Personal heute effektiver eingesetzt wird. Hieraus ergibt sich auch für Arztpraxen neben dem individuellen Terminsystem die Notwendigkeit einer optimalen Einsatzplanung des Personals.

Hinzu kommt, dass der Beruf der Medizinischen Fachangestellten überwiegend von Frauen ausgeübt wird, die häufig aus familiären Gründen flexibel arbeiten möchten. Diese Flexibilität konnten in der Vergangenheit Arztpraxen in der Regel nicht bieten, weshalb viele Frauen ihren Beruf aufgaben.

2.3.2 Urlaubsplan

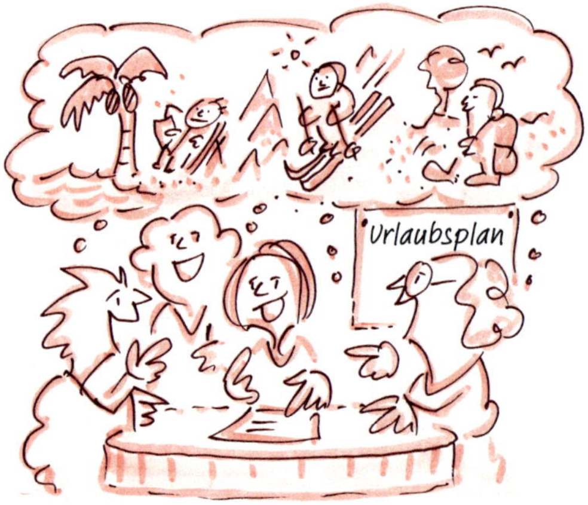

Am Anfang eines jeden Jahres sollte sich das Praxisteam zusammensetzen und einen möglichst genauen Urlaubsplan entwerfen. Dies könnte ein Punkt der ersten Teamsitzung im neuen Jahr sein. Je eher der Plan entworfen wird, umso besser kann auf die Bedürfnisse der einzelnen Mitarbeiter eingegangen werden.

Die Schulferien, der Urlaub der Partner, die Feiertage u.v.m. haben Einfluss auf die Wünsche. Der Urlaub sollte auf einem Jahresübersichtskalender erfasst werden. Hier sind die Urlaubstage und der Resturlaub der einzelnen Praxismitglieder vermerkt.

Nach dem **Bundesurlaubsgesetz** (BUrlG) muss der Resturlaub des letzten Jahres bis zum 31. März eingetragen und genehmigt sein, sonst verfällt er. Laut Manteltarifvertrag § 15 hat die MFA Anspruch auf zwei zusammenhängende Wochen Urlaub im Jahr. Spätestens vier Wochen nach Urlaubsantrag muss der Arzt widersprechen, ansonsten gilt der Antrag als genehmigt.

2.3.3 Personaleinsatzplan (Dienstplan)

Liegen die Ausstattung der Praxis und die Anzahl der Mitarbeiter sowie deren Arbeitszeitregelung fest, kann mit der Personaleinsatzplanung begonnen werden. Die Durchführung einer Arbeitsanalyse und die anschließende Arbeitssynthese stellen die Grundlagen einer effektiven Planung dar.

Arbeitsanalyse

Die Tätigkeiten der einzelnen Teammitglieder werden notiert. Hierbei kann auch schon ein Zeitraster hilfreich sein. Ebenso muss geklärt werden, wer Aufgaben auf Grund seiner Vorbildung durchführen kann und seiner Neigung entsprechend gerne wahrnimmt. Gleichzeitig ist es wichtig zu klären, wer die Aufgaben bei Ausfall der Arbeitskraft (z. B. Krankheit) durchführt. In diesem Zusammenhang ist festzulegen, welche Kompetenzen mit der Aufgabe verbunden sind und welche Kompetenzüberschneidungen und damit Konfliktpunkte sich ergeben können.

Arbeitssynthese

Die ermittelten Aufgaben werden nun den einzelnen Teammitgliedern zugeordnet. Man spricht in diesem Zusammenhang von **Stellenbildung**. Hierbei ist darauf zu achten, dass die Person nicht überlastet, aber auch nicht unterfordert wird. Unter Umständen ergibt sich bei einer dauernden Überlastung die Frage, ob nicht eine zusätzliche Stelle erforderlich wird.

Für neu in die Arztpraxis eintretende Mitarbeiter sowie auszubildende Medizinische Fachangestellte können diese Aufgaben- und Stellenbeschreibungen sehr hilfreich sein (z. B. Checkliste).

Auf Grund der Stellenbeschreibung kann nun ein Personaleinsatzplan erstellt werden. Im Personaleinsatzplan wird festgelegt, wer für welche Aufgaben wann zuständig ist. Dadurch wird erreicht, dass selbst kleine Tätigkeiten, wie z. B. Blumengießen, Kontrolle der Patiententoiletten, aber auch die Bestellung von Praxismaterialien, die Verantwortlichkeit für Desinfektionslösungen oder das Nachfüllen von Verbrauchsmaterialien, nicht vergessen werden.

Der Personaleinsatzplan kann dabei nach einem starren System oder flexibel gehandhabt werden. Während beim starren System jeder seine Aufgabe über längere Zeit behält, wechseln beim flexiblen System diese Zuständigkeiten häufiger („Alle müssen alles können.“).

BEISPIEL

Personaleinsatzplan
Das Team einer Arztpraxis setzt sich wie folgt zusammen: ein Arzt, drei Medizinische Fachangestellte, eine Teilzeit arbeitende Medizinische Fachangestellte (wöchentlich 25 Stunden mit vierwöchigem Gleiten), zwei auszubildende Medizinische Fachangestellte. Die Reinigung der Praxis besorgt eine Gebäudereinigungsfirma Montag und Dienstag ab 18:00 Uhr, Mittwoch ab 12:30 Uhr, Donnerstag ab 20:00 Uhr und Freitag ab 12:30 Uhr. Es existieren drei Behandlungszimmer.
Der auf S. 204 dargestellte Personaleinsatzplan ist eine Kombination aus einem starren und einem flexiblen System (pro Woche). Er ist mit dem Bestellsystem der Praxis und anderen Plänen, wie z. B. dem Hygieneplan oder der Arbeitsordnung, gekoppelt.
Auch müssen die einzelvertraglich bzw. tarifvertraglich festgelegten Arbeitszeiten und die gesetzlichen Regelungen (z. B. Bundesurlaubsgesetz, Arbeitszeitordnung, Jugendarbeitsschutzgesetz, Schulgesetz, u. U. das Mutterschutzgesetz) beachtet werden. Hierbei kann es auch sein, dass eine schwangere Mitarbeiterin nur an der Rezeption beschäftigt werden darf.
Der Personaleinsatzplan ist teilweise mit Aufgabenbereichen kombiniert (s. Legende, S. 204). Die abgekürzten Namen des Praxisteams sind rot markiert.

Erläuterung des Personaleinsatzplanes
Die erste halbe Stunde täglich dient der Vorbereitung der Behandlung, Kurzbesprechungen oder bereits der Behandlung (bei Bedarf). Sie kann auch an einzelnen Tagen für Gleitarbeitszeit der Mitarbeiter genutzt werden. Dies gilt zudem für folgende Zeiten: Mo., Di. 18:00 bis 18:30 Uhr und Do. von 20:00 bis 20:30 Uhr sowie Fr. von 12:30 bis 14:00 Uhr.

Die für den jeweiligen Behandlungsraum eingetragenen Medizinischen Fachangestellten sind für die Betreuung der Patienten einschließlich der Desinfektion bzw. Sterilisation des OP-Bestecks und das Röntgen verantwortlich. In Raum 3 werden Verbände angelegt.

Die MFA ist verantwortlich für die Betreuung und den Einsatz der Auszubildenden. Das Terminwesen sowie weitere Aufgaben liegen in der Hand der MFA an der Rezeption. Mittwochnachmittag wechseln sich die MFAs in der Bereitschaft ab. Am Donnerstag findet eine Abendsprechstunde statt. Freitagnachmittag ist die Praxis geschlossen.

AUFGABEN

1 Errechnen Sie die Arbeitszeit der MFA Aysun anhand des auf S. 204 dargestellten Personaleinsatzplans. Muss sie in der/den nächsten Woche(n) gleiten?

2 Errechnen Sie die Arbeitszeit der MFA Petra.

3 Wo bestehen für die Praxis „Pufferzonen“, wenn es einen kurzfristigen Patientenandrang gibt? Wo sehen Sie langfristige „Ausbaumöglichkeiten“ der Praxis?

4 Wo liegen vermutlich die Berufsschultage der Auszubildenden?

5 An welchen Stellen ist der Personaleinsatzplan flexibel, wo ist er relativ starr?

6 Steht die Arbeitszeit der Auszubildenden im Einklang mit dem Jugendarbeitsschutzgesetz oder müssen zusätzliche Pausen gewährt werden?

7 Werden die Auszubildenden nach diesem Plan in allen Bereichen der Praxis ausgebildet? Formulieren Sie ggf. Änderungsvorschläge.

8 Nennen Sie Beispiele, wie sowohl Teilzeitarbeit als auch Gleitzeitarbeit in der Arztpraxis verwirklicht werden können.

Personaleinsatzplan Praxis Dr. Gothein A-Woche

Zeit	Montag				Dienstag				Mittwoch				Donnerstag				Freitag			
	1	2	3	R	1	2	3	R	1	2	3	R	1	2	3	R	1	2	3	R
8:00-8:30	BV · KB · B alle				BV · KB · B alle				BV · KB · B alle				BV · KB · B alle				BV · KB · B alle			
8:30 bis 12:30	Gt Ay A R DS	Gt Ch AMa A R DS	Gt Na V BA A BS	Pe T M C TE WTG	Gt Ay AMa	Gt Ch APe	Gt Na	Pe	Gt Ch	Gt Ay	Gt Na	Pe APe	Gt Ch	Gt Ay	Gt Na	Pe	Gt Ay AMa	Gt Ch APe	Gt Na	Pe
12:30-14:00	Pause				Pause				Pause				Pause				BN · ÜP · B Ch, Na			
14:00	Gt Na AMa	Gt Ch		Pe	Gt Na APe	Gt Na AMa		Pe	B · BE · ÜP · C · T APe, Ay 14-tägig Pe vierwöchentlich Ch, Na vierwöchentlich				Gt Ch	Gt Na AMa		Pe	Geschlossen			
16:00-16:30													Pause							
bis 18:00													Gt Ch	Gt Na APe		Pe				
18:00-18:30	BN · ÜP · B Ch, Na				BN · ÜP · B Ch, Na				BN · ÜP · B Ch, Na											
18:30-20:00	BN · ÜP · B Pe, Ch				BN · ÜP · B Pe, Ch				BN · ÜP · B Pe, Ch											
20:00-20:30													BN · ÜP · B Na, Pe							

Abkürzungen Räume

Behandlungsraum 1	**1**
Behandlungsraum 2	**2**
Behandlungsraum 3	**3**
Rezeption	**R**

Abkürzungen Praxisteam

Behandler Dr. Gothein	**Gt**
MFA Nadja	**Na**
MFA Petra	**Pe**
MFA Chylla	**Ch**
Teilzeit MFA Aysun	**Ay**
Azubi MFA Petra	**APe**
Azubi MFA Maritta	**AMa**

Abkürzungen Arbeitsbereiche

Bestrahlung	**BS**
Behandlungsvorbereitung	**BV**
Behandlungsabschlussarbeiten	**BN**
Kurzbesprechung	**KB**
Betreuung der Azubis	**BA**
Verbände	**V**
Assistenz	**A**
Röntgen	**R**
Desinfektion/Sterilisation	**DS**
Terminwesen/Telefon	**T**
Materialbestellung	**M**
Computerarbeit	**C**
Wartezimmer-, Toiletten-, Garderoben-, Flurkontrolle	**WTG**
Techniküberwachung	**TE**
Überwachung der Putzarbeiten	**ÜP**
Behandlung bei Bedarf	**B**
Bereitschaft	**BE**

3 Organisation der Fernkommunikation

3.1 Kommunikation per Brief- und Schriftverkehr

Die älteste Möglichkeit, mit anderen Menschen „über die Ferne" zu kommunizieren, ist der Brief- und Schriftverkehr.

Damit die Nachricht auch bei dem richtigen Empfänger ankommt und dieser antworten kann, sollte man sich an ein entsprechendes Dienstleistungsunternehmen wenden.

Das Monopol zur Briefbeförderung durch die Deutsche Post ist mittlerweile entfallen. Es gibt bereits zum jetzigen Zeitpunkt oft regionale Anbieter für Brief- und Paketaufgabe und -zustellung.

Mit dem sogenannten De-Mail-Gesetz soll die rechtsverbindliche und gesicherte elektronische Kommunikation gewährleistet werden. In diesem Bereich der elektronischen Briefbeförderung gibt es mehrere Anbieter. Neben der Deutschen Post (E-Brief) bieten auch die Deutsche Telekom, 1 &1 Mail und Media sowie Mentana-Claimsoft die gesicherte Kommunikation an.

So funktioniert der E-Brief:

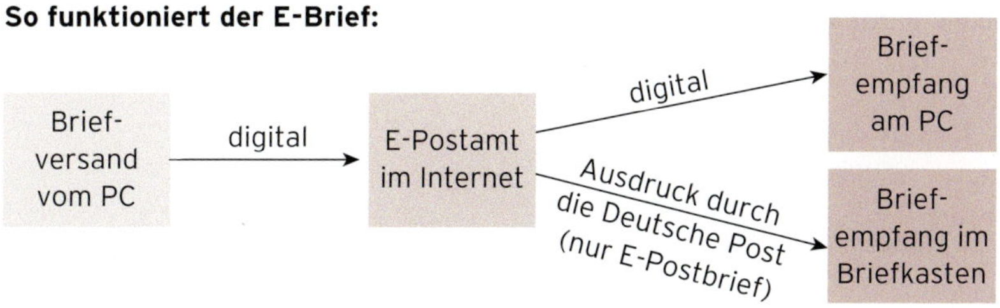

Nachdem man sich seine exklusive Adresse bei einem Anbieter gesichert hat, kann man Briefe oder E-Mails sicher (auch mit Zusatzleistungen wie z. B. Einschreiben) über das Internet in einem speziell gesicherten Verfahren an einen Empfänger versenden (→ Abb. 1). Dieser kann den Brief am PC empfangen (wenn er am Verfahren teilnimmt) oder durch den Briefträger übergeben bekommen (sogenanntes Hybridverfahren, dass nur beim E-Postbrief der Deutschen Post möglich ist).

Es entfällt der Briefmarkenkauf, der Dienst ist sicherer als eine gewöhnliche E-Mail und die Briefe werden elektronisch gespeichert. Bei der Deutschen Post gelten die gleichen Preise wie beim normalen Briefversand. Die Gebühren der De-Mail-Anbieter sind unterschiedlich: pro Nachricht zwischen 0,30 bis 0,50 € und eine Einrichtungsgebühr.

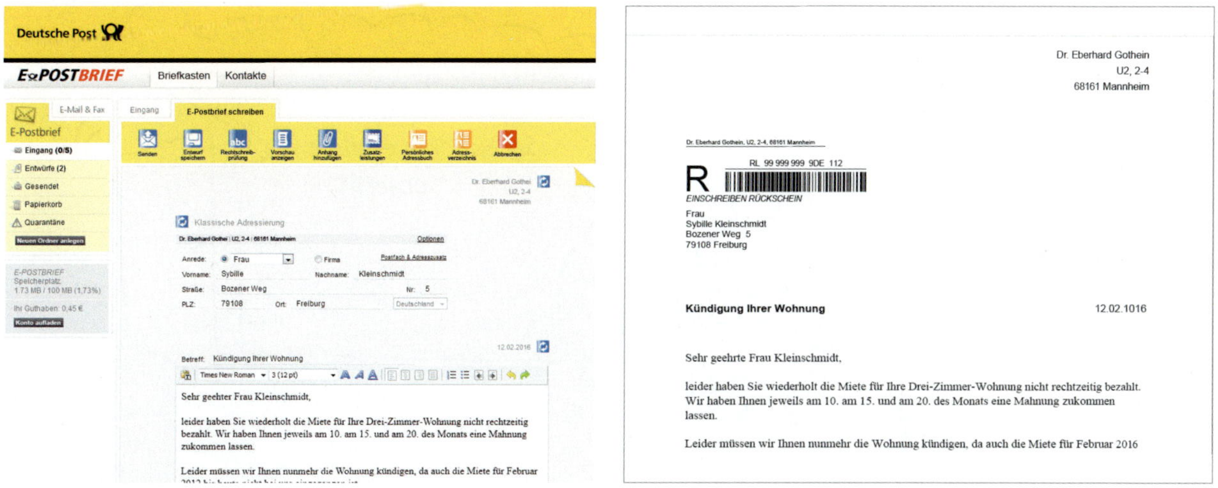

Abb. 1 Eingabemaske für einen E-Brief und fertiger Brief

Informationen finden Sie unter www.deutschepost.de

3.1.1 Versendungsformen

Im Folgenden werden verschiedene Versendungsformen der Deutschen Post vorgestellt. Auf Preisangaben wird in der Regel verzichtet, da die aktuellen Preise zu den verschiedenen Versendungsformen, Zusatzleistungen und Haftungshöhen können im Internet eingesehen werden können.

Die gebräuchlichste Versendungsform in der Praxis ist der Brief. Der Brief wird in einem geschlossenen Umschlag zur Übermittlung schriftlicher, vertraulicher Nachrichten verwendet. Bei der Beschriftung des Umschlags müssen für den ordnungsgemäßen Versand bestimmte Regeln beachtet werden (→ Abb. 1).

Die Kosten der Beförderung hängen vom Format (Länge und Breite), der Höhe und dem Gewicht der Sendung ab. Man unterscheidet Standard-, Kompakt-, Groß- und Maxibrief. Für Bücher- und Warenversendungen gibt es nur den Groß- und Maxiversand.

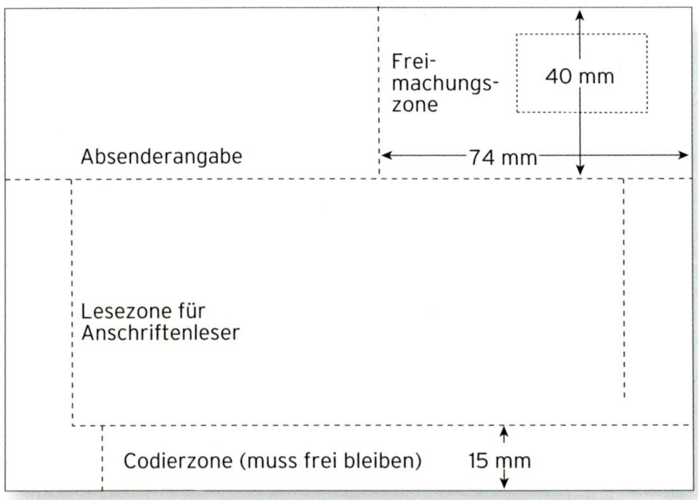

Abb. 1 Empfohlene Beschriftung eines Briefes in einer C6-Hülle

Im Praxisalltag werden häufig Standardbriefe z. B. für ärztliche Gutachten und Befunde verwendet. Der Arzt kann die Briefe der MFA diktieren (direkter Weg) oder er nimmt die Briefe erst mit Hilfe eines Diktiergerätes (indirekter Weg) auf. Die von ihm diktierten aufgenommenen Briefe werden dann von der MFA zu einem späteren Zeitpunkt geschrieben. Der Vorteil eines Diktiergerätes ist, dass der Arzt außerhalb der Praxiszeiten Briefe aufnehmen kann. Die MFA hat wiederum die Möglichkeit, die Briefe dann zu schreiben, wenn die Praxis weniger frequentiert wird.

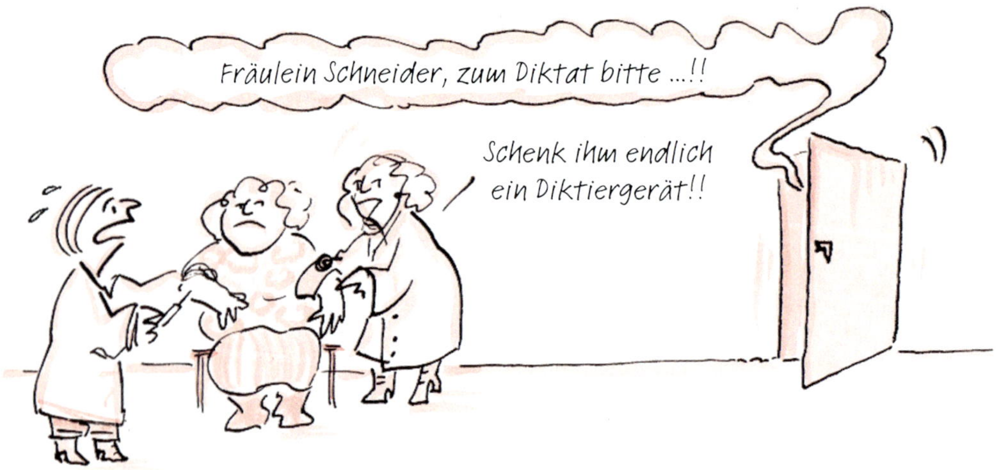
Fräulein Schneider, zum Diktat bitte ...!!
Schenk ihm endlich ein Diktiergerät!!

3.1.2 Besondere Versendungsformen und Dienste

Einschreiben

Briefe und Postkarten können auf Wunsch des Absenders „eingeschrieben" werden. Das Einschreiben dient zum Nachweis, dass eine Sendung termingerecht abgeschickt wurde oder dass sie beim Empfänger angekommen ist. Zudem ist die Sendung bis zu einem bestimmten Betrag versichert. Für Einschreiben wird ein zusätzliches Entgelt erhoben.

Man unterscheidet hierbei
- **Einschreiben Einwurf**
  Der Einwurf des Einschreibens wird dem Einlieferer durch die Post bestätigt.
- **Einschreiben mit Rückschein**
  Die Übergabe an den Empfänger wird dem Einlieferer bestätigt. Die Auslieferung durch die Deutsche Post AG erfolgt gegen Empfangsbestätigung (→ Abb. 1).
- **Einschreiben**
  Der Postbote dokumentiert die Übergabe des Einschreibens.

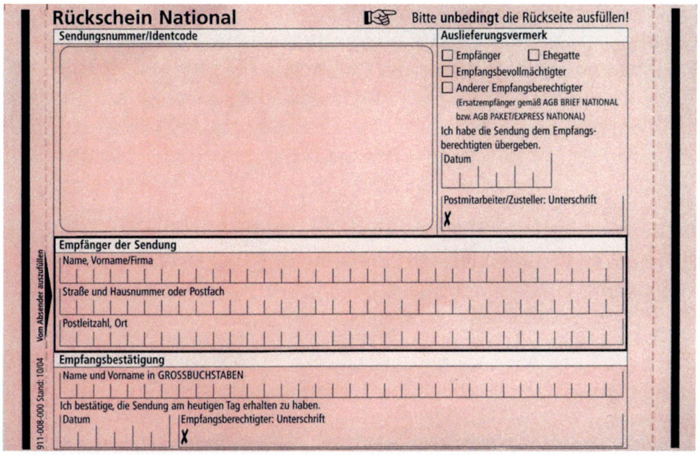
Rückschein National
Bitte unbedingt die Rückseite ausfüllen!
Sendungsnummer/Identcode
Auslieferungsvermerk
☐ Empfänger ☐ Ehegatte
☐ Empfangsbevollmächtigter
☐ Anderer Empfangsberechtigter (Ersatzempfänger gemäß AGB BRIEF NATIONAL bzw. AGB PAKET/EXPRESS NATIONAL)
Ich habe die Sendung dem Empfangsberechtigten übergeben.
Datum
Postmitarbeiter/Zusteller: Unterschrift
X
Empfänger der Sendung
Name, Vorname/Firma
Straße und Hausnummer oder Postfach
Postleitzahl, Ort
Empfangsbestätigung
Name und Vorname in GROSSBUCHSTABEN
Ich bestätige, die Sendung am heutigen Tag erhalten zu haben.
Datum
Empfangsberechtigter: Unterschrift
X
Vom Absender auszufüllen
911-008-000 Stand: 10/04

Abb.1 Rückschein der Deutschen Post AG

AUFGABEN

Lesen Sie die beiden Gerichtsurteile und entscheiden Sie, in welcher Form Sie einen empfangsbedürftigen Brief (z. B. eine Kündigung) verschicken würden.

Einwurfeinschreiben eingeschränkt beweiskräftig
Das Einwurfeinschreiben der Post AG erfüllt nicht die Anforderungen an eine förmliche Zustellung nach dem Verwaltungszustellungsgesetz. Das Schreiben wird dem Empfänger nicht übergeben, sondern in den Briefkasten eingeworfen oder in das Postfach gelegt. Dies wird vom Postbediensteten bescheinigt. Damit kommt dem Einwurfeinschreiben nur eine eingeschränkte Beweis- und Zustellungsfunktion zu. Bundesverwaltungsgericht, Az.: 9 C7/00

Kind ist Empfangsbote
Der Briefzusteller traf den Empfänger eines Einschreibens nicht an und übergab es an den 9-jährigen Sohn des Empfängers. Dieser legte den Brief in das Kinderzimmer und vergaß dem Vater die wichtige Mitteilung zu übergeben. Später fand der Vater den Brief zufällig. Die entsprechende Frist war abgelaufen und der Vater argumentierte vor Gericht, dass sein noch nicht volljähriger Sohn den Brief angenommen habe und nicht er. Das Gericht entschied, dass der Sohn durchaus als Empfangsbote für den Briefzusteller gilt. Ob das Kind den Brief weiterleite, sei nicht Sache des Absenders. Mit dem Vermerk „Eigenhändig" könne man dies ja ausschließen. Die entsprechende Frist sei demnach abgelaufen. Amtsgericht Friedberg, Az.: C 249/91

Serviceleistungen der Deutschen Post AG

Transportversicherung
Briefe und Pakete können mit Wertangabe befördert werden. Diese ist auf einen bestimmten Betrag begrenzt. Für die Wertangabe wird je nach Wert ein zusätzliches, gestaffeltes Entgelt erhoben. Die Einlieferung wird bescheinigt. Die Auslieferung erfolgt gegen Empfangsbestätigung. Die Deutsche Post AG haftet in Höhe des angegebenen Wertes. Die Aufgabe muss in einer Postfiliale erfolgen und bestimmten Kriterien genügen (z. B. ab einem bestimmten Wert ist eine Versiegelung erforderlich).

Eigenhändig
Briefe mit Wertangabe und eingeschriebene Sendungen werden auf Wunsch des Absenders nur dem Empfänger „eigenhändig" ausgeliefert. Hierfür wird ein zusätzliches Entgelt erhoben. Ein Ersatzempfänger kommt nur in Frage, wenn eine besondere Vollmacht ausgestellt wurde.

Nachnahme
Der Empfänger erhält Brief, Postkarte oder Paket erst nach Aushändigung des Nachnahmebetrages. Der Nachnahmebetrag wird von der Deutschen Post AG eingezogen und auf das Konto des Absenders gutgeschrieben. Es gilt eine Höchstgrenze. Nachnahme und Geldübersendung müssen gesondert bezahlt werden. Manche Praxen versuchen, auf diese Weise zu ihrem Geld zu kommen, wenn ein Patient nicht bezahlt hat.

Express
Soll ein Schreiben unbedingt am nächsten Tag vor 9:00 Uhr, vor 10:00 Uhr, vor 12:00 Uhr oder samstags bzw. sonn- und feiertags beim Empfänger sein, erfolgt eine gesonderte Zustellung. Je früher das Schreiben zugestellt wird, desto höher ist der Preis.

Postzustellungsauftrag
Die Deutsche Post AG kann beauftragt werden, Schriftstücke, deren förmliche Zustellung gesetzlich vorgesehen, gerichtlich oder behördlich angeordnet ist, durch einen Beschäftigten der Deutschen Post AG nach den Vorschriften der Zivilprozessordnung (ZPO) zustellen zu lassen. Hierfür sind besondere Briefumschläge vorgesehen. Bei Nichtannahme muss sich der Empfänger so behandeln lassen, als ob der Brief zugestellt worden wäre. Ein Ersatzempfänger benötigt eine besondere Vollmacht.

PostIdent
Die Deutsche Post AG kann beauftragt werden, die Identität eines Empfängers zu prüfen. Das geschieht im Regelfall durch den Briefzusteller oder in einer Postfiliale und durch Vorlage des Ausweises.
Im Zeitalter des Internets werden hochwertige Waren gegen Rechnung an Empfänger geliefert, deren Identität dem Absender nicht bekannt ist. Um sich vor „faulen Kunden" zu schützen, ist dies ein wirksames Mittel.

Nachsendeauftrag
Bei Umzug kann auf Antrag die noch eingehende Post an die neue Adresse nachgesandt werden (gilt für 6 Monate).

Anschriftenprüfung
Die Deutsche Post AG darf einem Dritten auf dessen Verlangen zum Zwecke des Postverkehrs Auskunft darüber erteilen, ob die Anschrift eines am Postverkehr Beteiligten richtig ist. Der Antrag ist an die Postfiliale am Bestimmungsort mit einer Postkarte nach einer bestimmten Form zu richten.

Vorausverfügungen
Durch einen Vermerk oberhalb der Anschrift kann der Absender vorausverfügen, dass
- die Sendung nicht nachgesandt werden soll (z. B. durch „nicht nachsenden") oder
- die Sendung nicht nachgesandt, sondern mit neuer Anschrift zurückgesandt werden soll (z. B.: „Wenn Empfänger verzogen, bitte mit neuer Anschrift zurück").

Luftpost
Briefe, Postkarten, Päckchen und Pakete können zur schnelleren internationalen Beförderung gegen Luftpostzuschlag versandt werden.

Internetmarken
Mit diesem Service der Deutschen Post können Sie eine Portokasse anlegen und die gewünschten Briefmarken jederzeit ausdrucken (→ Abb.1). Markenmotive können Sie selbst auswählen. Sie können fast alle Dienstleistungen der Deutschen Post in Anspruch nehmen (z. B. Einwurfeinschreiben). Die Bezahlung kann durch PayPal, Giropay oder per Lastschrift erfolgen. Der Service ist kostenlos. Mit dem kostenlosen E-Porto-Add-in können sie auch aus dem Programm Word heraus Ihre Briefe direkt frankieren.

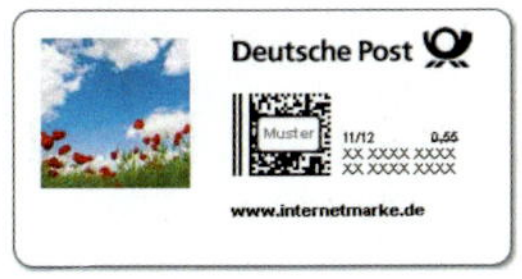

Abb. 1 Internetmarke

Versand medizinischen Untersuchungsmaterials

Verpackungen für medizinische Untersuchungsmaterialien dürfen beim Transport nicht durch auftretende Belastungen zerstört werden (→ Abb. 2).

Die Verpackung muss folgendermaßen aufgebaut sein:
- wasserdichtes Primärgefäß (z. B. Monovette, Schraubröhrchen)
- wasserdichte Sekundärverpackung
- ausreichend feste Außenverpackung (mindestens 100 x 100 mm)

Bei flüssigen Stoffen muss zwischen der Primär- und Sekundärverpackung saugendes Material verwendet werden. Anschließend muss die Sekundärverpackung abgepolstert werden.

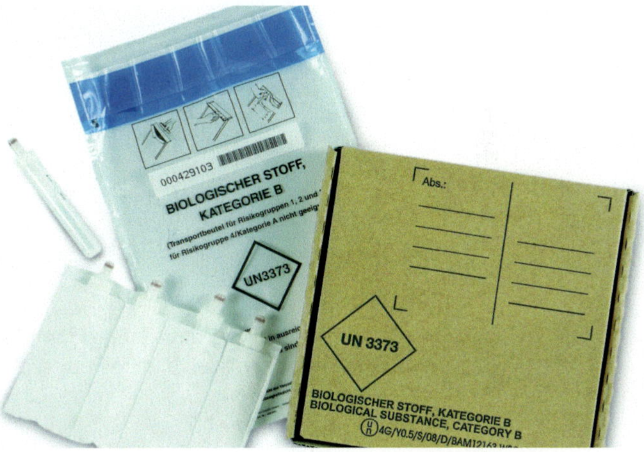

Abb. 2 Versandmaterial für medizinische Proben

AUFGABEN

1 Wählen Sie die richtige Versandform durch die Deutsche Post AG.
- **a** Die gesammelten Unterlagen der Abrechnung müssen an die KV versandt werden.
- **b** Ein Röntgenfilm muss zur Entwicklung in ein Labor verschickt werden.
- **c** Ein Röntgenbild muss an die Universitätsklinik versandt werden.
- **d** 80 Patienten müssen für die kommende Woche abbestellt werden.
- **e** Mehrere Patienten sollen eine Krankenversichertenmahnung erhalten.
- **f** Versand von Liquidationen.
- **g** Ein Patient erhält eine letzte Mahnung, weil er seine Liquidation nach drei Monaten immer noch nicht bezahlt hat.
- **h** Die Ärztin möchte einer Kollegin ein Fachbuch schicken.
- **i** Einem Mitarbeiter soll gekündigt werden.
- **j** Eine Akte mit Befundunterlagen, ca. 1,5 kg schwer, muss zum Gutachter geschickt werden.
- **k** Ein Laptop, ca. 2,5 kg schwer, Wert ca. 2500,00 €, muss zur Reparatur eingeschickt werden.
- **l** Eine Bestellung, die bereits abgesandt worden ist, soll am gleichen Tag noch widerrufen werden.

2 Sie haben den Verdacht, dass ein Patient der Praxis die falsche Adresse genannt hat. Welchen Service bietet die Deutsche Post an?

3.2 Organisation Posteingang

Täglich kommt in der Arztpraxis verschiedene Post an. Da der Arzt im Praxisalltag keine Zeit haben wird, die Post persönlich entgegenzunehmen, zu bearbeiten und zu sortieren, ist dies die Aufgabe der MFA oder eines anderen Ersatzempfängers. Für die Zustellung und Annahme von Sendungen muss der Empfänger verschiedene rechtliche Regeln beachten:

- **Zustellung**
Briefe gelten als zugestellt, wenn sie vom Zusteller in den Praxisbriefkasten eingeworfen wurden (Mindestmaße des Briefkastens: → Abb. 1). Wird die Zustellung vom Empfänger verhindert, gilt dies als Ablehnung (z. B. Postbote kann das Grundstück nicht betreten). Bei unverhältnismäßig großen Schwierigkeiten muss nicht zugestellt werden. Besitzt die Arztpraxis ein Postfach, gilt eine Sendung mit der Einlage in dieses Fach als zugestellt.

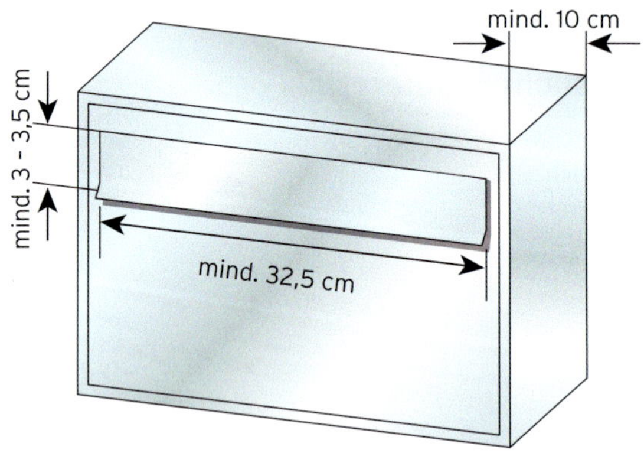

Abb. 1 Mindestmaße des Briefkastens

- **Annahme**
Grundsätzlich gilt, dass der genannte Empfänger die Post annehmen darf. An Stelle des Empfängers können auch andere Personen Sendungen entgegennehmen:
  - Ehegatte
  - Postbevollmächtigte

Wird der Ehegatte oder Postbevollmächtigte nicht angetroffen, kann die Sendung einem Ersatzempfänger ausgehändigt werden. Dies können sein:
1. Angehörige des Empfängers bzw. des Ehegatten
2. angestellte Personen des Empfängers (z. B. MFA in der Arztpraxis)
3. Inhaber oder Vermieter der Wohnung bzw. der Praxis
4. Hausbewohner oder Hausnachbarn, falls keine der o. a. Personen erreicht werden kann

Bei Einschreiben gilt die Ersatzempfängerregelung nur für die Personengruppen 1–3 (siehe auch Gerichtsurteil zum Einschreiben auf Seite 207). Bei Sendungen mit Transportversicherung (Wertangabe über 1500,00 €) und Sendungen mit dem Vermerk „Eigenhändig" ist keine Ersatzregelung gültig.

- **Postvollmacht**
Der Empfänger kann eine oder mehrere Personen mit einem Formblatt der Deutschen Post AG zum Empfang bevollmächtigen. Die Bevollmächtigung für Sendungen mit dem Vermerk „Eigenhändig" muss gesondert erfolgen.
Wird man zu Hause nicht angetroffen, stellt der Zusteller einen Benachrichtigungsschein aus. Hier kann auf der Rückseite ein bestimmter Abholer bevollmächtigt werden. Die oben beschriebene Vollmacht kann dazu ebenfalls verwendet werden.
Für das Postfach gilt der Postfachschlüssel als Vollmacht.

- **Annahmeverweigerung**
Der Empfänger, sein Ehegatte oder sein Postbevollmächtigter können die Annahme einer Sendung verweigern. Ersatzempfänger können dies nicht. Bei Annahmeverweigerung muss sich der Empfänger unter Umständen so behandeln lassen, als ob er die Sendung empfangen hätte. Ein Klebezettel am Hausbriefkasten mit der Aufschrift „Keine Werbung" oder Ähnliches gilt als Annahmeverweigerung für Wurfsendungen.

3.2.1 Posteingang verwalten

Die Post erreicht die Arztpraxis über das Postfach oder den Zusteller. Anhand des Absenders oder der Empfängeranschrift lässt sich meist schon eine Vorsortierung in Praxis- und Privatpost durchführen. Ebenso können hier bereits Irrläufer aussortiert werden. Irrläufer werden dem Postboten am nächsten Tag ausgehändigt. Die Praxispost wird anschließend geöffnet.

Zur Vermeidung von Beschädigungen des Inhalts bietet sich ein Brieföffner als Hilfsmittel an. Der Brief sollte sofort mit einem Eingangsstempel versehen werden, aus dem hervorgeht, wann der Brief die Praxis erreicht hat, wer ihn geöffnet hat und ggf. wohin er geht. Es sollte kontrolliert werden, ob der Absender auf dem Briefbogen steht. Falls dies nicht der Fall ist, muss die Absenderadresse von der Umhüllung abgeschrieben oder angeheftet werden.

Die Kontrolle der Anlagen und der Seitenzahl des Briefes muss ebenfalls erfolgen. Bei starkem zeitlichem Abweichen des Poststempels von dem Absendedatum oder bei einem Zustellungsvermerk auf dem Briefumschlag sollte dieser dem Briefbogen angeheftet werden.

Der Weg der Post vom Postfach oder Zusteller in die Arztpraxis

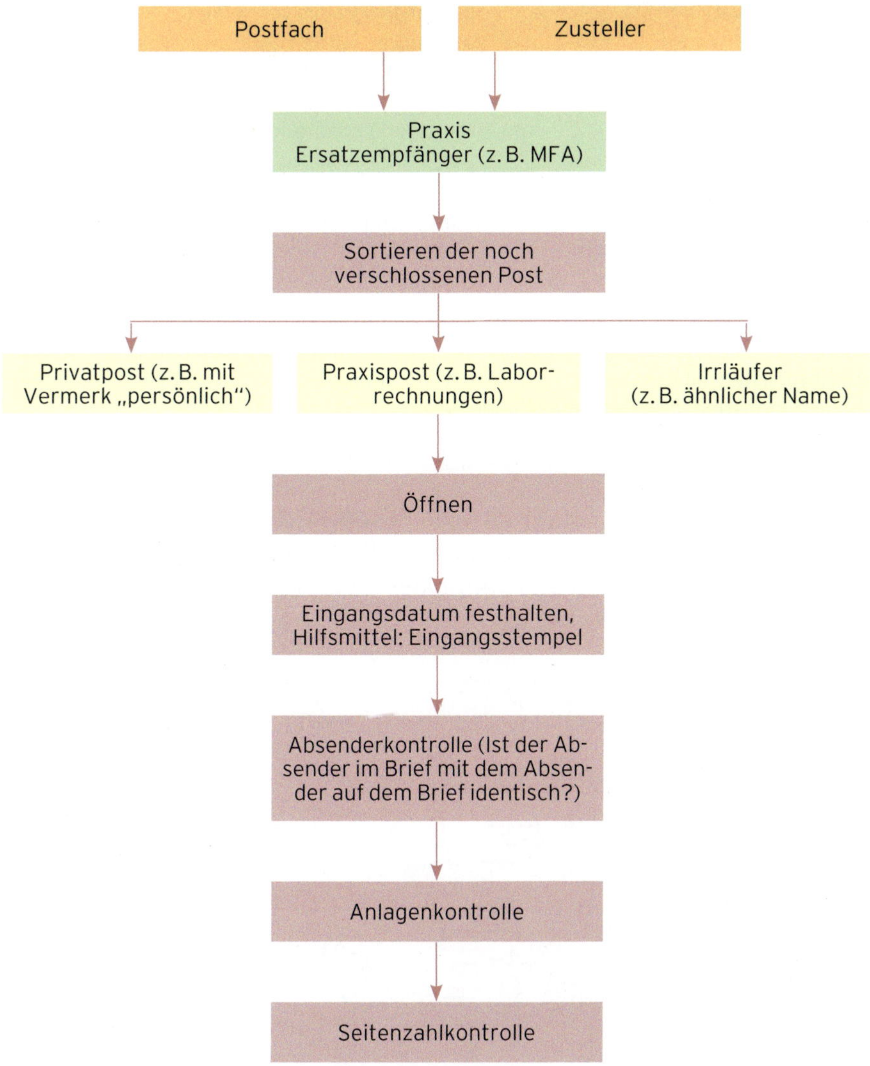

Danach kann eine Sortierung der geöffneten Post nach Sachgebieten und die Bearbeitung erfolgen.

Sachgebiet	Bearbeitung
Rechnungen	zur Zahlung vorbereiten (z. B. Überweisung schreiben oder im Computer ausfüllen), dem Arzt vorlegen
Begutachtungen	Unterlagen vorbereiten, dem Arzt vorlegen
Banken/Sparkassen Kontoauszüge	Zahlungseingang in der Karteikarte vermerken bzw. ausbuchen
Zeitschriften	austauschen (z. B. im Wartezimmer)
Angebote	aus Katalogen und Prospekten für Besprechung vormerken
Krankenkassen (gesetzlich/privat)	Notfallscheine, Arztbriefe in Kartei einsortieren bzw. im Programm vermerken
Terminierungen (z. B. Vertreterbesuche)	Vermerke im Terminbuch vornehmen, für Besprechung vorbereiten
Rundschreiben (BÄK/KV)	für Besprechung aufbereiten, einsortieren
Ergänzungslieferungen	für Besprechung aufbereiten, einsortieren
Updates mit Ergänzungen des Handbuchs	Einspielung vorbereiten, einordnen

An dieser Aufzählung ist erkennbar, dass es für den Arzt nicht unbedingt notwendig ist, die gesamte Post zu bearbeiten. Grundsätzlich sollten jedoch alle Posteingänge, soweit keine anderen Absprachen mit dem Arzt gelten, diesem zumindest zur Ansicht vorgelegt werden. Über wichtige Informationen sollten regelmäßige Besprechungen stattfinden.

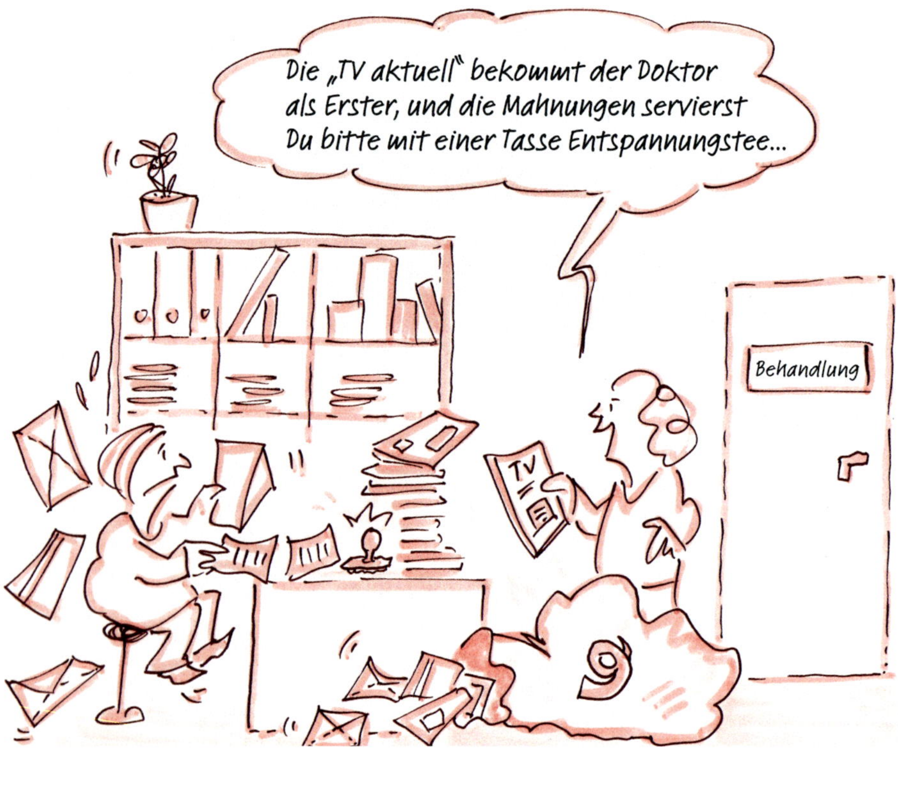
Die „TV aktuell" bekommt der Doktor als Erster, und die Mahnungen servierst Du bitte mit einer Tasse Entspannungstee...
Behandlung
TV

3.2.2 Einteilung des Schriftgutes

Fast täglich gibt es in der Arztpraxis neue Schriftgutdaten, die aufbewahrt werden müssen (z. B. wird eine neue Vorschrift erlassen, dass gesetzlich Versicherte eine „Quasiliquidation" erhalten sollen oder es ergibt sich auf Grund der Röntgenverordnung für Patienten unter 18 Jahren eine erhöhte Aufbewahrungsfrist).

Da eine Arztpraxis trotz modernster EDV-Fortschritte nur begrenzte Aufbewahrungsmöglichkeiten hat, stellt sich die Frage, wie lange welche Art von Schriftgut aufbewahrt werden muss. Aus diesem Grund teilt man Daten zunächst nach ihrem Wert ein.

Es gibt vier Wertstufen:
- Daten mit Tageswert (ohne Wert)
- Daten mit Prüfwert
- Daten mit Gesetzeswert
- Daten mit Dauerwert

Wertstufen	Beispiel
Daten mit Tageswert Hierbei handelt es sich um Daten, die häufig unverlangt zugesandt werden und die der einmaligen Information dienen. Sie können nach Kenntnisnahme vernichtet werden (Papierkorb).	Werbebriefe, Einladungen zu Kongressen, Vertreterankündigungen, Prospekte, unverlangte Angebote
Daten mit Prüfwert Hierunter versteht man Datenmaterial, welches für Rückfragen, Überprüfungen und zur Auswertung weiterbearbeitet werden sollte. Je nach Bearbeitung kann die Vernichtung sofort oder praxisbedingt nach ein bis zwei Jahren erfolgen.	Angebote, eigene Anfragen, Liquidationsmahnungen, Bewerbungsschreiben, Vertreterankündigungen, Rundschreiben der KV und BÄK
Daten mit Gesetzeswert Hierbei handelt es sich um Daten, die nach gesetzlichen Bestimmungen oder nach vertraglichen Abmachungen für bestimmte Zeit aufbewahrt werden müssen (s. Übersicht S.75). Dieses Schriftgut muss mindestens die angegebene Dauer aufbewahrt werden. Danach kann es vernichtet werden. Wegen des Datenschutzes empfiehlt sich ein Aktenvernichter.	Karteikarten, Liquidationsdurchschläge, Kassenbücher, Spendenbescheinigungen, Röntgenbilder
Daten mit Dauerwert Dies sind Daten, die für die Praxis (für den Einzelnen) einen größeren Wert haben, als das Gesetz oder ein Vertrag es vorschreiben. Diese Daten werden nur unter besonderen Umständen vernichtet. Die Aufbewahrung sollte möglichst im Tresor stattfinden.	Praxiskaufvertrag, Approbationsurkunde, Zeugnisse, Arbeitsverträge, Testamente, Patente

AUFGABEN

1 Wer kann die Briefe mit folgender Anschrift entgegennehmen?

a Arztpraxis
Dr. C. Meyer
Hochallee 3
70173 Stuttgart

b Einschreiben
Dr. C. Meyer
Hochallee 3
70173 Stuttgart

c Frau
Dr. C. Meyer
Hochallee 3
70173 Stuttgart

d Arztpraxis
Dr. C. Meyer
Fr. J. Fröhlich
vertraulich
Hochallee 3
70173 Stuttgart

e Einschreiben mit
Rückschein
Praxis
Dr. C. Meyer
Hochallee 3
70173 Stuttgart

f Einschreiben
Eigenhändig
Fr. J. Fröhlich
in Praxis
Dr. C. Meyer
Hochallee 3
70173 Stuttgart

2 Erklären Sie den Begriff „Ersatzempfänger".

3 Bei welchen Sendungen ist die Annahme durch Ersatzempfänger ausgeschlossen?

4 Was versteht man unter einer „Postvollmacht"?

5 Welchen Sinn hat ein „Eingangsstempel" und welche Angaben sollte er enthalten?

6 Nennen Sie weitere Hilfsmittel für den Posteingang.

7 Weshalb sollte beim Posteingang eine Absenderkontrolle durchgeführt werden?

8 Eine neue Kollegin leitet die eingehenden Praxisrechnungen sofort an den Arzt weiter. Erklären Sie Ihrer Kollegin, weshalb diese Vorgehensweise nicht sinnvoll ist.

9 Muss der Arzt über eingehende Überweisungen von Patienten informiert werden? Begründen Sie Ihre Antwort.

10 Welche Wertstufen unterscheidet man bei Schriftgutdaten?

11 Was versteht man unter Daten mit Gesetzeswert?

12 Was muss bei der Vernichtung von Daten beachtet werden?

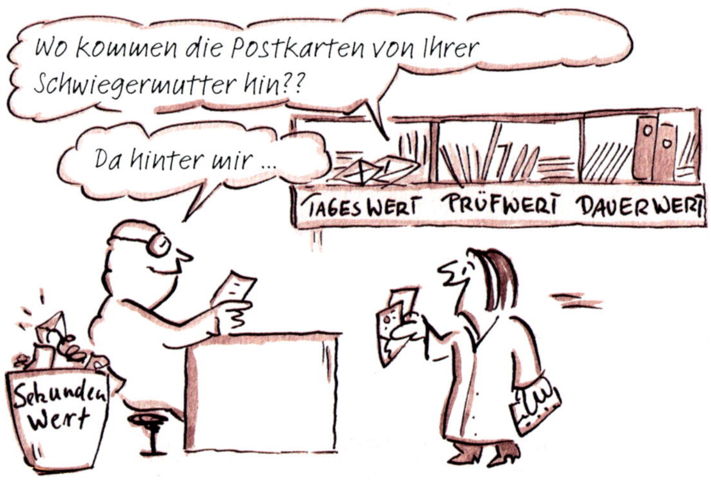
Wo kommen die Postkarten von Ihrer Schwiegermutter hin??
Da hinter mir ...
TAGESWERT
PRÜFWERT
DAUERWERT
Sekunden Wert

3.3 Schriftgutablage

Bei der Kostenzusammenstellung für die Ablage von Schriftgut fallen die enormen Personalkosten auf (→ Abb. 1). Ziel der Arztpraxis muss daher sein, die administrativen Registraturarbeiten möglichst zeit- und kostensparend zu organisieren.

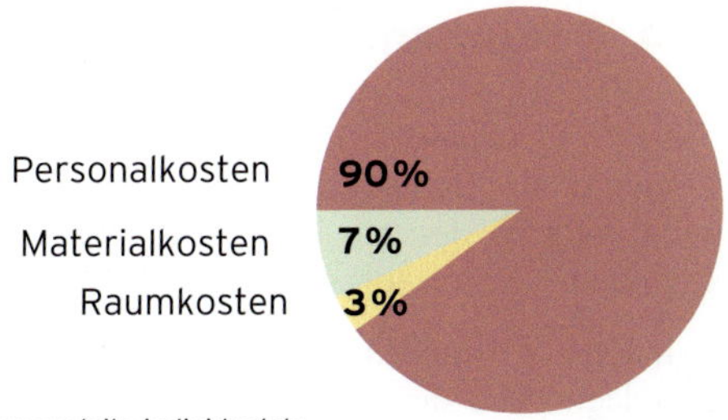

Quelle: www.leitz-individual.de

Abb. 1 Kostenaufteilung für die Ablage von Schriftgut

administrativ
zur Verwaltung gehörend

Registraturarbeiten
geordnete Ablage von Schriftgut

In diesem Zusammenhang ist folgende Frage zu beantworten: Wie aufwendig ist es, angeforderte Unterlagen zu finden, wieder abzulegen oder neues Schriftgut in bestehende Ordnungssysteme zu integrieren?

Das Schriftgut kann entweder in der Patientenkartei oder in separaten Ordnern, die nach bestimmten Prinzipien geordnet sind, abgelegt werden. Abb. 2 zeigt verschiedene Aufbewahrungsorte (Registraturen) für z. B. Karteien und Akten.

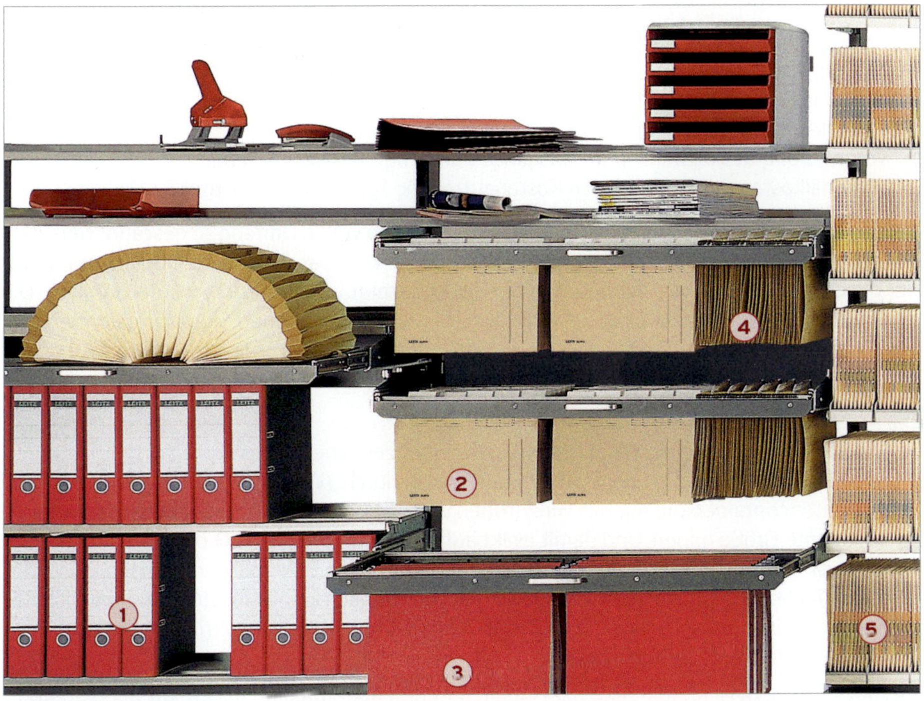

1. Bibliothekarische Ordnung
2. Hängeregistratur lateral mit Aufsicht
3. Hängeregistratur lateral ohne Aufsicht
4. Hängeregistratur vertikal mit Aufsicht
5. Stehsammler

Abb. 2 Registraturen im Überblick

AUFGABEN

1 Geben Sie in der folgenden Darstellung jeweils die Art der Schriftgutablage an. Die Patientenkarteikarten hängen in einem Schrank mit Aufsicht. Die Krankenblätter werden hier eingeheftet. Die separate Röntgenkartei in DIN-A4-Querformat hängt in einem Hochschrank vertikal in Schienen. Die Röntgenbilder werden dort eingeheftet. Die EKG-Blätter werden lose in die Karteikarte eingelegt. Nach der Beurteilung durch den Arzt erfolgt eine Einordnung in einen Stehordner mit der Aufschrift EKG und der Jahresbezeichnung, z. B. EKG 12/1.

2 Beschreiben Sie die Schriftgutablage Ihrer Ausbildungspraxis.

3 Messen Sie die Zeit vom ersten Suchen eines Schriftstückes bis zur Vorlage in der Praxis. Vorgehensweise: Alle Schränke sind geschlossen. Eine MFA bestimmt, welches Schriftstück gesucht werden soll, und bedient die Stoppuhr. Nach Vorlage des Schriftstücks wird die Zeit für das Wiedereinordnen gemessen.

3.4 Dokumentenmanagement

Unter dem Dokumentenmanagement im engeren Sinne versteht man die elektronische Archivierung großer Datenbestände. Wesentliches Element ist die elektronische Akte. Der Gesetzgeber verlangt, dass alle in einer Arztpraxis anfallenden Unterlagen entsprechend den vorgeschriebenen Zeiten aufbewahrt werden.

So müssen z. B. die Quartalsabrechnungen der KV, die Krankenakten der Patienten, die DMP-Unterlagen und die Buchführungsunterlagen 10 Jahre, die Betäubungsmittelrezeptdurchschläge 3 Jahre oder die Durchschrift der Arbeitsunfähigkeitsbescheinigung 1 Jahr aufbewahrt werden. Das benötigt Lagerplatz und es erfordert viel Zeit zum Heraussuchen, wenn auf bestimmte Daten, wie Sonografiebefunde oder Langzeit-EKG-Auswertungen, zurückgegriffen werden soll.

Durch Einscannen des Originals und die anschließende Archivierung auf einer Festplatte, CD oder Mikrofilm kann die herkömmliche Papierarchivierung ersetzt werden. Dies ist einfach und benötigt keine speziellen EDV-Kenntnisse. Viele Softwarehäuser bieten hier spezielle Programme für den Arzt an.

Vorteile:
- weniger Aktenregale und Karteischränke
- Wahrung der Schweigepflicht, da keine Unterlagen sichtbar herumliegen
- schnelles Auffinden der Unterlagen
- Verringerung des Postein- und -ausgangs durch digitales Versenden
- Personalkostenersparnis (s. auch Kostenaufteilung für Ablage Schriftgut S. 215)

Bei der papierlosen Aufbewahrung müssen alle Belege im vollen Umfang so gescannt sein, dass der Urheber und der Inhalt vollständig und eindeutig erkennbar sind. Jedes Dokument muss in der gleichen Form, wie es erfasst wurde, wieder angezeigt bzw. gedruckt werden können. Die Übereinstimmung mit dem Original wird mittels einer elektronischen Signatur garantiert. Sie dient der eindeutigen Authentifizierung des Absenders und dem Schutz der Daten vor Manipulation (Gewährleistung der Datenintegrität).

WORM
write once read many

Die Archivierung sollte folgende Kriterien erfüllen:
- Die Sortierung erfolgt sachlogisch und in richtiger zeitlicher Reihenfolge.
- Es ist keine Manipulation der Daten möglich, z. B. durch ›WORM-Verfahren, dies sind Dokumentencontainer, die nur das Hinzufügen von Dokumenten erlauben; außerdem eine bestimmte Größe haben, und damit exakt auf eine CD oder eine DVD passen. Prinzipbedingt ist eine nachträgliche Manipulation des archivierten Beleggutes durch den Einsatz dieser Technologie nicht möglich. So können nachträglich keine einzelnen Dokumente aus dem Container entfernt bzw. durch manipulierte Dokumente überschrieben werden.
- Die Daten sind jederzeit verfügbar.

So sind eine rechtssichere Ablage der Dokumente und ein schneller Zugriff auf die Patientenunterlagen in der Arztpraxis möglich. Viele Programme erfüllen diese gerichtlich bereits festgestellten Ansprüche.

BEISPIEL

Dokumentenmanagement
Die Aufnahme der Daten des Patienten sowie die Behandlungsdokumentation erfolgen in allen Arztprogrammen elektronisch, Gleiches gilt für die Speicherung. Daneben können z. B. Arztbriefe, Rechnungen, Bilder von speziellen Untersuchungen, Röntgenbilder ebenfalls in der Patientenakte oder auch separat abgespeichert werden. In diesen Datenbeständen kann man auch nach bestimmten Kriterien suchen. So werden z. B. alle offenen Rechnungen in einer Offene-Posten-Liste dargestellt. Nach Bezahlung wandern sie in die Datei „Bezahlte Rechnungen" und werden ebenfalls in der Patientenakte als bezahlte Rechnung vermerkt. Liegen Briefe vom Patienten oder von Versicherungen als Schriftstück vor, werden sie gescannt und in der Patientenakte abgelegt. Dies kann auch mit Faxen geschehen. Oft liegen Faxe auch elektronisch vor.

3.5 Organisation Postausgang

Bestimmte ausgehende Sendungen (z. B. Mahnung zur Vorlage der eGK) können von Angestellten der Praxis alleine bearbeitet werden. Andere Postausgänge (z. B. Kuranträge an die Krankenkasse) müssen dem Arzt vorgelegt und können dann wie folgt weiterbearbeitet werden:

Zunächst muss die Medizinische Fachangestellte kontrollieren, ob
- die Absender- und Empfängeranschriften auf der Sendung vermerkt sind,
- der Brief unterschrieben ist,
- die Blattzahl stimmt und
- die Anlagen vorhanden sind.

Wenn dies alles gegeben ist, wird der Brief gefalzt (gefaltet). Die Art der Falz wird bestimmt durch die Briefhülle und die Größe des Briefbogens (→ Abb. 1). In der Arztpraxis verwendet man meist Briefbögen in DIN A4 und DIN A5. Als Briefhüllen werden meist DIN C6 mit und ohne Fenster sowie DIN lang mit und ohne Fenster und die größeren Hüllen DIN C5 verwendet. Der Vorteil des Fensterbriefumschlags liegt darin, dass nicht kontrolliert werden muss, ob der Briefbogen zur Briefhülle gehört, und dass die Empfängeranschrift nicht noch einmal geschrieben werden muss.

Briefbogen	DIN A4				DIN A5
Falz	Kreuzfalz	Zickzackfalz	Wickelfalz	Einfachfalz	
	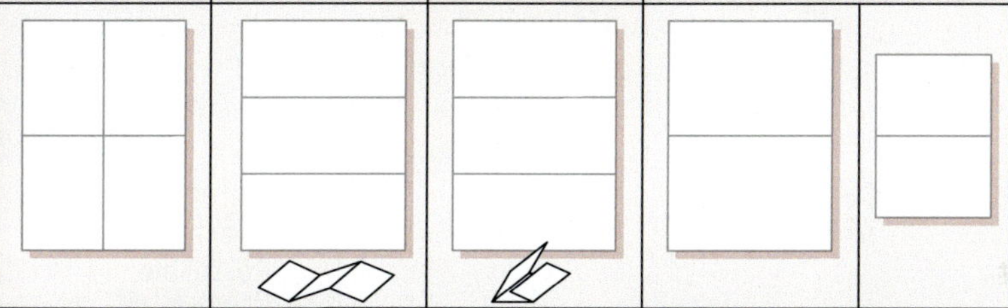				
Briefhülle	DIN C6	DIN lang	DIN lang	DIN C5	DIN C6

Abb. 1 Falzarten

Nach dem Falzen erfolgt das Kuvertieren (Brief mit einem Briefumschlag versehen) und Schließen der Post. Das Frankieren beginnt mit dem Wiegen der Sendung. In Abhängigkeit von Gewicht und Größe wird die Sendung freigemacht. Dies kann durch Briefmarken (Postwertzeichen) oder Freistempler geschehen. Briefmarken müssen bei der Postfiliale, an Automaten oder im Internet erworben werden. Das Freistempeln kann mit Hilfe von digitalen Frankiermaschinen in der Praxis erfolgen. Der Weg zur Postfiliale entfällt, da die Portokasse mittels Internet aufgeladen wird. Unterschiedliche Portowerte und Tarifänderungen werden über das Internet „eingespielt".

Frankiermaschinen finden Sie unter
www.frama.de
www.francotyp.de
www.neopost.de
www.telefrank.de
www.pitneybowes.de

Die Vorteile von Frankiermaschinen sind im Wesentlichen:
- Überfrankieren entfällt
- kein Ärger mit Unterfrankieren
- kein Kleben
- „Werbeaufdruck" möglich
- schnellere Bearbeitung

Normalerweise kann man davon ausgehen, dass die genannten Vorteile von Frankiermaschinen bei einem Versand von 8–10 Sendungen pro Tag zur Geltung kommen. Auch Päckchen und Pakete können damit frankiert werden.

Nach dem Frankieren wird die Ausgangspost zum Briefkasten oder zu einer Postfiliale gebracht. Mit der Nutzung eines DE-Mail-Services entfallen viele der oben genannten Schritte, wie z. B. Falzen, Kuvertieren, Schließen, Freimachen. Die Vorlagenkontrolle, z. B. die Anlagenkontrolle, bleibt aber ein wichtiger Bestandteil in der Organisation des Postausgangs.

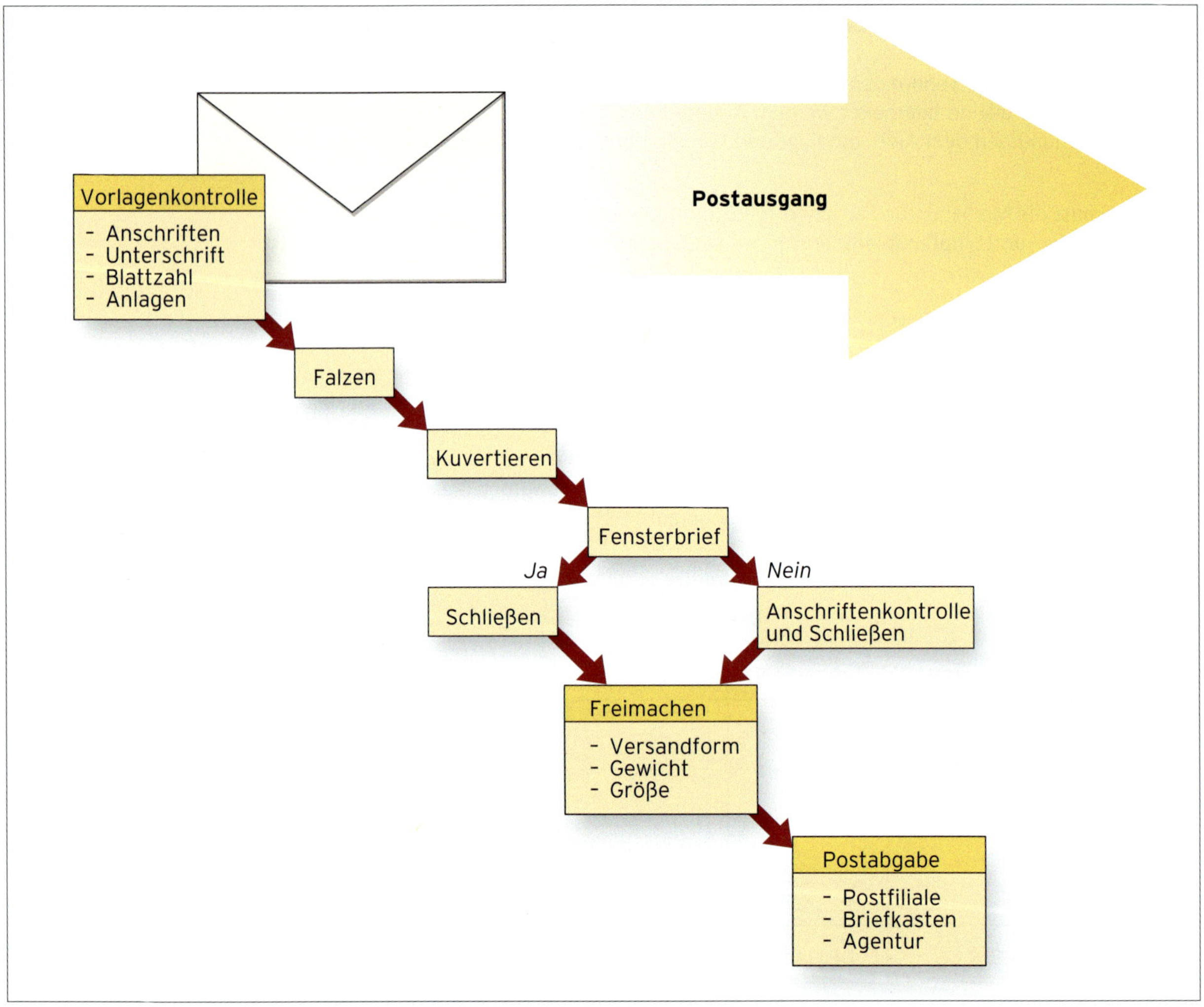

Abb.1 Organisation des Postausgangs

AUFGABEN

1 Welche Kontrollen müssen bei der Ausgangspost durchgeführt werden?

2 Besorgen Sie sich eine Briefhülle DIN C6 und eine Briefhülle DIN lang mit Fenster. Falzen Sie einen Briefbogen DIN A4 auf die verschiedenen Arten. Kuvertieren Sie anschließend.

3 Nennen Sie die Vorteile von Fensterbriefumschlägen.

4 Diskutieren Sie Vor- und Nachteile der Freimachung mit Postwertzeichen, Freistemplern bzw. Internetmarken.

5 Zu einem Brief gehören drei Blätter DIN A4. Es wird 80-g-Papier verwendet (ein Blatt DIN A0 wiegt 80 g). Kann der Brief als Standardbrief versandt werden? (Hilfe: DIN A0 einmal quer gefaltet ergibt DIN A1; DIN A1 quer gefaltet ergibt DIN A2 usw. Die Briefhülle DIN C6 wiegt ca. 3 g.)

6 Nennen Sie Postsendungen, die Ihre Ausbildungspraxis ohne Wissen und Unterschrift des Arztes verlassen können.

7 Welche Schritte entfallen in Abb.1, wenn ein Brief mit E-Post versendet wird?

3.6 Telekommunikation

3.6.1 Fortschritte in der Telekommunikation

Das Telefon wurde 1876 von dem Engländer Alexander Graham Bell erfunden. Er entdeckte, dass akustische Signale in elektrische Impulse umgewandelt werden können, die über Leitungen zu einem gewünschten Empfänger gelangen. Dort werden sie wieder in akustische Signale umgewandelt.

Das Telefonieren funktioniert auch heute noch auf diese Weise. 1910 gab es weltweit schon zehn Millionen Telefonanschlüsse. Weil eine „feste" Leitung zu jedem Telefonanschluss führen muss, spricht man vom Festnetz.

Die Telekommunikation hat sich im Zuge der letzten Jahre durch technische Erfindungen im Bereich der Funktechnik (Satelliten, Antennenstationen), der Kabeltechnik (Glasfaserkabel) und der Methoden der Datenübertragung rasant entwickelt.

Bei DSL (Digital Subscriber Line, engl. für digitale Teilnehmeranschlussleitung) werden Daten mit hoher Datenübertragungsrate übertragen. Dabei kann es sich um beliebige Daten handeln, also auch um Sprache und Videos. Durch die im Vergleich zu einem Kanal im Telefonnetz sehr hohe Übertragungskapazität der DSL-Anbindung von bis zu 2,4 Megabit pro Sekunde im Download wird die Kapazität der Teilnehmeranschlussleitung besser ausgenutzt als bei analoger oder ISDN-Datenübertragung. Einen DSL-Anschluss hatten Mitte des Jahres 2014 etwa 26,3 Millionen Haushalte. Damit betrug der DSL-Anteil am Breitbandmarkt ungefähr 88 %. Immer mehr Haushalte haben mittlerweile einen Breitbandzugang über das Kabelinternet.

Im Folgenden sollen die für die Arztpraxis wichtigsten Kommunikationsformen erläutert werden. Der größte Anbieter auf diesem Sektor ist die Deutsche Telekom AG. Ihre Leistungen werden nachfolgend kurz vorgestellt und es bleibt Aufgabe des Lesers, diese Leistungen mit denen der Wettbewerber zu vergleichen.

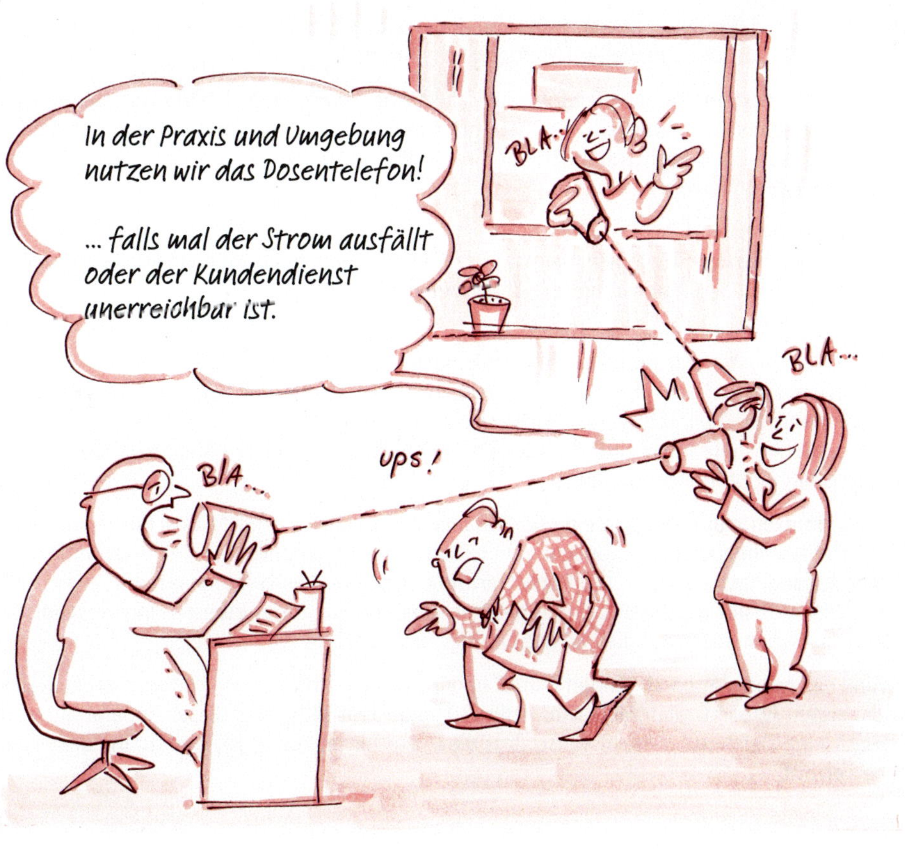
In der Praxis und Umgebung nutzen wir das Dosentelefon!
... falls mal der Strom ausfällt oder der Kundendienst unerreichbar ist.
BLA...
BLA...
BLA...
ups!

3.6.2 Festnetzangebot

Informationen zur Regulierungsbehörde finden Sie unter www.bundesnetzagentur.de

Gab es früher nur einen Anbieter für die Nutzung des Leitungsnetzes (Software) und die Telefonapparate (Hardware), besteht heute in diesem Bereich ein starker Wettbewerb. Dieser Wettbewerb wird von der Bundesnetzagentur überwacht.

Der Telefonhauptanschluss muss auch bei erstmaliger Bereitstellung nicht mehr bei der Deutschen Telekom AG beantragt werden. Bei der Übernahme eines bereits bestehenden Telefonhauptanschlusses ist ebenfalls ein Antrag erforderlich. Die Deutsche Telekom AG ist bundesweit vertreten. Mittlerweile kann jede bestehende Telefongesellschaft mit der Übernahme beauftragt werden, wenn sie in der Region aktiv ist. Die Telefongesellschaften werden auch als Provider bezeichnet.

Da die Hausanschlüsse von der Deutschen Telekom AG hergestellt werden, müssen die Provider von ihren Gebühreneinnahmen eine Pacht an die Deutsche Telekom AG bezahlen.

Provider (= Telefongesellschaft) für die Nutzung eines Festnetzanschlusses

erstmalige Bereitstellung und Übernahme eines bereits bestehenden Festnetzanschlusses

↓ Deutsche Telekom AG, 1 & 1, Vodafone, O_2

↓ andere Provider (z. B. Talkline, Tele2, Versatel, Kabel Deutschland) sowie regionale Anbieter: Breisnet, Helinet, Teleos, Osnatel, Bitel, Net Cologne

Festnetzanschlüsse der Deutschen Telekom AG finden Sie unter www.telekom.com Gegen höhere Grundgebühren werden auch hier Flatrates angeboten.

Von der Deutschen Telekom AG werden verschiedene Festnetzanschlüsse angeboten (z. B. Call Comfort, Call Start, Call Basic). Die Komfortleistungen der Anschlüsse (z. B. Anklopfen, Rückfragen/Makeln, Dreierkonferenz, Rufnummernanzeige/Rufnummernübermittlung, Anrufweiterleitung, T-NetBox) und die Tarife finden Sie im Internet.

Bei der Entscheidung für eine Telefongesellschaft sind verschiedene Faktoren zu berücksichtigen. Dazu zählen die Höhe der Grundgebühren, evtl. Gebührenmodelle, entfernungsabhängige Tarifbereiche und tageszeitabhängige Tarifzeiten, Gespräche ins Festnetz oder Mobilnetz sowie die Telefongewohnheiten.

Telefonanlagen

Möchte man mehrere Telefone in der Arztpraxis anschließen, benötigt man eine Telefonanlage, die auch eine Steuerung bestimmter Funktionen ermöglicht.

Beispiele für Funktionen einer Telefonanlage:

- Es sollen nicht alle Telefone beim Anruf klingeln.
- Von einer Nebenstelle darf nur intern, d. h. innerhalb des Hauses oder der Praxis, telefoniert werden. Die internen Gespräche sind gebührenfrei.
- Eine Nebenstelle soll nur für das Faxgerät gelten. Ebenso kann die Anlage mit der Türfreisprecheinrichtung verbunden sein.

Für Arztpraxen empfiehlt sich eine Telefonanlage mit Universal-ISDN-Anschluss oder ein IP-basierter Anschluss. Dies ermöglicht eine reibungslose Kommunikation der Mitarbeiter untereinander und nach „außen". Die Praxis verfügt dann über drei Rufnummern und zwei Leitungen. Wird z. B. auf der einen Leitung gesprochen oder eine Internetbestellung versandt, wird der Anruf automatisch auf die nächste Leitung „gelegt".

Wenn ein zweiter Apparat klingelt (Anruf über die zweite Rufnummer weitergeleitet), weil auf dem ersten Apparat telefoniert wird, sollte sichergestellt sein, dass dieser Apparat auch „bedient" wird. Der Anrufer meint sonst, dass die Praxis nicht besetzt ist, weil für ihn das Freizeichen ertönt.

Für Unternehmen und Praxen mit hohem Gesprächsaufkommen ist eine Telefonanlage mit Durchwahlmöglichkeit zu den einzelnen Telefonen (Nebenstellen) sinnvoll. Die Sammelrufnummer lautet dann beispielsweise 2825-0 für die Zentrale und die Nebenstellen 2825-205, 2825-206.

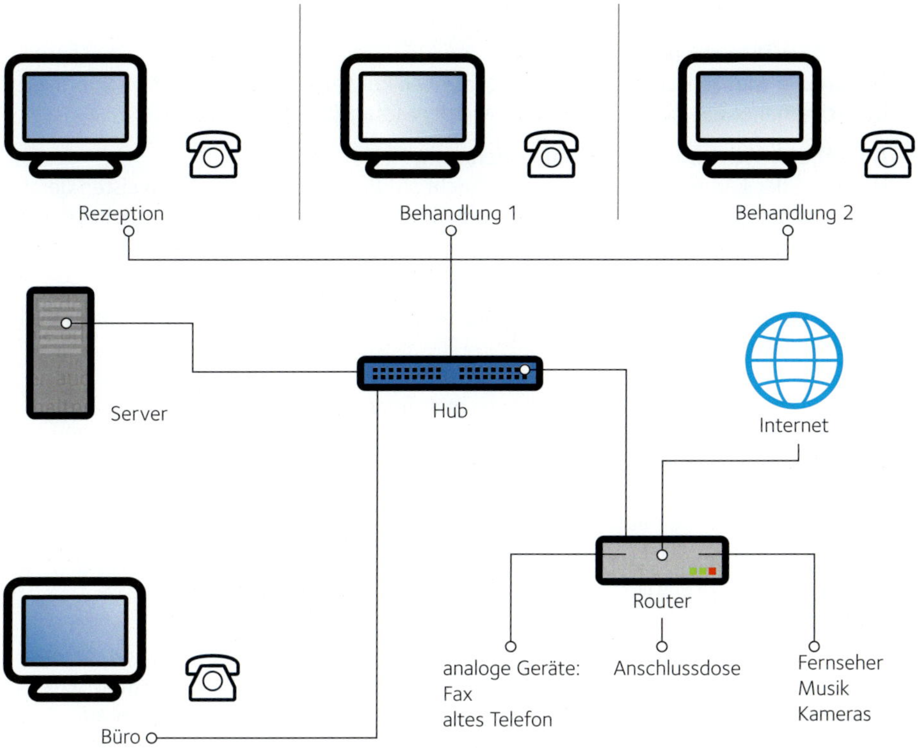

Abb. 1 Telefonanlage mit zwei Leitungen und drei IP-basierten Rufnummern mit Internetzugang

Die Rechner sind über den Hub/Switch direkt mit dem Router und damit mit dem Internet verbunden. Die Telefone sind über WLAN mit dem Router verbunden (VoIP). Telefonieren über das Internet und Internetzugang der Rechner sind parallel möglich.

Von der Deutschen Telekom AG werden verschiedene Telefone und Telefonanlagen angeboten. Merkmale der Anlagen finden Sie im Internet.

Ab 2018 kündigt die Telekom alle analogen Anschlüsse und stellt auf IP-basierte Telefonanlagen um. Ein ISDN-Anschluss kann dann ebenfalls nicht mehr verwendet werden. Vom Hauptanschluss wird der Router mit WLAN direkt angeschlossen. Hierüber läuft dann die gesamte Kommunikation: Telefone, Fax (noch analog möglich), Kameras, Musik, Fernsehen, …

Telefonanlagen und Telefone finden Sie unter www.telekom.com

Anrufbeantworter
Falls das Telefon einmal nicht besetzt ist oder das Klingeln des Telefons nicht stören soll, bieten sich automatische Anrufbeantworter an. Die meisten Anrufbeantworter sind in Telefonen integriert. Daneben bieten Telefongesellschaften diese auch im Netz an.

Man unterscheidet:

- **reine Anrufbeantworter**
  Der Anrufer wird je nach Wunsch des Angerufenen kurz über einen Sachverhalt informiert. Danach schaltet das Gerät ab (z. B. während der Mittagspause einsetzbar).
- **Anrufbeantworter mit Sprachaufzeichnung**
  Hier kann der Anrufer zusätzlich eine Nachricht auf Band hinterlassen. Die meisten Geräte sind sprachgesteuert, d. h., wenn der Anrufer 8 Sekunden lang nichts sagt, schaltet das Gerät automatisch ab.
- **Anrufbeantworter mit Fernabfrage**
  Der Angerufene kann seinen Anrufbeantworter von einem anderen Telefon aus nach Nachrichten abfragen.

Für das Besprechen von Anrufbeantwortern gibt es folgende Empfehlung:
1. Hinweis auf das Gerät
2. Nennen des Teilnehmers (des Angerufenen)
3. Information
4. gegebenenfalls Hinweis auf Aufzeichnungsmöglichkeit
5. Hinweis auf das Ende der Aufzeichnung

BEISPIEL

Sie sind mit der Arztpraxis Dr. Dick Backenburg, Freiburg, Rufnummer 244444, verbunden. Wir sind zurzeit nicht erreichbar. Legen Sie jedoch nicht auf, unser automatischer Telefonservice gibt Ihnen folgende Hinweise: Unsere Sprechstunden sind Montag, Dienstag, Donnerstag und Freitag von 9:00 bis 13:00 Uhr, außerdem Dienstag und Donnerstag nachmittags von 15:00 bis 18:00 Uhr. Am Mittwoch haben wir keine Sprechstunde. Telefonische Voranmeldungen können Sie ebenfalls während dieser Zeiten vereinbaren. In dringenden Notfällen wenden Sie sich an den Rettungsdienst mit der Telefonnummer 112, ich wiederhole: 112, oder an den Ärztlichen Bereitschaftsdienst mit der Telefonnummer 116117, ich wiederhole: 116117. Vielen Dank für Ihren Anruf. Ende der Ansage.

Telefax (Fernkopierer)
Mit einem Faxgerät ist es möglich, über die Telefonleitung Schriftstücke an Empfänger mit Faxgerät zu übermitteln. Heute werden bereits vielfach kombinierte Fax-Telefone und Faxgeräte mit weiteren Kombinationen angeboten. ISDN-Faxgeräte sind bisher noch nicht weit verbreitet. Neben geschriebenen Informationen können selbstverständlich auch Zeichnungen gefaxt werden. Wird das Gerät oft genutzt, sollte eine weitere Rufnummer zur Verfügung stehen, die dann als Faxnummer benutzt wird.

Auch mit Hilfe des Computers und einer entsprechenden Software kann gefaxt werden. Nachteil ist, dass nur dann Faxe empfangen werden können, wenn der Computer eingeschaltet und die Software aktiv ist.

Viele Arztpraxen setzen Telefax zur Kommunikation ein, insbesondere in Verbindung mit
- Labors, um Ergebnisse zu übermitteln,
- Depots, um Bestellungen direkt zu übermitteln,
- der LÄK, um Weiterbildungskurse zu buchen,
- Hotels zur Zimmerreservierung bei Kongressen und
- Patienten, um auch bei Abwesenheit Nachrichten zu hinterlassen.

Mit Telefax können Nachrichten auf schnellstem Wege übermittelt werden und sie werden nachgewiesenermaßen schneller bearbeitet. Übermittlungsfehler sind nahezu ausgeschlossen und die Kosten sind niedriger als beim Briefversand.

- **Rechtliche Aspekte**
  Telekopien sind als Belege anerkannt. Das anschließend immer ausgedruckte Faxprotokoll sollte dem Original angeheftet werden. Aus dem Protokoll sind die Faxempfängernummer, die Faxzeit und das Ergebnis (z. B. o.k.) ersichtlich.
  Es dient als Beweis für die erfolgte Telekopie. Ist in einem Schriftstück gesetzlich die „eigenhändige Unterschrift" erforderlich (z. B. Bürgschaft), gilt ein Fax allerdings nicht. Ausnahme: Das Schreiben ist mit einer digitalen Signatur versehen.

- **Datenschutz**
  Da die Übermittlung an ein Faxgerät auch erfolgen kann, wenn dies nicht vom Empfänger besetzt ist, können auch Unbefugte den Inhalt zur Kenntnis nehmen. So sollte der Datenschutz bei der Übermittlung personenbezogener Daten dadurch gewährleistet werden, dass
  - das Faxgerät in einem besonderen Raum steht, der nur vom Empfänger genutzt wird,
  - der Empfänger vor Senden eines Telefaxes telefonisch darüber informiert wird,
  - die Mitarbeiter über diesen besonderen Aspekt des Datenschutzes informiert werden.

Ein „Verwählen" sollte möglichst nicht vorkommen, da dann die Daten ggf. an den falschen Adressaten gelangen. Dieses Risiko trägt immer der Absender.

3.6.3 Mobilfunknetzangebot

Im Gegensatz zum Festnetz bestand im Bereich des mobilen Telefonierens von Anfang an Wettbewerb zwischen mehreren Netzbetreibern bzw. Anbietern (Providern). Daneben gibt es heute auch einen Wettbewerb der Betriebssysteme (z. B. Android von Google, iOS von Apple und Windows Phone von Microsoft).
Die Netzbetreiber (T-Mobile, Vodafone, Telefonica) sowie weitere Mobilfunkanbieter (z. B. 1&1, ADAC, Congstar) bieten die Mobiltelefone (Hardware) oft kostenlos oder zu geringen Beträgen an, wenn gleichzeitig ein **Kartenvertrag** über ein Funknetz (z. B. E1, E2, D1, D2) abgeschlossen wird.

Informationen zum Begriff Handy finden Sie unter: www.u32.de/handy.html

Ursprünglich war das sogenannte Handy nur zum Telefonieren geeignet. Das lag am technischen Standard, da noch nicht genügend Daten übertragen werden konnten (›GSM-Standard). Die Entwicklung zum ›GPRS-Standard, dann weiter zum ›UMTS- und schließlich zum ›LTE-Standard machte dies erst möglich. Die Standards sind in den einzelnen Funknetzen unterschiedlich weit fortgeschritten. Das Handy konnte so zum Kleincomputer (Smartphone) werden, womit große Datenmengen empfangen und bearbeitet werden können.
Zentrales Merkmal von Smartphones sind berührungsempfindliche Bildschirme (Klein-Tablets oder Phablets genannt), Bluetooth- und WLAN-Möglichkeit. Damit können viele Programme (Apps) auf dem Smartphone gesteuert werden, z. B. zur Navigation, Foto- und Videosoftware, Musikstreaming, soziale Netzwerke, E-Mail- und Kommunikationsprogramme, Fernsehen, Fernsteuerung. Über „App-Stores" können Programme oft kostenlos und schnell auf das Smartphone geladen werden.

GSM
Global System for Mobile Communication
GPRS
General Packet Radio Service
UMTS
Universal Mobile Telecommunications System
LTE
Long-Term Evolution

Ähnlich wie beim Festnetz muss beachtet werden, wie hoch die monatliche Grundgebühr und wie hoch die Gesprächskosten sind. Für die Gesprächskosten bestehen viele Gebührenmodelle. Hinzu kommt, dass die Onlinekosten auf Datenmengen beschränkt sein können, wenn man dafür keinen Flat-Tarif besitzt. Auch die Akkulaufzeit bei Smartphones spielt mittlerweile eine große Rolle bei der Auswahl.
Bei **Prepaid-Karten** werden keine Grundgebühren erhoben. Der Benutzer kann nur für den Wert der vorher erworbenen Guthabenkarten telefonieren. Die Gesprächsgebühren sind höher als bei den Vertragshandys.
Meist besteht bei Prepaid-Karten sowie bei Vertragstelefonen eine zeitliche Bindung an den Provider ohne Kündigungsmöglichkeit von ein bis zwei Jahren.
Manche Provider bieten auch Geräte an, die zu Hause als Festnetzgerät und ab ca. 300 m bis 2 km Entfernung als Mobilanschluss laufen. Beim Kauf oder Umtausch von Smartphones muss mittlerweile auf die Größen der SIM-Karten geachtet werden. Viele neuere Smartphones funktionieren nur mit den Micro-SIM- oder Nano-SIM-Karten, der kleinsten Variante. Daneben werden auch Zweitkarten für das zweite Handy (z. B. im Auto) für einen geringen Preis oder eine zweite Karte für eine neue Nummer (und ein zweites Handy) günstig angeboten.

3.6.4 Serviceleistungen von Telefongesellschaften

0700-Nummer
Einige Telefongesellschaften bieten einen Service der persönlichen Nummer an. Dies muss bei der Regulierungsbehörde für Telekommunikation und Post beantragt werden und kostet einen einmaligen Betrag.

Vanity-Nummer (Wortwahlnummer)
An Stelle einer beliebigen Nummer kann hier der Name der Arztpraxis als Buchstabennummer gewählt werden, z. B. erhält die Praxis Dr. Dick Backe folgende Nummer:

D = 3
I = 4
C = 2
K = 5
B = 2
A = 2
C = 2
K = 5
E = 3

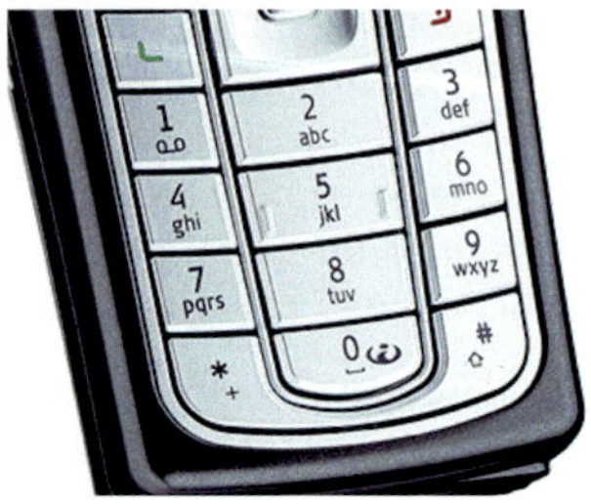

Abb. 1 Buchstabenbelegung der Telefontasten

Die Rufnummer ist also 3 4 2 5 2 2 2 5 3. Dieser Service wird auch von der Deutschen Telekom AG angeboten.

0180-Servicenummern
Gegen einen einmaligen Bereitstellungspreis kann man Anrufer (Patienten) von der Telefongebühr teilweise befreien.

Hier sind z. B. folgende Modelle möglich:
- Patient zahlt einen bestimmten Betrag pro Minute zwischen 9:00–18:00 Uhr, die Differenz wird von der Arztpraxis getragen.
- Patient zahlt einen bestimmten Betrag pro Minute.
- Praxis zahlt alle Gesprächskosten, die über einen bestimmten Betrag pro Minute hinausgehen.
- Patient zahlt pauschal einen bestimmten Betrag pro Gespräch.

0800-Servicenummern
Der Anrufer zahlt keine Gesprächsgebühren, der Angerufene übernimmt die Gebühren.

0900-Servicenummern
Hierbei fallen hohe Gebühren an, die der Anrufer tragen muss. Die Gebühren werden von der Telefongesellschaft erhoben und an den Angerufenen weitergeleitet. Es werden telefonische Dienste gegen Entgelt, z. B. Hotline-Service, angeboten.

Telefonsonderdienste
Im Telefonbuch der Deutschen Telekom werden Telefonsonderdienste und Telefonansagen angeboten. Dazu zählen:

Notrufnummer für Polizei, Feuerwehr und Rettungsdienst: 112

- Notrufe und Störungsmeldungen (gebührenfrei)

  Folgendes Schema sollte bei der Meldung eingehalten werden:
  Wer meldet sich?
  Wo geschah es?
  Was geschah?
  Wie viele Personen sind betroffen?
  Welche Verletzungen liegen vor?
  Warten auf Rückfragen

- Konferenzschaltung: Über die Vermittlung des Operators (früher „Fräulein vom Amt") können bis zu zehn Teilnehmer in verschiedenen Ortsnetzen miteinander sprechen. Auch eine Bildzuschaltung ist möglich. Man spricht dann von Videokonferenzen.

- Kummer- und Nottelefone
- Dolmetscherdienste: Übersetzungsdienst während des Gesprächs
- Telefonauskunft: für Inland und Ausland mit direkter Verbindungsherstellung
- Zeitansage
- Auslandsgespräch

Europa und die übrigen Länder sind in Fernzonen eingeteilt. Kann man die betreffende Auslandsrufnummer nicht selbst anwählen, fallen zusätzlich Gebühren für die Handvermittlung über den Operator an. Für besonders weite Gespräche sollten Sie die Zeitzonen beachten.

Beispiel einer Auslandsrufnummer:

00	33	467	56 69 03
↓	↓	↓	↓
Auslands-vorwahl	Land Frankreich	Ortsnetz Montpellier	Teilnehmer-rufnummer

Die Bundesrepublik Deutschland hat als internationale Vorwahl die Nummer 0049 oder +49.

3.6.5 Telefontarife

Call-by-call
„Call-by-call" bedeutet, dass Sie bei jedem Telefonanruf entscheiden, über welche Telefongesellschaft (Provider) Sie telefonieren wollen. Dies erfolgt durch eine Zusatznummer, die Sie vor der eigentlichen Telefonnummer eingeben müssen.

Aktuelle Telefontarife finden Sie unter www.teltarif.de www.billiger-telefonieren.de

BEISPIEL

Die Rufnummer eines gewünschten Gesprächspartners ist z. B. 0761 23 87 93 (Hauptanschluss Deutsche Telekom AG). Wählen Sie die Nummer ohne Zusatz, telefonieren Sie über die Telefongesellschaft, bei der Sie den Hauptanschluss haben (hier Deutsche Telekom AG).
Wählen Sie

01013 0761 23 87 93, telefonieren Sie über Tele 2;
01040 0761 23 87 93, telefonieren Sie über Ventelo.

Die Rechnung erhalten Sie entweder von der Deutschen Telekom AG, die den Betrag dann an die Telefongesellschaft weiterleitet, oder von der Telefongesellschaft direkt. Es können dann mehrere Rechnungen pro Monat zu Ihnen in die Praxis (bzw. nach Hause) kommen.

Manche Telefongesellschaften verlangen zunächst eine Anmeldung, um das Call-by-Call-Verfahren für Sie freizuschalten. Die meisten Anbieter können Sie jedoch direkt wählen. Das Call-by-Call-Verfahren kann von einer Telefongesellschaft, die Sie mit Preselection (siehe unten) gewählt haben, auch ausgeschlossen werden.

Manche Telefonapparate gestatten die Aufnahme mehrerer Telefongesellschaften, die je nach Uhrzeit gewählt werden können. So kann man immer über die Telefongesellschaft, die zu der gewünschten Zeit den günstigsten Telefontarif anbietet, telefonieren. Bei Telefonapparaten, die mit einem Computer verbunden sind, kann Software jeweils die günstigste Telefongesellschaft automatisch heraussuchen.

Preselection
„Preselection" bedeutet, dass Sie eine Telefongesellschaft (z. B. Arcor) gewählt haben, über die Sie alle Gespräche abwickeln wollen. Die entsprechende Vorwahl muss dann nicht mehr gewählt werden. Es gelten die Konditionen der Preselection-Gesellschaft. Prüfen Sie vor Vertragsabschluss neben den Gebühren auch die Kündigungsfristen und die Möglichkeit des Call-by-Calls.

3.6.6 Telefonrechnung

Alle Anbieter bieten heute die Telefonrechnung online an. Sie wird ca. ein Jahr lang auf dem Server zum Ausdruck (z. B. für die Steuererklärung) bereitgehalten. Bei Briefversand fallen zusätzliche Kosten an.

Auch der Einzelverbindungsnachweis wird heute von allen Telefongesellschaften angeboten.

Darüber hinaus kann die Rechnung nach bestimmten Kriterien analysiert und grafisch angezeigt werden, z. B. an welchem Wochentag finden die meisten Gespräche statt, zu welcher Zeit wird am häufigsten telefoniert, welche Art von Gesprächen wird wann geführt (Nahbereich, Ferngespräche). Diese Informationen können bei der Auswahl eines geeigneten Tarifes bei einem Provider hilfreich sein.

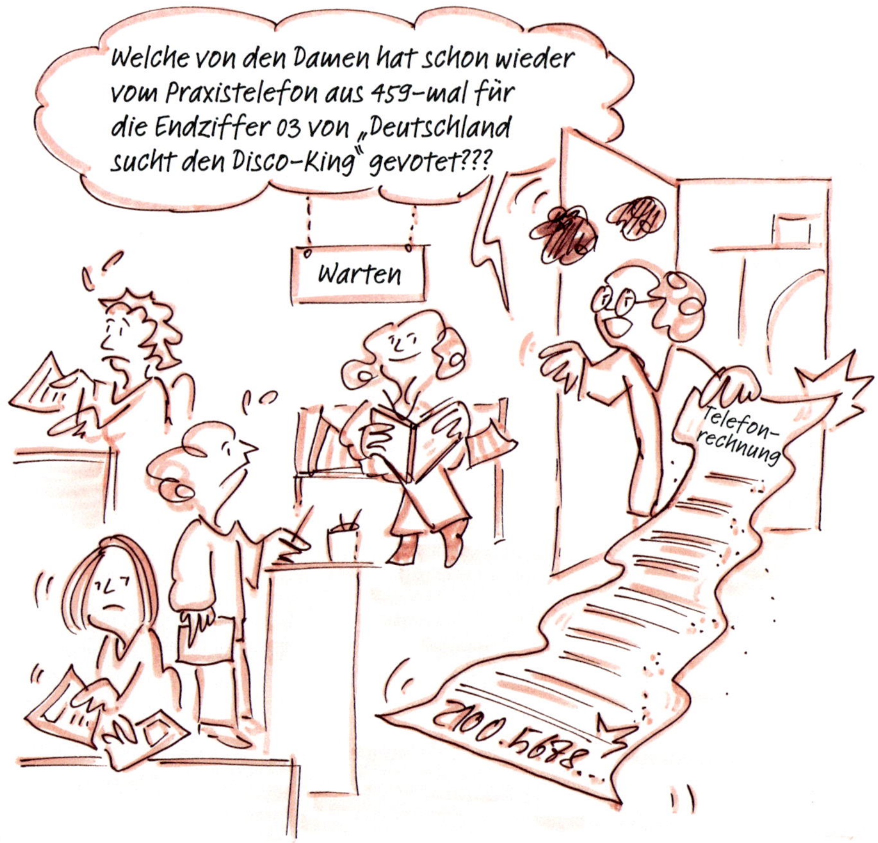
Welche von den Damen hat schon wieder vom Praxistelefon aus 459-mal für die Endziffer 03 von „Deutschland sucht den Disco-King" gevotet???
Warten
Telefon-rechnung
2100.5688...

3.6.7 Internettelefonie

Dieses Verfahren wird auch Voice over Internet Protocol (VoIP) genannt. Bei der Internettelefonie wird Sprache mittels Sprachkompression über das Internet übertragen.

Das Gespräch findet dabei über den PC statt. Sofern der Angerufene auch über einen VoIP-Telefonanschluss verfügt, wird das Telefonat ohne Telefonkosten geführt. Es handelt sich um eine Datenverbindung, die mit Hilfe einer DSL-Flatrate keine zusätzlichen Kosten verursacht.

Neben der PC-to-PC-Kommunikation gibt es noch die PC-to-Phone-, die Phone-to-PC- und die Phone-to-Phone-Telefonie. Verfügt der Angerufene nicht über einen VoIP-Anschluss aus dem gleichen Netz, wird das Telefonat in das öffentliche Telefonnetz adressiert und es entstehen zusätzliche Telefongebühren (vgl. Call-by-Call-Telefonieren). Damit sind diese Telefonate trotzdem äußerst günstig.

AUFGABEN

1 Unterscheiden Sie Hardware und Software im Festnetz und Mobilfunknetz.
- **a** Zeichnen Sie einen Plan der Telefonanlage Ihrer Ausbildungspraxis. Tragen Sie alle Leitungen (z. B. analog, ISDN, T-DSL) und Apparate (z. B. Telefon, Fax, Computer) ein.
- **b** Sind die Nebenstellen Ihrer Praxistelefonanlage alle mit gleichen Merkmalen ausgestattet?

2 Was bedeutet:
- **a** Anrufweiterschaltung?
- **b** Lauthören?
- **c** Rückruf bei Besetzt?

3 Ihre Ausbildungspraxis ist in der Mittagspause nicht besetzt. Es soll ein automatischer Anrufbeantworter angeschlossen werden.
- **a** Welchen Anrufbeantworter-Typ schlagen Sie vor?
- **b** Besprechen Sie ein 15-Sekunden-Band mit dem gewünschten Text (Uhr bereithalten).

4 Welche Telekommunikation wäre in folgenden Fällen wünschenswert?
- **a** Eine Zeichnung mit dem Lageplan der Arztpraxis sollte schnell an einen Großhändler gesendet werden.
- **b** Für einen Vortrag benötigt die Ärztin noch einige medizinische Fakten.
- **c** Der Termin des nächsten Ärztekongresses zum Thema „Diabetes mellitus" soll ermittelt werden.
- **d** Ein Hotelzimmer muss in Zürich gebucht werden.
- **e** Die Daten des Arztcomputers für die vertragsärztliche Abrechnung sollen direkt an den Computer der KV zum Quartalsende übermittelt werden.
- **f** Eine Mitarbeiterin des Großlabors hat den Behälter mit den Blutproben stehen gelassen.
- **g** Eine Überweisung soll noch heute nach Bankschluss erfolgen.
- **h** Ein befreundeter Arzt hätte gerne dringend das Vortragsmanuskript Ihres Chefs, um es für sich umzuarbeiten.

5 Vergleichen Sie die Tarifstruktur der Deutschen Telekom mit der von zwei bis drei Wettbewerbern, die Sie sich im Internet suchen.
- **a** Welche Schwierigkeiten haben Sie bei dem Vergleich?
- **b** Welche Gemeinsamkeiten entdecken Sie?

6 Ihre Chefin will um 18:00 Uhr nach der Sprechstunde ihre Freundin in Tokio anrufen. Worauf machen Sie sie aufmerksam?

7 Unterscheiden Sie anhand der Telefonrechnung fixe und variable Kosten.

8 Sie telefonieren mit der Hotline 01907 85 88 44, es werden 1,99 € Gebühren pro Minute erhoben. Das Gespräch dauert 7,5 Minuten. Wie teuer ist das Gespräch für die Praxis?

3.7 Internet

3.7.1 Voraussetzungen für den Zugang zum Internet

Um den Zugang zum Internet zu erhalten, benötigt die Arztpraxis (der Anwender) neben einem Telefonanschluss und einem Rechner eine Verbindung zwischen Telefon(leitung) und Rechner. Diese Verbindung (Hardware) kann direkt über den Router (früher über Modem, eine ISDN-Karte, eine Netzwerkkarte bzw. ein DSL-Modem) erfolgen.

Mittlerweile gibt es für Smartphones den LTE-Standard, was dazu führt, dass man mit dem Smartphone in bestimmten Regionen einen schnelleren Internetzugang hat als über den Festnetz-PC. Bei manchen Anbietern lässt sich das LTE-Netz daher auch für PC und andere „Festnetz"-Geräte nutzen. Der Ausbau der Breitbandverbindungen in ganz Deutschland ist erklärtes Ziel der Bundesregierung.

VPN-Verbindungen (Virtual Private Network)
Über sogenannte VPN-Verbindungen kann man über einen gesicherten Kanal (vorstellbar als Kabel oder Tunnel) im Internet zum Beispiel auf den Praxisrechner zugreifen. Das kann zum Beispiel für eine MFA mit Heimarbeitsplatz von Bedeutung sein, die die ärztliche Abrechnung zu Hause betreut und durchführt.

Netzkarte
Die Netzkarte des Rechners wird mit dem DSL-Modem verbunden. Zwischen Telefon und DSL-Modem wird noch ein Splitter geschaltet (mit neuem IP-Anschluss nicht erforderlich). Die Übertragungsgeschwindigkeit beträgt 2000 bis 120 000 Mbit/s.

Liegen die obigen Voraussetzungen vor, benötigt man noch eine spezielle Software, die den Internetzugang ermöglicht. Die Zugangssoftware wird von verschiedenen Unternehmen zur Verfügung gestellt. Diese Unternehmen werden Provider genannt (z. B. freenet, T-Online, Tiscali, O_2, Arcor, 1&1). Einige bieten neben dem reinen Internetzugang zusätzliche Dienste an (z. B. E-Mail, Onlinebanking).

Tarifvergleiche finden Sie unter www.dsl-tarife.de/dsl-anbieter

Bei der Entscheidung für einen Provider sind die Grundgebühren und die Verbindungsentgelte der Anbieter zu berücksichtigen.

Wichtig ist auch die „Rechnerpower" der Anbieter. Wechseln viele Verbraucher zu einem Billiganbieter, kann der Anschluss überlastet sein, d. h., sie bekommen keinen oder nur einen extrem langsamen Zugang zum Internet.

BEISPIEL

Internetanbieter
Es gibt zahlreiche Anbieter für den Internetzugang. Sie sollten immer zuerst überprüfen, ob die Leistungen am Sitz der Praxis / an Ihrem Wohnort verfügbar sind.
Die Tarife unterscheiden sich je nach Geschwindigkeit des Zugangs von 2000 bis 120 000 Mbit/s. Die Preise schwanken zwischen ca. 15,00 und ca. 80,00 € monatlich bei einer Flatrate.
Wenn Sie keine Flatrate wählen, sollten Sie ungefähr wissen, wie lange Sie im Internet surfen und welches Datenvolumen sie abrufen wollen. Auch dafür werden Tarife angeboten.
Viele Angebote mit einer Telefon-Flatrate gelten meist nur für das eigene Netz und eine Laufzeit von 24 Monaten. Ein ISDN-Anschluss muss gesondert bezahlt werden. Teilweise gelten Gutschriften und Gebührenbefreiungen in den ersten Monaten. Es empfiehlt sich, die Angebote genau zu vergleichen.

Bei Vertragsbeginn bieten viele Provider ein bestimmtes freies Datenvolumen an. Beachten Sie, dass diese monatliche Datenmenge meist nicht in den nächsten Monat übertragen werden kann.

Um sich im Internet zu bewegen, benötigt man noch ein spezielles Kommunikationsprogramm, einen Browser. Hier sind Microsoft Edge, der Microsoft Internet Explorer, Google Chrome, Opera, Safari und Mozilla Firefox sehr verbreitet (→ Abb. 1). Sie werden kostenlos abgegeben bzw. sind in der Zugangssoftware als Beigabe enthalten. Aktuelle Versionen können im Internet kostenlos heruntergeladen werden.

Haben Sie alle Installationen abgeschlossen, können Sie im Internet surfen. Dazu rufen Sie zunächst eine beliebige „Homepage" (z. B. www.kbv.de) auf.

Dies ist eine Art Eingangsseite, die oft ein weiteres „Blättern" (= Surfen) erlaubt. Selbstverständlich kann auch eine Arztpraxis im Internet mit einer eigenen Website vertreten sein (→ Abb. 2). Diese ist jedoch an die strengen Bedingungen des Berufsrechts der Ärzte gebunden. In den Berufsordnungen sind dazu mittlerweile Regeln entwickelt worden (§ 27 MBO-Ä, Werbemaßnahmen).

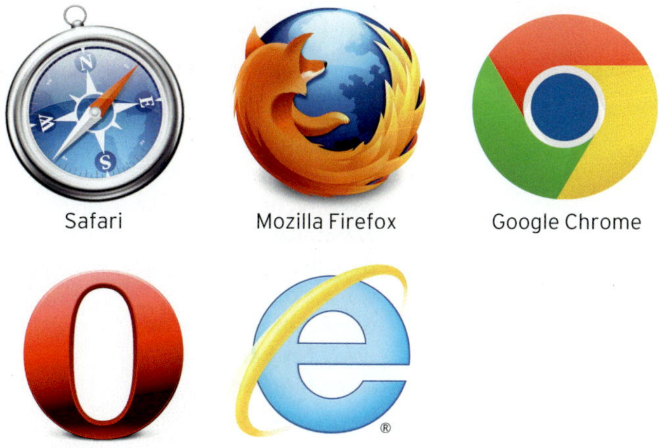

Abb. 1 Die gängigsten Internetbrowser

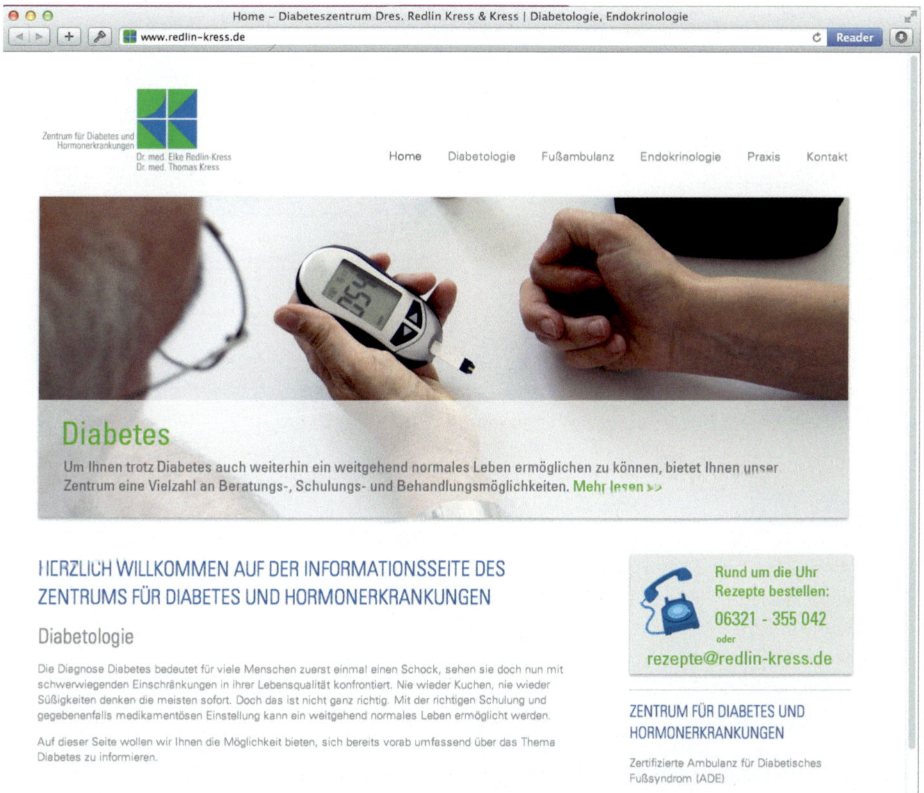

Abb. 2 Website einer Arztpraxis

Um Informationen im Netz zu suchen oder eine Website eines Anbieters aufzurufen, benötigt man eine Adresse, z. B.:

www.redlin-kress.de	Praxis Dres. Redlin-Kress
www.kbv.de	Kassenärztliche Bundesvereinigung

Das „**www**" steht dabei für **W**orld **W**ide **W**eb, den meistgenutzten Dienst im Internet, „de" für Deutschland und „com" für commercial (kommerziell = geschäftlich).

Oft gelangt man zu den endgültig gesuchten Dokumenten über sogenannte Links, eine Art Querverweis. Dies können besonders farblich hervorgehobene Textstellen, Icons oder Fotos sein. Wenn Sie mit dem Mauszeiger auf einen Link gehen, verwandelt sich der Mauszeiger in der Regel in eine Hand. Mit dem Anklicken gelangen Sie auf die nächste Website, die sich hinter dem Link verbirgt.

Kennt man keine Adresse, benutzt man sogenannte Suchmaschinen, die zu nahezu allen Begriffen Adressen liefern (→ Abb. 1). Die Adressen der bekanntesten Suchmaschinen lauten:

www.google.de
www.ask.de
www.lycos.de
www.altavista.com
de.yahoo.de
www.excite.de
www.metacrawler.de
www.fireball.de
www.bing.de
www.web.de

Die Seite **www.Suchmaschinen-Verstehen.de** führt Sie durch die Eingabemöglichkeiten von Suchmaschinen.

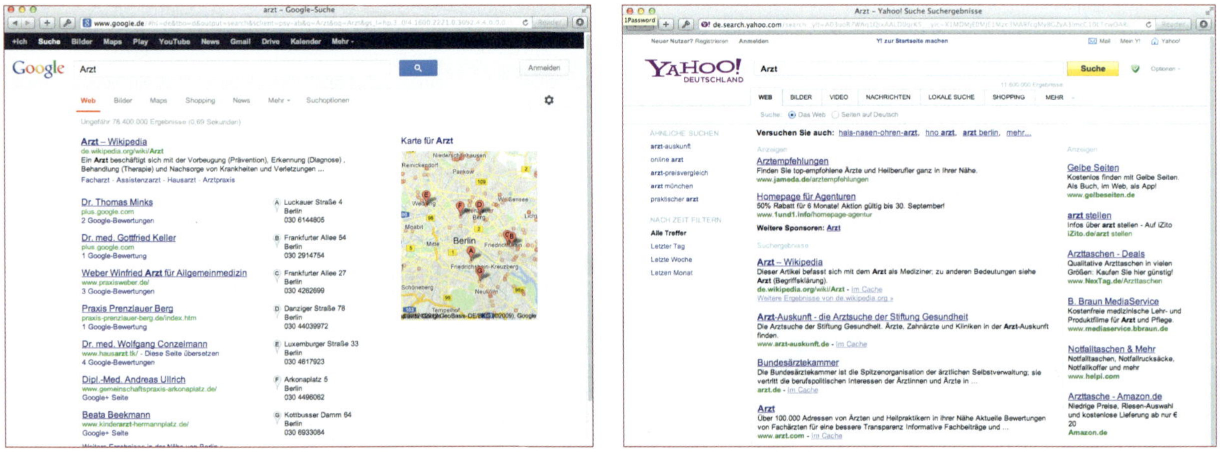

Abb. 1 Hauptseiten zweier Suchmaschinen mit dem Suchbegriff „Arzt“

AUFGABEN

1 Wer verbirgt sich hinter den folgenden Adressen?

www.adac.de	www.nada.de
www.zdf.de	www.duden.de
www.greenpeace.org	www.ifap.de
www.basf.com	www.icd-code.de
www.spiegel.de	www.aerzte-gut-finden.de

2 Wählen Sie die folgende Adresse an und beschreiben Sie, welche Informationen geliefert werden. Worin sehen Sie Vorteile des Internetangebots?

a www.schauinsland.com
b www.bundestag.de

3 Beachten Sie die Werbung auf einer von Ihnen gewählten Suchmaschine. Wodurch unterscheidet sich diese Werbung von der Fernsehwerbung?

3.7.2 E-Mail (Electronic Mail): die elektronische Post

Neben dem World Wide Web ist die E-Mail ein viel genutzter Dienst im Internet. Um diesen Dienst zu nutzen, benötigt man eine eindeutige Adresse in der folgenden Form:

Volker.Hirt@aol.com
oder
0761.69218@t-online.de
oder
017391467803@d2mail.de

Alle Provider bieten dabei auch mehrere E-Mail-Adressen nach Wunsch an, z. B. Albert@Mergelsberg.de. Die E-Mail-Adresse kann mit einem Namen oder einer Nummer beginnen. Danach folgt das Zeichen @, auch „at" genannt, was so viel wie „bei" bedeutet (Tastenkombination „Alt Gr" und „Q"). Es steht direkt vor dem Provider. In den oben angegebenen Adressen handelt es sich um die Provider AOL, T-Online und eine Handy-E-Mail-Adresse.

Hat man die Adresse eingetragen sowie einen Betreff formuliert, kann man die eigentliche Nachricht am Bildschirm eingeben.

Neben Texten können auch Bilder, Grafiken und Programme als E-Mail (Anhang, sogenannte Attachments) verschickt werden. Als Nachteil wird angesehen, dass man den Versand als Postkarte ansehen muss. Es erfolgt keine Verschlüsselung, sodass der Datenschutz nicht gewährleistet ist. Es existieren viele Verschlüsselungsprogramme für E-Mails, wie z. B. PGP, CipherPost Pro™ und GnuPG, die man auch im privaten Bereich nutzen kann.

3.7.3 Allgemeine Anwendungen des Internets

Reisebuchung
Immer mehr Unternehmen bieten die Möglichkeit, direkt am Rechner eine Reise, einen Platz in einem Flugzeug oder einem Hotel zu buchen. Voraussetzung für die Buchung im Internet ist allerdings der Besitz einer Kreditkarte, die Verwendung des elektronischen Lastschriftverfahrens oder die Mitgliedschaft in einem „Bezahlunternehmen" (z. B. PayPal).

Telefon
Ist der Rechner mit Soundkarte, Mikrofon und Kamera ausgestattet, kann über das Internet preiswert mit Bilddarstellung telefoniert werden (VoIP, Skype).

Fernsehen/-hören
Da man bereits heute mit seinem Rechner fernsehen kann, gibt es im Bereich Video-on-Demand wie auch Radio-on-Demand über das Internet eine rasante Entwicklung. Ein Video kann dann nach eigenen Wünschen angeschaut, gestoppt, aufgenommen und verändert werden.

3.7.4 Anwendungen des Internets in der Arztpraxis

Das Internet ist für die große Mehrheit der niedergelassenen Praktiker, Allgemeinmediziner und Internisten ein selbstverständliches Informations- und Kommunikationsmedium, das auch beruflich stark genutzt wird. Rund 80 % der Vertreter dieser Fachgruppen nutzen das Internet.

Zahlreiche Medizin-Depots bieten auf ihren Websites Informationen u. a. zu neuen Maschinen und Werkstoffen an und ermöglichen Onlinebestellungen. Auch Techniker-Innungen stellen Informationen online zur Verfügung. Nachdem auch Labore Internetseiten einrichten, kann die Kommunikation mit dem Fremdlabor neben dem Fax auch über das Internet laufen.

Reine Verwaltungsarbeiten können von einer Medizinischen Fachangestellten zu Hause am PC in Verbindung mit dem Praxis-PC erledigt werden. Auch die Abrechnungsdaten können über das Internet an die entsprechenden Stellen versandt werden. Der Versand von digitalisierten Röntgenbildern an die Universitätskliniken oder einen Chirurgen über das Internet ist heute üblich.

Bei manchen Operationen können Spezialisten diese über das Internet in einem Operationssaal eines weit entfernten Krankenhauses über ferngesteuerte Maschinen vornehmen.

PROJEKTAUFGABEN

1 Ein altes Sprichwort sagt: Kinder und Clowns lügen nicht.

Bieten Sie Kindern, die Ihre Ausbildungspraxis besuchen oder besucht haben, die Möglichkeit, eine Zeichnung zur Praxis oder zum Arzt anzufertigen, und fordern Sie die Kinder auf, ihre Zeichnung zu erklären (Einverständnis des Praxisinhabers einholen).

Bringen Sie diese Zeichnungen in den Unterricht mit und analysieren Sie die Bilder mit Hilfe folgender Fragestellungen:

a Wer ist wer und was ist was (oft nicht so leicht zu erkennen!)?
b Wer bzw. was ist (relativ) groß dargestellt?
c Wer bzw. was ist bunt dargestellt, warum?
d Wer bzw. was ist sehr anschaulich dargestellt?
e Wer bzw. was ist eher bedrohlich dargestellt?
f Wirkt das ganze Bild eher fröhlich oder eher ängstlich?
g Können Sie aus dem bzw. den Bildern Erkenntnisse für das Praxismarketing ziehen?

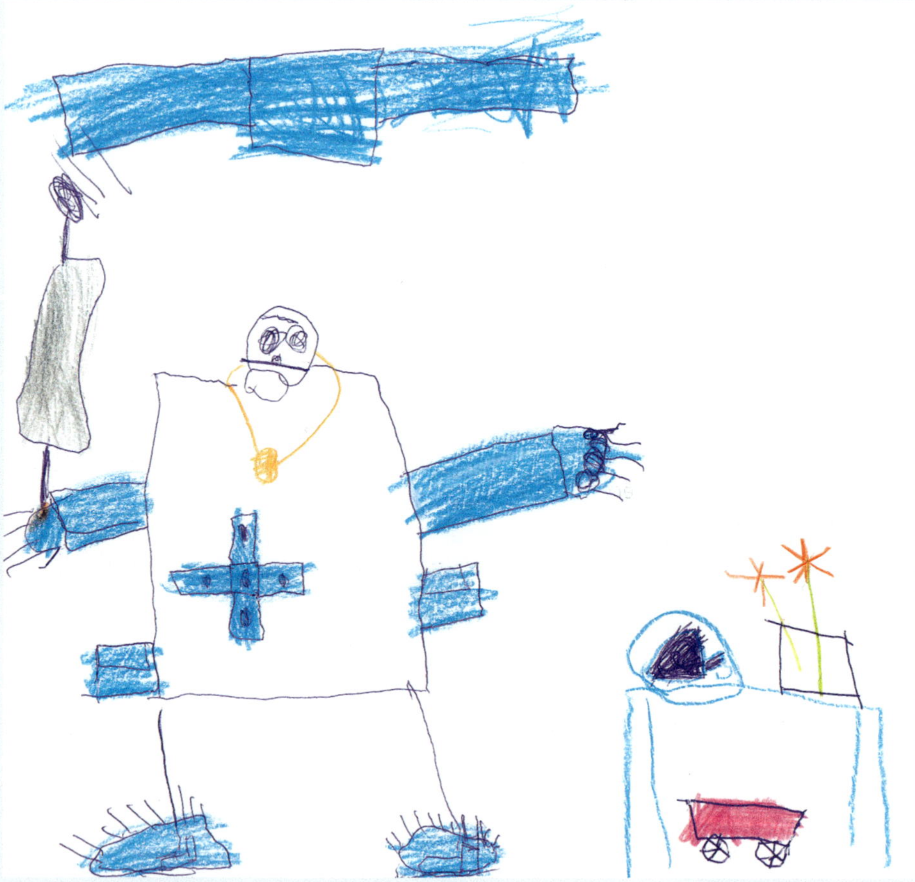

Abb.1 Zeichnung des fünfjährigen Jonas

2 Shuhei Toyoda (Mitbegründer der Familie, die die Toyota Automobile erfolgreich baut und vermarktet) auf die Frage, warum die Automobile so erfolgreich verkauft werden: „Qualität ist eine Denkweise."
- **a** Erläutern Sie diesen Satz.
- **b** Definieren Sie Qualität für Ihre Ausbildungspraxis.
- **c** Definieren Sie Qualität für die besuchte Berufsschule.
- **d** Entwerfen Sie Vorschläge zur Erfassung des Klassenklimas in der Berufsschule. Können Sie daraus Erkenntnisse für die Analyse des Klimas in Ihrer Ausbildungspraxis gewinnen?

3 In der Teambesprechung wurde vereinbart, dass die Praxis einen „schnellen" Internetanschluss erhalten soll. Für die nächste Besprechung sollen Sie Vorschläge mit Preisen vorlegen. Stellen Sie eine Präsentation zusammen, in der Sie folgende Fragen klären:
- **a** Welche Hardware bzw. Software brauchen Sie? Welche empfehlen Sie?
- **b** Vergleichen Sie mindestens zwei Providerangebote.
- **c** Welchen Browser empfehlen Sie der Praxis?
- **d** Welches sind die Anwendungsmöglichkeiten des Internets für eine Arztpraxis?
- **e** Welche Regeln sind für das Erstellen einer Website durch die Arztpraxis zu beachten?

4 Ihre Chefin muss überraschend in der nächsten Woche für drei Tage in die Klinik zu einer dringenden Operation. Es sind in diesem Zeitraum ca. 40 Patienten einbestellt.
- **a** Welche organisatorischen Arbeiten sind zu erledigen?
- **b** Wie können die Patienten „verständigt" werden?
- **c** Welche Möglichkeiten bietet Ihnen dazu die Deutsche Post AG?
- **d** Wie wird in der Ausfallzeit die Praxisbesetzung geregelt?
- **e** Wie gehen Sie mit Patienten um, die als Schmerzfälle in der Praxis erscheinen?
- **f** Welche Regelungen sind erforderlich, damit die ganze Praxispost in dieser Zeit von Ihnen geöffnet werden kann?
- **g** Ihre Chefin möchte über alle Telefongespräche, die in der Ausfallzeit in der Praxis eingehen, kurz informiert werden. Welche Informationen halten Sie fest? Welche Hilfsmittel verwenden Sie dazu?

5 In Ihrer Praxis soll die gesamte schriftliche Kommunikation mit Patienten, Laboren, anderen Ärzten, Apotheken, Lieferanten usw. auf einer neuen und gesicherten Basis erfolgen. Hiervon erhofft sich Ihr Chef,
- dass alle Schriftstücke auch gleichzeitig geordnet archiviert werden,
- ohne dass Papier anfällt,
- der Zugang gesichert erfolgt,
- die Kommunikation zu einem günstigen Preis erfolgt,
- die Kommunikation schneller erfolgt,
- bessere Kontrolle des Schriftverkehrs.

- **a** Welche Möglichkeiten sehen Sie hierfür grundsätzlich?
- **b** Was muss in Ihrer Praxis geändert werden, damit das überhaupt möglich ist?
- **c** Was muss alles auf Empfängerseite kontrolliert werden, damit die Umstellung der Kommunikation auch von dieser Seite möglich ist?
- **d** Prüfen Sie anhand der oben aufgeführten Punkte, inwieweit das (theoretisch) möglich ist.
- **e** Erörtern Sie das Für und Wider für Ihre Praxis.

LF 11

Patienten bei der Prävention begleiten

1 Der Weg zum Mahnverfahren

1.1 Ausstellen von Liquidationen

Ein Arzt rechnet grundsätzlich nur Leistungen ab, die medizinisch notwendig sind. Dies gilt für Versicherte der gesetzlichen Krankenversicherungen (GKV) sowie für Privatpatienten. Verlangt ein Patient eine über das Maß des Notwendigen hinausgehende Behandlung oder ein nicht anerkanntes medizinisches Verfahren, wird eine schriftliche Vereinbarung mit dem Patienten geschlossen. Folgende Leistungen werden in der Liquidation als solche kenntlich gemacht:

- zulässige Leistungen auf Wunsch des Patienten, die medizinisch nicht indiziert sind
- von der Leistungspflicht der GKV nicht genannte Leistungen, z. B. IGeL (Individuelle Gesundheitsleistungen)
- Leistungen der GKV, die der Patient aber ausdrücklich als Privatpatient wünscht

Die Abrechnung erfolgt allein über die GOÄ.

Bei der Formulierung von Individuellen Gesundheitsleistungen ist das Fachgebiet des Arztes zu beachten. In geringem Maße können auch „fachfremde" Leistungen erbracht werden. Ansonsten liegt ein Verstoß gegen das Kammerrecht vor.

Privatpatienten müssen in jedem Fall ihre Rechnungen selbst bezahlen bzw. vorfinanzieren und sich diese dann gegebenenfalls von ihrer Versicherung erstatten lassen.

Zahlungsmoral der Patienten ist erschreckend schlecht

Bei der Abrechnung von Selbstzahlerleistungen sind Ärzte unsicher, halbherzig und zum Teil irrational inkonsequent: Dieses Urteil fällen die Autoren der Studie „Ärzte im Zukunftsmarkt Gesundheit", die jährlich im Auftrag der Hamburger Stiftung Gesundheit durchgeführt wird. 48,6 % der befragten Ärzte berichten, dass Zahlungsausfälle bei 1-5 % aller Privatversicherten und Selbstzahler vorkommen. Weitere 10,5 % vermelden Zahlungsausfälle sogar bei mehr als 5 % dieser Patienten. Nur 7 % der Ärzte berichten, dass Zahlungsausfälle abnehmen, 30 % dagegen beobachten eine steigende Tendenz. Zur schlechten Zahlungsmoral trägt wohl auch bei, dass immer noch viele Ärzte bei individuellen Gesundheitsleistungen (IGeL) auf schriftliche Vereinbarungen verzichten. Dies bestätigt auch die IGeL-Studie des Wissenschaftlichen Instituts der Ortskrankenkassen (WIdO). Sie ergab, dass 2010 in 54,4 % aller Fälle IGeL ohne schriftliche Vereinbarung und zu 14,5 % ohne Rechnungsstellung erbracht worden sind. „Eine fehlende schriftliche Regelung ist keine gute Grundlage für eine saubere rechtliche Abwicklung", geben die Studienautoren zu bedenken. Selbstzahler tragen durchschnittlich 6 % zum Praxisumsatz bei.

Quelle: HNO-Nachrichten 2012; 42(3)

Gemäß § 12 Abs. 1 Gebührenordnung für Ärzte (GOÄ) wird die Privatliquidation fällig, wenn dem Patienten eine Rechnung gestellt worden ist. Der Erstattungsanspruch des Patienten gegenüber seiner Krankenkasse hat darauf keinen Einfluss. Der Behandlungsvertrag besteht allein zwischen Arzt und Patient.

Bei Nichtzahlung tritt gemäß § 286 Abs. 3 des Bürgerlichen Gesetzbuches (BGB) der Zahlungsverzug automatisch 30 Tage nach Fälligkeit und Zugang der Rechnung ein. Es muss in diesem Fall nicht gemahnt werden. Wichtig ist aber, dass der Patient darauf hingewiesen wurde, da er Verbraucher im Sinne des § 13 BGB ist. Es sollte daher folgender Hinweis auf der Rechnung stehen: „Bei Nichtzahlung innerhalb von 30 Tagen nach Zugang der Rechnung tritt Verzug gem. § 286 Abs. 3 BGB ein."

1.2 Außergerichtliches (kaufmännisches) Mahnverfahren

Alle Möglichkeiten, die der Arztpraxis offenstehen, eine Zahlung vom Patienten außergerichtlich zu erwirken, werden als kaufmännisches Mahnverfahren bezeichnet. Wird die Zahlungsüberwachung der Forderungen von der Arztpraxis durchgeführt (Alternative: z. B. Inkassobüro), muss auch das Mahnverfahren von der Praxis vorgenommen werden. Es gibt keine festen Regeln für das kaufmännische Mahnverfahren. Die folgenden Vorgehensweisen werden häufig in Arztpraxen angewendet.

1.2.1 Erinnerung

Generell ist der Arzt in der Beweispflicht, ob die Rechnung dem Patienten auch zugegangen ist. Dies wäre nur in Form eines Einschreibens oder durch persönliche Übergabe mit Zeugen möglich. In der Praxis ist dies aber nicht praktikabel, und der Aufwand wäre viel zu hoch.
Trotzdem besteht die Möglichkeit, dass der Patient die Rechnung nicht erhalten hat. Deshalb sollte der erste Schritt immer eine Zahlungserinnerung bzw. das Zusenden einer Liquidationskopie oder eines humorvollen Briefes sein (→ Abb. 1).

Aber auch ein Telefonat oder eine SMS bzw. eine E-Mail können helfen. Das Arzt-Patient-Verhältnis ist ein Vertrauensverhältnis. Nach einem persönlichen Telefonat durch eine MFA oder den Arzt bezahlen die meisten Patienten schnell. Bereiten Sie sich auf das Gespräch gut vor. Sie sollten anhand der Patientenkartei in Erfahrung bringen, ob der Patient wiederholt nicht bezahlt hat und ob er bereits öfters angemahnt werden musste. Sie sollten auch klären, ob der Patient die Rechnung überhaupt erhalten hat.

Sprechen Sie immer direkt mit dem Patienten, ohne dass andere Personen zuhören können (Schweigepflicht). Lassen Sie sich nicht vertrösten. Versuchen Sie einen direkten Zahlungstermin, z. B. bis zum Ende des Monats, zu vereinbaren. Generell ist bei solchen Gesprächen viel Einfühlungsvermögen in die Situation des Patienten gefragt.

Sehr geehrter Herr ...,

leider konnten wir bis heute keinen Zahlungseingang auf unserem Konto für die Liquidation vom ... verbuchen. Wahrscheinlich haben Sie nur vergessen, die Rechnung zu begleichen.

Bitte überweisen Sie den fälligen Betrag bis ... auf unser Konto.

Mit bestem Gruß

Praxisteam Dr. Gothein

Abb.1 Zahlungserinnerung

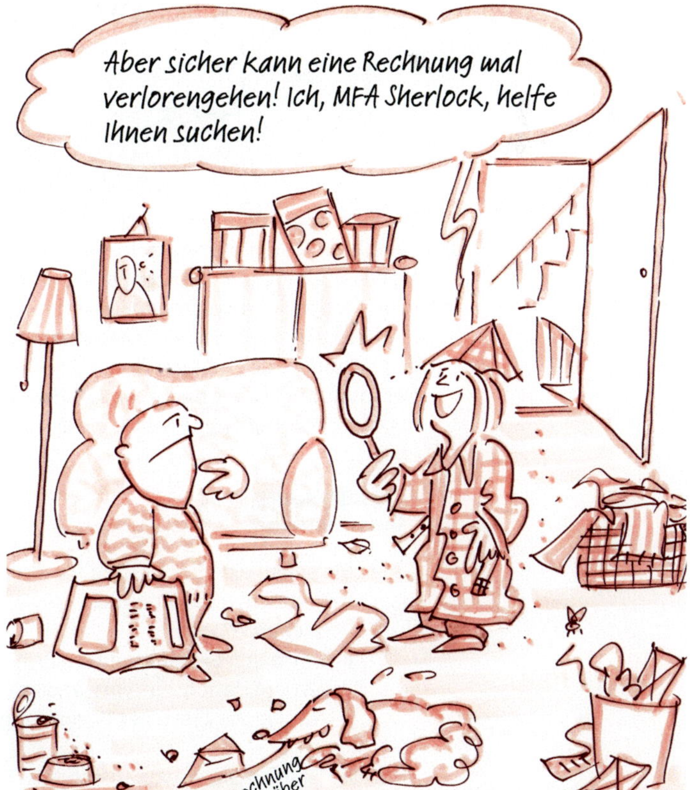
Aber sicher kann eine Rechnung mal verlorengehen! Ich, MFA Sherlock, helfe Ihnen suchen!
Rechnung Dr. Röber

1.2.2 Erste Mahnung

BGB-Regelung (Nicht-Rechtzeitig-Lieferung) → LF 6, S.152

Hat der Patient trotz Erinnerung immer noch nicht bezahlt, wird die erste Mahnung eingeleitet. Ist für die Bezahlung in der Liquidation kein Datum genannt und steht auf der Liquidation kein Vermerk mit Hinweis auf die BGB-Regelung, sollte mit der ersten Mahnung ein Zahlungstermin gesetzt werden, um den Patienten wirksam in Verzug zu setzen.
Auf der ersten Mahnung sollte die Formulierung „erste Mahnung" nicht erscheinen, denn dies erweckt den Eindruck, dass weitere Mahnungen erfolgen.

1.2.3 Zweite Mahnung

Reagiert der Patient auf die erste Mahnung nicht, ist der Zahlungsverzug eingetreten. Es können Verzugszinsen berechnet werden (5 % über dem Basiszinssatz). Ein Hinweis im Text der zweiten Mahnung auf die Vormahnung sollte nicht fehlen. Kosten für Mahnschreiben können zusätzlich verlangt werden (ca. 5,00 €). Eventuell kann eine Teilzahlung angeboten werden.

1.2.4 Dritte und letzte Mahnung

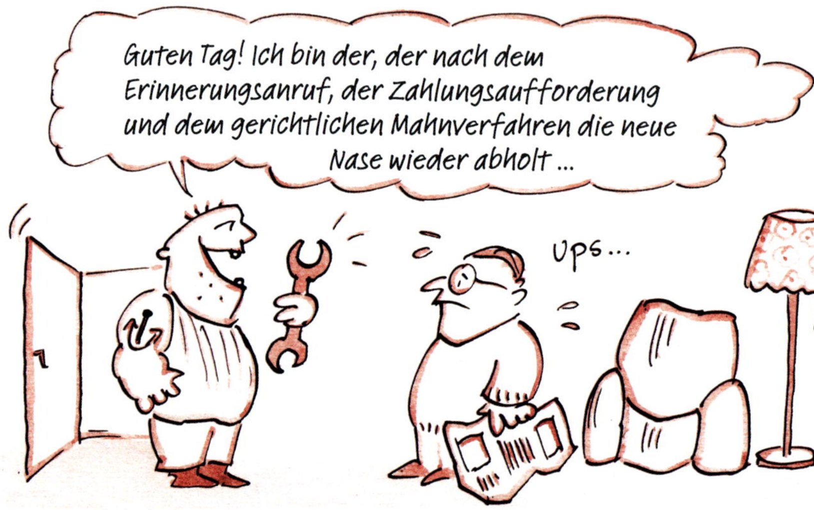
Guten Tag! Ich bin der, der nach dem Erinnerungsanruf, der Zahlungsaufforderung und dem gerichtlichen Mahnverfahren die neue Nase wieder abholt ...
Ups...

Der Patient will oder kann offensichtlich nicht zahlen. Es sollte eine letzte Frist gesetzt werden. Sämtliche Kosten werden aufgeführt und es wird um Begleichung gebeten. Das gerichtliche Mahnverfahren oder die Klage sollte angedroht werden.
Immer wieder werden besondere Verfahren zum Eintreiben von Forderungen praktiziert.
Zum Beispiel verkleidet ein Inkassounternehmen Mitarbeiter als rosarote Panther und lässt sie den Schuldner den ganzen Tag über verfolgen.
Der rosarote Panther trägt einen Aktenkoffer mit großer Aufschrift des Inkassounternehmens mit sich. Von Gerichten wurde diese Art des „außergerichtlichen Mahnverfahrens" für legal erklärt.

AUFGABEN

1 Sie sollen eine Erinnerung für Ihre Praxis als Textbaustein entwerfen.
- **a** Versuchen Sie eine witzige Erinnerung zu entwerfen, die dennoch das „Ziel" erreichen könnte.
- **b** Schreiben Sie eine weitere Erinnerung als Textbaustein, die Sie in der Praxis für „ernste Patienten" verwenden können.
- **c** Was ist das Ziel einer Erinnerung?

2 Entwerfen Sie ein Ablaufschema, Flow-Chart oder Checkliste für das Vorgehen beim kaufmännischen Mahnverfahren in Ihrer Praxis.

2 Gerichtliches Mahnverfahren

Hat der Patient nach dem Praxismahnverfahren (kaufmännisches Mahnverfahren) nicht bezahlt, kann die Arztpraxis das gerichtliche Verfahren einleiten. Hierzu benötigt die Praxis keinen Rechtsanwalt. Die Praxis kann das gerichtliche Verfahren auch ohne das Praxismahnverfahren einleiten, wenn auf der Rechnung ein Zahlungsdatum genannt bzw. der Hinweis auf die BGB-Regelung zum Zahlungsverzug gegeben ist.

Für das gerichtliche Mahnverfahren sind folgende Schritte erforderlich:

2.1 Antrag auf Erlass eines Mahnbescheids

Zunächst muss die Praxis einen Antrag auf Erlass eines Mahnbescheids ausfüllen und an das zuständige Amtsgericht (z. B. in Baden-Württemberg das Amtsgericht Stuttgart, in Nordrhein-Westfalen die Amtsgerichte Hagen oder Euskirchen, in Bayern das Amtsgericht Coburg) schicken. Der Antrag ist im Schreibwarenhandel erhältlich bzw. in Verwaltungsprogrammen enthalten (→ Abb. 1).

Der Antrag muss enthalten:

- Antragsteller (Gläubiger)
- Antragsgegner (Schuldner)
- Anspruch (nach einem Katalog: 2 = ärztliche Rechnung,
11 = Kaufvertrag,
19 = Miete usw.)
- Anspruchsbetrag
- Zinsen (ab Eintritt des Verzugs)
- Auslagen (Vordruck, Mahnschreiben usw.)
- Gerichtsstand bei Widerspruch (Wohnsitz des Beklagten)
- Antrag auf Erlass (muss auf der letzten Seite unterschrieben werden)

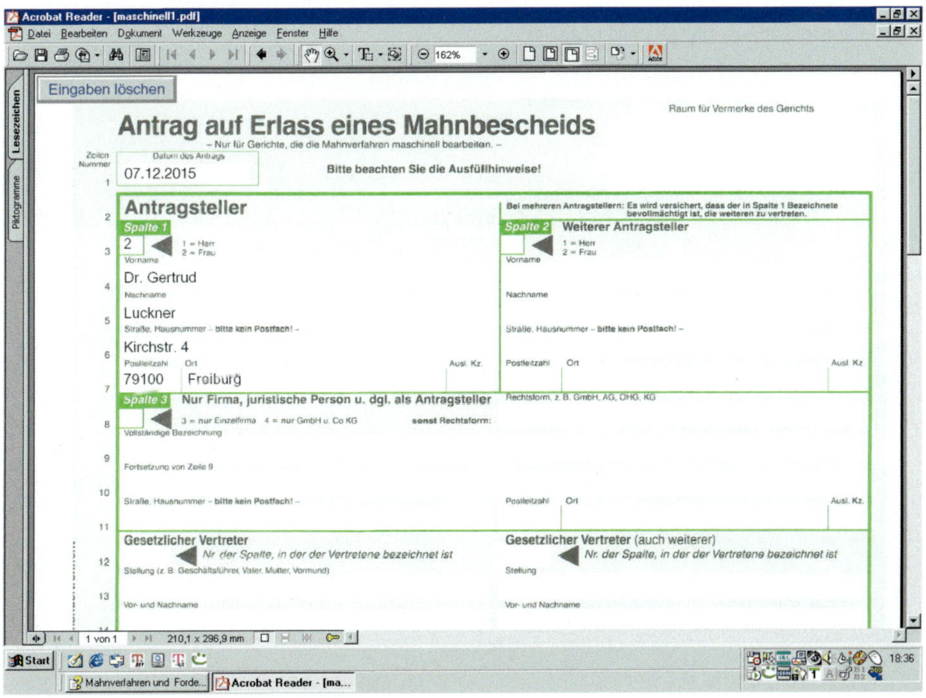
Acrobat Reader - [maschinell1.pdf]
Datei Bearbeiten Dokument Werkzeuge Anzeige Fenster Hilfe
162%
Lesezeichen
Piktogramme
Eingaben löschen
Raum für Vermerke des Gerichts

Antrag auf Erlass eines Mahnbescheids
– Nur für Gerichte, die die Mahnverfahren maschinell bearbeiten. –

Zeilen Nummer
1 Datum des Antrags: 07.12.2015 — Bitte beachten Sie die Ausfüllhinweise!

2 Antragsteller — Bei mehreren Antragstellern: Es wird versichert, dass der in Spalte 1 Bezeichnete bevollmächtigt ist, die weiteren zu vertreten.

Zeile	Spalte 1	Spalte 2 Weiterer Antragsteller
3	2 (1 = Herr, 2 = Frau)	(1 = Herr, 2 = Frau)
4	Vorname: Dr. Gertrud	Vorname
5	Nachname: Luckner	Nachname
6	Straße, Hausnummer – bitte kein Postfach! –: Kirchstr. 4	Straße, Hausnummer – bitte kein Postfach! –
7	Postleitzahl: 79100 Ort: Froiburg Ausl. Kz.	Postleitzahl Ort Ausl. Kz

Spalte 3 Nur Firma, juristische Person u. dgl. als Antragsteller — Rechtsform, z. B. GmbH, AG, OHG, KG
8 3 = nur Einzelfirma 4 = nur GmbH u. Co KG sonst Rechtsform:
Vollständige Bezeichnung
9
Fortsetzung von Zeile 9
10
Straße, Hausnummer – bitte kein Postfach! – Postleitzahl Ort Ausl. Kz.
11

Zeile	Gesetzlicher Vertreter	Gesetzlicher Vertreter (auch weiterer)
12	Nr. der Spalte, in der der Vertretene bezeichnet ist; Stellung (z. B. Geschäftsführer, Vater, Mutter, Vormund)	Nr. der Spalte, in der der Vertretene bezeichnet ist; Stellung
13	Vor- und Nachname	Vor- und Nachname

1 von 1 210,1 x 296,9 mm
Start Mahnverfahren und Forde... Acrobat Reader - [ma... 18:36

Abb. 1 Antrag auf Erlass eines Mahnbescheids.

2.2 Einsendung an das Amtsgericht

Das Amtsgericht überprüft die formale Richtigkeit und sendet eine Rechnung an den Gläubiger (Arzt), der Schuldner (Patient) erhält den Mahnbescheid durch Postzustellungsurkunde zugestellt.

Der Schuldner kann ...

- innerhalb von 14 Tagen Widerspruch erheben.
  Es erfolgt eine Gerichtsverhandlung vor dem Amtsgericht.
- nicht reagieren.
- alle geforderten Beträge bezahlen.

Frühestens nach zwei Wochen kann der Gläubiger einen Antrag auf Vollstreckung stellen (Vollstreckungsbescheid).

Mehr zum Mahnverfahren auf www.mahnung-online.de

Kostenberechnung

Alle folgenden Kosten sind vom Patienten zu bezahlen. Diese Kosten werden ihm auf dem gerichtlichen Mahn- und Vollstreckungsbescheid automatisch zugestellt.

Kosten bei einem Gesamtwert der Forderung(en) von 1500 €

		Mahnbescheid	Vollstreckung
1	Gerichtsgebühren (§ 11, Nr. 1100 GKG)	32,50 €	-
2	Rechtsanwaltsgebühren (Nr. 3305, Nr. 3308 VV-RVG)	105,00 €	52,50 €
3	Auslagen des Rechtsanwalts (Nr. 7002 VV-RVG)	20,00 €	0 €
4	MwSt. von Nr. 2 und 3	23,75 €	9,98 €
	Summe (brutto)	**181,25 €**	**62,48 €**

Ist der Patient zahlungsunfähig oder die Liquidation des Arztes unberechtigt, müssen die Kosten jedoch vom Arzt selbst getragen werden.

AUFGABEN

1 Mit welchem Schritt beginnt das gerichtliche Mahnverfahren?

2 Ihnen wird ein gerichtlicher Mahnbescheid über 1200,00 € zugesandt, wobei offensichtlich dem Antragsteller ein Fehler unterlaufen ist.
Wie verhalten Sie sich?

3 Weshalb führen viele Praxen ein außergerichtliches Mahnverfahren durch?

2.3 Zusendung des Vollstreckungsbescheids durch das Amtsgericht an den Schuldner

Der Schuldner kann ...

- innerhalb von 14 Tagen Widerspruch erheben.

  Es erfolgt eine Gerichtsverhandlung vor dem Amtsgericht.
- nicht reagieren.
- alle bisher angefallenen Beträge bezahlen.

Frühestens nach 14 Tagen, spätestens nach sechs Monaten kann der Gläubiger einen Gerichtsvollzieher mit der Pfändung beauftragen.

Pfändung erfolgreich
Alle Gegenstände, die der Schuldner zum täglichen Leben und zur Berufsausübung benötigt, dürfen nicht gepfändet werden.
Austauschpfändung
Alternativ kann ein hochwertiger Gebrauchsgegenstand vom Gerichtsvollzieher gegen einen geringwertigen ersetzt werden (z. B. Pelzmantel gegen warmen Wintermantel).
Gegenstände werden mit einem Pfandsiegel („Kuckuck") versehen (an nicht unmittelbar sichtbarer Stelle!) und später abgeholt.
Die Gegenstände werden vom Gerichtsvollzieher versteigert. Anschließend wird mit dem Schuldner abgerechnet.
Auch der Arbeitslohn kann innerhalb gesetzlicher Grenzen gepfändet werden.

Pfändung erfolglos
Kann bei dem Schuldner keine Pfändung durchgeführt werden, weil
- er nichts besitzt,
- er nicht mehr besitzt als zum Leben notwendig,
- alle Gegenstände unter Eigentumsvorbehalt stehen,

dann kann der Gläubiger beantragen, dass der Schuldner eine
eidesstattliche Versicherung
abgibt.
Dies ist ein Vermögensverzeichnis des Schuldners, in dem er wahrheitsgemäß (anstatt eines Eides) seine Vermögensgegenstände nennen muss.
Weigert sich der Schuldner zur Abgabe, kann er zur Erzwingung der Abgabe verhaftet werden (Beugehaft).

Kann man bei einem Schuldner nichts pfänden, kann der Gläubiger kaum noch etwas machen. Auch die Kosten des Verfahrens muss der Gläubiger für den Schuldner zunächst tragen.

Es besteht daher die Möglichkeit, sich vor „faulen Kunden" zu schützen. Jeder, der ein berechtigtes Interesse nachweist (z. B. Arztpraxis), kann die Schuldnerliste einsehen. Die Schuldnerliste wird beim Amtsgericht geführt. Hier sind alle Schuldner aufgeführt, die eine eidesstattliche Versicherung abgegeben haben, verhaftet wurden (Beugehaft) oder insolvent geworden sind.

AUFGABEN

1 Nennen Sie Gegenstände des Schuldners, die nicht gepfändet werden können.

2 Nennen Sie ein Beispiel für eine „Austauschpfändung".

3 Was versteht man unter der Schuldnerliste und welche Bedeutung hat sie?

2.4 Klageverfahren (Zivilprozess)

Zu einem Klageverfahren kommt es, wenn
- der Patient Widerspruch gegen den Mahnbescheid erhebt,
- der Patient Widerspruch gegen den Vollstreckungsbescheid (wird von Amts wegen durchgeführt) erhebt,
- die Arztpraxis Klage gegen den Patienten erhebt.

Örtlich zuständig ist das Gericht, in dessen Bezirk der Patient (Beklagter) wohnt.
Sachliche Zuständigkeit richtet sich nach dem Streitwert, der zunächst festgelegt werden muss (z. B. die Geldforderung):

bis 5000,00 € Streitwert	→	Amtsgericht (kein Anwaltszwang)
über 5000,00 € Streitwert	→	Landgericht (Anwaltszwang)

Ablauf des Klageverfahrens

Arzt (Gläubiger) reicht Klageschrift beim zuständigen Gericht ein.
Gericht prüft den Antrag und stellt ihn dem Beklagten (Patient = Schuldner) zu mit der Bitte um Gegenantrag.

↓

Termin zur mündlichen Verhandlung wird bestimmt.

↓

In der mündlichen Verhandlung werden die Standpunkte geklärt.
Beide Parteien haben die Möglichkeit, ihre Behauptungen unter Beweis zu stellen (Zeugenaussagen, Schriftstücke, Gutachten usw.).

Verfahren endet durch:
- Vergleich (die Parteien einigen sich)
- Rücknahme der Klage (z. B. Arztpraxis erkennt, dass eine Klage keinen Erfolg haben wird, die Rücknahme kann u. U. billiger sein als weiterzuklagen)
- Versäumnisurteil (die Partei, die nicht zum Prozess erscheint, unterliegt, dies kann u. U. billiger sein als zu erscheinen)
- Urteil (das Gericht spricht ein Urteil im Namen des Volkes aus)

Wird ein Urteil oder ein Vergleich **rechtskräftig**, d. h., man kann keine Rechtsmittel mehr dagegen ergreifen, wird es bzw. er für vollstreckbar erklärt. Mit dem vollstreckbaren Titel kann gepfändet werden.

Rechtsmittel

Gegen Urteile kann jede Partei beim nächsthöheren Gericht Berufung einlegen (Amtsgericht – Landgericht, Landgericht – Oberlandesgericht). In der Berufungsverhandlung wird der gesamte Fall noch einmal verhandelt (Anwaltszwang).

Gegen Urteile des Oberlandesgerichts kann beim Bundesgerichtshof (BGH in Karlsruhe) Revision eingelegt werden. Hier wird der Fall jedoch nur noch unter formaljuristischen Aspekten überprüft.
Gegen Urteile des BGH kann das Bundesverfassungsgericht angerufen werden.

AUFGABE

Die Praxis hat ihren Sitz in Chemnitz, der Patient wohnt in Leipzig. Es geht um eine Liquidation in Höhe von 2000,00 €. Der Patient weigert sich zu zahlen. An welchem Gericht muss die Praxis klagen?

3 Verjährung

Wird das Recht, von einem anderen ein Tun oder Unterlassen zu verlangen (Anspruch), über lange Zeit nicht wahrgenommen, wird dieser Anspruch vom Gesetz nicht mehr geschützt. Das hängt damit zusammen, dass man sich in der Regel an lange zurückliegende Dinge nur schwer erinnern kann.

Dennoch bedeutet das oben Beschriebene nicht, dass die Ansprüche nicht mehr bestehen. Es ist lediglich die Möglichkeit genommen, einen Anspruch gesetzlich durchzusetzen („Der Schuldner hat die Einrede der Verjährung", lautet die juristische Formulierung hierfür). Im praktischen Ablauf bedeutet dies: Bezahlt ein Patient nach Ablauf einer Verjährungsfrist, weil er sich dazu moralisch verpflichtet sieht oder nicht weiß, dass bereits Verjährung eingetreten ist, kann diese Zahlung vom Patienten nicht mehr zurückverlangt werden.
Fast alle Ansprüche unterliegen der Verjährung. Ausnahmen sind beispielsweise Mord und Völkermord, diese Verbrechen verjähren nie. Andere Straftaten unterliegen der Verjährung.

3.1 Regelmäßige Verjährungsfrist

Die regelmäßige Verjährungsfrist beträgt drei Jahre. Darunter fällt ein Großteil der in der Wirtschaft vorkommenden Geldansprüche. Die Verjährungsfrist beginnt erst am Ende des Jahres, in dem der Anspruch und die Fälligkeit entstanden sind.

Würde es diese Regelung nicht geben, müsste die Arztpraxis täglich ihre Forderungen auf Verjährung hin überprüfen. So genügt es einmal im Jahr, meist Ende November, die Geldforderungen daraufhin zu überprüfen, ob sie nicht am 31.12. verjähren.

BEISPIEL

Am 05.05.2015 musste die Praxis Dr. Kohler beim Großhändler die Rechnung über gelieferte Waren bezahlen.

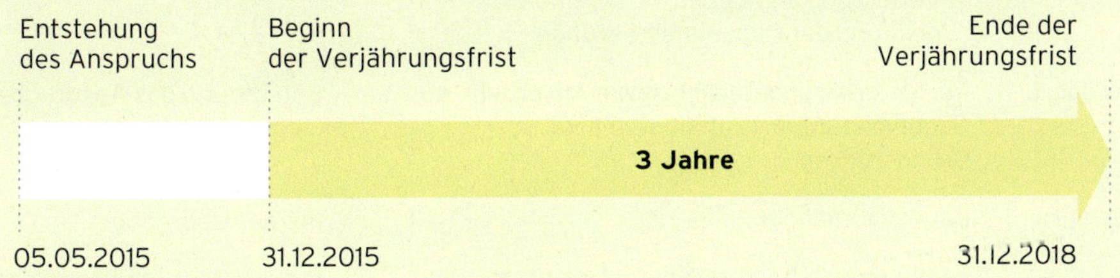

BEISPIEL

Am 19.07.2015 schicken Sie einem Patienten eine Liquidation.

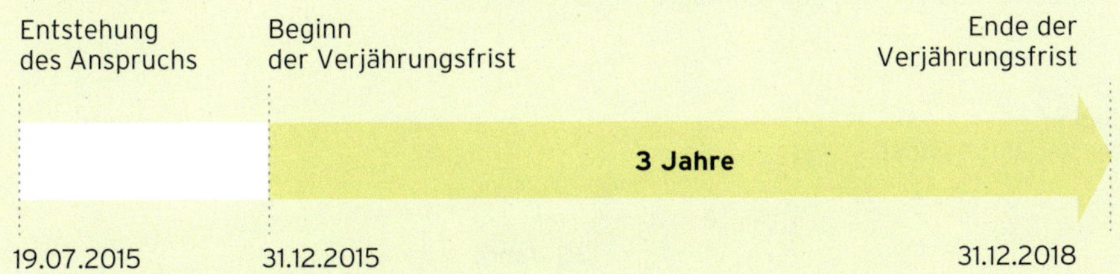

Der Beginn der Verjährungsfrist hängt auch von der Art der Ansprüche ab. Bei Ansprüchen aus unerlaubten Handlungen (z. B. Körperverletzung, Sachbeschädigung) beginnt die Verjährung am Ende des Jahres, in dem der Geschädigte Schaden und Schädiger kennt.

BEISPIEL

In einer Disco wird jemand bei einer Schlägerei (unbeteiligt) verletzt. Der Schläger flüchtet. Die dreijährige Verjährungsfrist beginnt erst, wenn der flüchtige Schläger entdeckt worden oder bekannt geworden ist.

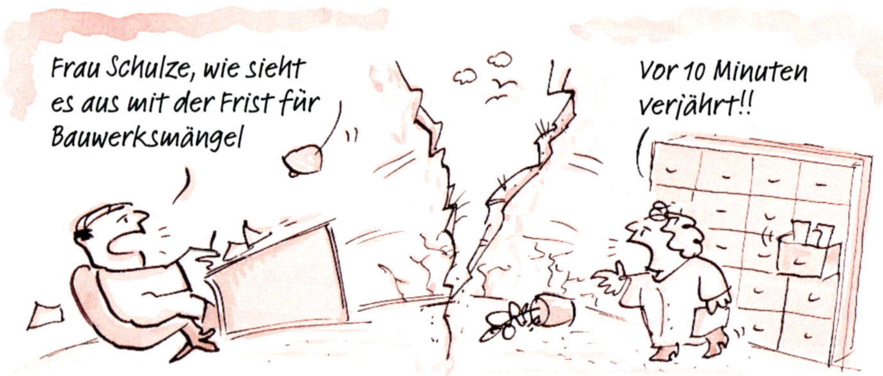
Frau Schulze, wie sieht es aus mit der Frist für Bauwerksmängel
Vor 10 Minuten verjährt!!

Frist	Ansprüche	Beginn
30 Jahre	– Herausgabeansprüche aus Eigentum – Ansprüche aus rechtskräftigen Urteilen und Vollstreckungsbescheiden – familien- und erbrechtliche Ansprüche – Schadensersatzansprüche, die auf der Verletzung von Leben, der Freiheit, des Körpers und der Gesundheit beruhen	mit dem Tag, an dem der Anspruch entsteht bzw. mit Rechtskraft der Entscheidung
10 Jahre	Rechte an Grundstücken sowie Ansprüche aus Gegenleistungen (Zahlungen) bei Grundstücken	Entstehung des Anspruchs
5 Jahre	Bauwerksmängel	mit der Übergabe
2 Jahre	kaufvertragliche Verjährungsfrist für Mängel	mit der Übergabe der Ware

BEISPIEL

Am 13.04.2015 wird ein Patient verurteilt, an die Praxis 3400,00 € aus der Liquidation zu bezahlen (Anspruch aus rechtskräftigem Urteil).

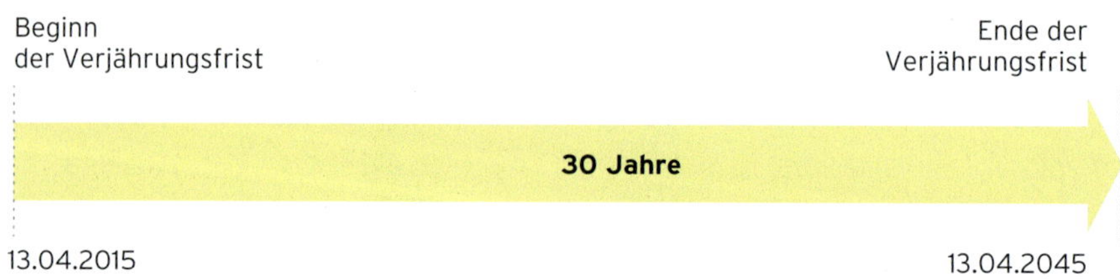

Die außergerichtlichen Praxismahnungen haben keine Auswirkungen auf die Verjährungsfrist.

3.2 Neubeginn der Verjährung

Hat die Arztpraxis nun im November gemerkt, dass eine Verjährung eintreten könnte, muss es für sie eine Möglichkeit geben, die Verjährung aufzuhalten.

Der Neubeginn der Verjährung kann auf Veranlassung des Schuldners oder auf Veranlassung des Gläubigers geschehen. Dies tritt ein,
wenn der Schuldner
- die Schuld anerkennt durch eine Schuldanerkenntnis,
- durch eine Tätigkeit anerkennt, dass die Schuld besteht (Teilzahlung, Bitte um Stundung o.Ä.)

oder

wenn der Gläubiger
- eine gerichtliche oder behördliche Vollstreckungshandlung beantragt oder durchführen lässt.

Der Neubeginn der Verjährung bewirkt, dass die Verjährungsfrist von vorne zu laufen beginnt.

BEISPIEL

Sie haben einem Patienten am 10.10.2014 eine Rechnung über 500,00 € zugesandt. Am 15.11.2014 und am 15.01.2015 wird er zur Zahlung aufgefordert. Am 15.03.2015 leistet er eine Teilzahlung in Höhe von 200,00 €, nachdem er am 15.02.2015 eine letzte Mahnung mit Androhung des Mahnbescheids erhalten hatte. Am 20.04.2015 bittet er um weitere Stundung und zahlt 50,00 €. Die Bestimmung zur regelmäßigen dreijährigen Verjährungsfrist muss angewendet werden.

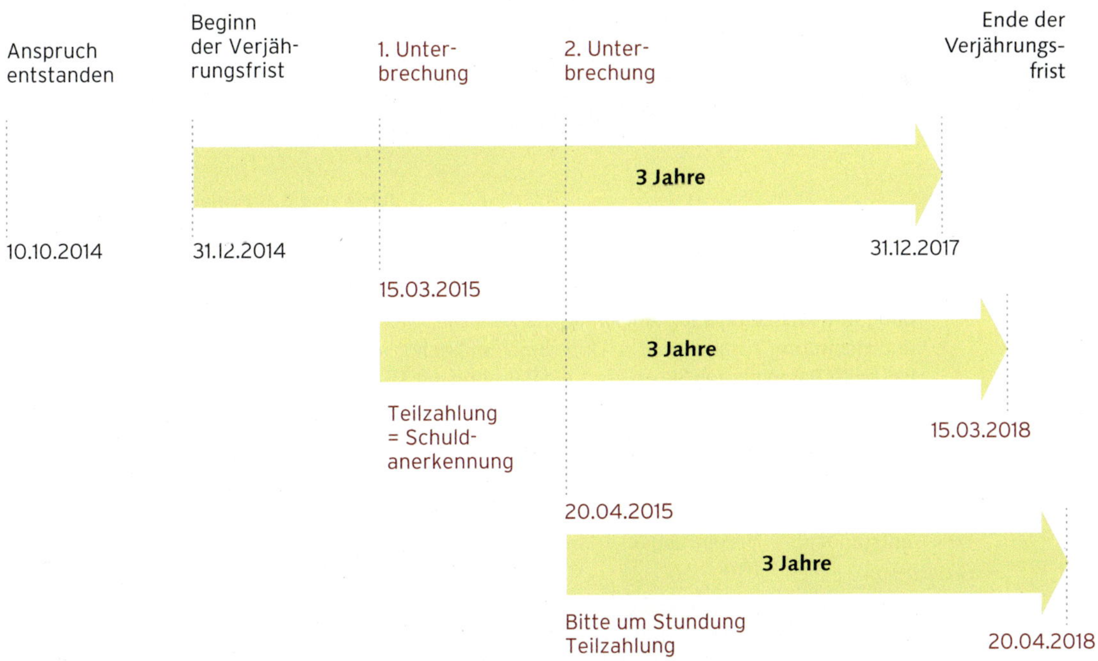

Die bereits abgelaufenen Verjährungsfristen (31.12.2017 und 15.03.2018) werden nicht beachtet.

3.3 Hemmung

Die Hemmung der Verjährungsfrist bewirkt, dass der Zeitraum, während dessen die Verjährung gehemmt ist, nicht in die Frist eingerechnet wird.
Die Verjährung kann z. B. durch folgende Ereignisse gehemmt werden:
- ein Gutachterverfahren bei der Ärztekammer
- Arztpraxis ist durch höhere Gewalt an der Rechtsverfolgung gehindert (z. B. Praxisbrand)
- Klageerhebung (oder Anmeldung des Anspruchs im Insolvenzverfahren)
- Erlass des Vollstreckungsurteils
- Antrag auf Zustellung des gerichtlichen Mahnbescheids
- Patient kann die Zahlung aus einem berechtigten Grund verweigern
- Stundungsvereinbarung oder Verhandlung zwischen Praxis und Patient

BEISPIEL

Am 15.10.2014 erhält eine Patientin eine Rechnung Ihrer Praxis in Höhe von 400,00 €, die sie selbst zahlen muss. Am 15.12.2014 und am 15.01.2015 wird sie angemahnt. Am 15.03.2015 wendet sich die Patientin an die Schlichtungsstelle bei der Ärztekammer, um klären zu lassen, ob die Forderung gerechtfertigt ist. Der Ausschuss entscheidet am 30.06.2015, dass die Liquidation rechtmäßig ist. Es kommt die regelmäßige dreijährige Verjährungsfrist zur Anwendung. Die Zeit vom 15.03.2015 bis zum 30.06.2015 darf nicht in die Verjährungsfrist eingerechnet werden (Hemmung).

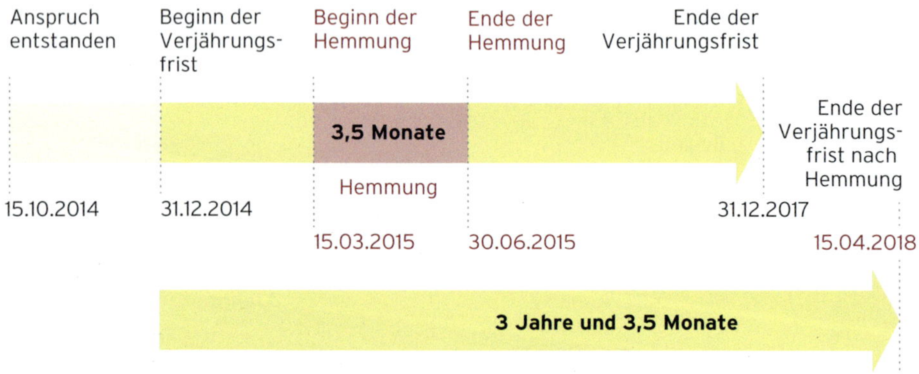

Eine Besonderheit stellt die Stundungsvereinbarung zwischen Praxis und Patient dar. Die Stundung ist gleichzeitig auch ein Schuldanerkenntnis. Das bedeutet, hier kommen Unterbrechung und Hemmung zusammen. Die Unterbrechung geht der Hemmung immer vor. Für den obigen Fall heißt das: Nehmen Sie an, dass die Patientin am 15.03.2015 mit der Praxis vereinbart, dass sie die Rechnung erst am 30.06.15 bezahlen muss (Stundung vom 15.03.–30.06.2015 entspricht Hemmung). Da die Unterbrechung vorgeht, beginnt die gesamte Verjährungsfrist am Ende der Hemmung von Neuem:

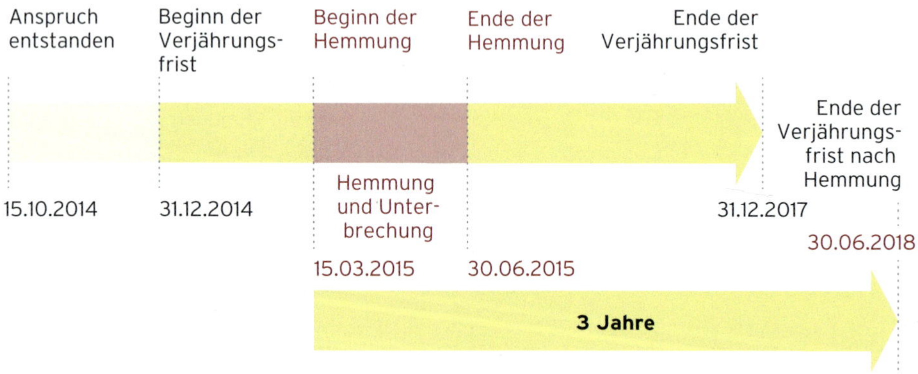

AUFGABEN

1 Kann die Arztpraxis sofort das gerichtliche Mahnverfahren gegen einen Patienten einleiten, wenn dieser die Behandlung nicht unmittelbar bar bezahlt?

2 Weshalb sollten dem gerichtlichen Verfahren mindestens ein bis drei Mahnschreiben der Praxis vorausgehen?

3 Ihr Chef hat sich über ein Großlabor sehr geärgert und möchte nicht mehr mit diesem zusammenarbeiten. Kürzlich erhielt Ihre Ausbildungspraxis einen Mahnbescheid dieses Labors wegen einer Rechnung, die bereits bezahlt wurde. Ihr Chef ist darüber sehr erregt und sagt, dass Sie den Mahnbescheid in den Aktenvernichter stecken sollen. Er trägt Ihnen auf, anzurufen und auf den „katastrophalen Schwachsinn" hinzuweisen. Sie tun das, werden aber „abgewimmelt". Die gesamte Prozedur wiederholt sich. Nach vier Wochen trifft der Vollstreckungsbescheid ein. Muss die bezahlte Rechnung jetzt noch einmal bezahlt werden?

4 Ein Patient Ihrer Ausbildungspraxis wird zur Erzwingung der Abgabe der eidesstattlichen Versicherung verhaftet. Ist damit die Schuld getilgt?

5 Eine Patientin bezahlt in Ihrer Ausbildungspraxis eine Liquidation, obwohl sie verjährt ist. Kurze Zeit später verlangt sie den Rechnungsbetrag zurück. Erläutern Sie die Rechtslage.

6 Wann verjähren folgende Ansprüche?
- a Ihre Praxis kauft einen Sterilisator für 3 000,00 € am 25.06.2015 (Zahlungsanspruch).
- b Der medizinische Großhändler kauft am 12.12.2014 beim Hersteller Sterilisatoren im Gesamtwert von 20 000,00 € (Zahlungsanspruch).
- c Der Arzt kauft am 16.01.2016 ein Grundstück, die Zahlung ist am 30.06.2016 fällig.
- d Der Sterilisator, welchen Sie am 25.06.2015 gekauft haben, verliert seit dem 01.11.2015 die Farbe wegen mangelhafter Lackierung. Können Sie dies noch reklamieren?
- e Der medizinische Großhändler im Fall b) wird am 01.02.2015, 01.03.2015 und 01.06.2015 zur Zahlung gemahnt. Am 01.07.2015 schreibt der Großhändler an den Hersteller zurück, dass die Mahnungen sinnlos sind, da eine Bezahlung erst zum Jahresende erfolgen kann. Wann ist die Forderung des Herstellers jetzt verjährt?
- f Bei Ihrem Kauf im Fall a) erhalten Sie eine Zahlungsfrist von einem Jahr. Wie wirkt sich dies auf die Verjährung aus?
- g Der Hersteller im Fall b) und e) beantragt gegen den Händler einen Mahnbescheid, der am 01.12.2015 zugestellt wird. Wie wirkt sich das auf die Verjährung aus?
- h Am 20.02.2016 wird der Großhändler aus Fall g) zur Zahlung rechtskräftig verurteilt. Wann verjährt diese Zahlungsfeststellung?

7 Ihre Praxis hat IGe-Leistungen bei einer Patientin in Höhe von 810,00 € erbracht. Die Patientin behauptet, sie hätte nicht gewusst, dass sie die Leistung selbst zahlen muss, und verweigert die Zahlung. Es liegt keine schriftliche Erklärung der Patientin vor, die Kosten selbst zu übernehmen. Wie aussichtsreich ist eine Klage vor Gericht? Erläutern Sie die rechtliche Situation.

PROJEKTAUFGABEN

1 Der selbstständige Schreinermeister Otto Meier, Bissierstr. 17, 79117 Freiburg, war Patient in Ihrer Ausbildungspraxis (Dr. Banter) und ließ sich umfangreich versorgen. Die Privatliquidation erhielt er am 04.04.2016 zugesandt. Am 30.05.2016 haben Sie ihn angemahnt. Nach einem Telefonat gab er an, momentan nicht zahlungsfähig zu sein. Man gewährte ihm Zahlungsaufschub bis zum 30.08.2016. Nachdem auch hier keine Zahlung eingegangen war, wurde die Sache dem Rechtsanwalt der Praxis, Herrn Dr. Holgeld, übertragen. Herr Dr. Holgeld mahnte den Schuldner noch zwei Mal und beantragte schließlich einen gerichtlichen Mahnbescheid gegen Herrn Meier. Darauf reagierte Herr Meier ebenfalls nicht.
Heute erreichte ein Brief des Rechtsanwalts Dr. Holgeld die Praxis mit der Bitte um Kenntnisnahme eines Schriftstücks (s. S. 249), das die Kanzlei versandt hat.
Im Begleitschreiben weist Herr Dr. Holgeld darauf hin, dass er einen ziemlich sicheren Weg gefunden habe, bald den Liquidationsbetrag für die Praxis einzutreiben.

- **a** Wann wäre die Forderung (theoretisch) verjährt?
- **b** Haben die Mahnungen der Arztpraxis und der Rechtsanwaltskanzlei Einfluss auf die Verjährung?
- **c** Wie kommt es zum Vollstreckungsbescheid?
- **d** Können 12 % Verzugszinsen geltend gemacht werden?
- **e** Welchen Weg hat Herr Dr. Holgeld gefunden, den Liquidationsbetrag einzuziehen?
- **f** Muss die Kunze OHG an die Arztpraxis zahlen?
- **g** Wann wäre die Forderung (theoretisch) verjährt, wenn die Rechtsanwaltskanzlei nichts mehr nach dem Vollstreckungsbescheid unternimmt?

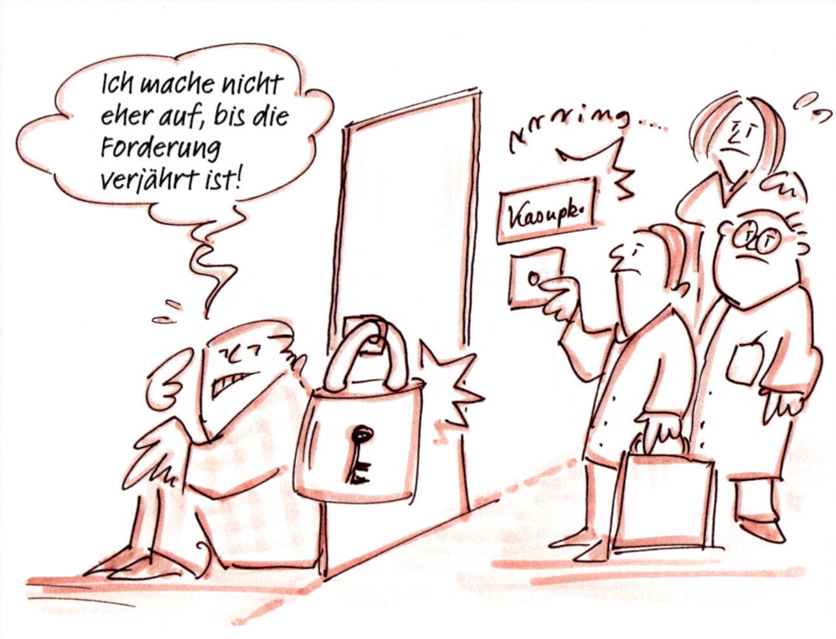
Ich mache nicht eher auf, bis die Forderung verjährt ist!

Kunze OHG
Herrn Xaver Kunze
Im Weideweg 12
79312 Emmendingen

Aufgrund des Vollstreckungsbescheids des Amtsgerichts Freiburg vom 06.11.16 – Geschäftszeichen 657883/16 – steht der Arztpraxis Dr. Banter gegen Otto Meier, Bissierstr. 17, 79117 Freiburg, aus Behandlung eine Forderung von 1400,00 € samt 12 % Zinsen hieraus seit 04.04.2016 zu. Wegen dieser Forderung sowie wegen der Kosten im Betrag von etwa 200,00 € steht die gerichtliche Pfändung derjenigen Ansprüche bevor, die Herrn Meier aus Werksvertrag (Ausführung von Schreinerarbeiten in Ihrem Unternehmen, Rechnungsbetrag 7930,00 €) gegen Sie zustehen.
Ich benachrichtige Sie hiervon gemäß § 845 ZPO und fordere Sie auf, nicht mehr an Herrn Meier zu zahlen. Diese Benachrichtigung hat nach der genannten Vorschrift die Wirkung eines Arrests.

Mit freundlichen Grüßen
Holgeld

Dr. Holgeld
Rechtsanwalt

§

BGB § 845 ZPO Vorpfändung

1 Schon vor der Pfändung kann der Gläubiger auf Grund eines vollstreckbaren Schuldtitels durch den Gerichtsvollzieher dem Drittschuldner und dem Schuldner die Benachrichtigung, dass die Pfändung bevorstehe, zustellen lassen mit der Aufforderung an den Drittschuldner, nicht an den Schuldner zu zahlen, und mit der Aufforderung an den Schuldner, sich jeder Verfügung über die Forderung, insbesondere ihrer Einziehung, zu enthalten. Der Gerichtsvollzieher hat die Benachrichtigung mit den Aufforderungen selbst anzufertigen, wenn er von dem Gläubiger hierzu ausdrücklich beauftragt worden ist. Der vorherigen Erteilung einer vollstreckbaren Ausfertigung und der Zustellung des Schuldtitels bedarf es nicht.
2 Die Benachrichtigung an den Drittschuldner hat die Wirkung eines Arrestes (§ 930), sofern die Pfändung der Forderung innerhalb eines Monats bewirkt wird. Die Frist beginnt mit dem Tage, an dem die Benachrichtigung zugestellt ist.

LF 12

Berufliche Perspektiven entwickeln

1 Soziale Marktwirtschaft

1.1 Der Markt

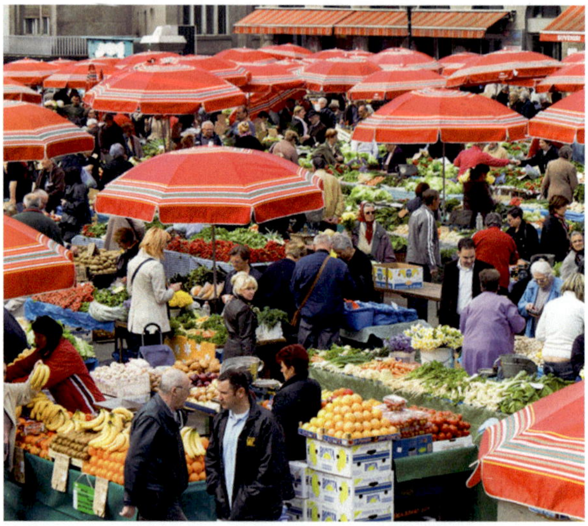

Abb. 1 Wochenmarkt

Um ein Grundverständnis für die Soziale Marktwirtschaft zu erlangen, muss zunächst das Funktionieren des Marktes und der Preisbildung erklärt werden. Seit Jahrhunderten treffen sich z. B. auf dem Wochenmarkt Käufer und Verkäufer von Obst, Gemüse, Blumen usw. (→ Abb. 1). Das Angebot ändert sich, neue Gemüsezüchtungen kommen auf den Markt ebenso wie völlig neue Waren, manche verschwinden im Laufe der Zeit auch wieder. Das Recht auf Zutritt zum Markt ist für **Käufer** einfach zu erhalten. Er muss sich nur dorthin begeben.

Verkäufer müssen ein Recht erwerben, dort anzubieten und „Eintritt" (Standgeld) bezahlen.

Ein weiteres Beispiel ist der Arbeitsmarkt. Wer Arbeit anbietet (Arbeitgeber) trifft sich hier mit denen, die Arbeit nachfragen (Arbeitnehmer). Obwohl der Eintritt staatlich geregelt „umsonst" ist (Agentur für Arbeit), gibt es auch hier Vermittlungsinstitutionen (Personalberater), die den Aufbau eines Marktes gegen Entgelt leisten. Jeden Tag entdecken Menschen neue Märkte. Häufig im Bereich der Dienstleistungen. Beispiele hierfür sind Windelwasch- und Bringdienste, Kfz-Zulassungsdienste, Brötchenbringdienste, Computerreinigungsdienste. Das Recht auf Eintritt in diese Märkte ist relativ einfach und preiswert zu erhalten.

In andere Märkte ist ein Hineinkommen sehr teuer bzw. fast unmöglich, z. B. Automobil- oder Mineralölmarkt.

Der Ort des Wochenmarktes lässt sich noch relativ gut und verständlich bestimmen. Er findet auf dem Marktplatz statt. Bei der sachlichen Gliederung (Welche Produktarten werden dort gehandelt?) wird es schon schwieriger. Sicherlich kann man beim Wochenmarkt nicht sagen, dass es sich um den Konsumgütermarkt handelt. Genauso wenig wird man von dem Nahrungsmittelmarkt oder dem Obst- und Gemüsemarkt reden können. Sicherlich ist es auch verfehlt, von dem Blumenkohlmarkt, dem Rettichmarkt usw. zu sprechen. Die gleichen Schwierigkeiten bestehen, wenn man eine örtliche Gliederung versucht: der Markt einer Gemeinde, der baden-württembergische Markt, der deutsche Markt, der EU-Markt usw. (→ Abb. 2).

Für alle Märkte lässt sich jedoch Gemeinsames feststellen: Überall dort, wo Angebot und Nachfrage aufeinandertreffen, spricht man von einem Markt. Das Recht auf Eintritt in einen solchen Markt kann für Anbieter und/oder Nachfrager durch Barrieren mehr oder weniger schwierig sein. Der Ausgleich der gegenseitigen Interessen von Anbietern und Nachfragern erfolgt über den Preis.

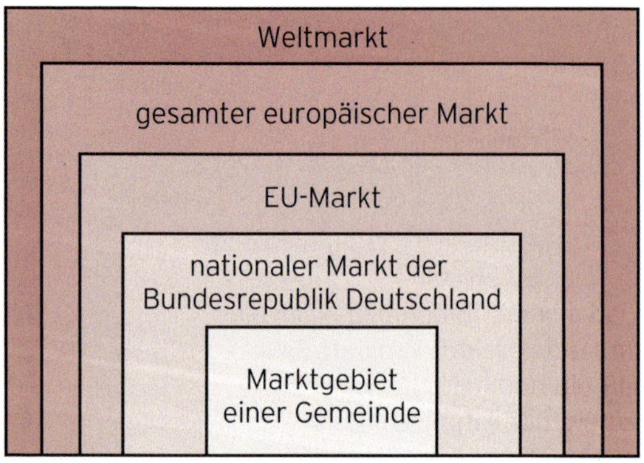

Abb. 2 Räumliche Gliederung der Märkte

Wer hat nun größere Möglichkeiten, durch sein Verhalten den Preis auf dem Markt zu beeinflussen – Anbieter oder Nachfrager? Beobachtet man verschiedene Märkte, z. B. für Kopfsalat, Waschmittel, Flugzeuge, Unfallversicherungen, so ist bald festzustellen, dass

- Kopfsalat von vielen Gärtnern und Landwirten erzeugt und angeboten und von zahlreichen privaten Haushalten, Gaststätten usw. nachgefragt wird,
- Waschmittel und Unfallversicherungen jedoch nur von wenigen Firmen angeboten, aber von vielen Nachfragern nachgefragt werden,
- Flugzeuge von relativ wenig Produzenten angeboten und nur von einigen Unternehmen nachgefragt werden.

Durch diese wenigen Beispiele wird deutlich, dass sich Märkte auch durch die Anzahl der konkurrierenden Anbieter und Nachfrager unterscheiden. Diese können durch unterschiedliche Möglichkeiten die Preise beeinflussen:

Vollständige Konkurrenz (Polypol)
Hier stehen viele Anbieter vielen Nachfragern gegenüber. Diese idealen Bedingungen eines Marktes sind selten gegeben. Keine der beiden Seiten hat hier eine größere Möglichkeit, durch ihr Verhalten den Preis zu beeinflussen. Ein Beispiel hierfür ist die Wertpapierbörse (Aktienmarkt).

Angebotsoligopol
Auf der Anbieterseite finden sich nur wenige Anbieter. Nachfrager sind viele vorhanden. Diese Marktform gilt für viele Industrieerzeugnisse, auch z. B. auf dem Mineralölmarkt oder auf dem Pharmamarkt. Die Gefahr von Preisabsprachen ist auf diesen Märkten sehr groß.

Angebotsmonopol (Monopol)
Einem Anbieter stehen hier viele Nachfrager gegenüber. Der Monopolist kann den Preis weitgehend bestimmen. Er darf jedoch die Preise der „Ersatzprodukte" (Substitutionsgüter) nicht aus den Augen lassen. In Deutschland weit verbreitet sind Monopole unter staatlicher Aufsicht, z. B. Deutsche Bahn AG, Bildungswesen.

Ersatzprodukte
Produkte, die geeignet sind, das ursprüngliche Produkt zu ersetzen.

Nachfrageoligopol und Nachfragemonopol (Monopson)
Ähnlich wie bei der Verhärtung der Angebotsseite können hier die Nachfrager die größere Macht haben, die Preise zu beeinflussen. Nachfrageoligopole sind z. B. große Einzelhandelsketten, die einzelne Hersteller zu großen Preisabschlägen zwingen, weil sie deren Produkte sonst nicht in die Verkaufsregale lassen. Ein Nachfragemonopol besteht z. B. beim Staat als einzigem Nachfrager nach Rüstungsgütern.

AUFGABEN

1 Nennen Sie Märkte, auf denen Sie als Anbieter oder Nachfrager auftreten.

2 Woran erkennen Sie, dass jeden Tag neue Märkte entstehen?

3 Was ist allen Märkten gemein?

4 Nennen Sie die Marktform für folgende Märkte: Benzinmarkt, Informationstransportmarkt, Lebensmittelmarkt.

5 Wodurch kann der Zugang zu einem Markt beschränkt sein?

6 Welche Marktform ist hier skizziert?

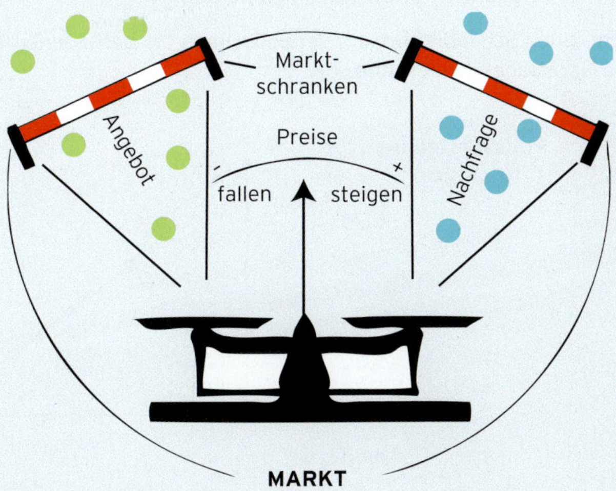

1.2 Preisbildung

1.2.1 Angebot und Nachfrage

Um die Preisbildung zu verstehen, wird wieder der Wochenmarkt betrachtet, und zwar als Erstes die Anbieterseite. Viele Händler kommen auf den Markt und bieten viele Produkte an, als Beispiel wird im Folgenden der Markt für Frischhühner betrachtet. Der Einfachheit halber sollen diese alle dasselbe Gewicht und dieselbe Qualität haben (diese Faktoren sind weiter unten noch einmal von Bedeutung). Die verschiedenen Anbieter haben auf Grund ihrer Kosten (z. B. Hühnerhaltung, Transport, Standgebühren, Personal) und Gewinnerwartungen auch unterschiedliche Preisvorstellungen, wenn sie auf den Markt fahren.

Von diesen Preisvorstellungen lässt sich eine Tabelle ableiten, aus der hervorgeht, wie viele Frischhühner bei bestimmten erwarteten Preisen angeboten würden. Man beachte: Anbieter mit einer Preiserwartung von 4,80 € würden natürlich auch zu einem höheren Preis verkaufen.

Die Tabelle lässt sich in ein Schaubild fassen. Die Verbindung der Punkte bezeichnet man als Angebotskurve (→ Abb. 1).

Angebotene Gesamtmenge (Stück)	Erwartete Preise (€/Stück)
5	4,80
8	4,90
12	5,00
16	5,10
20	5,20
23	5,30

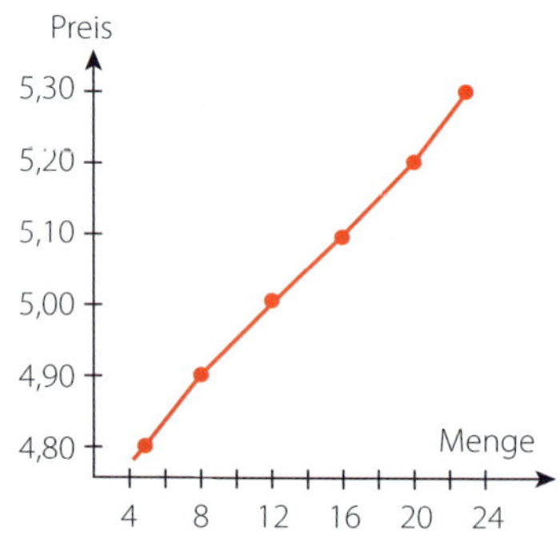

Abb. 1 Angebotskurve

Man erkennt: Bei einem niedrigen Preis wird nur wenig Ware angeboten. Bei einem hohen Preis wird jedoch viel Ware angeboten.

Diese Preiserwartungen der Anbieter treffen nun auf die Preisvorstellungen der Nachfrager, die von vielen Überlegungen abhängen, z. B.: Was kosten alternative Produkte wie Rind- oder Schweinefleisch? Was habe ich, hat die Familie schon lange nicht mehr gegessen?

Von der Preiserwartung lässt sich wieder eine zweite Tabelle ableiten, aus der hervorgeht, wie viele Frischhühner bei einem bestimmten Preis nachgefragt würden. Man beachte: Nachfrager mit einer Preiserwartung von 5,30 € zahlen natürlich auch gerne weniger.

Die Tabelle lässt sich wieder in ein Schaubild fassen. Verbindet man die gefundenen Punkte miteinander, ergibt sich die Nachfragekurve (→ Abb. 2).

Nachgefragte Gesamtmenge (Stück)	Preisvorstellung (€/Stück)
2	5,30
6	5,20
8	5,10
12	5,00
16	4,90
20	4,80

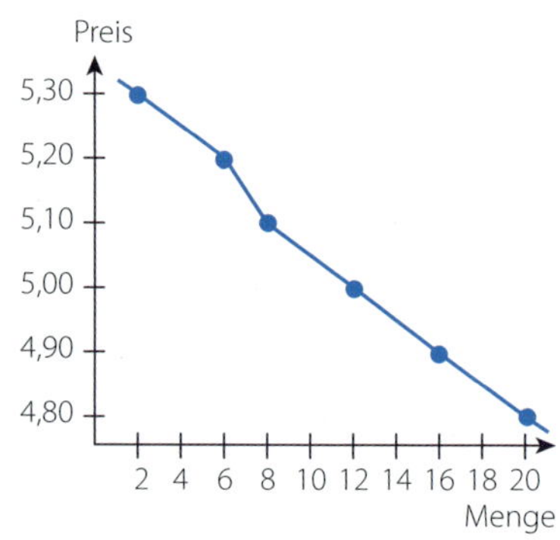

Abb. 2 Nachfragekurve

Man erkennt: Bei einem hohen Preis ist die nachgefragte Menge gering. Bei einem niedrigen Preis ist die nachgefragte Menge hoch.

Bei den beiden Kurven handelt es sich um sogenannte typische Verläufe. Diese sehen anders aus, wenn z. B. die Kunden (Nachfrager) ein Gut zu jedem Preis kaufen würden (absolut lebensnotwendiges Gut) oder die Händler (Anbieter) trotz sinkender Preise ihr Angebot erhöhen (Anbieter haben starke Einkommenseinbußen erlitten). Bringt man die Nachfrager- und Anbietervorstellungen nun in **einem** Schaubild zusammen, erkennt man, dass sich die Kurven schneiden (→ Abb. 1).

Im Schnittpunkt der Angebots- und Nachfragevorstellungen liegt der sogenannte Gleichgewichts- oder besser der **Wettbewerbspreis**. Zu diesem Preis wird auf dem Markt der größte Umsatz erzielt. Der Umsatz ist die umgesetzte Menge mal dem Preis, z. B. zwölf Frischhühner zu 5,00 € ergeben einen Umsatz von 60,00 €. Bei jedem anderen Preis ist der Umsatz geringer. Die Preise tendieren auf den Märkten zu diesem Wettbewerbspreis.

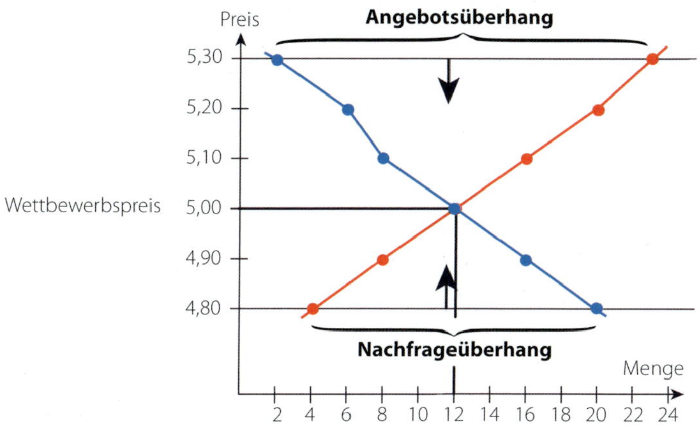

Abb. 1 Bildung des Wettbewerbspreises

Nehmen wir in unserem Beispiel den Preis von 5,30 € an, so erkennt man einen Angebotsüberhang. Dieser Angebotsüberhang drückt auf die Preise, d. h., er bewegt sich auf den Wettbewerbspreis zu. Nimmt man einen niedrigeren Preis als den Wettbewerbspreis an, sieht man, dass ein Nachfrageüberhang besteht. Ist die nachgefragte Menge größer als die angebotene Menge, ziehen die Preise an. Das bedeutet, dass sich die Preise ebenfalls auf den Wettbewerbspreis zubewegen. Angebot und Nachfrage bestimmen den Preis auf einem Markt. Hohe Preiserwartungen locken viele Anbieter an, Nachfrager schrecken sie jedoch ab. Niedrige Preiserwartungen halten Anbieter fern, Nachfrager werden jedoch angezogen. Die Abstimmung der Erwartungen erfolgt über den sich bildenden Wettbewerbspreis.

AUFGABE

Auf dem Salatmarkt gibt es zwei Anbieter, die bereit sind, den Salatkopf für 0,50 € zu verkaufen. Drei Anbieter wollen 0,70 € für ihren Salat. Vier Anbieter wollen ihren Salat nicht unter 0,90 € abgeben. Drei Anbieter würden ihren Salat für 0,60 € verkaufen. Sie und zwei weitere Kunden sind nur bereit, 0,60 € für einen Salat zu bezahlen. Drei Nachfrager würden nur 0,50 € für einen Salat bezahlen. Zwei Kundinnen wären selbst bei einem Preis von 0,90 € noch willens zu kaufen. Zwei Nachfragern ist der Salat maximal 0,70 € wert. Vier Nachfrager würden auch 0,80 € bezahlen.

a Zeichnen Sie die Angebots- und Nachfragekurve für diesen Salatmarkt: Jeder Anbieter bietet nur einen Kopf Salat an, jeder Nachfrager fragt nur einen Kopf Salat nach.
b Beweisen Sie, dass eine Tendenz zum Gleichgewichtspreis besteht.
c Zu welchem Preis ist der Umsatz am größten?

1.2.2 Voraussetzungen des Preisbildungsmodells

Zu Beginn des Kapitels 1.2.1 wurden besondere Voraussetzungen für das Beispiel gemacht. Diese sollen noch etwas unter die Lupe genommen und ergänzt werden. Das Beispiel spielte sich auf einem sogenannten vollkommenen Markt ab. Voraussetzungen für solche vollkommenen Märkte sind:

- **Homogenitätsbedingung:** Es wurde unterstellt, dass es sich um Hühner gleicher Qualität und von gleichem Gewicht handelte. Man müsste noch ergänzen, dass z. B. keine besondere Verpackung vorhanden war oder keine Werbung stattfand.
- **vollständige Konkurrenz:** Es gibt viele Anbieter und viele Nachfrager auf dem Markt.
- **freies Zutrittsrecht:** Anbieter und Nachfrager haben ein Recht auf Eintritt in den Markt und werden nicht beschränkt.
- **Markttransparenz:** Anbieter und Nachfrager kennen ihre Preiserwartungen untereinander.
- **fehlende Präferenzen**: Kein Nachfrager geht zu einem Anbieter, weil er dort z. B. besser oder schneller bedient wird oder weil der Verkaufsstand des Anbieters an seinem Spazierweg oder neben seiner Haustür steht.
- Der Staat greift nicht in den Preisbildungsprozess ein.

Schon bei dieser unvollständigen Aufzählung merkt man, dass es sich um ein **Modell der Preisbildung** handeln muss. Dennoch bleiben diese allgemeinen Merksätze bestehen. Für die Realität bleibt festzuhalten, dass der Preis offenbar nicht das einzige Entscheidungskriterium für Anbieter und Nachfrager ist. Geht ein Anbieter auf einen Markt, bewirbt er sich bei den Nachfragern nicht nur mit seinem Produkt und dessen Preis, sondern auch z. B. mit:

- Werbetafeln
- Zusatznutzen des Produktes
- freundlicher Bedienung
- Standort des Ladens
- Fachgespräch
- Stückelung des Produktes
- Verpackung

Diese Liste lässt sich beliebig fortführen. Jeden Tag entdecken Anbieter neue solcher „Wettbewerbsaktionsparameter". Auch der Nachfrager sucht auf dem Markt nicht bei irgendeinem Anbieter nur ein Produkt zu einem Preis, sondern achtet auch auf folgende Kriterien:

- umweltfreundlich verpacktes Produkt
- Form und Farbe des Produktes
- freundliche, schnelle Bedienung
- Neuartigkeit
- Produkt, das ihm beim Konsum „mehr" bringt
- Kauf des Produktes muss ein Erlebnis sein

Auch diese Liste lässt sich weiter fortführen. Selbst bei ein und demselben Nachfrager ändert sie sich im Laufe des Tages, je nachdem welches Produkt er nachfragt. Anbieter und Nachfrager bewirken mit diesen Überlegungen bewusst oder unbewusst eine Ausschaltung des reinen Preisbildungsmodells.

Letztlich müssen sie aber über den Preis zusammenfinden.

AUFGABEN

1 Nennen Sie Bedingungen, die den Preisbildungsprozess in seiner reinen Form stören.

2 Auf welchen Märkten erfolgt die Preisbildung nicht nach dem Modell des vollkommenen Marktes?

3 Wie erfolgt die Preisbildung auf folgenden Märkten: Markt für Arzneimittel, Markt für ärztliche Behandlung, Markt für Blumen, Markt für DVDs, Markt für Snowboards, Markt für Gütertransport, Markt für Smartphones?

2 Die Soziale Marktwirtschaft der Bundesrepublik Deutschland

Der Begriff „Soziale Marktwirtschaft" wurde von Alfred Müller-Armack, einem Wirtschaftswissenschaftler, geprägt. Grundlegende Gedanken dazu machten sich auch der Wirtschaftswissenschaftler Walter Eucken und der spätere Bundeskanzler Ludwig Erhard (→ Abb. 1), der die Idee der Sozialen Marktwirtschaft in der Bundesrepublik vorantrieb. Man wollte die individuellen Freiheiten der freien Marktwirtschaft ohne ihre negativen Auswüchse verwirklichen. Die freie Marktwirtschaft wird zugunsten der sozialen Gerechtigkeit und der allgemeinen Sicherheit durch die Eingriffe des Staates eingeschränkt. Im Grundgesetz hat die Wirtschaftsordnung keinen direkten Niederschlag gefunden. Man findet lediglich eine Andeutung in Artikel 20: „Die Bundesrepublik Deutschland ist ein demokratischer und sozialer Rechtsstaat."

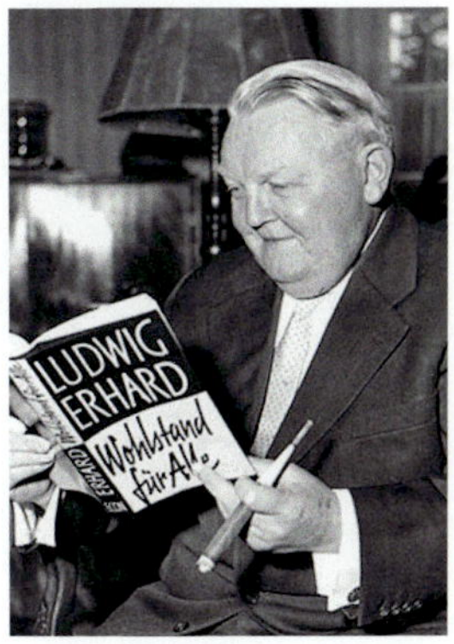

Abb. 1 Ludwig Erhard (1897-1977)

Die Soziale Marktwirtschaft ist demnach kein starres, definiertes System. Sie kann und muss sich weiterentwickeln können, um sich veränderten Lebensgewohnheiten und Regeln des Zusammenlebens von Menschen anzupassen.

Ordnungspolitik als Aufgabe des Staates

Entsprechend den eigenen Erfahrungen lag den Vätern der Sozialen Marktwirtschaft insbesondere die Wettbewerbspolitik sehr am Herzen. Keine Marktwirtschaft funktioniert, wenn es den Wettbewerb nicht gibt. Deswegen lag ihnen viel an einem strengen Kartellgesetz, welches den Unternehmen Absprachen untersagte und Monopole verhindern sollte. Seit 1957 gibt es dafür ein spezielles Gesetz, das Gesetz gegen Wettbewerbsbeschränkungen (GWB).

Kartell
Zusammenschluss selbstständiger Unternehmen zur Beschränkung des Wettbewerbs untereinander.

Auch sonst sollte der Wettbewerb gegen Auswüchse und Missbrauch geschützt werden, z. B. durch das Gesetz gegen den unlauteren Wettbewerb (UWG). Ebenso sollte der Staat den rechtlichen und institutionellen Rahmen der Wirtschaft garantieren.

Sozialpolitik als Aufgabe des Staates

Der Staat soll wirtschaftlich Schwachen eine „angemessene Teilhabe am wirtschaftlichen Fortschritt" ermöglichen. Die Risiken des Lebens werden in einem kollektiven Sozialversicherungssystem aufgefangen. Einen Ausgleich zwischen wirtschaftlich Schwachen und wirtschaftlich Starken versucht der Staat durch bestimmte Gesetze zu regeln, z. B.

- Lohn- und Einkommensteuergesetz (Progression, Freibeträge),
- Bundeskindergeldgesetz,
- Sozialgesetze (SGB),
- Sparprämiengesetze.

Ebenso werden Arbeitnehmer in Betrieben durch zahlreiche Gesetze geschützt und ihre Mitarbeit bei betrieblichen Entscheidungen gewährleistet.

Die Sozialpolitik soll zugleich die Leistungsfähigkeit der Wirtschaftsordnung erhalten bzw. wiederherstellen sowie die Leistungsbereitschaft fördern und ermutigen.

Gesamtwirtschaftliche Verantwortung des Staates

Diese politische Aufgabe bewegt sich in drei Spannungsfeldern:

- **Spannungsfeld individuelle Freiheit – soziale Gebundenheit:** Der Staat greift in die individuelle Konsumfreiheit ein, wenn die Belastung der Gesellschaft zu groß ist (Alkohol, umweltschädigende Erzeugnisse). Der Staat greift in das Privateigentum ein, denn Eigentum verpflichtet (z. B. Mitbestimmung im Unternehmen, Enteignung). Die Gewerbefreiheit ist durch Auflagen des Staates zum Schutz der Bürger eingeschränkt (z. B. Handwerksmeisterprüfung, Hygieneverordnungen, Ansiedlung von Betrieben, die gefährliche Güter produzieren). Die Vertragsfreiheit ist durch zahlreiche Gesetze, insbesondere zum Schutz des Verbrauchers, eingeschränkt, z. B. Bestimmungen zur Regelung der allgemeinen Geschäftsbedingungen, GWB, Reisevertragsgesetz.

- **Spannungsfeld Bedarfs- und Leistungsprinzip (soziale Absicherung und Eigenverantwortung):** Soll ein Mensch für seinen Lebensunterhalt so viel erhalten, wie er braucht, oder soll auch das von seiner Leistung abhängen? Zum Beispiel: Ausbildungsförderung von Studenten ohne Rücksicht auf ihre Leistungen? Soll der Staat bei Krankheit alle Kosten übernehmen? Oder soll der Einzelne an seinen Krankheitskosten beteiligt werden?
- **Spannungsfeld direkte Steuerung und Marktwirtschaft:** Soll die Konjunktur den Regeln des Marktprozesses unterworfen werden? Seit den 1960er Jahren greift der Staat in Deutschland durch Investitionsförderprogramme bzw. Beschäftigungsförderungsprogramme sowie Geld- und Fiskalpolitik in das Wirtschaftsgeschehen ein, um negative Auswirkungen von Konjunkturausschlägen zu dämpfen. Soll der Staat bestimmte Strukturen erhalten? Oder soll er sie dem Markt opfern? Auch hier greift der Staat seit den 1960er Jahren durch seine Strukturpolitik ein. Gefährdete Industriezweige werden durch Subventionen erhalten, z. B. damals: Kohlepfennig zur Erhaltung des Steinkohleabbaus. Wirtschaftlich benachteiligte Gebiete erhalten Steuervergünstigungen, um die Neuansiedlung von Betrieben zu fördern. Branchen, die eine große Zukunft erwarten lassen, werden ebenfalls staatlich gefördert. Vom Staat für besonders wichtig erachtete Branchen werden gleichfalls unterstützt, z. B. Solarindustrie (um Atomkraft zu ersetzen), Werftindustrie, Stahlindustrie, Landwirtschaft.

Gerade die in den Spannungsfeldern angesprochenen Bereiche sind tatsächlich spannungsgeladen. Auf der einen Seite werden zunehmend weitere Staatseingriffe gefordert, weil die vorhandenen angeblich nicht ausreichen. Auf der anderen Seite fordert man den Abbau von Staatseingriffen, weil gerade sie es sind, die die Probleme erst schaffen oder größer machen.

AUFGABEN

1 Wie heißt die Wirtschaftsordnung der Bundesrepublik Deutschland?

2 Nennen Sie Gesetze, die den Begriff „sozial" deutlich machen.

3 Vergleichen Sie die beiden Grafiken:
- **a** Woran erkennen Sie als Auszubildende, dass das soziale Netz so viel kostet?
- **b** Weshalb betragen Ihre Abzüge bei der Lohnabrechnung weniger als 39,7 %, wie in der Grafik behauptet?
- **c** Weshalb ist die Abgabenlast in der Schweiz so gering?

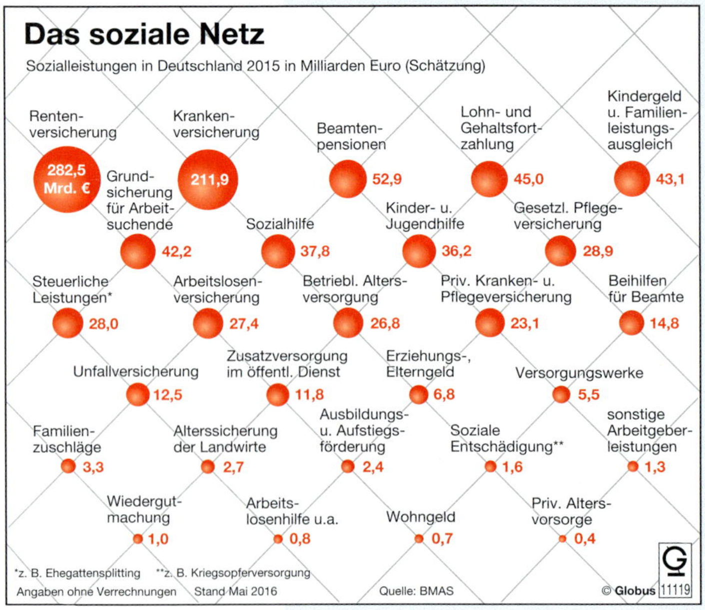

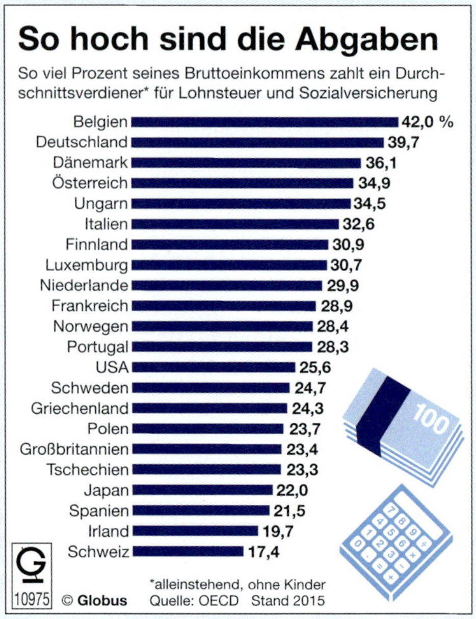

3 Umsetzung der Sozialen Marktwirtschaft in der BRD

3.1 Das Stabilitätsgesetz

Schon 1967 wurden im Gesetz zur Förderung der Stabilität und des Wachstums der Wirtschaft (Stabilitätsgesetz) Bund und Länder auf vier Ziele verpflichtet: das **magische Viereck** aus
- Vollbeschäftigung,
- Preisstabilität,
- angemessenem Wirtschaftswachstum und
- außenwirtschaftlichem Gleichgewicht.

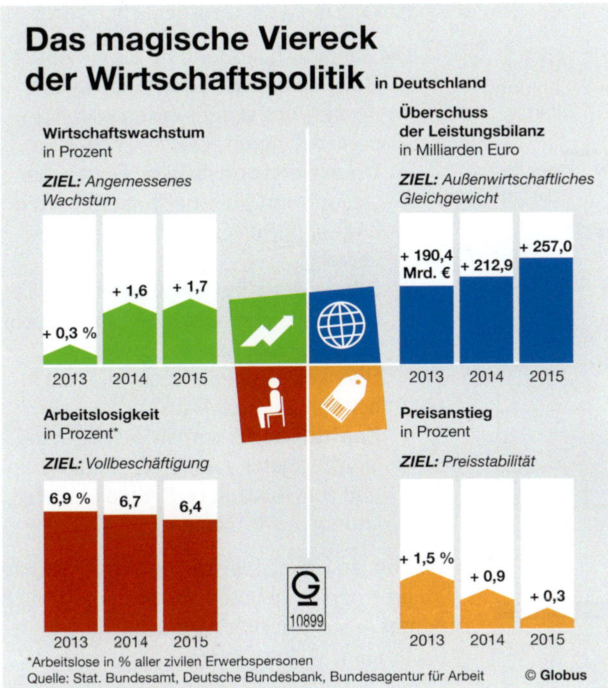

Die „Magie" besteht darin, alle Ziele gleichzeitig zu verwirklichen. Dies ist nahezu unmöglich, weshalb es in der Praxis immer dazu kommt, dass einem oder zwei Zielen Vorrang eingeräumt wird. Das führt dann häufig zu einer erheblichen Vernachlässigung eines oder mehrerer anderer Ziele.

Zusätzlich lassen sich leicht weitere wirtschaftspolitische Ziele finden. Kritiker behaupten hier: Staatlicher Interventionismus ist expansiv, d. h., hat der Staat erst einmal eingegriffen, folgen notwendigerweise weitere Eingriffe. Das ursprüngliche Viereck wird dann zum Vieleck.

3.1.1 Vollbeschäftigung

Der Zustand einer totalen Vollbeschäftigung ist in einer Volkswirtschaft unerreichbar. In einem gewissen Umfang muss stets mit Arbeitslosigkeit gerechnet werden. Laufend kündigen Mitarbeiter, um sich beruflich zu verbessern oder wegen Wohnungswechsels. Ebenso müssen Unternehmen auf Grund von Insolvenzen aufgeben oder Mitarbeitern wird wegen schlechter Leistung gekündigt.

Man spricht von einer „friktionellen Arbeitslosigkeit". Sie beträgt nach Schätzungen ca. 2 % aller arbeitswilligen und arbeitsfähigen Personen (Arbeitslosenquote). Liegt die Arbeitslosenquote zwischen 2 und 3 % bzw. bewegt sich die Zahl der offenen Stellen in derselben Höhe wie die Zahl der Arbeitslosen, kann man das Ziel Vollbeschäftigung als erreicht betrachten.

3.1.2 Preisstabilität

Darunter ist zu verstehen, dass die Preise im allgemeinen Durchschnitt weder steigen (Inflation) noch fallen (Deflation). Die Preise werden heute als verhältnismäßig stabil angesehen, wenn sie durchschnittlich nicht mehr als 1 bis 2 % jährlich steigen. Sowohl steigende als auch sinkende Preise können gravierende Folgen haben. Gemessen wird die Preisstabilität am Lebenshaltungskostenindex, der monatlich und jährlich vom Statistischen Bundesamt veröffentlicht wird.

3.1.3 Angemessenes Wirtschaftswachstum

In einer Volkswirtschaft wird das Wirtschaftswachstum an der Entwicklung des realen Bruttoinlandsproduktes gemessen. Als angemessen bezeichnete man lange Zeit ein Wachstum zwischen 2 und 4 %.

Ob man durch das Wachstum des Inlandsproduktes den Lebensstandard der Menschen steigern kann, wird auch kritisch gesehen. Zudem trifft man heute auf die Meinung, dass der Staat „Wirtschaftswachstum als Ziel" überhaupt nicht verfolgen kann. Letzten Endes ergibt sich dieses Ziel aus den Handlungen und dem Willen der Menschen eines marktwirtschaftlich orientierten Landes. Häufig wird es missbraucht, um das Ziel Vollbeschäftigung zu erreichen.

3.1.4 Außenwirtschaftliches Gleichgewicht

Dieses Ziel ist dann erreicht, wenn die Einnahmen und Ausgaben aus dem Wirtschaftsverkehr mit dem Ausland sich die Waage halten: Die Zahlungsbilanz muss dazu ausgeglichen sein.

Aktivsaldo
Von Aktivsaldo spricht man, wenn die Exporte größer sind als die Importe.

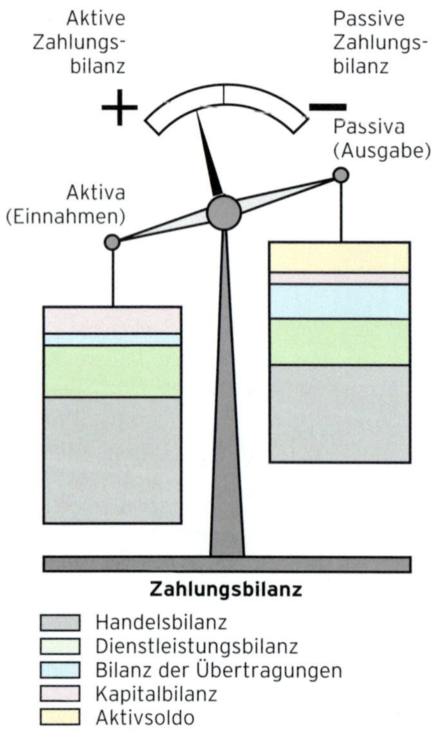

Abb. 1 Zusammensetzung der Zahlungsbilanz

Die Zahlungsbilanz enthält die (→ Abb. 1)

- **Handelsbilanz:** Gegenüberstellung der ein- und ausgeführten Waren (Export und Import, Aktivsaldo),
- **Dienstleistungsbilanz:** Gegenüberstellung von Dienstleistungsexporten und -importen (z. B. Transport, Reiseverkehr),
- **Bilanz der Übertragungen:** enthält unentgeltliche Leistungen an und vom Ausland (z. B. Renten, Pensionen, Überweisungen der ausländischen Arbeitnehmer nach Hause),
- **Kapitalbilanz:** enthält die kurz- und langfristigen Kapitalbewegungen zum und vom Ausland (z. B. Kredite, Beteiligungen, Wertpapiere).

Können beispielsweise deutsche Produkte preiswert angeboten werden, kauft auch das Ausland verstärkt ein, d. h., die Exporte steigen.

Die im Inland vorhandene Gütermenge nimmt ab. Die Nachfrage nach Euro auf den Devisenmärkten steigt. Dadurch kann es leicht zu inflationären Tendenzen kommen.

Kaufen wir umgekehrt im Ausland stärker ein, steigen die Importe und ausländische Produkte verdrängen die heimischen. Betriebsschließungen, Insolvenzen und Arbeitslosigkeit können die Folge sein. Aus diesen Gründen sollten sich Exporte und Importe eines Landes entsprechen.

3.1.5 Weitere Ziele

Staatsquote
Anteil der staatlichen wirtschaftlichen Aktivitäten an der gesamten Leistung einer Volkswirtschaft.

Neben den im Stabilitätsgesetz aufgeführten Zielen verfolgt der Staat eine Reihe weiterer Ziele, die auch teilweise in Gesetzen niedergelegt sind.

Kritiker meinen dazu, dass der Staat sich lieber darauf konzentrieren sollte, in allen Bereichen Märkte zu installieren. Das würde automatisch zur Durchsetzung der Ziele führen, die die Bevölkerung will. Die Staatsquote würde sich dadurch verringern.

Umweltschutz

Konsumorientierter technischer Fortschritt und Wirtschaftswachstum haben unsere Umwelt stark angegriffen. Langfristig gefährden und vernichten wir damit unsere natürlichen Lebensgrundlagen. Die Verschmutzung der Luft, der Flüsse und Meere bescheren uns weltweite Klimaveränderungen (Treibhauseffekt), Waldsterben und Artensterben. Das magische Viereck ist deshalb um ein weiteres Ziel zu erweitern: Erhaltung einer lebenswerten Umwelt.

In zahlreichen Gesetzen versucht der Staat, das Erreichen dieses Ziels zu gewährleisten, z. B. Umwelthaftungsrecht, Bundesimmissionsschutzgesetz, Benzin-Blei-Gesetz, Kfz-Steuergesetz, Abwasserschutzgesetze, Waschmittelgesetze, Lärmschutzgesetze, Abfallbeseitigungsgesetz, Förderung regenerativer Energien. Viele Stoffe, die die Umwelt verschmutzen oder die im Verdacht stehen, die Umwelt zu schädigen, wurden verboten, z. B. Asbest, FCKW.

Beim Verbraucher hat sich in den letzten Jahren ein neues **Umweltbewusstsein** entwickelt, das bei den Anbietern dazu führte, dass umweltschädigende Produkte heute kaum noch angeboten werden, weil sie nicht zu verkaufen sind. Der Verbraucher wird in Zukunft auch einen höheren Preis für Produkte zahlen (amerikanische Schätzung: bis 15 %), wenn sie umweltgerecht sind. Der Trend auf dem Agrarmarkt weist ebenfalls in diese Richtung. Das wird auch Rückwirkungen auf die Verpackung der Produkte haben: Recycling ist hier angesagt. Verpackungen der Zukunft müssen wiederverwendbar sein, um die Müllhalden zu entlasten. Neben einer Sozialbilanz werden Unternehmen der Zukunft wohl auch eine Umweltbilanz vorlegen müssen.

Gerechte Einkommens- und Vermögensverteilung

Die Einkommensverteilung vollzieht sich bei uns auf der einen Seite über den Markt nach dem Leistungsprinzip und auf der anderen Seite über den Staat nach dem Sozialprinzip. Ein Großteil der Einkommensverteilung spielt sich in den Verhandlungen zwischen Gewerkschaften und Arbeitgeberverbänden ab. Ob sich daraus eine gerechte Verteilung ergibt, ist zumindest fraglich. Die Gewerkschaften achten darauf, dass die Abstufung in Lohngruppen dem Prinzip der Gerechtigkeit genügt.

Ein Teil der Einkommen wird auch aus Vermögen erzielt (Zins, Dividende, Miete, Pacht). Auch hier strebt der Staat seit Jahren eine gerechtere Verteilung an (z. B. durch das Vermögensbildungsgesetz).
Eingriffe des Staates in die Einkommens- und Vermögensverteilung:

- Progression der Lohn- und Einkommensteuer (d. h., höhere Einkommen werden stärker besteuert)
- Vermögensbildungsgesetz (Haushalte mit geringeren Einkommen können staatlich gefördert Vermögen bilden)
- Arbeitslosengeld II (bedürftige Erwerbsfähige werden vom Staat unterstützt)
- Wohngeld-, Kindergeld-, Elterngeldzahlungen, Ausbildungsförderung usw. enthalten alle eine einkommensabhängige Komponente.

Mit diesen und weiteren Maßnahmen versucht der Staat, die Ergebnisse des Marktes in Richtung Gerechtigkeit zu korrigieren. Das wird heute als ein weiteres wirtschaftspolitisches Ziel angesehen. Kritiker behaupten, dass der Staat damit aussage, dass das Ergebnis des Marktprozesses ungerecht sei. Sie vergleichen den Markt mit einem Spiel (z. B. Fußballspiel). Das Ergebnis ist eine Mischung aus Fleiß, Anstrengung und Zufall oder Glück. Niemand fragt nach einem gerechten Ergebnis, wenn alle fair gespielt und sich an die Regeln gehalten haben. Aufgabe des Staates wäre dann die des Schiedsrichters: Er passt auf, dass sich alle an die genau festgelegten Spielregeln halten. Das Ergebnis dürfe er auf keinen Fall korrigieren. Die, die nicht „mitspielen" können, werden direkt vom Staat unterstützt.

Mitbestimmung der Arbeitnehmer

Auch das ist ein wirtschaftspolitisches Ziel, was insbesondere in den 1970er Jahren stark im Vordergrund stand.

3.1.6 Zielkonflikte

Das Stabilitätsgesetz fordert von Bund und Ländern, die vier wirtschaftspolitischen Ziele gleichzeitig zu erreichen: „Die Maßnahmen sind so zu treffen, dass sie im Rahmen der marktwirtschaftlichen Ordnung gleichzeitig zur Stabilität des Preisniveaus, zu einem hohen Beschäftigungsgrad und außenwirtschaftlichem Gleichgewicht bei stetigem und angemessenem Wirtschaftswachstum beitragen" (§ 1). Bezieht man noch die anderen wirtschaftspolitischen Ziele ein, grenzt es wahrlich an Zauberei, alle Ziele gemeinsam erreichen zu wollen.
Betrachtet man Preisstabilität und Vollbeschäftigung können sich beispielsweise folgende Zielkonflikte ergeben:

- **Bei Arbeitslosigkeit und stabilen Preisen** werden sich Regierung, Parlament und Bundesbank fragen müssen: Soll das Ziel der Preisstabilität ohne Rücksicht auf die hohe Arbeitslosigkeit weiter verfolgt werden?
  - Bei Beharren auf unbedingter Preisstabilität ist es nicht ausgeschlossen, dass die Zahl der Arbeitslosen noch steigt.
  - Wird der Abbau von Arbeitslosigkeit als vordringlich angesehen, so führen Maßnahmen zur Förderung des Konsums und der Investitionen (= Nachfragesteigerung) evtl. zu einem Preisauftrieb.
- **Bei Vollbeschäftigung, aber erheblichen allgemeinen Preissteigerungen** können vorsichtige, gezielte Maßnahmen die Nachfrage dämpfen und die Preissteigerungen allmählich verlangsamen. Zu harte Eingriffe können die Vollbeschäftigung gefährden.

BEISPIEL

Preisstabilität - außenwirtschaftliches Gleichgewicht?
Sind die inländischen Preise relativ stabil, die ausländischen Preise jedoch stark ansteigend, kommt es zu Exportüberschüssen im Inland. Diese Exportüberschüsse führen auf dem Devisenmarkt zu einer verstärkten Euro-Nachfrage. Der Geldumlauf steigt, ohne dass mehr Güter im Inland zur Verfügung stehen. Es kommt zu inflationären Tendenzen („importierte Inflation").

Angemessenes Wirtschaftswachstum - Erhalt einer lebenswerten Umwelt?
Will man ein angemessenes Wachstum des Bruttosozialprodukts erreichen, zeigte sich in der Vergangenheit oft, dass dieses Bemühen mit starker Umweltverschmutzung einherging. Die Forderung lautet deshalb: ein ökologisch verträgliches, angemessenes Wachstum.

Es kann jedoch auch sein, dass sich Ziele nicht ausschließen. Denkt man z. B. an angemessenes Wirtschaftswachstum und Vollbeschäftigung, hat man zwei Ziele, die sich ergänzen.

Grundsätzlich ist es möglich, alle Ziele gleichzeitig anzusteuern. In der Praxis treten jedoch häufig Zielkonflikte auf. Die Regierung wird dann durch politische Entscheidungen das eine oder andere Ziel stärker verfolgen. Kritiker merken an, dass die Regierungen dabei nach einem 4-Jahres-Rhythmus je nach Stimmungslage in der Bevölkerung verfahren. Gleichzeitig soll die Staatsquote gesenkt werden, was nur über größere Privatisierung geht.

AUFGABEN

1 Nennen Sie die Ziele des Stabilitätsgesetzes von 1967.

2 Weshalb wird es als „magisches Viereck" bezeichnet?

3 Wann ist das Ziel Vollbeschäftigung erreicht?

4 Wie kann der Staat das Ziel „angemessenes Wirtschaftswachstum" verfolgen?

5 Weshalb muss das Ziel Umweltschutz auch in den Zielkatalog aufgenommen werden?

3.2 Beeinflussung der Konjunktur

Das Wort Konjunktur wird verwendet, um bestimmte Zustände der Gesamtwirtschaft zu kennzeichnen, z. B. Konjunkturtief, Hochkonjunktur oder Veränderungen, also die Richtung einer gesamtwirtschaftlichen Entwicklung darzustellen, z. B. konjunktureller Ab- oder Aufschwung.

Die Wirtschaft entwickelt sich nicht gleichförmig, sondern in Wellenbewegungen, dem Konjunkturverlauf. Die Phase des Aufschwungs (Expansion) gipfelt in der Hochkonjunktur (Boom). Diese schlägt in einen Abschwung (Rezession) um, der schließlich im Konjunkturtief (Depression) endet. Ein solcher Konjunkturzyklus dauert erfahrungsgemäß 4 bis 8 Jahre (→ Abb. 1).

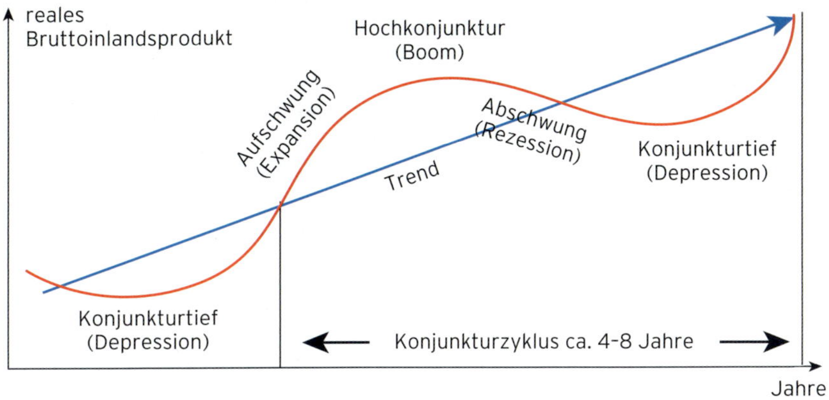

Abb. 1 Ablauf eines Konjunkturzyklus

Daneben gibt es noch kurzfristige Änderungen der Wirtschaftslage, die meist saisonal bedingt sind, z. B. in der Bauindustrie und Gastronomie, sowie langfristige Schwankungen über ca. 20 bis 30 Jahre. Gemessen werden die Schwankungen üblicherweise an der Entwicklung des realen Bruttoinlandsprodukts. In der Tabelle wird deutlich, wie sich die Konjunkturphasen auf Löhne, Gewinne, Nachfrage, Preise, Zinsen usw. auswirken.

	Aufschwung (Expansion)	Hochkonjunktur (Boom)	Abschwung (Rezession)	Konjunkturtief (Depression)
Löhne und Gewinne (real)	steigen anfangs langsam, dann rasch	erreichen Höchststand	beginnen zu fallen	auf Tiefstand, eventuell Verluste
Nachfrage allgemein	steigt anfangs langsam, dann rasch	erreicht Höchststand	fällt anfangs langsam, dann rasch	auf Tiefstand
Preise und Zinssätze	steigen anfangs langsam, dann rasch	erreichen Höchststand	fallen	auf Tiefstand
Produktion	steigt anfangs langsam, dann rasch	erreicht Höchststand	fällt anfangs langsam, dann rasch	auf Tiefstand
Investitionen	steigen anfangs langsam, dann rasch	erreichen Höchststand	gehen anfangs langsam, dann rasch zurück	auf Tiefstand
Beschäftigung	steigt anfangs langsam, dann rasch	erreicht Höchststand (Vollbeschäftigung)	rückläufig (konjunkturell bedingte Entlassungen)	auf Tiefststand (hohe Arbeitslosigkeit)
Steuereinnahmen des Staates	steigen anfangs langsam, dann rasch	erreichen Höchststand	gehen anfangs langsam, dann rasch zurück	auf Tiefstand

3.2.1 Ursachen der Konjunkturphasen

Warum kommt es zu diesen Wellenbewegungen der Konjunktur? Darüber werden viele Theorien gehandelt. Man unterscheidet grundsätzlich verschiedene Indikatoren.
Indikatoren auf der Angebotsseite sind:

- **Gewinnerwartungen der Unternehmer:** Sind diese für die Zukunft positiv, werden sie investieren und es kommt zum Aufschwung.
- **Auftragslage:** Dicke Auftragsbücher regen die Produktion an.
- **Produktionsvolumen** (Kapazitätsauslastung): Sind die Maschinen, Gebäude und Arbeitskräfte ausgelastet?
- **Investitionsfähigkeit:** Sind genügend Kreditmittel zu einem akzeptablen Preis (Zinsniveau) verfügbar?
- **Investitionsbereitschaft:** Ist abhängig von der Gewinnerwartung, auch vom politischen Klima.
- **Kostenentwicklung:** Zeigt sich eine stabile Kostenentwicklung (Rohstoffe, Löhne usw.)?

Ergeben sich für das Unternehmen zu allen Punkten positive Aspekte, kommt es zu keinem Abschwung, sondern zu einem Aufschwung.
Indikatoren auf der Nachfrageseite sind:

- **Einkommen der Arbeitnehmer:** Ohne genügend hohes Einkommen können von der Nachfrage keine Impulse für die Konjunktur kommen.
- **Kauf- und Sparverhalten:** Geben die Nachfrager genügend Geld aus? Oder wird verstärkt gespart und herrscht dadurch nur eine geringe Nachfrage auf dem Markt?
- **Steuerbelastung:** Wird zusätzliches Einkommen durch die Steuer aufgefressen, kann es sich nicht konjunkturfördernd bemerkbar machen.
- **Lohnforderungen:** Einerseits können steigende Löhne die Konjunktur ankurbeln, auf der anderen Seite können Lohnforderungen die Investitionsbereitschaft der Unternehmen negativ beeinflussen.
- **Entwicklung der Binnennachfrage:** Stehen im Inland genügend zufriedenstellende Produkte für die Verbraucher zur Verfügung?

Auch hier ergeben sich aus positiven Aspekten konjunkturbelebende Einflüsse.
Indikatoren auf Angebots- und Nachfrageseite sind:

- **Preisentwicklung:** Stark gestiegene Preise zehren gestiegene Einkommen auf. Das führt zu Lohnforderungen und senkt die Investitionsbereitschaft. Das Preisniveau sollte deshalb möglichst stabil sein.
- **Beschäftigungsniveau:** Hohe Arbeitslosigkeit bedeutet Einkommensausfall und sinkende Nachfrage. Die Gewinnerwartungen der Unternehmen sind gering. Die Vollbeschäftigung sollte möglichst gegeben sein.
- **Außenhandel:** Hohe Importe bedeuten Nachfrage nach ausländischen Produkten. Das geht auf Kosten der heimischen Industrie und bedeutet für sie Nachfrageausfall, sinkende Gewinnerwartung und damit Abschwung. Importe und Exporte sollten deshalb möglichst ausgeglichen sein.
- **Wirtschaftswachstum:** Wächst das Sozialprodukt, wächst der materielle Wohlstand (Lebensstandard?), die Menschen sind zufrieden, der Prozess unterstützt sich selbst.

Hinzu kommen sicherlich auch noch die allgemeinen Aussichten für die Zukunft, Vermutungen, Spekulationen. Damit ergibt sich eine Aufgabe für die Politik zur Förderung des Aufschwungs: Rede vom Aufschwung, auch wenn er noch nicht da ist.

Je nachdem welcher Theorie man anhängt, gewichtet man einzelne Seiten und Faktoren stärker.

AUFGABEN

1 Was versteht man unter „Konjunktur"?

2 Beschreiben Sie allgemein einen Konjunkturzyklusverlauf.

3.2.2 Instrumente zur Beeinflussung der Wirtschaft

Welche Maßnahmen können ergriffen werden, um die starken Wellenbewegungen der Konjunktur zu dämpfen? Grundsätzlich müssen alle Maßnahmen, die der Staat zur Verhinderung großer Ausschläge der Konjunktur ergreift, **antizyklisch** sein. Das bedeutet, dass bei einem herannahenden Aufschwung für eine Dämpfung der Konjunktur gesorgt werden muss. Bei einem drohenden Abschwung müssen Maßnahmen zur Konjunkturförderung ergriffen werden (→ Abb. 1).

antizyklisch
gegen den Zyklus

Der Staat kann das mit einer Ein- und Ausgabenpolitik versuchen, die man auch Fiskalpolitik nennt.

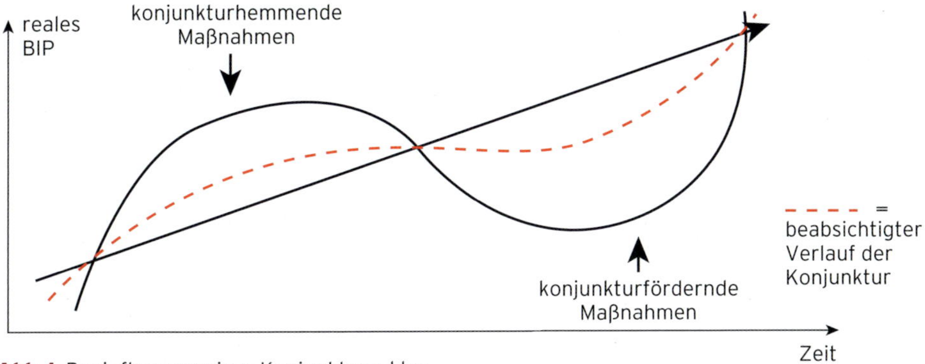

Abb. 1 Beeinflussung eines Konjunkturzyklus

Konjunkturfördernde Maßnahmen des Staates

Bei einer beginnenden Rezession versucht der Staat, die Wirtschaft anzukurbeln (die Konjunktur zu fördern). Dazu bieten sich ihm folgende Möglichkeiten:

- öffentliche Aufträge an die Wirtschaft, z. B. Bau von Straßen, Brücken, öffentlichen Gebäuden
- Steuersenkungen, z. B. Senkung der Lohn- und Einkommensteuer, um die private Nachfrage anzukurbeln
- Verbesserte Abschreibungsmöglichkeiten für Unternehmen heben die Investitionsbereitschaft
- Investitionsförderung durch steuerliche Begünstigung oder günstige Staatskredite
- öffentliche Zuschüsse (Subventionen) einführen oder erhöhen (z. B. Kindergeld, Wohngeld, Förderung des Wohnungsbaus, Förderung der Stahlindustrie, Sonderprogramme für bestimmte Regionen)
- Auflösung von Konjunkturausgleichsrücklagen (in der Hochkonjunktur stillgelegte Einnahmen des Staates)

Konjunkturhemmende Maßnahmen

Es handelt sich meist um den Gegensatz zu den vorher genannten Maßnahmen:

- Öffentliche Aufträge werden eingeschränkt oder „auf die lange Bank geschoben".
- Steuern werden erhöht oder der eingebaute Erhöhungsmechanismus (Progression der Lohn- und Einkommensteuer) wird nicht nach unten korrigiert.
- Die Abschreibungsmöglichkeiten werden stark eingeschränkt.
- Investitionen werden nicht mehr gefördert.
- Öffentliche Zuschüsse werden abgeschafft oder eingeschränkt.
- Stilllegung von Einnahmen (Konjunkturausgleichsrücklage).

Probleme der Fiskalpolitik

Grundsätzlich ist es für den Staat leichter, konjunkturbelebende Maßnahmen zu beschließen, da er hiermit fast überall in der Wirtschaft auf Zustimmung stößt. Problematisch sind aber insbesondere die Finanzierung und das Maß der Förderung. Wird über zusätzliche Staatskredite gefördert, erhöht sich die Staatsverschuldung mit Belastung der kommenden Generationen.

Außerdem treibt die zusätzliche staatliche Kreditnachfrage die Zinsen in die Höhe. In Erwartung der kommenden Hochkonjunktur sollen die Kredite über die erhöhten Steuereinnahmen dann wieder zurückgezahlt werden.

Konjunkturdämpfende Maßnahmen sind politisch meist schwer durchsetzbar. Bestimmte Ausgaben können nur schwer gekürzt, geschweige denn abgeschafft werden. So sind Personalausgaben des Staates kaum zu kürzen, bei öffentlichen Leistungen ist dies ebenfalls sehr schwierig.

Ein weiterer wichtiger Faktor ist das Timing. Wann soll der Staat die genannten Maßnahmen einsetzen? Wer kann genau sagen, in welcher Phase der Konjunktur man sich gerade befindet? Da man das erst hinterher genau weiß, muss man versuchen, den richtigen Zeitpunkt für die Maßnahmen vorsichtig zu finden, zudem sie meist erst nach einer gewissen Zeit (Timelag) wirken.

Ein letzter nicht minder wichtiger Faktor ist die Politik der Europäischen Zentralbank. Da sie in ihren Entscheidungen autonom ist, muss der Staat darauf achten, sich mit ihr abzustimmen. Ihre Geld- und Kreditpolitik muss mit den Maßnahmen des Staates koordiniert sein.

Häufig werden durch fiskalpolitische Zielsetzungen die Ziele des magischen Vierecks gestört.

AUFGABEN

1 Lesen Sie den folgenden Auszug aus dem Konjunkturbericht einer Tageszeitung:

> Im neuesten Monatsbericht des Bundeswirtschaftsministeriums heißt es, die wirtschaftliche Aufwärtsentwicklung habe auch im Sommer angehalten, Produktion und Auftragslage der Industrie hätten weiter deutlich zugenommen.
> Mehr als positiv wird auch das „Stimmungsbild" bei den Unternehmen bezeichnet, und die günstigen Aspekte betreffen sowohl den Arbeitsmarkt als auch die Preisentwicklung und den Außenhandel. ... Auf dem Arbeitsmarkt spricht der Lagebericht von einem Anhalten der leichten konjunkturellen Erholungstendenzen, was sich im Rückgang der Arbeitslosenzahl im September und in der Tatsache ausdrückte, dass die saisonübliche Zunahme von Kurzarbeit diesmal geringer ausfiel als in den letzten fünf Jahren. ...
> Die Erholung der Wirtschaft hat sich auch nach Ansicht des Deutschen Sparkassen- und Giroverbandes im 3. Quartal dieses Jahres mit verhaltenem Tempo fortgesetzt. Dabei stütze sich die konjunkturelle Belebung allerdings weiterhin vor allem auf den Export. Mehr und mehr trügen aber auch die gestiegenen Investitionen zum positiven Gesamtergebnis bei. Mittelfristig könne sich die Bundesrepublik Deutschland jedoch nicht darauf verlassen, dass die Konjunktur im Wesentlichen vom Export angetrieben wird. Vielmehr müsse die Binnennachfrage zukünftig wieder stärker zum gesamtwirtschaftlichen Wachstum beitragen. Erste Ansätze hierfür seien bereits zu erkennen.

a Wie entwickelte sich die Konjunktur?
b Was war dafür ausschlaggebend?
c Wie kann die Nachfrage (Binnennachfrage) zur Konjunkturförderung beitragen?

2 Nennen Sie Maßnahmen des Staates, die wie folgt wirken:
a konjunkturfördernd
b konjunkturdämpfend

3 Welche staatliche Instanz kann die Investitionsfähigkeit beeinflussen?

3.3 Das Sozialprodukt als Messgröße der gesamtwirtschaftlichen Lage

BEISPIEL

Drei Bäcker aus verschiedenen Ländern streiten sich, wer den größten Kuchen gebacken hat. Leider haben alle drei dasselbe Problem: Der Kuchen ist bereits weg und man kann ihn deshalb nicht mehr sehen.

Der erste Bäcker beschreibt seinen Kuchen: Mein Kuchen war so groß, dass mir sogar neben dem Handwerk die Industrie geholfen hat, ihn zu backen. Auch der Dienstleistungsbereich hat uns stark geholfen. Sogar Handel, Verkehr und der Staat sowie die Landwirtschaft haben beim Backen mitgewirkt. Ausländische Bäcker haben ebenfalls zu einem kleinen Teil mit Importstückchen ausgeholfen. Der Kuchen hat Tausende gekostet – uns geht es gut!

Der zweite Bäcker berichtet: Von meinem Kuchen haben massenhaft Privatverbraucher gegessen. Auch Unternehmen und der Staat haben sich große Stücke genommen. Einen Riesenhappen konnten wir noch an das Ausland verkaufen. Uns geht es viel besser!

Der dritte Bäcker: Durch das Backen meines Kuchens konnte ich meinen Angestellten gute Löhne und Gehälter zahlen. Ich kann jetzt endlich einen neuen Backofen kaufen. Auch habe ich noch einen beachtlichen Gewinn gemacht. Selbst an den Staat konnte ich davon noch Steuern zahlen. Uns geht es am besten!

Die Schilderungen der drei Bäcker, wie groß die Kuchen waren, die sie in der Vergangenheit gebacken haben, sind vergleichbar mit dem Bericht über das Sozialprodukt eines Landes. Als Sozialprodukt bezeichnet man alle Sachgüter, Dienstleistungen und Rechte (Patente und Lizenzen), die ein Land in einem Jahr produziert hat.

Damit alles miteinander verglichen werden kann, bewertet man es in Geldeinheiten, in der Bundesrepublik Deutschland in Euro, international meist in Dollar. Häufig spricht man deshalb auch vom Bruttoinlandsprodukt zu Marktpreisen. „Sozial“ bedeutet in diesem Zusammenhang so viel wie „Gemeinschaft“. „Produkt“ bedeutet so viel wie „Ertrag“. Man kann also auch vom gemeinschaftlichen Ertrag eines Landes in einem Jahr, ausgedrückt in der Landeswährung, sprechen. Im Jahr 1993 wurde die Berechnung auf das „Bruttoinlandsprodukt“ umgestellt. Es wird nur noch zusammengerechnet, was **innerhalb** der Landesgrenzen erzeugt wird.

3.3.1 Nominales und reales Bruttoinlandsprodukt (BIP)

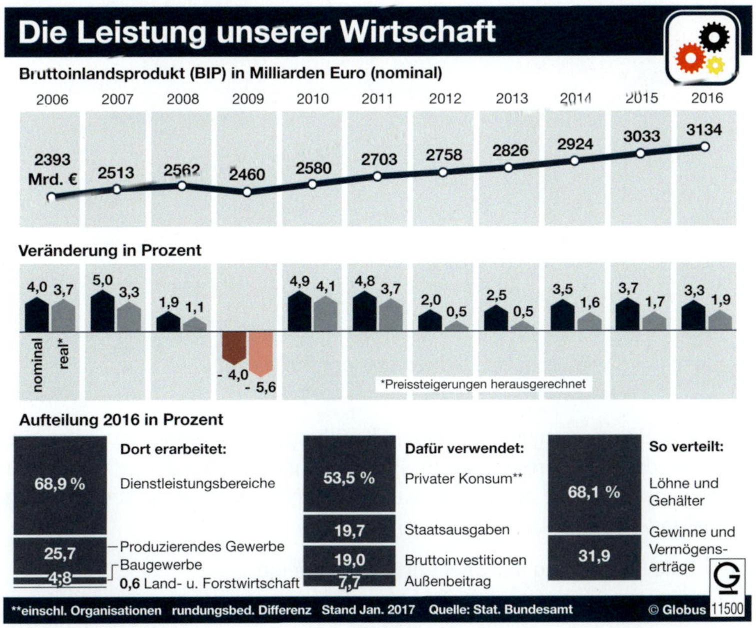

nominal
Nominal bedeutet „dem Namen nach" oder in der Wirtschaft „zum Nennwert".

Wie in der Abbildung auf S. 267 ersichtlich wird, ist das nominale Bruttoinlandsprodukt (fast) immer gestiegen. Die jährlich in einer Volkswirtschaft hergestellten Güter bewertet man zu Preisen, die sie am Markt erzielen. Auch bei gleich bleibender Gesamtproduktion kann daher das Bruttoinlandsprodukt zu Marktpreisen von Jahr zu Jahr nominal steigen, wenn die Preise gestiegen sind. Auf Grund der Steigerung des nominalen Bruttoinlandsprodukts kann man aber nicht von einer tatsächlichen (realen) Mehrproduktion in einem Land sprechen.

Die Höhe des realen (wirklichen, tatsächlichen) Bruttoinlandsprodukts entscheidet darüber, ob im laufenden Jahr mehr Konsum- und Kapitalgüter bereitstehen als in den vergangenen Jahren.

Um das reale Bruttoinlandsprodukt zu ermitteln, müssen also beim nominalen Bruttoinlandsprodukt die Preissteigerungen berücksichtigt werden.

Steigerung des realen Bruttoinlandsprodukts = Steigerung des nominalen Bruttoinlandsprodukts - Preissteigerung

AUFGABE

Betrachten Sie die Grafik „Die Leistung unserer Wirtschaft". In welchen Jahren gab es große Preissteigerungen? Woran erkennen Sie das?

3.3.2 Berechnung des Sozialprodukts

Beim Eingangsbeispiel mit den Bäckern wurde die Größe eines Kuchens auf unterschiedliche Weise beschrieben. Der erste Bäcker zeigte auf, wer den Kuchen gebacken hatte. Der zweite Bäcker beschrieb, wer davon gegessen hatte. Der dritte erzählte von den Einkommen, die durch das Backen entstanden. Das sind im Grunde auch die drei Arten, nach denen man das Sozialprodukt berechnen kann:

Entstehungsrechnung

Dabei wird geklärt, in welchen Wirtschaftsbereichen das Sozialprodukt erarbeitet wurde, also wer den Kuchen gebacken hat. Heute stehen an erster Stelle die Dienstleistungen, deren Anteil immer größer wird. Es folgt das produzierende Gewerbe (s. Abb. 1).

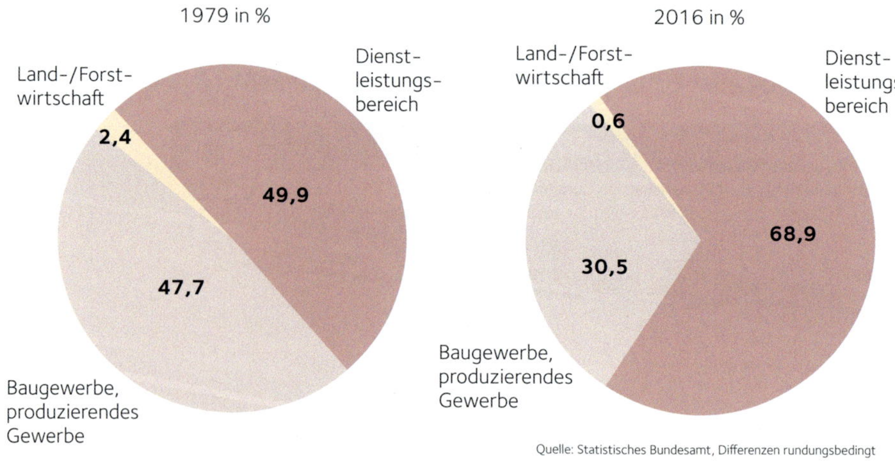

Abb.1 Zusammensetzung des Sozialprodukts nach Entstehungsbereichen

Ein großes Problem bei der Berechnung ist, dass Doppeltzählungen vermieden werden sollen. Zum Beispiel: Erfasst man die Reifenproduktion für Pkw separat, muss bei der Erfassung der Pkw-Produktion die Reifenproduktion abgezogen werden. Man erfasst nur die sogenannten Nettoproduktionswerte der einzelnen Unternehmen.

Ein weiteres Problem ist die Einordnung mancher Wirtschaftszweige.

Verwendungsrechnung

Hier geht es um die Frage, wer den Kuchen gegessen hat: Natürlich hat sich der private Verbrauch den größten Anteil an dem Kuchen herausgeschnitten. Aber auch der Staat und die Unternehmen verwenden Teile des Sozialprodukts. Die Anteile sind über die Jahre relativ konstant (→ Abb. 1).

Die Verwendung des Sozialprodukts von Unternehmen bezeichnet man als Investitionen. Es handelt sich dabei um Neuinvestitionen von Unternehmen, die gravierend über die zukünftige wirtschaftliche Entwicklung des Landes entscheiden.

Zunehmender Verbrauch des Staates muss mit kritischen Blicken verfolgt werden, geht er doch zulasten der Investition oder des privaten Verbrauchs. Ein Teil des Kuchens wird auch vom Ausland über Exporte in Anspruch genommen.

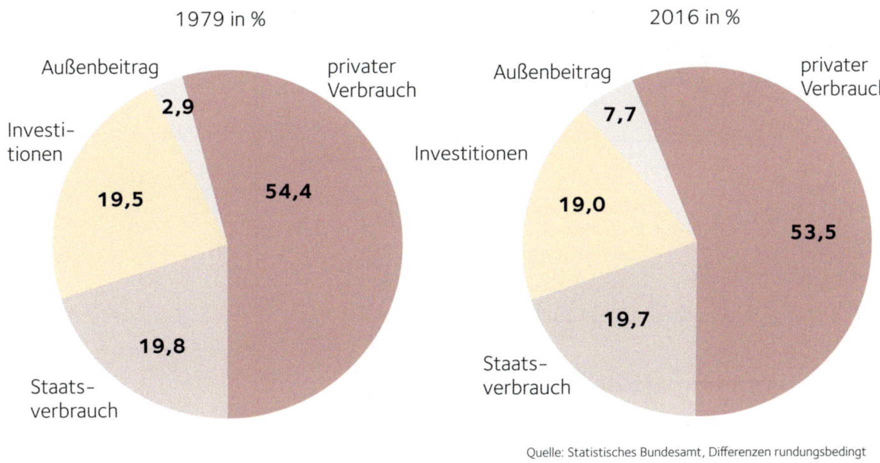

Abb. 1 Zusammensetzung des Sozialprodukts nach der Verwendung

Verteilungsrechnung

Im Zuge der Erstellung des Sozialprodukts sind, wie z. B. vom dritten Bäcker geschildert, Einkommen angefallen, die dann wiederum ausreichen müssen, das Sozialprodukt zu kaufen. In der Statistik werden zwei Gruppen von Einkommen unterschieden: Löhne und Gehälter der Arbeitnehmer einerseits, Gewinne der Unternehmer sowie Vermögenserträge der Arbeitgeber und der Arbeitnehmer andererseits.

Beide Einkommen zusammen bezeichnet man als **Volkseinkommen.** Die Anteile werden Lohn- bzw. Gewinnquote genannt. Die Verteilung von 70 : 30 ist relativ konstant (→ Abb. 2).

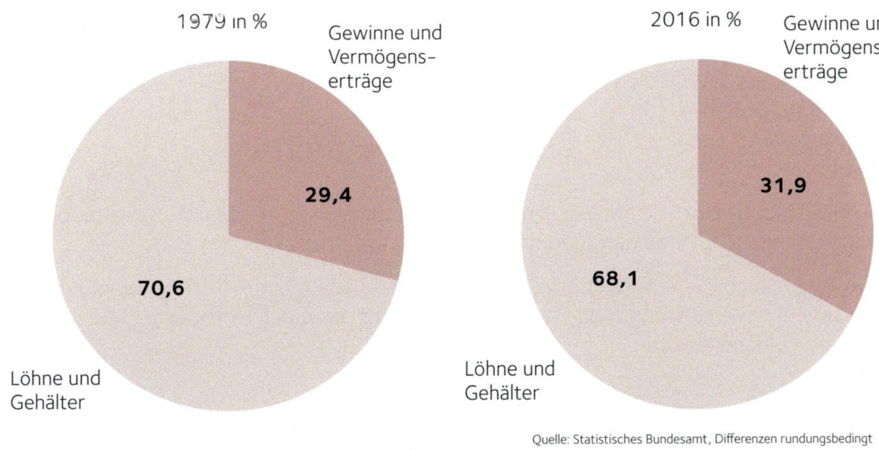

Abb. 2 Zusammensetzung des Sozialprodukts nach den Einkommensarten

Ersatzinvestition
Investitionen, durch die ein bereits vorhandenes Gut ersetzt wird, z. B. Austausch eines defekten Spirometers.

Ein Teil der Gelder, die durch die Produktion entstehen, werden auch durch den Staat in Form von indirekten Steuern abgeschöpft (insbesondere durch die Mehrwertsteuer). Hinzu kommt, dass ein Teil des Geldes in den Unternehmen in Form von Abschreibungen verbleibt, die bei Bedarf eine Ersatzinvestition möglich machen.

Addiert man zum Volkseinkommen die Abschreibungen und die indirekten Steuern, erhält man wieder das Bruttoinlandsprodukt (→ Abb. 1).

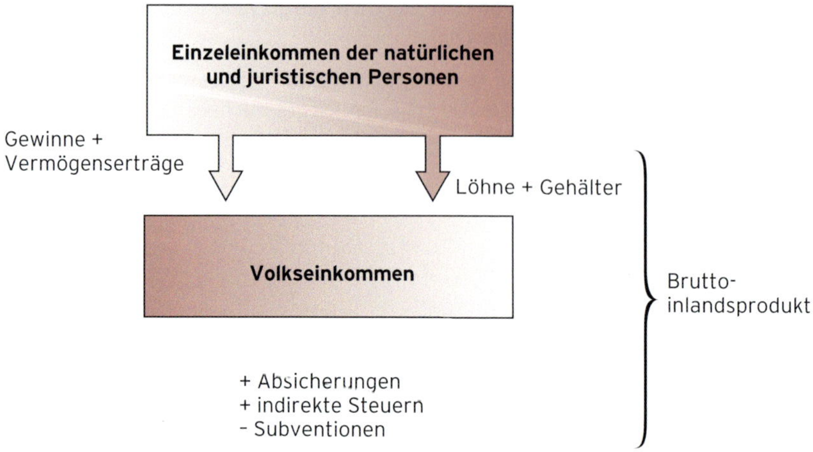

Abb. 1 Bildung des Bruttoinlandsprodukts

3.3.3 Aussagekraft des Sozialprodukts

Auch im Eingangsbeispiel versuchen die Bäcker, auf Grund der Größe des Kuchens auf ihren Wohlstand zu schließen. Ebenso wird es häufig mit dem Bruttoinlandsprodukt getan. Das Bruttoinlandsprodukt (BIP) wird vielfach als Messlatte des Wirtschaftswachstums und des Lebensstandards angesehen.

Selbstverständlich ist dabei immer das reale Wachstum des BIP gemeint. Aber auch das reale Wachstum um beispielsweise 5 % sagt noch nichts darüber aus, ob der Bevölkerung tatsächlich 5 % mehr Produkte, Dienstleistungen usw. zur Verfügung stehen. Es könnte ja auch sein, dass die Bevölkerung zwischenzeitlich um 5 % gewachsen ist, z. B. durch Flüchtlinge, Aussiedler oder die deutsche Vereinigung.

Um zu einer genaueren Aussage zu kommen, muss das Sozialprodukt also pro Kopf der Bevölkerung ausgedrückt werden. Die Angabe in US-Dollar ist bei internationalen Vergleichen üblich. Es sind jedoch viele Leistungen im BIP gar nicht erfasst. Dazu gehören insbesondere:

- Hausfrauen/-männer-Arbeit
- Staatsgüter ohne Preis
- Bemühungen um eine saubere Umwelt
- Pflege von Statussymbolen
- Freizeitaktivitäten
- Schwarzarbeit
- Hobbygärtnerei

Diese Aufzählung ließe sich noch erweitern, sie zeigt jedoch schon, dass das Sozialprodukt als Wohlstandsmesser nur eine untergeordnete Bedeutung einnehmen kann.

Häufig haben auch kleine Länder oder Entwicklungsländer ein hohes Sozialprodukt pro Kopf. Bei genauerer Untersuchung stellt man jedoch fest, dass das durch eine kleine Eliteschicht erbracht und verbraucht wird.

AUFGABEN

1 Was versteht man unter dem Begriff „Sozialprodukt"?

2 Nennen Sie die drei Berechnungsarten des Bruttoinlandsprodukts.

3 In welchen Bereichen wird das Sozialprodukt erarbeitet?

4 Ist es möglich, dass das nominale BIP steigt, das reale BIP aber sinkt? Begründen Sie Ihre Aussage.

5 Welche beiden Einkommensarten unterscheidet man beim Volkseinkommen?

6 Weshalb ist die Entwicklung des realen Sozialprodukts ein Gradmesser für das Wirtschaftswachstum?

7 Kann das Bruttoinlandsprodukt ein Wohlstandsmesser sein? Erläutern Sie Ihre Aussage anhand von drei Beispielen.

8 Erläutern Sie den Satz: Es kann nicht mehr vom Kuchen gegessen werden als gebacken worden ist.

9 Kann man die Bruttoinlandsprodukte von verschiedenen Ländern miteinander vergleichen?

10 Weshalb wächst das BIP seit Jahren kontinuierlich?

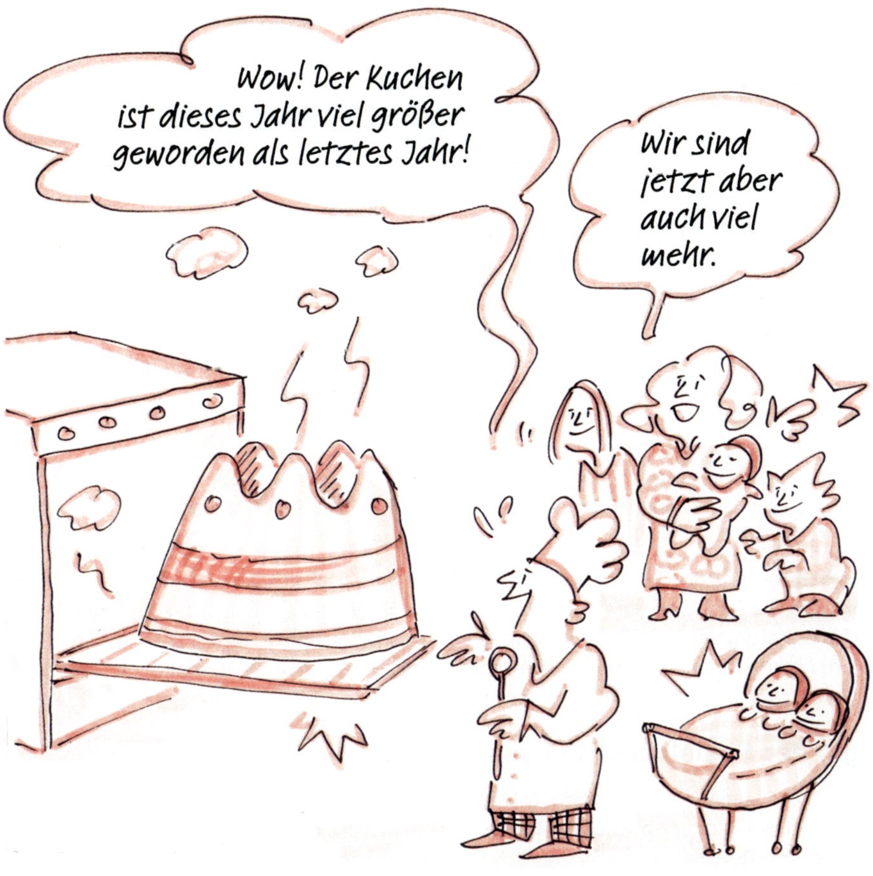
Wow! Der Kuchen ist dieses Jahr viel größer geworden als letztes Jahr!
Wir sind jetzt aber auch viel mehr.

4 Private und soziale Absicherung

4.1 Sozialversicherungen

Weitere Informationen finden Sie unter
www.sozialpolitik.com
www.deutsche-sozialversicherung.de

Entstehung der Sozialversicherungen

Die in Deutschland bis zum heutigen Tag gültigen Sozialversicherungen verdanken ihr Entstehen der kaiserlichen Botschaft vom 17.11.1881, die der damalige Reichskanzler von Bismarck verkündete. Die Industrialisierung des 19. Jahrhunderts führte zu einer Verelendung großer Teile der Arbeiterschaft. Aus sozialen und politischen Gründen regte von Bismarck eine soziale Absicherung der Arbeitnehmer an. Die kaiserliche Botschaft versprach „den Hülfsbedürftigen größere Sicherheit".

Nacheinander entstanden

Krankenversicherung (1883)

Unfallversicherung (1884)

Invalidenversicherung (1889)
(heutige Rentenversicherung)

Arbeitslosenversicherung (1927)

Pflegeversicherung (1995)

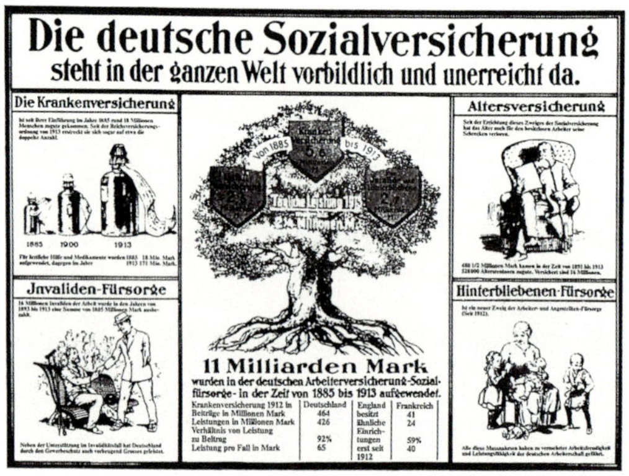
Die deutsche Sozialversicherung
steht in der ganzen Welt vorbildlich und unerreicht da.
Die Krankenversicherung
Altersversicherung
Jnvaliden-Fürsorge
Hinterbliebenen-Fürsorge
11 Milliarden Mark
wurden in der deutschen Arbeiterversicherung-Sozialfürsorge- in der Zeit von 1885 bis 1913 aufgewendet.

als staatliche **Pflichtversicherungen**.

Die Sozialversicherungen bzw. die entsprechenden Sozialgesetze sind heute im Sozialgesetzbuch (SGB) in folgenden Bänden zusammengefasst:
Band III: Arbeitslosenversicherung
Band V: Krankenversicherung
Band VI: Rentenversicherung
Band VII: Unfallversicherung
Band XI: Pflegeversicherung

Wesentliche Merkmale der Sozialversicherungen sind:
- Absicherung eines bedeutenden Teils der wirtschaftlichen Risiken des Lebens
- Arbeitnehmer und Arbeitgeber bringen die Beiträge gemeinsam auf.
- Die Sozialversicherungen erhalten Staatszuschüsse.
- Die Versicherten haben einen Rechtsanspruch auf die Leistungen.
- Die Sozialversicherungen verwalten sich selbst durch ihre Mitglieder.
- Die Sozialversicherungen heben die Volksgesundheit und die Produktionskraft unserer Wirtschaft.

Die Bedeutung der Sozialversicherungen hat sich im Laufe der Jahrzehnte nicht geändert, obwohl sich die Situation der Arbeitnehmer erheblich verbessert hat. Die zunehmenden, vor allem wirtschaftlichen Probleme einzelner Versicherungszweige der Sozialversicherung führen heute zu Diskussionen, ob die Sozialversicherung als Pflichtversicherung noch Bestand haben soll.

Träger der Sozialversicherungen

Die Träger der Sozialversicherungen, d. h. die Organisationen, die die Versicherungen verwalten, sind im Gegensatz zu privaten Versicherungen Körperschaften des öffentlichen Rechts. Sie stehen somit unter Staatsaufsicht.

Träger der Sozialversicherungen

Krankenversicherung
- Allgemeine Ortskrankenkasse, wenn kein sonstiger Träger vorhanden
- Innungskrankenkassen
- Betriebskrankenkassen
- Landwirtschaftliche Krankenkassen
- Ersatzkrankenkassen
- Knappschaft

Rentenversicherung
- Deutsche Rentenversicherung Bund
- Deutsche Rentenversicherung Knappschaft-Bahn-See

Pflegeversicherung
- Pflegekassen; ihre Aufgaben werden von den gesetzlichen Krankenkassen übernommen

Unfallversicherung
- Fachlich gegliederte Berufsgenossenschaften: gewerbliche Berufsgenossenschaften, landwirtschaftliche Berufsgenossenschaften
- Unfallkasse

Arbeitslosenversicherung
- Bundesagentur für Arbeit in Nürnberg, ihr unterstehen die Landes- und örtlichen Arbeitsagenturen

Innungskrankenkassen finden Sie unter www.ikk.de

Betriebskrankenkassen finden Sie unter www.bkk.de

Ortskrankenkassen finden Sie unter www.aok.de

Verband der Ersatzkassen finden Sie unter www.vdek.com

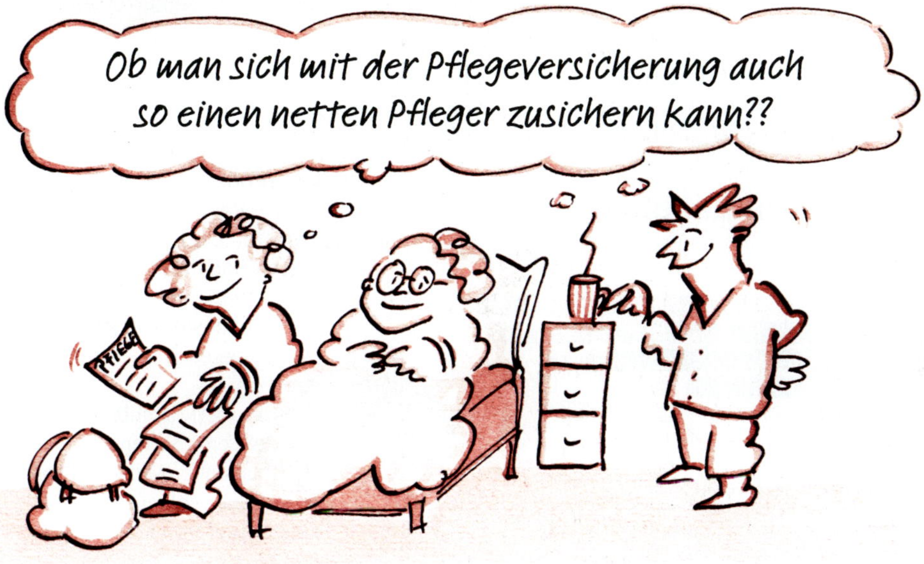
Ob man sich mit der Pflegeversicherung auch so einen netten Pfleger zusichern kann??
PFLEGE

AUFGABEN

1 Wann sind die Sozialversicherungen entstanden? Warum gerade zu dieser Zeit?

2 Nennen Sie die fünf bis heute existierenden Sozialversicherungen.

3 Gegen welche Risiken sind Sie als Arbeitnehmerin versichert?

4 Begründen Sie den „Zwangscharakter" der Sozialversicherungen.

5 Sind Sozialversicherungen Ihrer Ansicht nach heute noch notwendig?

6 Nennen Sie die Träger der Sozialversicherungen.

7 Wer bringt die Beiträge zu den Sozialversicherungen auf?

4.1.1 Krankenversicherung

Krankenversicherte haben grundsätzlich Anspruch auf Leistungen zur Verhütung, Früherkennung und Behandlung von Krankheiten.

Die Leistungen müssen zweckmäßig, ausreichend, notwendig und wirtschaftlich sein. Grundsätzlich gilt das sogenannte **Sachleistungsprinzip**, d. h., alle Sachleistungen werden nach oben genanntem Grundsatz von der Krankenversicherung bezahlt. Nur in wenigen Fällen sieht das Gesetz abweichend vom Sachleistungsprinzip eine Geldleistung oder Kostenerstattung vor. Alle Versicherten können die Kostenerstattung für ein Jahr wählen. Bei der privaten Krankenversicherung gilt vorwiegend das Prinzip der Kostenerstattung, d. h., der privat Versicherte muss sich zunächst die Leistungen selbst einkaufen (und bezahlen) und kann sich dann vom Versicherungsunternehmen die (versicherten) Kosten erstatten lassen.

Leistungen der Krankenversicherung:

- **Leistungen zur Verhütung von Krankheiten**
  - Aufklärung der Bevölkerung
  - Zusammenarbeit mit Berufsgenossenschaften
  - Gruppenprophylaxe bei Zahnerkrankungen (Kindergärten und Schulen)
  - Individualprophylaxe und Früherkennungsuntersuchungen bei Zahnerkrankungen
  - Kuren (Kostenbeteiligung der Versicherten)

- **Leistungen zur Früherkennung von Krankheiten**
  - Vorsorgeuntersuchungen bei Kindern bis zum sechsten Lebensjahr
  - Krebsfrüherkennung bei Frauen ab dem 20. und bei Männern ab dem 35. Lebensjahr

- **Leistungen bei Krankheit**
  - Krankenbehandlung (ärztliche, zahnärztliche)
  - Versorgung mit Arznei-, Verband-, Heil- und Hilfsmitteln
  - Krankenhausaufenthalt (Kostenbeteiligungen der Versicherten)
  - Zahnersatz (Kostenbeteiligungen der Versicherten)
  - Haushaltshilfe, wenn ein Kind unter 8 Jahren bei einem Krankenhausaufenthalt zu versorgen ist
  - Krankengeld (78 Wochen lang innerhalb von 3 Jahren nach Ablauf der sechswöchigen Lohnfortzahlung durch den Arbeitgeber)

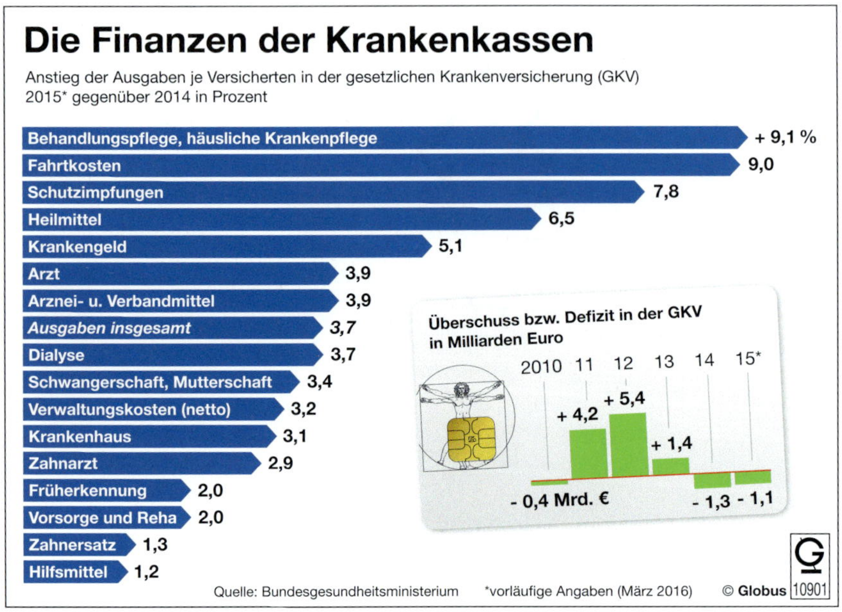

- **Sonstige Leistungen**
  - Betreuung während der Schwangerschaft
  - Entbindungskosten
  - Mutterschaftshilfe
  - Mutterschaftsgeld (6 Wochen vor und 8 Wochen nach Entbindung)
  - Mitversicherung von Familienangehörigen: Haben Familienangehörige kein oder nur ein geringes Einkommen, erhalten sie die gleichen Leistungen wie das versicherte Mitglied (Ausnahmen bestehen). Der Beitrag des versicherten Mitglieds erhöht sich dadurch nicht.

In der Krankenversicherung gibt es **Pflichtversicherte und freiwillige Mitglieder**. Pflichtversicherte sind Angestellte und Arbeiter bis zu einem bestimmten Bruttoentgelt (**Versicherungspflichtgrenze**). Diese liegt im Jahr 2017 bei 4 800,00 € pro Monat. Ferner unterliegen alle Auszubildenden, Rentner, Studenten, Arbeitslose und selbstständige Landwirte der Versicherungspflicht.

Arbeitnehmer, deren Verdienst über der Versicherungspflichtgrenze liegt, können sich freiwillig in den gesetzlichen Krankenkassen weiterversichern. Ebenso können sie sich privat gegen Krankheit versichern. Seit 2007 sind alle Bundesbürger zur Versicherung verpflichtet. Trotzdem gibt es weiterhin ca. 200 000 Menschen ohne Versicherungsschutz.

Die Krankenkassen erheben unterschiedliche Zusatzbeiträge prozentual vom Bruttoeinkommen. Eine Liste finden Sie unter www.gkv-zusatzbeitraege.de

Selbstständige können sich ebenfalls freiwillig in einer gesetzlichen Krankenkasse oder privat versichern.

Die Beiträge zur Krankenversicherung werden von **Arbeitgeber und Arbeitnehmer** aufgebracht. Der einheitliche Beitragssatz beträgt mit Einführung des Gesundheitsfonds seit 01.01.2015 14,6 % vom Bruttolohn (14,0 % ohne Krankengeldanspruch). Die Arbeitnehmer und die Arbeitgeber zahlen jeweils 7,3 % hiervon (→ Abb. 1). Die Krankenkassen können Zusatzbeiträge von ihren Mitgliedern verlangen oder Prämien an ihre Mitglieder ausschütten. Ab einem bestimmten Bruttoentgelt steigen die Beiträge für den Versicherten nicht mehr (**Beitragsbemessungsgrenze 4 350,00 € brutto monatlich im Jahr 2017**). Bis zu einer Ausbildungsvergütung von **325,00 €** monatlich werden die Beiträge **allein vom Arbeitgeber** bezahlt. Eine Lohnerhöhung für Auszubildende kann damit mit einem geringeren Nettoentgelt verbunden sein.

BEISPIEL

Die Medizinische Fachangestellte Susanne Markus erhält ein monatliches Bruttogehalt von 1469,00 €.
Ihr Krankenkassenbeitrag beträgt 14,6 %. Frau Markus übernimmt also als Arbeitnehmerin einen Krankenkassenbeitrag von 7,3 %. Der Arbeitgeber übernimmt die anderen 7,3 % des Krankenkassenbeitrags. Ihre Krankenkasse erhebt einen Zusatzbeitrag in Höhe von 0,9 %. Der überwiesenen Summe von 227,70 € entsprechen somit 14,6 % des sozialpflichtigen Arbeitnehmerbruttogehalts. Für Frau Markus bedeutet das, dass sie 120,46 € an ihre Krankenkasse abführt; ihr Arbeitgeber führt 107,24 € ab.

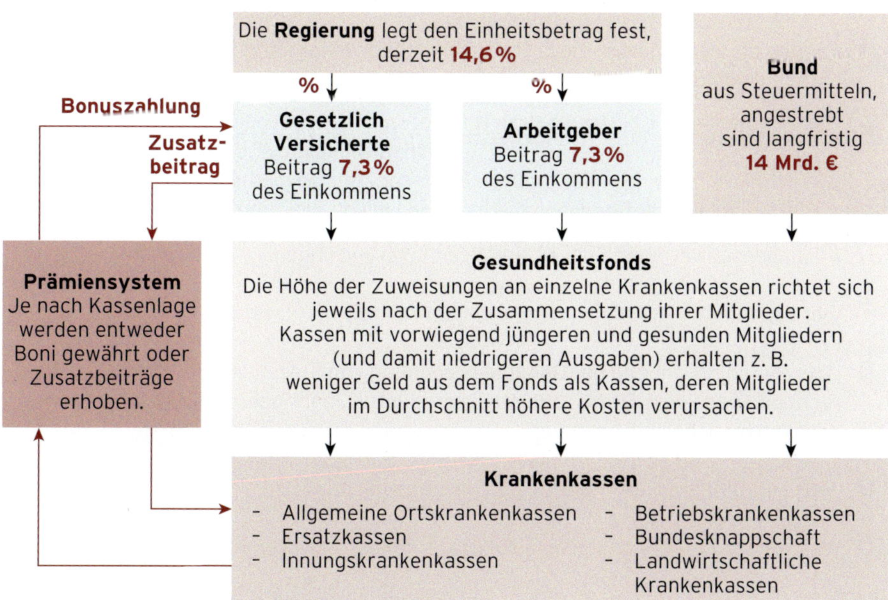

Abb. 1 So funktioniert der Gesundheitsfonds

4.1.2 Pflegeversicherung

Die Pflegeversicherung erbringt Leistungen (Sachleistungen und Pflegegeld) bei häuslicher und stationärer Pflege.

Versicherungspflichtig sind alle in der Krankenversicherung versicherten Personen, auch freiwillig Versicherte. Ebenso sind auch privat Krankenversicherte verpflichtet, sich gegen das Risiko der Pflege zu versichern. Der Beitrag beträgt 2,55 % vom Bruttomonatsentgelt und wird je zur Hälfte von Arbeitgeber und Arbeitnehmer getragen (kinderlose Versicherte ab Vollendung des 23. Lebensjahres und Rentner ab Jahrgang 1940 zahlen zusätzlich 0,25 %). Ehegatten und Kinder sind beitragsfrei mitversichert. Die Einteilung in drei Pflegestufen wurde 2017 durch die Einteilung in fünf Pflegegrade ersetzt.

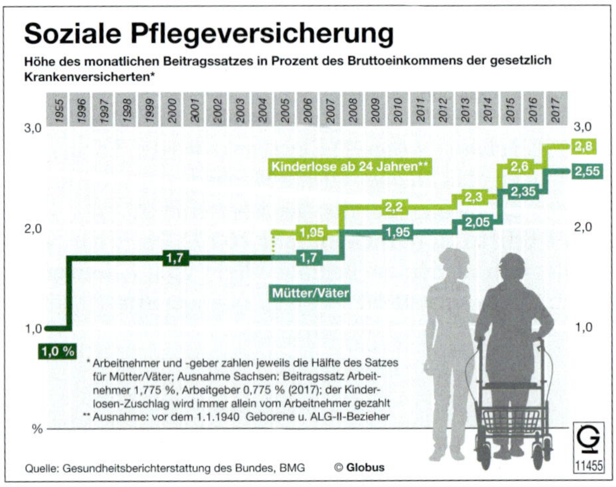

AUFGABEN

1. Nennen Sie Träger der Krankenversicherung.
2. Was versteht man unter dem „Sachleistungsprinzip" in der Krankenversicherung?
3. Welche Leistungen bietet die Krankenversicherung bei Erkrankungen?
4. Können die Versicherten die Erstattung aller von einem Arzt bzw. Zahnarzt angebotenen Leistungen von ihrer Krankenversicherung verlangen?
5. Welche Leistungen Ihrer Krankenversicherung haben Sie schon in Anspruch genommen?
6. Erklären Sie anhand der Gesamtrechnung im Gesundheitswesen (s. S.274), wo die Ausgabenschwerpunkte der Krankenversicherung liegen.
7. Wer bezahlt Ihre Krankenversicherungsbeiträge?
8. Überprüfen Sie anhand der Gehaltsabrechnung vom Dezember 2015 mit einer Abrechnung nach dem 30.01.2016, ob Sie prozentual mehr oder weniger für Ihre Krankenversicherung bezahlen.
9. Was versteht man unter der „Versicherungspflichtgrenze"?
10. Was spricht für oder gegen eine „Beitragsbemessungsgrenze"?
11. Entwickeln Sie Lösungsvorschläge, um die Kassen der Pflegeversicherung aufzustocken.

4.1.3 Unfallversicherung

Die Leistungen der Unfallversicherung bestehen zur Hauptsache in der Verhütung von Arbeitsunfällen.
Die Leistungspflicht der Unfallversicherung tritt ein bei Arbeitsunfällen, Wegeunfällen und Berufskrankheiten.

Arbeitsunfälle sind Unfälle, die dem Versicherten im Zusammenhang mit seiner beruflichen Tätigkeit zustoßen, z. B. beim Assistieren fällt ein infiziertes Skalpell auf den Fuß der Medizinischen Fachangestellten. Unfälle auf Praxisveranstaltungen zählen ebenfalls zu den Arbeitsunfällen.
Wegeunfälle sind Unfälle auf dem direkten Weg von und zur Praxis.
Berufskrankheiten sind Krankheiten, die der Versicherte sich durch die Berufsausübung zugezogen hat, z. B. Bäckerkaries (bei Bäckern und Konditoren), Hepatitis und Aids (bei Medizinischen Fachangestellten).

Berufskrankheiten der Berufsgenossenschaften für Gesundheitsdienst und Wohlfahrtspflege und Informationen zur Unfallversicherung finden Sie unter www.bgw-online.de

Leistungen der Unfallversicherung:
- Heilung der Unfallverletzten durch Heilbehandlung (ärztliche und zahnärztliche Behandlung)
- Berufshilfe mit dem Ziel, den Verletzten wieder in seinen Beruf einzugliedern oder ihn zur Aufnahme eines anderen Berufes zu befähigen
- Entschädigungen für Unfallfolgen durch Geldleistungen:
  - Verletztengeld soll die Lohnausfälle während der Verletzung ausgleichen, ähnlich dem Krankengeld der Krankenkassen.
  - Verletztenrente wird gewährt, wenn die Erwerbsfähigkeit des Verletzten dauernd gemindert ist. Die Höhe richtet sich nach dem Grad der Behinderung und dem Jahresarbeitsverdienst des Verletzten.
- Hinterbliebenenrente und Sterbegeld werden an Hinterbliebene bezahlt, wenn der Verletzte an den Folgen eines Arbeitsunfalls, Wegeunfalls oder einer Berufskrankheit verstorben ist.

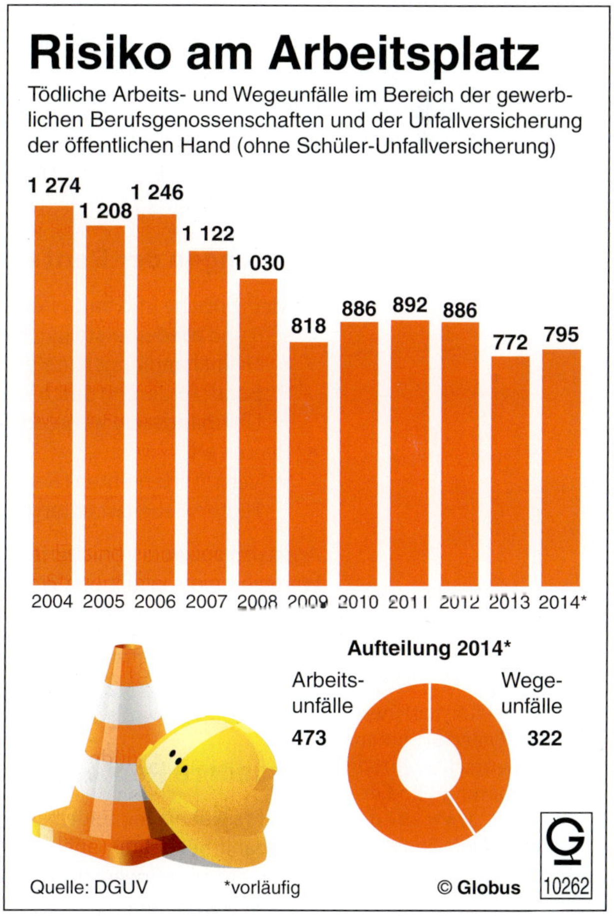

In der Unfallversicherung sind **alle Arbeitnehmer pflichtversichert**. Mitarbeiter in Arztpraxen sind in der Berufsgenossenschaft für Gesundheitsdienst und Wohlfahrtspflege (BGW), Pappelallee 35–37, 22089 Hamburg, pflichtversichert. Während des Berufsschulbesuchs sind Sie als Schülerin ebenfalls versichert.

Die Beiträge werden vom **Arbeitgeber (Praxisinhaber)** allein aufgebracht. Ihre Höhe richtet sich nach der Gefahrenklasse des Betriebs und der Anzahl der Mitarbeiter (Lohnsumme). Die geleisteten Arbeitsstunden müssen jährlich an die BGW gemeldet werden. Ereignen sich viele Unfälle in der Praxis, wird sie höher eingestuft – die Beiträge steigen.

Alle Versicherten haben die Unfall- und Krankheitsverhütungsvorschriften der Unfallversicherung genau zu beachten. Ein vorsätzlicher oder grob fahrlässiger Verstoß hiergegen ist strafbar und führt u. U. zu Leistungseinschränkungen. Jeder Arbeitsunfall ist dem Arbeitgeber unverzüglich zu melden.

Beteiligte an Arbeitsunfällen oder Zeugen müssen wahrheitsgemäße Aussagen machen. Ärztlich angeordnete Maßnahmen hat ein Verletzter gewissenhaft zu befolgen und sich den Untersuchungen zu stellen.

AUFGABEN

1 Informieren Sie sich, welche Unfallverhütungsvorschriften in Ihrer Ausbildungspraxis zu beachten sind.

2 Wer kommt in folgenden Fällen für die Behandlungskosten auf?
a Bei einem Sportunfall werden einem Fußballspieler zwei Zähne ausgeschlagen.
b Auf dem Weg zur Arbeit verunglückt ein Arbeitnehmer und muss in die Klinik eingeliefert werden.
c Eine Medizinische Fachangestellte muss umgeschult werden, weil sie eine Allergie gegen Nickel entwickelt hat.

3 Wonach richtet sich die Beitragshöhe zur Unfallversicherung?

4.1.4 Rentenversicherung

Mehr zur Frage „Reicht die Rente?" finden Sie unter www.rente.com www.ihre-vorsorge.de www.deutsche-rentenversicherung.de

In der Rentenversicherung gilt der „Generationenvertrag". Das bedeutet, dass die zurzeit erwerbstätige Generation mit ihren Beiträgen die Generation unterstützt, die nicht mehr im Erwerbsleben steht.

Das Prinzip des Schutzes vor Alter, Tod und Erwerbsminderung durch den Generationenvertrag „funktioniert" nur, wenn genügend junge erwerbstätige Menschen zur Beitragsfinanzierung vorhanden sind.

Leistungen der Rentenversicherung

- Medizinische und berufsfördernde Maßnahmen sollen die Erwerbsfähigkeit erhalten, bessern und wiederherstellen. Dazu zählen:
  - Heilbehandlungen in Kurkliniken und Sanatorien
  - Berufsförderung durch Weiterbildung, Umschulung, Stellenvermittlung
  - Übergangsgeld während der Dauer der Heilbehandlung oder Umschulung
- Renten als
  - Versichertenrenten (Regelaltersrente, Rente wegen verminderter Erwerbsfähigkeit)
  - Hinterbliebenenrenten (z. B. Witwen- und Waisenrente)

Anspruch auf eine Versichertenrente hat nur, wer bestimmte Voraussetzungen erfüllt, z. B. die Wartezeit muss erfüllt und ein bestimmtes Alter erreicht sein.

Weitere Informationen finden Sie unter www.deutsche-renten versicherung-bund.de www.kbs.de mit Minijob-Zentrale

Von wenigen Ausnahmen abgesehen gilt eine allgemeine Wartezeit von 60 Kalendermonaten (5 Jahre). Beitragsfreie, beitragsgeminderte und Kindererziehungszeiten werden hierbei unterschiedlich berücksichtigt. Ein Altersruhegeld wurde in der Regel ab dem **65. Lebensjahr** bezahlt. Diese Grenze steigt seit 2012 schrittweise auf 67 Jahre.

Besondere Renten

HINWEIS

Es gibt die Rente für langjährig und besonders langjährig Versicherte mit 63 Jahren, wobei die Altersgrenze langfristig auch auf 65 bzw. auf 67 Jahre steigt.

- Rente wegen verminderter Erwerbsfähigkeit (ersetzt die Erwerbsminderungsrente) wird gezahlt bei
  - teilweiser Erwerbsfähigkeit: Der Versicherte kann nur noch 3 bis unter 6 Stunden täglich arbeiten;
  - voller Erwerbsunfähigkeit: Der Versicherte kann nur noch weniger als 3 Stunden täglich arbeiten.
- Flexible Renten: Die Altersrente ab 65 (67) Jahren kann bis zu 3 Jahre früher in Anspruch genommen werden (Frührente). Hierfür muss ein Abschlag von 0,3 % im Monat von der Rente in Kauf genommen werden. Ebenso ist eine Verlängerung der Lebensarbeitszeit möglich (Zuschlag von 0,5 % monatlich).
- Teilrenten: Um den Eintritt in das „Rentendasein" gleitend zu gestalten, hat der Versicherte die Möglichkeit, Teilrenten zu beantragen. Möglich sind eine 1/3-Rente, 1/2-Rente und 2/3-Rente. Je geringer die beantragte Rente, desto höher ist die Möglichkeit des Versicherten, noch hinzuzuverdienen.

Versicherungspflichtig in der Rentenversicherung sind alle Arbeitnehmer (Arbeiter, Angestellte, Auszubildende).
Die Beitragsbemessungsgrenze liegt bei einem Bruttoentgelt von 6 350,00 € (West) bzw. 5 700,00 € (Ost) monatlich (Stand 2017). Nicht Versicherungspflichtige können freiwillig der Rentenversicherung beitreten oder sich privat versichern.
Die Beiträge werden von Arbeitgeber und Arbeitnehmer je zur Hälfte aufgebracht. Der Beitragssatz beträgt 18,7 % vom Bruttoentgelt (Stand 2017).
Nur bei Auszubildenden gilt, dass die Beiträge vom Arbeitgeber allein aufgebracht werden müssen, wenn das Bruttoentgelt unter 325,00 € monatlich liegt

AUFGABEN

1 Welche Probleme der Rentenversicherung werden in der folgenden Abbildung veranschaulicht?

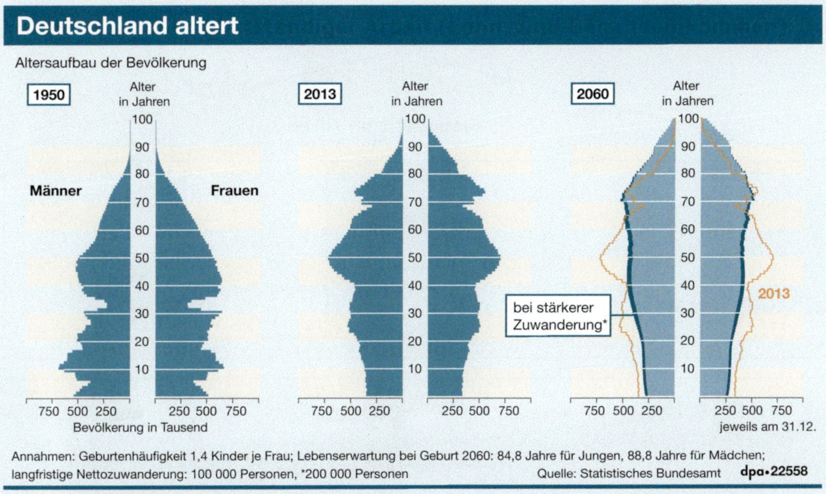

2 Was bedeutet „Beitragsbemessungsgrenze" in der Rentenversicherung und wie hoch ist sie aktuell?

3 **a** Wie lange müssen Sie mindestens noch in die Rentenversicherung einzahlen, um einen Anspruch auf Altersruhegeld zu erhalten?
b Weshalb werden Sie vermutlich länger einzahlen?

4 Welche Ziele verfolgt die Bundesregierung mit der Regelung zur Frührente? Diskutieren Sie die Auswirkungen auf die verschiedenen Sozialversicherungszweige.

5 Errechnen Sie das Jahr, ab dem Sie vermutlich Altersruhegeld beziehen können.

6 Wer ist in der Rentenversicherung beitragspflichtig?

7 Was versteht man unter der „flexiblen Rente"?

Die Rentenreform

Neben der Reform der Krankenversicherung betrachtet man die Reform der Rentenversicherung als dringend erforderlich, weil
- die Lebenserwartung der Menschen ständig steigt,
- Altersrenten immer früher in Anspruch genommen werden,
- Ausbildungszeiten immer länger geworden sind,
- die Geburtenrate ständig gesunken ist.

Sollen die Beiträge zur Rentenversicherung in Zukunft nicht über 22 % steigen und das Renteniveau nicht stärker unter ca. 70 % des Nettoentgelts sinken, muss die Altersvorsorge der Zukunft auf drei Säulen verlagert werden (→ Abb. 1).

Die sich ergebenden Lasten für die kommenden Jahrzehnte sollen von Rentnern, Bund und Beitragszahlern gemeinsam getragen werden. Ziel dabei ist, das hohe Niveau der Renten (Rente als Lohnersatz) beizubehalten und die Renten an der Wirtschaftsentwicklung (Nettolohnverdienste) zu orientieren.

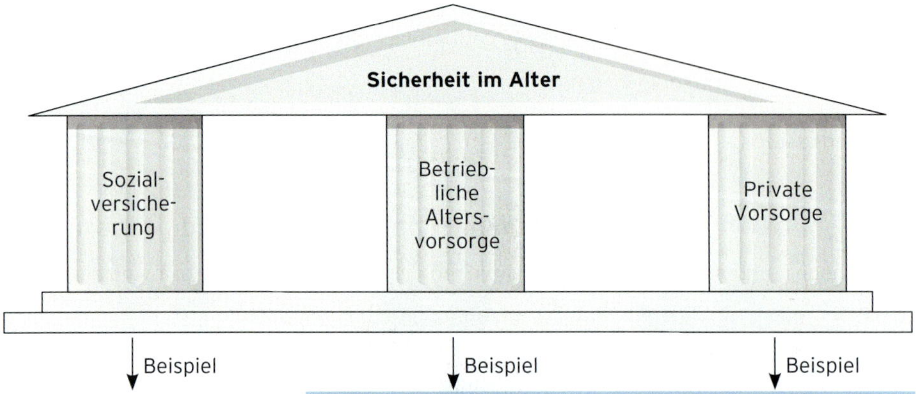

	Steuerlich und sozialversicherungsrechtlich gefördert	
– **Gesetzliche Rentenversicherung als Grundsicherung**	– **Direktversicherung** Arbeitgeber schließt für Arbeitnehmer eine Lebens- oder Rentenversicherung ab. – **Pensionskasse** Arbeitnehmer hat Anspruch an die Versicherung auch bei Arbeitgeberwechsel. – **Pensionsfonds** wie Pensionskasse geregelt, größere Risiken und Gewinne – **Unterstützungskassen** vom Arbeitsgeber gegründet, um Arbeitnehmer im Alter zu unterstützen	– **Private Rentenversicherung** – **Eigentumswohnung oder eigenes Haus** – **Private Lebensversicherung**

Abb. 1 Säulen der Rentenversicherung

Diese Erkenntnis findet ihren Niederschlag im sogenannten Altersvermögensgesetz.
Der Staat bietet auf freiwilliger Basis eine Förderung der privaten Vorsorge an.
Wer 4 % seines sozialversicherungspflichtigen Jahresentgelts anlegt, erhält die jeweils maximale Zulage. Zusätzlich kann es auch noch einen Sonderausgabenabzug in der Steuererklärung geben. Dies wird vom Finanzamt geprüft.

BEISPIEL

Ein verheirateter Arbeitnehmer hat ein sozialversicherungspflichtiges Jahreseinkommen von 30 000,00 €, der Partner ist nicht berufstätig. Das Paar hat zwei Kinder und spart 1200,00 € (= 4 % von 30 000,00 €).
Es erhält folgende Zulagen:

2 × 154,00 €	=	308,00 € (zwei Erwachsene)
2 × 185,00 €	=	370,00 € (zwei Kinder)
Gesamtzulage		678,00 €

Die Zulage macht bereits mehr als die Hälfte der Sparsumme aus. Das Paar muss nur noch 522,00 € jährlich bzw. 43,50 € monatlich zusätzlich aufbringen.

Die Anlage nach dem Altersvermögensgesetz kann in folgenden Bereichen erfolgen:
- Banksparplan
- private Rentenversicherung (Lebensversicherung)
- Fondsprodukte
- betriebliche Altersvorsorge (Direktversicherung, Pensionskasse, Pensionsfonds)

Jedes Anlageprodukt, das die staatliche Förderung erhalten will, muss vom Bundesaufsichtsamt für das Versicherungswesen zertifiziert werden. Hierzu müssen die Produkte folgende Kriterien erfüllen:
- Die Auszahlung darf erst mit Beginn einer Altersrente, frühestens ab dem 60. Lebensjahr erfolgen.
- Bei Beginn der Auszahlung müssen mindestens die eingezahlten Beträge zugesichert sein.
- Die Zahlungen müssen dauerhaft bis in hohes Alter absichern (keine Einmalzahlungen).

Verfahren: Der Anbieter des Anlageprodukts schickt dem Sparer einen Antrag auf Zulage. Der Sparer füllt den Antrag aus und sendet ihn an den Anbieter zurück. Dieser schickt den Antrag an das Zulagenamt, welches die Zulage direkt an den Anbieter überweist.

AUFGABEN

1 Wie kann man nach dem Altersvermögensgesetz die höchsten Zulagen erhalten?

2 Mit 27 Jahren entschließen Sie sich, als Ledige eine private Altersvorsorge nach dem Altersvermögensgesetz abzuschließen.
Sie wollen hieraus ab dem 67. Lebensjahr 511,00 € Zusatzrente erhalten. Mehr als 50,00 € wollen Sie monatlich nicht zusätzlich sparen. Erkundigen Sie sich über die Höhe des Sparaufwands in einer Anlageform.

3 Im Wahlkampf ist die Rentenreform mit der privaten Vorsorge ein wichtiges Thema. Stellen Sie die unterschiedlichen und gleichartigen Vorstellungen der Parteien dar.

Bundesministerium für Arbeit und Soziales finden Sie unter www.bmas.de www. arbeitsagentur.de

4.1.5 Arbeitslosenversicherung

Das Sozialgesetzbuch Band III (SGB III) weist der Bundesagentur für Arbeit folgende arbeitsmarkt- und beschäftigungspolitischen Aufgaben zu:
- Berufsberatung
- Arbeitsvermittlung
- Förderung der beruflichen Bildung
- Erhaltung und Schaffung von Arbeitsplätzen
- Arbeitsmarkt- und Berufsforschung

Durch geeignete Maßnahmen soll ein hoher Beschäftigungsgrad erzielt und aufrechterhalten sowie das Wachstum der Wirtschaft gefördert werden.

Arbeitslosengeld

Das Arbeitslosengeld, auch ALG I genannt, ist eine Leistung der Arbeitslosenversicherung. Arbeitslos ist, wer vorübergehend keine Arbeitsstelle hat. Um Arbeitslosengeld beziehen zu können, müssen mehrere Voraussetzungen erfüllt sein:
- Der Arbeitslose muss der Arbeitsvermittlung zur Verfügung stehen.
- Der Arbeitslose muss sich arbeitslos gemeldet haben (sofort nach Erhalt der Kündigung).
- Der Arbeitslose muss die Anwartschaft erfüllt haben, d. h., er muss innerhalb der letzten drei Jahre mindestens 360 Tage lang Beiträge an die Arbeitslosenversicherung bezahlt haben. Arbeitslosengeld wird für unter 55-Jährige höchstens für ein Jahr gewährt. Die Dauer richtet sich nach den beitragspflichtigen Beschäftigungszeiten. Über 58-Jährige erhalten bis zu 24 Monate ALG I.

Ist die Arbeitslosigkeit selbst verschuldet (z. B. durch eigene Kündigung), kann eine Sperrfrist von zwölf Wochen verhängt werden, ansonsten wird das Arbeitslosengeld vom Tag der Antragstellung an gewährt.
Die Höhe des Arbeitslosengeldes hängt vom Lebensalter des Arbeitslosen und seinem Familienstatus ab. Ledige Arbeitnehmer ohne Kinder erhalten 60 % des letzten Nettoentgelts, Arbeitslose mit Kindern 67 %. Bei Auszubildenden orientiert sich das Arbeitslosengeld an 50 % des ersten zu erwartenden Entgelts, mindestens jedoch an der letzten Auszubildendenvergütung.

Anspruchsdauer Arbeitslosengeld 2017

nach Versicherungspflichtverhältnissen mit einer Dauer* von insgesamt mindestens		und nach Vollendung des ... Lebensjahres	Anspruchsdauer in	
... Monaten	... Kalendertagen		... Monaten	... Kalendertagen
12	360		6	180
16	480		8	240
20	600		10	300
24	720		12	360
30	900	50.	15	450
36	1080	55.	18	540
48	1440	58.	24	720

* - Bei der Feststellung der Anspruchsdauer können nur die Versicherungszeiten berücksichtigt werden, die der Arbeitsnehmer in den fünf Jahren vor der aktuellen Arbeitslosigkeit zurückgelegt hat.
- In Fällen, in denen „Rest"-Ansprüche zu berücksichtigen sind, ist als höchstmögliche Anspruchsdauer mindestens die Anspruchsdauer des „Rest"-Anspruchs zu berücksichtigen.

Quelle: www.arbeitsagentur.de

Versicherungspflichtig in der Arbeitslosenversicherung sind alle Arbeitnehmer. Eine freiwillige Mitgliedschaft gibt es u. a. für Selbstständige. Die Beitragsbemessungsgrenze ist mit derjenigen der Rentenversicherung identisch.
Die Beiträge werden von Arbeitgeber und Arbeitnehmer je zur Hälfte aufgebracht. Der Beitragssatz beträgt 3,0 % vom Bruttoentgelt (Stand 2017).
Liegt die Ausbildungsvergütung unter 325,00 € monatlich, muss der Beitrag zur Arbeitslosenversicherung vom Arbeitgeber allein aufgebracht werden.

Arbeitslosengeld II (Hartz IV)

Arbeitslosengeld II wird allen erwerbsfähigen Hilfebedürftigen zwischen 15 und 64 Jahren zur Sicherung ihres Lebensunterhalts gewährt. Das Arbeitslosengeld II ist eine aus Steuermitteln finanzierte Fürsorgeleistung und nicht wie das Arbeitslosengeld eine Versicherungsleistung.

Der Gesetzgeber geht bei der Berechnung des ALG II von einer sogenannten **Bedarfsgemeinschaft** aus. Zu einer Bedarfsgemeinschaft gehören Personen, die in einem Haushalt leben, auch Kinder bis zum 25. Lebensjahr gehören zur Bedarfsgemeinschaft der Eltern.
Nur wenn das gemeinsame Einkommen und das Vermögen zum Lebensunterhalt nicht ausreichen, kann man Arbeitslosengeld II beanspruchen. Das bedeutet: Deckt z. B. das Arbeitseinkommen des Partners den vom Gesetz vorgegebenen Bedarf, erhält der Arbeitssuchende kein Arbeitslosengeld II. Die Höhe der Leistungen orientiert sich deshalb an dem tatsächlichen Bedarf der Arbeitssuchenden.

Gewährte Regelleistung Arbeitslosengeld II (2017)	
Alleinstehende, Alleinerziehende und Personen mit minderjährigem Partner	409,00 €
Ehe- oder Lebenspartner jeweils	368,00 €
Kind bis zum 6. Geburtstag	237,00 €
Kind (6-13 Jahre)	291,00 €
Kind ab dem 14. Geburtstag bis zum 18. Geburtstag	311,00 €
Kinder bis zum 25. Geburtstag im Haushalt der Eltern	327,00 €

Außerdem gibt es so genannte Mehrbedarfe für:
- Alleinerziehende
- Schwangere
- Miete und Heizungskosten sowie die Beiträge zur Kranken- und Pflegekasse
- Nichterwerbsfähige erhalten Sozialgeld

AUFGABEN

1 Nennen Sie die Aufgaben der Bundesagentur für Arbeit.

2 Geben Sie an, unter welchen Voraussetzungen Arbeitslosengeld gewährt wird.

3 Errechnen Sie die Sozialversicherungsbeiträge (ohne Unfallversicherung) für Arbeitgeber und Arbeitnehmer bei folgenden monatlichen versicherungspflichtigen Bruttoentgelten:
a 1456,00 €, **b** 2134,00 €, **c** 2755,00 €, **d** 3442,00 €, **e** 3950,00 €, **f** 4967,00 €
Die KV erhebt einen Zusatzbeitrag von 0,9 %. PV: ohne Kinder, Steuerbelastung Klasse I

4 Haben Sie nach Beendigung Ihrer Ausbildung Anspruch auf
a Arbeitslosengeld?
b Arbeitslosengeld II?

4.2 Private Absicherung

Die Sozialversicherungen erfassen nicht alle Bevölkerungsgruppen und sind vorwiegend auf die Sicherung vor Gefahren im Berufsleben sowie auf die Vorsorge für die häufigsten Risiken des menschlichen Lebens ausgerichtet.

Wer in der Sozialversicherung nicht versichert ist oder sich dort nicht ausreichend versichert sieht, kann eine **Individualversicherung** abschließen.

Die Aufgaben der Individualversicherung sind:
- Abdeckung von Risiken, für die die Sozialversicherung nicht eintritt (z. B. Versicherung gegen private Unfälle, Rechtsschutzversicherung, Schutz vor Diebstahl, Einbruch, Unwetter, Feuer, Haftpflichtfälle)
- Ersatz der Sozialversicherung, wenn sie für bestimmte Personen nicht angeboten wird (z. B. private Krankenversicherung, Unfallversicherung für Arbeitgeber)
- Ergänzung der Sozialversicherung, wenn die Leistungen nicht ausreichend sind (z. B. Lebens- und Rentenversicherung, private Krankenzusatzversicherung)

Die Hauptunterschiede zur Sozialversicherung sind:
- Träger sind meist private Versicherungsunternehmen.
- Leistungen richten sich nur nach dem Vertrag und sind z. B. unabhängig vom Familienstand oder dem Einkommen.
- Beiträge müssen vom Versicherten allein aufgebracht werden.
- Der Beitritt ist bis auf wenige Ausnahmen freiwillig.

Auf Nummer sicher
von je 100 Haushalten besitzen diese Versicherung

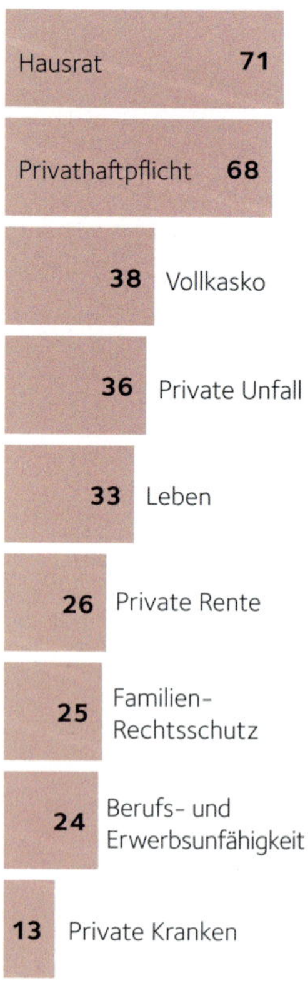
Hausrat 71
Privathaftpflicht 68
38 Vollkasko
36 Private Unfall
33 Leben
26 Private Rente
25 Familien-Rechtsschutz
24 Berufs- und Erwerbsunfähigkeit
13 Private Kranken

Datenquelle: AWA/GDV
Stand 2014

Arten von Individualversicherungen
Man unterscheidet drei Arten von privaten Versicherungen:

Personenversicherungen	Sachversicherungen	Vermögensversicherungen
Durch sie werden die Folgen eines Ereignisses versichert, das unmittelbar den Körper des Versicherten betrifft.	Die Sachen (das Eigentum) einer Person werden versichert.	Das Vermögen des Versicherten wird vor Ansprüchen anderer Personen versichert.
	Beispiele	
• Lebensversicherung • Rentenversicherung • Berufsunfähigkeitsversicherung • Unfallversicherung • Krankenversicherung	• Hausratversicherung • Kfz-Teil- und Vollkaskoversicherung • Fahrradversicherung	• Haftpflichtversicherung • Rechtsschutzversicherung

AUFGABEN

1 Inwiefern ergänzen Individualversicherungen Sozialversicherungen?

2 Wie kommt der Beitritt zu einer Individualversicherung zu Stande?

3 Welche drei Arten von Individualversicherungen unterscheidet man?

4 Wer bringt die Beiträge zu den Sozialversicherungen auf?

5 Wer bringt die Beiträge zu den Individualversicherungen auf?

5 Einzelarbeitsvertrag

5.1 Anbahnung, Abschluss und Inhalt

Schon vor dem Abschluss des Einzelarbeitsvertrags übernehmen die zukünftigen Partner gewisse Pflichten. So muss sich der Bewerber beispielsweise daran halten, wenn Diskretion über den Namen der Praxis oder des Unternehmens, bei dem er sich vorstellte, gewahrt werden soll. Ebenso muss die Praxis oder das Unternehmen mit den Bewerbungsunterlagen des Bewerbers diskret umgehen. Bei Einladungen zu Vorstellungsgesprächen müssen dem Bewerber entstehende Kosten erstattet werden.

Mehr zum Thema Arbeitsvertrag finden Sie unter www.arbeitsvertrag.de

Es dürfen nur **zulässige Fragen** im Vorstellungsgespräch gestellt werden, die dann auch wahrheitsgemäß beantwortet werden müssen. Zulässige Fragen sind solche nach der fachlichen und persönlichen Eignung des Bewerbers. Werden zulässige Fragen vom Bewerber falsch beantwortet, kann der Arbeitsvertrag vom Arbeitgeber angefochten werden. Ungünstige Umstände muss der Bewerber nicht offenbaren, wenn er nicht danach gefragt wird. Ablehnungen dürfen nicht diskriminierend begründet sein.

AUFGABEN

1 Begründen Sie, ob bei einem Bewerbungsgespräch nach
a Gewerkschaftszugehörigkeit,
b Schwerbehinderung,
c Krankheiten,
d Vorstrafen
gefragt werden darf.

2 Darf die Ablehnung eines männlichen Bewerbers für die Stelle als Medizinischer Fachangestellter durch das Geschlecht begründet sein?

Beim Abschluss des Vertrags herrscht Vertragsfreiheit im Rahmen der bestehenden Gesetze. Formfreiheit besteht beim Arbeitsvertrag nicht. Nach dem Nachweisgesetz müssen alle wesentlichen Bedingungen des Arbeitsverhältnisses schriftlich festgehalten werden. Die entsprechende Niederschrift muss dem Arbeitnehmer innerhalb eines Monats ausgehändigt werden. Dennoch kann ein Arbeitsverhältnis auch formlos (z. B. durch Stillschweigen) begründet werden.

Vertragsfreiheit
Freiheit, Verträge abschließen zu können

Die Niederschrift sollte folgende Angaben enthalten:
1. **Namen und Anschriften** von Arbeitgeber und Arbeitnehmer
2. **Beginn des Arbeitsverhältnisses**
3. Die **Art der Arbeit** sollte geregelt sein. Dies erfolgt meist durch die Angabe der Berufsbezeichnung (z. B. Medizinische Fachangestellte).
4. **Vergütungsregelung** (Monatslohn bzw. Jahresgehalt, Zulagen, Zuschläge, Prämien, Weihnachtsgeld, Urlaubsgeld usw.) und deren Fälligkeit (Das Mindestlohngesetz ist zu beachten.)
5. **Urlaubstage** (ggf. die Lage des Urlaubs, z. B. in den Schulferien)
6. **Kündigungsfristen**: Neben den gesetzlichen Fristen sind hier geringe Abweichungen möglich.
7. **Arbeitszeit**: Hier sind heute neben der starren Voll- und Teilzeitarbeit zahlreiche Varianten möglich. Sie reichen von der flexiblen Arbeitszeitregelung über „Jobsharing" (zwei Arbeitskräfte teilen sich einen Arbeitsplatz) bis zur „Arbeit auf Abruf".
8. **Vertragsdauer**: Wird der Vertrag ohne Vertragsdauer abgeschlossen, handelt es sich um einen unbefristeten Arbeitsvertrag. Er endet durch Kündigung oder Aufhebung. Häufig werden dennoch die ersten sechs Monate des Vertrags als Probezeit für beide Vertragspartner vereinbart. Innerhalb der Probezeit werden kürzere Kündigungsfristen festgelegt.
9. **Tarifvertragsunterwerfung**: Um sich zahlreiche Einzelregelungen zu ersparen, kann man einen Arbeitsvertrag, auf den ein Tarifvertrag keine Anwendung findet, dem Tarifvertrag dennoch unterwerfen. Es gelten dann alle Bestimmungen dieses Tarifvertrags. Gleiches gilt für Betriebs- oder Dienstvereinbarungen.

Die Pflichten des einen sind gleichzeitig die Rechte des anderen.

Neben den im Arbeitsvertrag genannten **Rechten** und **Pflichten** bestehen für das gesamte Arbeitsverhältnis weitere Rechte und Pflichten:

Pflichten des Arbeitnehmers = Rechte des Arbeitgebers	**Verletzung der Pflicht Beispiele:**
Arbeitspflicht	Arbeitnehmer kauft während der Arbeitszeit für private Zwecke ein.
Weisungspflicht	Arbeitnehmer führt Aufträge seines Vorgesetzten nicht aus.
Treuepflicht	Arbeitnehmer arbeitet am Wochenende „schwarz“; Arbeitnehmer arbeitet in einer vergleichbaren Tätigkeit trotz Krankschreibung.
Verschwiegenheitspflicht	Arbeitnehmer plaudert Geschäftsgeheimnisse aus.
Schadensersatzpflicht	Arbeitnehmer verursacht grob fahrlässig oder mit Vorsatz einen Schaden.

Pflichten des Arbeitgebers = Rechte des Arbeitnehmers	**Verletzung der Pflicht Beispiel:**
Entlohnungspflicht	Arbeitgeber zahlt nicht den vereinbarten Lohn.
Beschäftigungspflicht	Arbeitgeber beschäftigt den Arbeitnehmer mit nicht vereinbarten Tätigkeiten.
Fürsorgepflicht	Arbeitgeber beauftragt einen Arbeitnehmer mit gesundheitsgefährdenden Arbeiten; Arbeitgeber führt die Sozialversicherungsbeiträge nicht ab.
Zeugnispflicht	Arbeitgeber weigert sich, den Arbeitnehmer in einem Zeugnis zu beurteilen.

5.2 Befristete Arbeitsverträge

Der unbefristete Arbeitsvertrag stellt den Normalzustand dar, den es zu erreichen gilt. Eine Befristung des Arbeitsvertrags ist aus sachlichen Gründen möglich.

Sachliche Gründe können z. B. sein:
- der Bedarf an der Arbeitsleistung besteht nur vorübergehend
- dem Auszubildenden soll der Übergang in das Berufsleben erleichtert werden
- Beschäftigung zur Vertretung eines anderen Arbeitnehmers
- die Befristung zur Erprobung
- Vertretung während der Elternzeit

Ausnahmsweise ist auch eine Befristung ohne Grund zulässig. Liegt kein sachlicher Grund vor, beträgt die Höchstbefristung zwei Jahre. Diese kann innerhalb der zwei Jahre drei Mal erneuert werden. Es muss sich allerdings um Neueinstellungen handeln.
Für Arbeitnehmer über 52 Jahre und neu gegründete Unternehmen gelten Sonderbestimmungen.

Bei befristeten Arbeitsverträgen bedarf es keiner Kündigung. Sie enden durch Zeitablauf (wie der Ausbildungsvertrag). Allgemeine und besondere Kündigungsschutzgründe gelten nicht. Die Arbeitsverträge können auch während der Befristung mit den normalen Kündigungsfristen gekündigt werden.

In Tarifverträgen können die Befristungen ausgedehnt oder eingeschränkt werden.

5.3 Beendigung des Arbeitsverhältnisses

Das Arbeitsverhältnis kann enden durch

- Aufhebungsvertrag,
- Kündigung (bei unbefristeten Verträgen),
- Zeitablauf (bei befristeten Verträgen),
- Tod des Arbeitnehmers,
- Erreichen einer bestimmten Altersgrenze (z. B. Rentenalter).

Aufhebungsvertrag
Hierbei vereinbaren die beiden Parteien die Aufhebung des Arbeitsvertrags. Ebenso werden die noch bestehenden Rechte und Pflichten (z. B. Resturlaub, Abfindungszahlung) hierin geklärt. Die Schriftform ist empfehlenswert.

Kündigung
Die Kündigung ist ein einseitig empfangsbedürftiges Rechtsgeschäft, das heißt, die Kündigung gilt nur, wenn der Empfänger sie erhalten hat (z. B. Einschreiben mit Rückschein). Diesen Nachweis muss der Absender leisten. Für Kündigungen ist die Schriftform gesetzlich vorgeschrieben.

Einschreiben mit Rückschein
→ LF 7, S. 207

Die Grundkündigungsfrist für alle Arbeitnehmer ist vier Wochen zum 15. oder 30. des Monats.

Für Arbeitnehmer bis zu zwei Jahren Praxiszugehörigkeit in einer Praxis mit bis zu 20 Arbeitnehmern gilt die Kündigungsfrist zu jedem Datum, wenn es im Arbeitsvertrag festgehalten ist. Darüber hinaus gibt es verlängerte Kündigungsfristen. Sie richten sich nach der Dauer der Praxiszugehörigkeit.

Kündigungsfrist
Frist von der Abgabe der Kündigung bis zum Verlassen der Arbeitsstelle

Dauer der Praxiszugehörigkeit	Kündigungsfrist jeweils zum Ende des Monats
2 Jahre	1 Monat
5 Jahre	2 Monate
8 Jahre	3 Monate
10 Jahre	4 Monate
12 Jahre	5 Monate
15 Jahre	6 Monate
20 Jahre	7 Monate

Die verlängerten Kündigungsfristen können tarifvertraglich gekürzt und verlängert werden. Sie gelten nur für die Kündigung durch den Praxisinhaber. Die Kündigungsfrist während der Probezeit beträgt zwei Wochen.

Außerordentliche (fristlose) Kündigung

Diese Kündigung ist nur aus wichtigem Grund möglich. Das durch das Arbeitsverhältnis begründete Vertrauensverhältnis muss so nachhaltig gestört sein, dass dem Vertragspartner die Fortsetzung nicht zugemutet werden kann.

Eine fristlose Kündigung kann nur innerhalb von zwei Wochen nach Eintritt des wichtigen Grundes erfolgen.

BEISPIEL

Der **Arbeitgeber** kann fristlos kündigen, wenn der Arbeitnehmer
- falsche Zeugnisse vorgelegt hat,
- Diebstahl, Unterschlagung, Betrug begangen hat,
- die Arbeit verlässt oder beharrlich verweigert,
- den Arbeitgeber oder seine Vertreter grob beleidigt oder tätlich wird,
- vorsätzlich Sachen des Arbeitgebers oder eines Mitarbeiters beschädigt.

Der **Arbeitnehmer** kann fristlos kündigen, wenn der Arbeitgeber
- das Arbeitsentgelt nicht zahlt,
- den Arbeitnehmer grob beleidigt oder tätlich wird.

Rechte des Arbeitnehmers nach der Kündigung

Der Arbeitnehmer kann vom Arbeitgeber Folgendes verlangen:
- angemessene Zeit, um einen neuen Arbeitsplatz zu finden
- Rückgabe der Arbeitspapiere (Lohnsteuerkarte, Versicherungsnachweisheft, Zeugnis, evtl. Urlaubsbestätigung)
- Zeugnis:
  - **einfaches Zeugnis** (Arbeitsbescheinigung, aus der die Art der Tätigkeit und die Dauer hervorgeht, → Abb. 1)
  - **qualifiziertes Zeugnis** (enthält zusätzlich Führungs- und Leistungsangaben, → S. 289, Abb. 2)

BEISPIEL

Einer Medizinischen Fachangestellten, die nachweislich Geld aus der Kasse entwendet hat, darf im Zeugnis keine Ehrlichkeit bescheinigt werden. Der ursprüngliche Arbeitgeber kann hierdurch schadensersatzpflichtig werden. Jedoch darf auch nicht im Zeugnis stehen, dass sie unehrlich ist, weil dies ihr berufliches Fortkommen erschweren würde.

Dr. Eberhard Gothein
U2, 2-4
68161 Mannheim

ZEUGNIS

Frau Maike Steiger, geb. am 14.04.1989 in Lindau, ist seit dem 01.03.2008 als Medizinische Fachangestellte in meiner Praxis tätig.
Sie arbeitete seit Beginn in den Bereichen Empfang, Verwaltung, Labor sowie im Praxismanagement.

Das Arbeitsverhältnis endet mit dem 30.12.2015.

Mannheim, 15.12.2015 Unterschrift und Praxisstempel

Abb.1 Beispiel für ein einfaches Arbeitszeugnis

Dr. Eberhard Gothein
U2, 2-4
68161 Mannheim

ZEUGNIS

Frau Maike Steiger, geb. am 14.04.1989 in Lindau, ist seit dem 01.03.2008 als Medizinische Fachangestellte eingestellt.
Von Beginn an arbeitete Frau Steiger gewissenhaft und engagiert in den Bereichen Empfang, Verwaltung, Labor sowie im Praxismanagement.
2009 absolvierte sie erfolgreich zwei Qualitätsmanagementkurse in Karlsruhe. Daraufhin übernahm sie allmählich die Verantwortung für die Praxisorganisation und die Abrechnung.
Seit Mitte 2009 kümmert sich Frau Steiger um die Ausbildung der Auszubildenden in unserer Praxis.
Sie hat die ihr übertragenen Aufgaben stets zu unserer vollsten Zufriedenheit erledigt und unseren Erwartungen in jeder Hinsicht und in allerbester Weise entsprochen.
Ihr Verhalten gegenüber Vorgesetzten war stets korrekt. Mit den Kolleginnen pflegt sie einen guten Kontakt. Für die Auszubildenden hat sie allseits ein offenes Ohr. Die Patienten schätzen besonders ihre ruhige Art. Sie zeigt auch in schwierigen Situationen viel Verhandlungsgeschick.
Neuen Ideen ist Frau Steiger gerne aufgeschlossen und bringt auch eigene Vorschläge ein.
Frau Steiger bat um die Aufhebung dieses Arbeitsverhältnisses zum 30.12.2015, um Medizin zu studieren.
Wir danken Frau Steiger für die außerordentlich gute Arbeit und wünschen ihr für die Zukunft alle Gute.

Mannheim, 15.12.2015 Unterschrift und Praxisstempel

Abb. 1 Beispiel für ein qualifiziertes Arbeitszeugnis

Studium ohne Abitur
→ LF 12, S. 319

AUFGABEN

1 Vergleichen Sie die beiden oben gezeigten Zeugnisse.
Welche wesentlichen Inhalte muss ein qualifiziertes Arbeitszeugnis haben?

2 Nach erfolgter Kündigung verlangt die Medizinische Fachangestellte Frau Muster von ihrem Arbeitgeber ein qualifiziertes Arbeitszeugnis. Dr. Müller stellt ihr folgendes Zeugnis aus:

Dr. med. Hans Müller, Facharzt für Allgemeinmedizin
Frau Maria Muster, geb. 23. Januar 1991, war in meiner ärztlichen Praxis in den letzten beiden Jahren als Medizinische Fachangestellte beschäftigt. Das ihr übertragene Aufgabengebiet umfasste insbesondere den Empfang und die Patientenverwaltung.
Frau Muster half auch im Labor mit. Sie war pünktlich und hat sich bemüht, die ihr übertragenen Arbeiten zu meiner Zufriedenheit zu bewältigen.
Die notwendigen Kenntnisse und das erforderliche Geschick waren dabei erkennbar und die Qualität ihrer Arbeit entsprach den Erwartungen.
Die Zusammenarbeit mit Kolleginnen war gut und den Patienten gegenüber war sie stets um Freundlichkeit bemüht.

a Prüfen Sie, ob das Arbeitszeugnis von Dr. Müller den Anforderungen an ein qualifiziertes Zeugnis entspricht.
b Bewerten Sie das qualifizierte Arbeitszeugnis von Dr. Gothein und das Zeugnis von Dr. Müller.

3 Wodurch unterscheidet sich der Einzelarbeitsvertrag vom Ausbildungsvertrag? In welcher Form sollte ein Arbeitsvertrag abgeschlossen werden?
Versuchen Sie aus der Sicht Ihres Arbeitgebers für sich selbst ein
a gutes,
b schlechtes Zeugnis zu schreiben.

4 Welche gesetzlichen Kündigungstermine und -fristen gelten für Arbeitnehmer?

5 Einem Medizinisch-technischen Assistenten wird am 19.02.2016 zum 31.03.2016 gekündigt. Er war seit vier Jahren in der Praxis beschäftigt. Nehmen Sie dazu unter Einbeziehung gesetzlicher Kündigungsfristen Stellung.

6 Eine Fachwirtin zur medizinischen ambulanten Versorgung (45 Jahre alt) möchte nach zehnjähriger Praxiszugehörigkeit in spätestens einem Monat die Praxis verlassen. Welche Möglichkeiten hat sie?

7 Liegen in den folgenden Fällen Ihrer Ansicht nach grobe Beleidigungen mit Kündigung aus wichtigem Grund vor? (Beachten Sie dazu die unten stehenden Grundsätze der Gerichte.)
a Auf einer Baustelle im Freien ruft ein Bauarbeiter seinem Chef zu: „Du Rindvieh hast mir das falsche Holz hochgeschickt!"
b Eine Medizinische Fachangestellte sagt zu ihrem Chef während der Behandlung: „Da hast du Simpel aber der Patientin weh getan!"

Aus den Gerichtsakten
Auch die sonstigen Umstände eines Vorfalls werden bei Gerichtsurteilen berücksichtigt (z. B. der betriebs- und branchenübliche Umgangston, der Bildungsgrad, der psychische Zustand des Arbeitnehmers, der Ort sowie der Zeitpunkt des „Ereignisses", die Anwesenheit von Dritten und die vermutete Ernsthaftigkeit der Äußerung).
So kam das Arbeitsgericht in Bochum zu dem Ergebnis, dass nicht jedes Wort, das aus momentaner Verärgerung gesprochen werde, auf die Goldwaage gelegt werden dürfe. Das Gericht erklärte deshalb die Kündigung eines Mannes für ungültig, der im Verlaufe einer Auseinandersetzung mit seinem Chef geäußert hatte, die Kündigung käme ihm ganz recht, er beziehe sowieso lieber „Stempelgeld". Das hatte der Chef wörtlich genommen und gekündigt. Das Gericht hielt die Kündigung für unangemessen (AZ: 1 Ca 519/80).
Beleidigungen gegenüber Mitarbeitern können eine Kündigung rechtfertigen, falls hierdurch der Betriebsfrieden empfindlich gestört wird - beispielsweise, wenn der Vorwurf persönlicher Unehrenhaftigkeit erhoben wird (Bundesarbeitsgericht - 3 AZR 184/76). Die Verwendung des Götz-Zitats unter Kollegen wiegt in der Regel aber nicht besonders schwer, vorausgesetzt, Betriebsfremde haben nicht „mitgehört".

8 Nehmen Sie zu folgenden Fällen unter Einbeziehung des Kündigungsschutzgesetzes Stellung:
a Ein Arzt fragt eine Medizinische Fachangestellte beim Einstellungsgespräch nach einer bestehenden Schwangerschaft. Sie antwortet wahrheitswidrig mit Nein. Nach erfolgter Einstellung stellt sich die Schwangerschaft heraus. Der Arzt möchte ihr daraufhin kündigen. Sie pocht auf das Kündigungsverbot des Mutterschutzgesetzes. Nehmen Sie dazu Stellung.
b Eine Medizinische Fachangestellte verlässt mit folgenden Worten zum Arbeitgeber den Arbeitsplatz: „Machen Sie Ihren Scheißdreck doch allein!" Nachdem sie am nächsten Tag wieder erscheint, verweigert der Arbeitgeber ihr den Zutritt zur Praxis mit den Worten, dass er die Kündigung angenommen habe.

5.4 Arbeitsgerichtsbarkeit

Im Laufe der wirtschaftlichen Entwicklung wurde das Arbeitsrecht immer vielfältiger und die Meinungsverschiedenheiten auf Grund der gegensätzlichen Interessenlagen von Arbeitgeber und Arbeitnehmer häuften sich (→ Abb. 1).
Seit 1953 gibt es deshalb eine eigenständige Gerichtsbarkeit für Streitigkeiten aus Arbeitsverhältnissen.

Arbeitsgerichte befassen sich mit folgenden Streitigkeiten zwischen
- Arbeitgeber und Arbeitnehmer auf Grund des Arbeitsvertrags,
- Ausbildender (Arbeitgeber) und Auszubildendem auf Grund des Ausbildungsvertrags,
- den Tarifvertragsparteien auf Grund des Tarifvertrags,
- Betriebsrat und Arbeitgeber auf Grund des Betriebsverfassungsrechts,
- Arbeitgeber- und Arbeitnehmerverbänden auf Grund des Mitbestimmungsrechts.

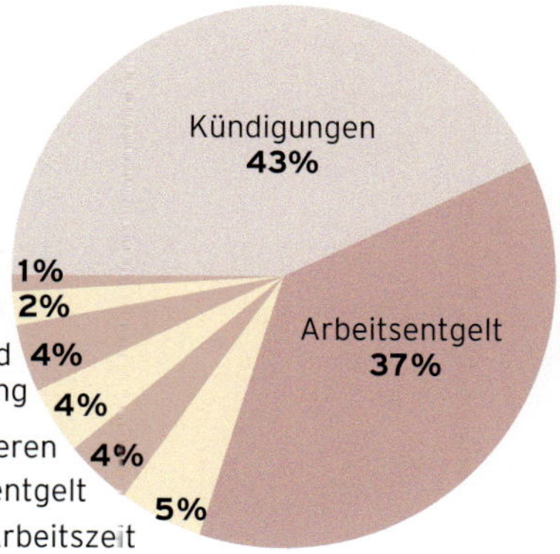

Abb. 1 Gründe für Verfahren vor dem Arbeitsgericht

Verfahren

Eine Verhandlung ist nur möglich, wenn ein Kläger vor dem Gericht mündlich oder schriftlich Klage erhebt.
Neben seinen Personalien und der Anschrift des Beklagten muss er den Grund der Klage und eventuelle Beweise nennen. Hierzu benötigt man keinen Rechtsanwalt. Man kann einen Vertreter des entsprechenden Verbandes (z. B. MFA mit Vertreterin des VmF) mit der Wahrnehmung von Interessen beauftragen.

VmF (früher: BdA)
Verband medizinischer Fachberufe e. V.

Vor dem eigentlichen Verfahren steht in jedem Fall die sogenannte „Güteverhandlung“. Hier versucht der Einzelrichter, eine Einigung (Vergleich) zwischen den gegnerischen Parteien zu erreichen. Der Vergleich wird durch die „kostenlose“ Verhandlung vom Gesetzgeber unterstützt.
Gelingt eine Einigung hier nicht, kommt es zum „streitigen Verfahren“ vor der Kammer, der 1. Instanz des **Arbeitsgerichts**.

Eine Verhandlung vor der Kammer kann enden mit
- Vergleich,
- Klagerücknahme durch eine Partei oder
- Urteil.

Das Urteil wird den Parteien zugestellt. Die Gerichtskosten richten sich nach dem Streitwert, einer vom Gericht festzulegenden Summe in Euro, nach der sich die Gebühren richten (z. B. in Kündigungsprozessen 25 % des Jahresgehalts).
Gegen das Urteil des Arbeitsgerichts ist die Berufung zulässig, wenn der Streitwert über 600,00 € liegt. Die Berufung muss beim Landesarbeitsgericht erfolgen. Hier besteht nun Vertretungszwang, d. h., man muss einen Verbandsvertreter oder einen Rechtsanwalt zur Vertretung bestimmen. Vor dem **Landesarbeitsgericht** wird der gesamte Fall neu verhandelt.

Das Verfahren kann enden mit
- Vergleich,
- Klagerücknahme einer Partei oder
- Urteil.

Gegen das Urteil des Landesarbeitsgerichts kann Revision beim **Bundesarbeitsgericht** zugelassen werden. Dies entscheidet das Landesarbeitsgericht, wenn es sich um einen Rechtsstreit von grundsätzlicher Bedeutung handelt. Gegen diese Entscheidung kann Beschwerde eingelegt werden. Ebenso können die Senate des Bundesarbeitsgerichts entscheiden, ob eine Revision zugelassen wird. Ist die Rechtssache von grundsätzlicher Bedeutung, kann auch das Landesarbeitsgericht durch eine „Sprungrevision“ übergangen werden. Vor dem Bundesarbeitsgericht besteht Rechtsanwaltszwang.

Fühlt sich ein Beteiligter durch ein Urteil des Bundesarbeitsgerichts in seinen Grundrechten verletzt, steht ihm die Verfassungsbeschwerde beim **Bundesverfassungsgericht** als letzte Instanz offen. Immer öfter muss sich auch der Europäische Gerichtshof mit Arbeitsstreitigkeiten befassen.

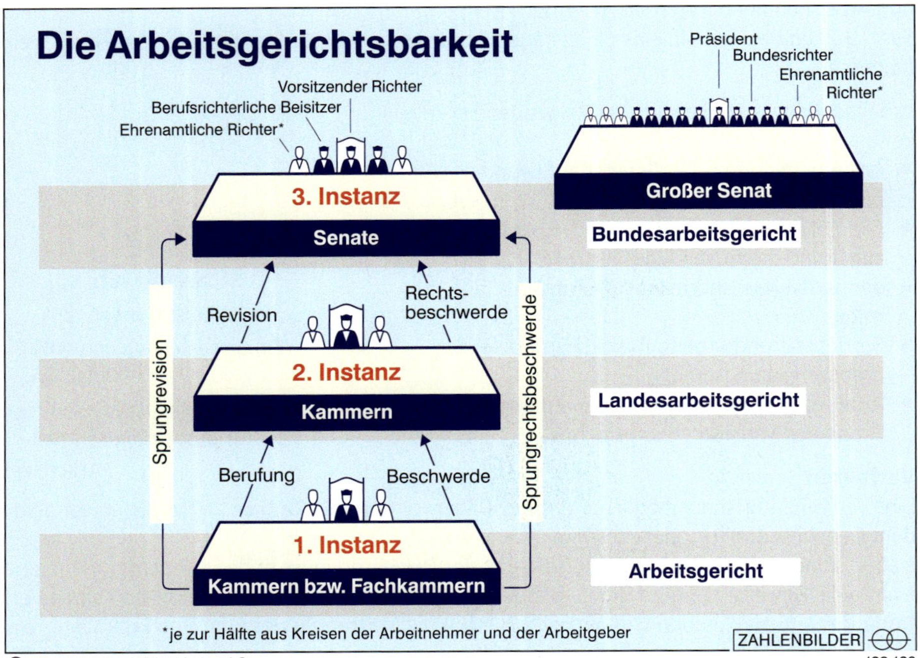

 129 160

AUFGABEN

1 Mit welchen Streitigkeiten befassen sich Arbeitsgerichte?

2 Was versteht man unter „Richterrecht" bei Streitigkeiten aus dem Arbeitsverhältnis?

3 Ist das Arbeitsgericht zuständig?
- **a** Ihre Wohnung wird Ihnen von Ihrem Arbeitgeber gekündigt.
- **b** Sie beleidigen eine Kollegin während der Arbeitszeit.
- **c** Ihr Arbeitgeber verweigert Ihnen die Arbeitspapiere nach Beendigung Ihrer Ausbildung.
- **d** Sie sind mit einer Formulierung in Ihrem Arbeitszeugnis nicht einverstanden.
- **e** Sie reklamieren Ihr nicht erhaltenes „Weihnachtsgeld".
- **f** Ihr Arbeitgeber beschuldigt die Berufsschule eines „Vergehens".

4 Wo sehen Sie „Vorteile" des Arbeitsgerichtsverfahrens gegenüber den normalen Gerichtsverfahren vor ordentlichen Gerichten?

5 Nennen Sie die letzte Instanz im Arbeitsgerichtsverfahren.

6 Kann gegen jedes Urteil eines Arbeitsgerichtes „Berufung" eingelegt werden?

7 Welches regionale Arbeitsgericht ist für Sie zuständig?

6 Steuern und Entgeltabrechnung

6.1 Staatseinnahmen

Zur Finanzierung seiner umfassenden Aufgaben benötigt der Staat Einnahmequellen. Zu den größten Ausgaben des Staates zählen die soziale Sicherung, die Verteidigung und das Verkehrswesen. Eine besondere Problematik besteht durch die Bundesschuld mit ihren ständig steigenden Zinsen für Staatskredite.

Weitere wichtige Staatsaufgaben werden von den Ländern (z. B. Bildung, Polizei, Justiz) und den Kreisen und Gemeinden (z. B. Straßenbau, Kultur, Schulen) wahrgenommen.

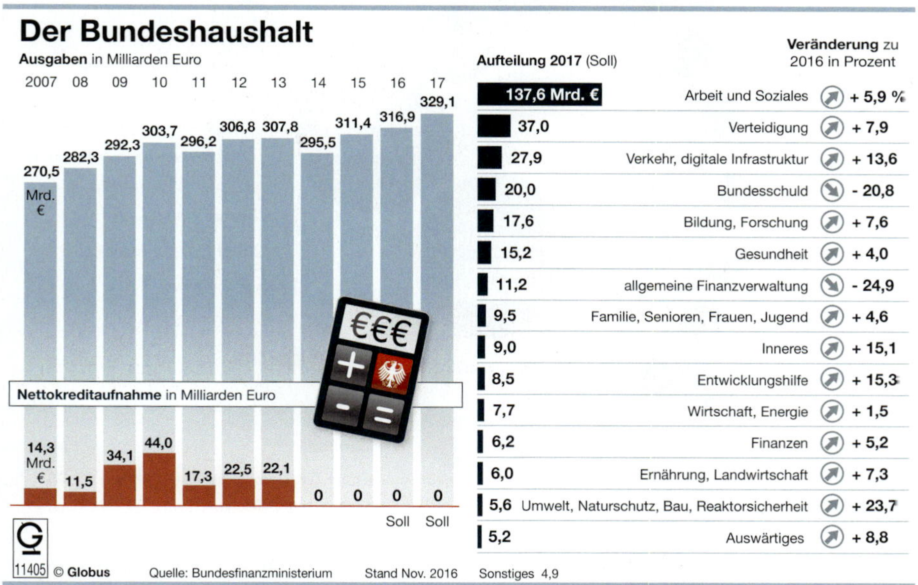

Die wichtigste Einnahmequelle für den Staat bilden die **Steuern**. Es sind einmalige oder laufende Geldleistungen ohne direkte Gegenleistung. Obwohl der Steuerzahler keine direkten Gegenleistungen empfängt, sind ohne diese Abgaben viele, zum Teil unentbehrliche und kostspielige öffentliche Leistungen nicht denkbar, z. B. Bau und Unterhaltung von Straßen und Schulen oder Sozialleistungen. Ca. 80 % der Staatsausgaben werden durch Steuern finanziert. Daneben existieren noch Einnahmen aus

- Zöllen (in der EU abgeschafft),
- Gebühren und Beiträgen für spezielle staatliche Leistungen (z. B. Gebühr für das Ausstellen eines Bundespersonalausweises, Müllabfuhrbeiträge),
- Staatsunternehmen (z. B. Deutsche Bundesbank),
- Sonderabgaben (z. B. Bevorratungszuschläge, Solidaritätszuschläge) und
- der sogenannten Nettokreditaufnahme.

Unter der Nettokreditaufnahme versteht man die zusätzliche Kreditaufnahme des Staates im laufenden Jahr, wobei die Tilgung für die Altkredite schon abgegolten ist. Die Zinsen, die für die gesamten Staatskredite bezahlt werden müssen, nehmen bereits den zweiten Platz in den Ausgaben des Staates ein.

In Deutschland werden sehr viele Steuern erhoben. Dabei gibt es **direkte Steuern**, deren Bezahlung man als Konsument direkt an eine staatliche Stelle leisten muss (z. B. die Kfz-Steuer), und auch sogenannte **indirekte Steuern**, die man als Konsument nicht direkt an den Staat bezahlt (z. B. Umsatz- oder Mehrwertsteuer). Gerade die indirekten Steuern werden vom Staat gerne genutzt, weil der Verbraucher deren Erhöhung nicht so gut realisiert, da sie beim Bezahlen im Preis eines Produktes eingerechnet sind.

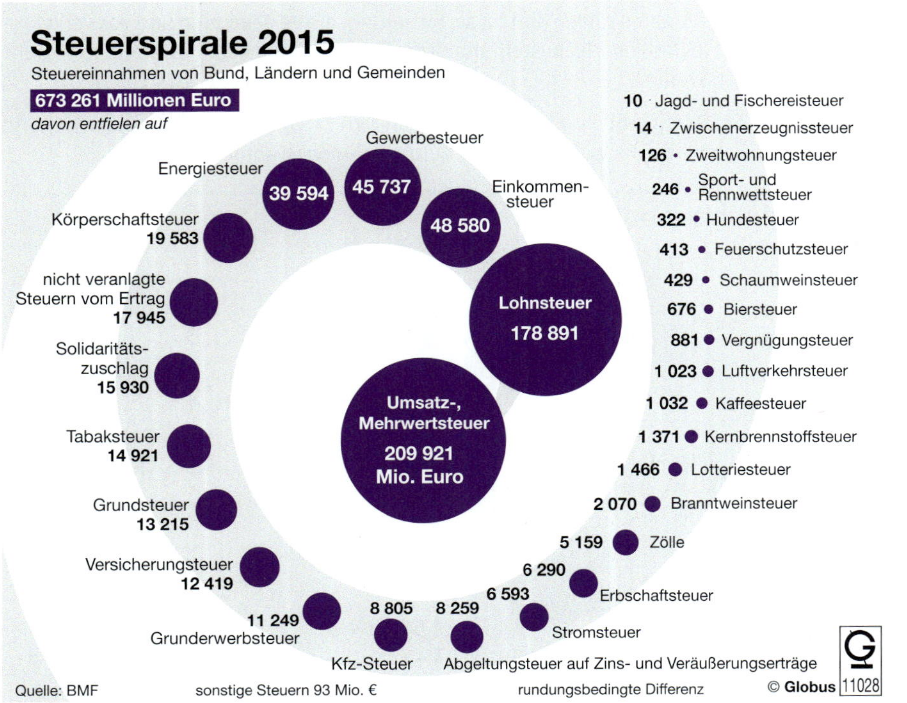

Bagatellsteuern sind solche Steuern, deren Erhebung mehr kostet als sie dem Staat einbringen. Sie dienen häufig zur Steuerung politischer Beschlüsse (z. B. Hundesteuer, Spielautomatensteuer). Manche dieser Steuern sind mittlerweile durch gesellschaftliche oder wirtschaftliche Veränderungen veraltet. Will man aber eine Steuer abschaffen, trifft man immer wieder auf das alte Sprichwort: „Alte Steuer – gute Steuer".

Begründungen für neue Steuern oder Steuererhöhungen finden sich aus vielfältigen Gründen. Zum Beispiel erfolgte die Erhöhung der Tabaksteuer aus gesundheitspolitischen Gründen, die Erhöhung der Lohn- und Einkommensteuer aus sozialpolitischen Gründen und die Erhöhung der Mineralölsteuer sowie die Einführung der „Ökosteuer" aus umweltpolitischen Gesichtspunkten.

AUFGABEN

1 Stellen Sie eine eigene Reihenfolge der Staatsauf- bzw. ausgaben auf und vergleichen Sie diese mit dem Bundeshaushalt. Wo liegen die größten Abweichungen?

2 Nennen Sie die größten Ausgabenposten des Bundeshaushalts.

3 Wie werden diese Ausgaben finanziert?

4 Was versteht man unter Nettokreditaufnahme?

5 Wo liegt die Gefahr der Nettokreditaufnahme?

6 Diskutieren Sie das Für und Wider der 1999 eingeführten Ökosteuer.

6.2 Lohn- und Einkommensteuer

Die Lohnsteuer ist keine eigene Steuerart, sondern Teil der Einkommensteuer. Beim Lohn- und Gehaltsempfänger bedient sich der Staat des Arbeitgebers, um die Einkommensteuer zu erheben (Abzugsverfahren). Wer nur Lohn oder Gehalt bezieht, hat in der Regel seine Einkommensteuerpflicht durch den Lohnsteuerabzug erfüllt. Steuerpflichtig sind alle natürlichen Personen, die ihren Wohnsitz in der Bundesrepublik Deutschland haben (die Einkommensteuer der juristischen Personen ist die Körperschaftsteuer). Folgende Einkünfte unterliegen der Einkommensteuer:

- **Einkünfte aus Land- und Forstwirtschaft:** Darunter fallen auch die Einkünfte aus Wein-, Garten- und Obstanbau.
- **Einkünfte aus Gewerbebetrieb:** Besteuert werden die Einkünfte aus Betrieben, die keine juristische Person sind. Sie sind ebenfalls gewerbesteuerpflichtig.
- **Einkünfte aus selbstständiger Arbeit:** Dazu gehören die Einkünfte aus freiberuflicher Tätigkeit, z. B. die der Ärzte und Zahnärzte. Sie unterliegen nicht der Gewerbesteuer.
- **Einkünfte aus nicht selbstständiger Arbeit (Lohn- und Gehaltseinkommen):** Die Lohnsteuer stellt nur eine besondere Erhebungsform der Einkommensteuer dar. Der Arbeitgeber behält die Lohnsteuer ein und führt sie an das Finanzamt ab. Liegen keine Einkünfte aus nicht selbstständiger Arbeit vor und betragen diese Einkünfte mehr als 14 543,00 €, muss eine Steuererklärung abgegeben werden. Man wird dann veranlagt und spricht von sogenannter Pflichtveranlagung. Werbungskosten dürfen in Ansatz gebracht werden (Pauschbetrag 1000,00 €).
- **Einkünfte aus Kapitalvermögen:** Darunter versteht man z. B. Zinsen, Dividenden, Gewinnanteile von Gesellschaftern. Für Sparer gilt ein Freibetrag von 801,00/1602,00 € (led./verh.). Von den Zinseinnahmen werden 25 % als Abgeltungsteuer von den Banken anonym an die Finanzämter abgeführt.
- **Einkünfte aus Vermietung und Verpachtung:** Das sind beispielsweise Einnahmen aus der Vermietung eines Hauses.
- **Sonstige Einkünfte:** Dazu zählen Einkünfte aus Spekulationsgeschäften (z. B. Gewinne aus Hausverkäufen innerhalb bestimmter Fristen), Gewinne aus Wertpapiergeschäften (innerhalb bestimmter Fristen), Rentenbezüge, alle privaten Veräußerungsgewinne.

Für jeden Steuerpflichtigen werden diese sieben Einkunftsarten addiert und es ergibt sich der sogenannte Gesamtbetrag der Einkünfte. Bei manchen Einkunftsarten können auch Verluste entstehen (negative Einkünfte).

Steuerrechtlich ist es ohne Bedeutung, unter welcher Bezeichnung eine Einnahme erzielt wird. Nur in bestimmten Ausnahmefällen, die sich auch von Zeit zu Zeit ändern, sind Einnahmen lohnsteuerfrei bzw. begrenzt lohnsteuerfrei.

Steuerrechtliche Sonderfälle von Einnahmen		
Voll zu versteuern	**Begrenzt steuerfrei**	**Steuerfrei**
– Überstundenzuschläge – Erschwerniszulagen – Leistungszulagen – Sondervergütungen – (Urlaubs-, Weihnachtsgeld, 13. Monatsgehalt) – Prämien	– Zuwendungen auf Grund von Praxisjubiläum (Fünftelregelung) – Zuwendungen auf Grund einer Notsituation des Arbeitnehmers (bis 600,00€) – Zuschlag für Sonn- und Feiertagsarbeit (50 %) – Fahrtkosten von der Wohnung zur Arbeitsstätte, wenn vom Arbeitgeber mit 15 % pauschal versteuert – Essenszuschüsse, wenn vom Arbeitgeber mit 25 % versteuert	– Überlassen typischer Berufskleidung – Reisekostenerstattung – Arbeitnehmersparzulage – Kindergartenzuschüsse – Trinkgelder – Geschenke bei Praxisveranstaltungen (max. zwei pro Jahr) bis 110,00 €/Mitarbeiter – Sachbezüge (z. B. Benzingutschein bis 44,00 €/Mitarbeiter/Monat) – Toto-/Lottogewinne – Schenkungen – Erbschaften

Nachdem der Gesamtbetrag der Einkünfte ermittelt ist, können noch weitere Abzüge vom Steuerpflichtigen gemacht werden. Sonderausgaben, außergewöhnliche Belastungen und besondere Freibeträge dürfen abgezogen werden.

6.2.1 Sonderausgaben und außergewöhnliche Belastungen

Bei den Sonderausgaben handelt es sich um bestimmte, im Einkommensteuergesetz genau definierte Aufwendungen, die vom Gesamtbetrag der Einkünfte abgezogen werden, wenn sie weder Betriebsausgaben noch Werbungskosten sind. Sonderausgaben sind Kosten der privaten Lebensführung, die jedoch aus sozialpolitischen Gründen ganz oder teilweise abgesetzt werden können.

Unbeschränkt abzugsfähige Sonderausgaben

Zu den unbeschränkt abzugsfähigen Sonderausgaben zählen unter anderem:
- bezahlte Kirchensteuer
- Unterhaltsleistungen
- Ausbildungskosten
- Spenden für politische Parteien und mildtätige Zwecke

Diese Kosten können mit Einschränkungen vom Gesamtbetrag der Einkünfte abgezogen werden. Werden keine dieser Ausgaben vom Arbeitnehmer nachgewiesen, zieht das Finanzamt automatisch 36,00 € bei Ledigen und 72,00 € bei Verheirateten ab (Sonderausgabenpauschbetrag).

Beschränkt abzugsfähige Sonderausgaben

Hierzu zählen Vorsorgeaufwendungen (eigene Beiträge zur Sozialversicherung, Lebens-, Unfall- und Haftpflichtversicherung).

Außergewöhnliche Belastungen

Es gibt Aufwendungen, die weder als Betriebsausgaben oder Werbungskosten noch als Sonderausgaben abzugsfähig sind, die aber wegen der besonderen außergewöhnlichen Belastung des Steuerpflichtigen berücksichtigt werden sollen. Dadurch will man Härten bei der Besteuerung mildern oder beseitigen.
Die Ausgaben müssen zwangsläufig größer sein als bei Steuerpflichtigen mit vergleichbaren Einkommens- und Vermögensverhältnissen und mit vergleichbarem Familienstand. Dabei sind in der Regel die Ausgaben nicht in voller Höhe, sondern nach Anrechnung eines zumutbaren Eigenanteils (1–7 % des Gesamtbetrags der Einkünfte) abziehbar. Für bestimmte Arten von außergewöhnlichen Belastungen gelten statt Anrechnung eines zumutbaren Eigenanteils Höchstgrenzen, über die hinaus kein Abzug möglich ist. Beispiele für außergewöhnliche Belastungen:
- Unterstützung Not leidender Familienangehöriger (auch Kinder über 25 Jahre in Ausbildung)
- Pflege behinderter Menschen
- Verlust durch Diebstahl
- Ehescheidungskosten
- Krankheitskosten

Sogenannte Pauschbeträge bei außergewöhnlichen Belastungen gibt es für
- Beschäftigung einer Haushaltshilfe (wenn Ehegatte über 60 Jahre = 624,00 €),
- Behindertenpauschalbetrag (abhängig vom Grad der Behinderung),
- Kinderfreibetrag (3 648,00 € alternativ zum Kindergeld),
- Freibetrag für Betreuungs- und Erziehungs- oder Ausbildungsbedarf (Bedarfsfreibetrag, 2 160,00 € alternativ zum Kindergeld),
- Freibetrag (1 308,00 €) für Alleinerziehende,
- weitere Freibeträge,
- Altersentlastungsbetrag (ab 65 Jahre = 1 824,00 €).

Nach Abzug aller steuerlich zugelassenen Abzugsbeträge ergibt sich das zu versteuernde Einkommen.

BEISPIEL

Schema zur Ermittlung des zu versteuernden Einkommens

Einkommen
+ aus Land- und Forstwirtschaft
+ aus Gewerbebetrieb
+ aus selbstständiger Arbeit
+ aus nicht selbstständiger Arbeit
+ aus Kapitalvermögen
+ aus Vermietung und Verpachtung
+ sonstige Einkünfte
= Gesamtbetrag der Einkünfte
- Sonderausgaben
- außergewöhnliche Belastungen
- besondere Freibeträge
= zu versteuerndes Einkommen

6.2.2 Der Einkommensteuertarif

Vom zu versteuernden Einkommen wird nun die Einkommen- bzw. Lohnsteuer berechnet. Der Einkommensteuertarif unterscheidet mehrere Besteuerungszonen:

- **Grundfreibetragszone (Nullzone):** Liegt das zu versteuernde Einkommen zwischen 0 € und 8 820,00 €, muss keine Steuer bezahlt werden (steuerliches Existenzminimum).
- **Untere Progressionszone:** Bei einem zu versteuernden Einkommen ab 8 821,00 € fällt Einkommensteuer an. Im Eingangsbereich gilt der Eingangssteuersatz von 14 %. Danach steigt der Steuersatz bis zu einem zu versteuernden Einkommen von 13 769 € linear auf rund 24 % an.
- **Obere Progressionszone:** Ab einem zu versteuernden Einkommen von 13 770,00 € bis zu 54 057,00 € steigt der Steuersatz dann ebenfalls linear von 24 % bis auf 42 % an.
- **Obere Proportionalzone:** Ab einem zu versteuernden Einkommen von 54 058,00 € bleibt der Steuersatz konstant bei 42 %. Dies gilt jedoch nur bis zum Betrag von 256 303,00 € für Ledige bzw. 512 606,00 € für Verheiratete.
- **„Reichensteuer" (Proportionalzone 2):** Diese zweite Proportionalzone wird als sogenannte Reichensteuer bezeichnet. Ab einem zu versteuernden Einkommen von 256 304,00 € (Ledige) bzw. 512 608,00 € (Verheiratete) beträgt der Steuersatz 45 %.

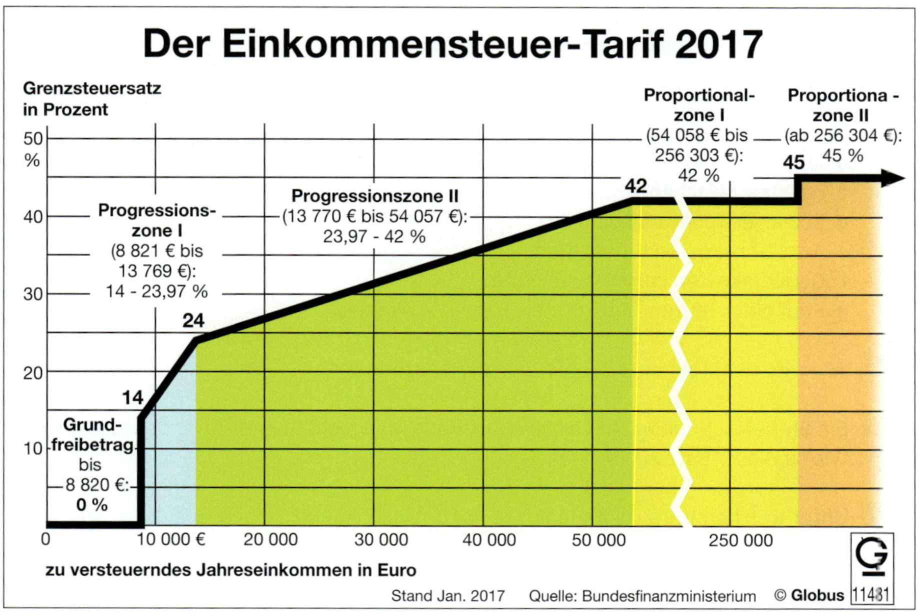

Veranlagung zur Einkommensteuer auf Antrag

Nach Abschluss eines Kalenderjahres empfiehlt es sich, einen Antrag auf Veranlagung zur Einkommensteuer zu stellen, wenn folgende Voraussetzungen gegeben sind:

- Im vergangenen Jahr wurde zu viel Lohnsteuer abgezogen. Das trifft zu, wenn der Arbeitnehmer
  - schwankenden Lohn bezogen hat (z. B. bei Überstunden, Lohnerhöhungen, Tarifverbesserungen, Beförderungen),
  - nicht während des gesamten Kalenderjahres beschäftigt war (z. B. Krankheit, Arbeitslosigkeit, Beurlaubung, Fachschulbesuch).
- Der Arbeitnehmer kann besondere Freibeträge geltend machen, die bisher nicht berücksichtigt wurden.
- Erhöhte Werbungskosten oder Sonderausgaben, die über die Pauschalbeträge hinausgehen, sind angefallen.
- Es ist für den Arbeitnehmer eine günstigere Steuerklasse anzuwenden, z. B. wegen Eheschließung oder Geburt eines Kindes bis zum 31. Dezember des Jahres (rückwirkend).

Verfahren

Das Finanzamt führt die Antragsveranlagung nicht von Amts wegen durch (bei der Einkommensteuer wird man zur Abgabe des Antrags aufgefordert = Pflichtveranlagung bis zum 31.05. des Folgejahres).

- Der Arbeitgeber muss den Ausgleich unaufgefordert zum Jahresende vornehmen, wenn er mindestens zehn Beschäftigte hat.
- Der Arbeitnehmer kann ihn bis zum Ende des übernächsten Jahres abgeben. Man hat also zwei Jahre Zeit. Erwartet man eine Rückzahlung, z. B. wegen erhöhter Werbungskosten und Sonderausgaben oder außergewöhnlicher Belastungen, wird man den Antrag frühzeitig stellen, um keine Zinsen zu verlieren (der vom Arbeitgeber durchgeführte Ausgleich berücksichtigt diese nicht).
- Auch die Arbeitnehmersparzulage erhält nur, wer dies beim Finanzamt beantragt.

AUFGABEN

1 Sind Lottogewinne auf alle Zeit von der Einkommensteuer befreit?

2 Kann man auf Grund der Höhe des Brutto- oder Nettolohnes etwas über die Höhe des zu versteuernden Einkommens sagen?

3 Welche beiden Sonderausgaben unterscheidet man?

4 Handelt es sich um außergewöhnliche Belastungen?
a Hochzeitsfeier
b 1500,00 € Zahnersatzkosten
c Fahrten zwischen Wohnung und Arbeitsstätte, 70 km pro Tag
d Sozialversicherungsbeiträge
e Adoptionskosten für ein Kind
f Gerichtskosten bei Ehescheidung
g Kauf eines teuren Autos für die Fahrt zur Praxis

5 Wie wird der steigende Lohnsteuersatz begründet?

6 Ein Steuerfachmann: „Auch Millionäre kann man nicht unendlich hoch besteuern!". Wie ist dieser Satz zu erklären?

7 Unter welchen Voraussetzungen ist es für Sie „lohnend", einen Antrag auf Veranlagung zur Einkommensteuer zu stellen?

6.3 Entgeltabrechnung (Lohn- bzw. Gehaltsabrechnung)

6.3.1 Vom Bruttoentgelt (Gesamt-Brutto) zum Auszahlungsbetrag

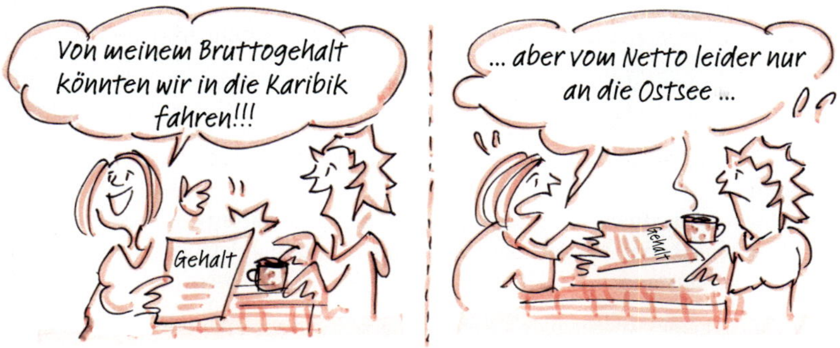
Von meinem Bruttogehalt könnten wir in die Karibik fahren!!!
Gehalt
... aber vom Netto leider nur an die Ostsee ...
Gehalt

Alle Einnahmen, die dem Arbeitnehmer aus einem Dienstverhältnis zufließen, bezeichnet man als Gesamt-Brutto (→ Abb. 1). Es handelt sich dabei um das ungeschmälerte Arbeitseinkommen (Lohn, Gehalt, Ausbildungsvergütung) einschließlich zusätzlicher Leistungen wie

- Zulagen (z. B. Gefahren-, Lärm-, Hitze-, Schmutzzulagen, Arbeitserschwernisse),
- Zuschlägen (z. B. Überstunden, Nacht-, Sonntags-, Feiertagsarbeit),
- Zuwendungen (z. B. Gratifikationen des Arbeitgebers, Jubiläums-, Heirats-, Geburts-, Weihnachts-, Urlaubsgeld, vermögenswirksame Leistungen durch den Arbeitgeber),
- Sachbezüge (z. B. Waren, Wohnung, Verpflegung, Wertpapiere) und
- anderen, sogenannten geldwerten Vorteile (z. B. verbilligtes Arbeitgeberdarlehen, Geschäftsfahrzeug, Wohnung des Arbeitgebers).

Der **Nettoverdienst** verbleibt dem Arbeitnehmer nach Abzug der gesetzlichen Entgeltabzüge (Lohn- und Kirchensteuer, Solidaritätszuschlag und Arbeitnehmerbeiträge zur Sozialversicherung).
Der **Auszahlungsbetrag** kann noch niedriger sein als der Nettoverdienst. Dies kann auf Grund einer Vereinbarung zwischen Arbeitnehmer und Arbeitgeber der Fall sein (z. B. Rückzahlung eines Arbeitgeberdarlehens, Abführung der Vermögensbildung durch den Arbeitgeber) oder gerichtlich angeordnet sein (z. B. Lohnpfändung).

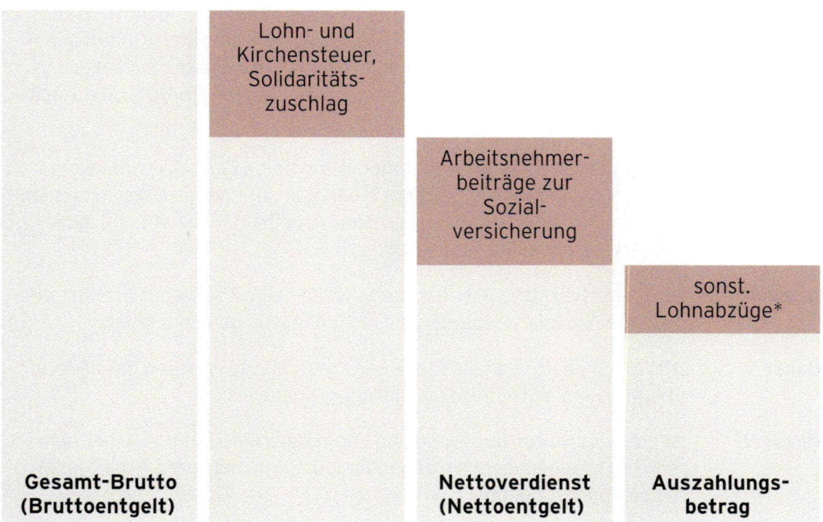

(*gerichtlich angeordnete und vereinbarte Entgeltabzüge, z. B. gepfändete, abgetretene oder aufgerechnete Lohnanteile)

Abb. 1 Gesetzliche Entgeltabzüge

6.3.2 Gesetzliche Entgeltabzüge

Lohnsteuer

Entsprechend den Angaben auf der Lohnsteuerkarte (wird seit 2013 durch ein elektronisches Verfahren ersetzt) muss der Arbeitgeber die Lohnsteuer vom Arbeitnehmer einbehalten und an das zuständige Finanzamt abführen. Alle Arbeitgeber haben Lohnsteuertabellen vorliegen, aus denen die monatliche Lohnsteuer je nach Steuerklasse hervorgeht (s. Tabelle).

Seit 2002 kann die Lohnsteuerberechnung nach einer Formel oder nach Tabellen erfolgen. Kinder werden dabei in der Regel nicht berücksichtigt, für sie wird Kindergeld an die Berechtigten ausbezahlt.

Kirchensteuer

Die Kirchensteuer wird von verschiedenen Religionsgemeinschaften erhoben. Der Staat zieht im Auftrag der Kirche 8 oder 9 % der Lohnsteuer (nach Bundesländern verschieden) ein. Kinder ermäßigen die Kirchensteuer.

Gehört man einer Religionsgemeinschaft an, die keine Kirchensteuer erhebt oder gehört man keiner Religionsgemeinschaft an, wird keine Kirchensteuer erhoben.

Solidaritätszuschlag

Der Solidaritätszuschlag in Höhe von 5,5 % der Lohnsteuer wird auch in Abhängigkeit von der Kinderzahl erhoben. Der Zuschlag muss 2019 neu geregelt werden.

Sozialversicherungsbeiträge

Krankenversicherung
→ LF 12, S. 274

Die Beiträge zur Sozialversicherung werden je zur Hälfte vom Arbeitnehmer und Arbeitgeber getragen (Ausnahme Krankenversicherung). Auch die Arbeitnehmerbeiträge werden vom Arbeitgeber einbehalten und an die Träger abgeführt.

Die Überweisung der Beträge erfolgt an die Krankenkasse (bzw. seit 2011 an den Gesundheitsfonds), die die weitere Verteilung vornimmt. Die Unfallversicherung wird voll vom Arbeitgeber getragen.

Steuerklassen	
Steuerklasse I	gilt für ledige und geschiedene Arbeitnehmer sowie für verheiratete Arbeitnehmer, deren Ehegatte im Ausland wohnt oder die von ihrem Ehegatten dauernd getrennt leben. Verwitwete Arbeitnehmer gehören ebenfalls in die Steuerklasse I, wenn der Ehegatte verstorben ist.
Steuerklasse II	gilt für die in Steuerklasse I genannten Arbeitnehmer, in deren Wohnung mindestens ein Kind gemeldet ist, für das sie einen Kinderfreibetrag oder Kindergeld erhalten. Für Alleinerziehende gilt auch diese Steuerklasse, damit sie den Freibetrag (ab 2016: 1908,00 €) angerechnet bekommen.
Steuerklasse III	gilt für verheiratete Arbeitnehmer, wenn beide Ehegatten im Inland wohnen, nicht dauernd getrennt leben und der Ehegatte des Arbeitnehmers keinen Arbeitslohn bezieht oder Arbeitslohn bezieht und in die Steuerklasse V eingereiht wird.
Steuerklasse IV	gilt für verheiratete Arbeitnehmer, wenn beide Ehegatten Arbeitslohn beziehen, im Inland wohnen und nicht dauernd getrennt leben.
Steuerklasse V	tritt für Ehegatten an die Stelle der Steuerklasse IV, wenn der andere Ehegatte in die Steuerklasse III eingeordnet wird.
Steuerklasse VI	ist auf der zweiten oder weiteren Lohnsteuerkarte(n) von Arbeitnehmern zu bescheinigen, die nebeneinander von mehreren Arbeitgebern Arbeitslohn beziehen.

AUFGABEN

1 Sie erhalten 3,00 € pro Tag Essensgeld von Ihrem Arbeitgeber. Ist dieser Betrag lohnsteuerpflichtig?

2 **a** Errechnen Sie anhand der Abbildung die Differenz zwischen den Personalkosten des Arbeitgebers und dem Nettoverdienst des Arbeitnehmers für 2014.
b Wie viel Prozent der Personalkosten entsprechen dieser Differenz?

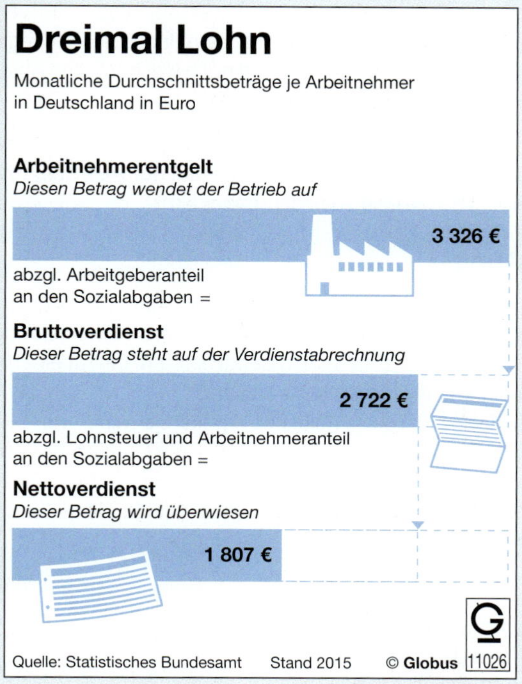

6.3.3 Sonstige Entgeltabzüge

Gepfändete Lohnanteile
Liegt ein Pfändungs- und Überweisungsbeschluss Urteil vor, muss der Arbeitgeber bestimmte Lohnanteile zurückbehalten und an Dritte überweisen.

Abgetretene (übertragene) Lohnanteile
Tritt der Arbeitnehmer bestimmte Lohnanteile an einen Gläubiger ab, muss der Arbeitgeber diese Lohnanteile an den Gläubiger des Arbeitnehmers überweisen (Lohnabtretung nur über den pfändbaren Teil des Lohns). Grundlage dafür ist der Abtretungsvertrag zwischen dem Arbeitnehmer und seinem Gläubiger.

Aufgerechnete Lohnanteile
Der Arbeitgeber kann eine Forderung an den Arbeitnehmer gegen die Lohnforderung aufrechnen, d. h. ausgleichen. Es darf jedoch nur bis zum pfändbaren Lohnanteil aufgerechnet werden.

Vermögenswirksame Leistungen (VL)
Stellt der Arbeitnehmer beim Arbeitgeber den Antrag auf Sparen nach dem Vermögensbildungsgesetz, muss der Arbeitgeber jährlich 480,00 € bzw. monatlich 40,00 € vom Lohn einbehalten und auf ein Konto des Arbeitnehmers einzahlen. Dies ist vor allem dann interessant, wenn der Arbeitgeber freiwillig oder auf Grund von Betriebsvereinbarungen oder Tarifverträgen Teile des monatlichen Sparbetrags übernimmt.
Zusätzlich erhält der Arbeitnehmer am Jahresende auf Antrag eine Arbeitnehmersparzulage vom Finanzamt ausbezahlt (je nach Anlageform 9 oder 20 % des Sparbeitrags; hier gelten Einkommensgrenzen).

6.3.4 Entgeltauszahlung

Der Arbeitgeber hat dem Arbeitnehmer schriftliche Lohn- bzw. Gehaltsbelege auszuhändigen. Die Lohnabrechnung muss übersichtlich und dem Arbeitnehmer verständlich sein.
Im Einzelnen muss zu ersehen sein:

- Zusammensetzung des Bruttoentgelts
- die gesetzlichen und sonstigen Abzüge
- der Nettoverdienst
- der Auszahlungsbetrag

Die Auszahlung muss in bar und in Euro erfolgen. In vielen Arbeitsverträgen bzw. Tarifvereinbarungen wird heute die bargeldlose Zahlung des Arbeitsentgelts festgelegt. Die Zahlung erfolgt meist zum Monatsende. In manchen Wirtschaftsbereichen sind noch wöchentliche Abschlagszahlungen üblich.

Sachleistungen in Form von Kost, Wohnung, Waren und Dienstleistungen können dem Arbeitnehmer nur mit dessen Zustimmung und nur zum Selbstkostenpreis auf den Auszahlungsbetrag angerechnet werden. Bestimmte Höchstsätze sind zu beachten.

6.3.5 Arbeitgeberbelastung

Immer wieder hört man von Arbeitgebern oder von Arbeitgeberverbänden, dass es nicht die Verhandlungen über die Lohnhöhe sind, die ihnen Kopfzerbrechen verursachen, sondern die sogenannten Lohnnebenkosten. Hierunter versteht man folgende Kosten, die für einen Arbeitnehmer neben den „eigentlichen Lohnkosten" zusätzlich anfallen:

- Arbeitgeberanteile zur Sozialversicherung (die Anteile des Krankenversicherungs-, Pflegeversicherungs-, Arbeitslosen- und Rentenversicherungsbeitrags, die Unfallversicherung voll)
- Lohnfortzahlung im Krankheitsfall nach „Aufwendungsausgleichgesetz"
- Lohnzahlung an gesetzlichen Feiertagen
- Lohnzahlung im Urlaub
- betriebliche Altersversorgung
- Sonderzahlungen (z. B. 13. Monatsgehalt, Weihnachtsgeld)
- Umlage-„Versicherungen" | U1 und U2
- pauschal versteuerte Zahlungen (z. B. Fahrgeld)
- Insolvenzgeldumlage (0,15 %)

U1 und U2
Umlage für die Lohnfortzahlung im Krankheitsfall bzw. im Mutterschutz für alle Arbeitnehmer in Kleinbetrieben (bis 30 Arbeitnehmer)

Von Arbeitnehmern oder Arbeitnehmervertretern hört man immer wieder die Klage, dass es ihnen nicht so sehr um eine Nominallohnerhöhung gehe.
Vielmehr gehe es darum, dass dem Arbeitnehmer **real mehr Lohn** zur Verfügung stehe.

BEISPIEL

Das Gehalt eines Arbeitnehmers beträgt 1500,00 € und wird um 5 % erhöht. Die nominale Erhöhung (5 % von 1500,00 €) beträgt somit 75,00 €.

Da in der Regel die Preise steigen, ist die Reallohnerhöhung geringer als die Nominallohnerhöhung.

	prozentuale Nominallohnerhöhung	**(5%)**
abzügl.	**prozentuale Preissteigerung**	**(3%)**
=	**prozentuale Reallohnerhöhung**	**(2%)**

Liegen die Preissteigerungen höher als die Nominallohnerhöhungen, kommt es zur Reallohnsenkung.

7 Sparen und Kredit

7.1 Bedeutung des Sparens

Sparen heißt vorübergehend auf Konsum verzichten. Es hat aber auch einen Selbstzweck: Man kann sich das spätere Leben erleichtern. Gleichzeitig ermöglicht das Sparen erst die Bildung von Kapital. Die verschiedenen Beweggründe zum Sparen werden im Folgenden kurz erläutert.

Vorsorgesparen

Der Wunsch, auch bei außergewöhnlichen Anlässen, z. B. bei Krankheit, Arbeitslosigkeit, Todesfällen, Unfällen, Hochzeiten, Geburten, ganz oder teilweise unabhängig von fremder Hilfe zu sein, ist ein wichtiger Grund zum Sparen.

Insbesondere das **Sparen für die Versorgung im Alter** ist in den letzten Jahren stark in den Blickpunkt getreten. Durch die „Riester-Rente" wird dieses Sparen bei zertifizierten Produkten auch staatlich gefördert. Von den ca. 3500 zertifizierten Produkten sind ca. 90 % sogenannte Bankensparpläne, eine Art Sparkonto mit einem Basiszins und Bonuszahlungen. Hierauf werden auch die Zulagen des Staates gezahlt. Nach Ende der Laufzeit wird hieraus die Zusatzrente bezahlt. Die Gesamtrendite schwankt je nach Bank zwischen 1 und 3 % (2014).

Alle anderen Produkte (insbesondere Fonds) bringen häufig größere Rendite, sind aber auch mit größeren Risiken belastet. Achten Sie beim Abschluss darauf, dass das Produkt staatlich zertifiziert ist.

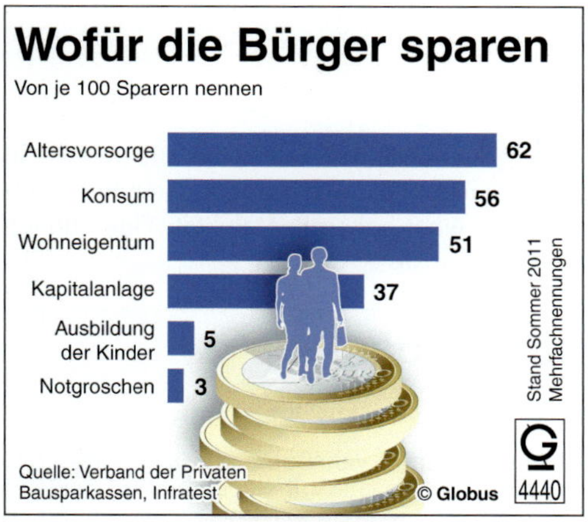

Zwecksparen

Größere Anschaffungen, z. B. Kraftfahrzeuge, Möbel, Urlaub, Haushaltsmaschinen, sind in der Regel erst möglich, wenn ein angemessener Anteil am Kaufpreis durch Eigenmittel gedeckt ist. Das stufenweise Rückzahlen eines Anschaffungskredits verlegt das Sparen in die Zeit nach dem Kauf.

Vermögensbildung

Auch die Bildung von Vermögen kann durch Sparen erreicht werden. Der Unternehmer hat seit jeher den Teil seines Einkommens, den er nicht für private Zwecke verwendet, überwiegend in seinem Unternehmen angelegt. Diese Anlage gilt einerseits als verhältnismäßig sicher gegen Geldentwertung, ist aber andererseits mit dem Unternehmerrisiko behaftet.

Der Arbeitnehmer bringt seine Ersparnisse meist zur Bank, Postbank oder (Bau-)Sparkasse. Mit entsprechendem Einkommen, dem nötigen Sparwillen und einer günstigen Finanzierung ist es dem Arbeitnehmer heute möglich, z. B. ein Eigenheim oder eine Eigentumswohnung zu erwerben.

AUFGABEN

1 Wie viel Prozent ihres monatlich verfügbaren Einkommens spart die Durchschnittsfamilie?

2 Trifft das für Sie auch zu? Wenn nein, warum nicht?

3 Welche Sparmotive werden durch die Fotos dargestellt?

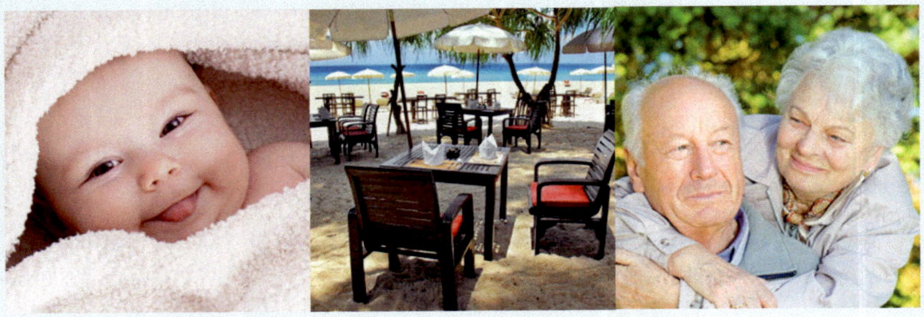

7.2 Sparformen und Sparförderung

Es gibt heute eine Vielzahl von Möglichkeiten, sein Geld anzulegen. Dabei muss man immer für sich selbst einen Kompromiss zwischen verschiedenen Zielen finden:
- **Verfügbarkeit (Liquidität):** Wie lange will ich die Gelder anlegen? Wie lange will ich auf Liquidität verzichten?
- **Ertrag (Rentabilität):** Was bringt mir die Geldanlage an Zinsen?
- **Sicherheit (Risiko):** Mit welchem Sicherheitsrisiko ist die Geldanlage verbunden?

Diese Ziele bilden ein „magisches Dreieck", d. h., ein Ziel schließt häufig das andere aus. So erhalte ich eine hohe Sicherheit meiner Geldanlage nur auf Kosten einer geringeren Rentabilität. Eine hohe Verfügbarkeit geht ebenfalls zulasten einer hohen Rentabilität. Einen hohen Ertrag versprechen dagegen Geldanlagen mit größerem Risiko.

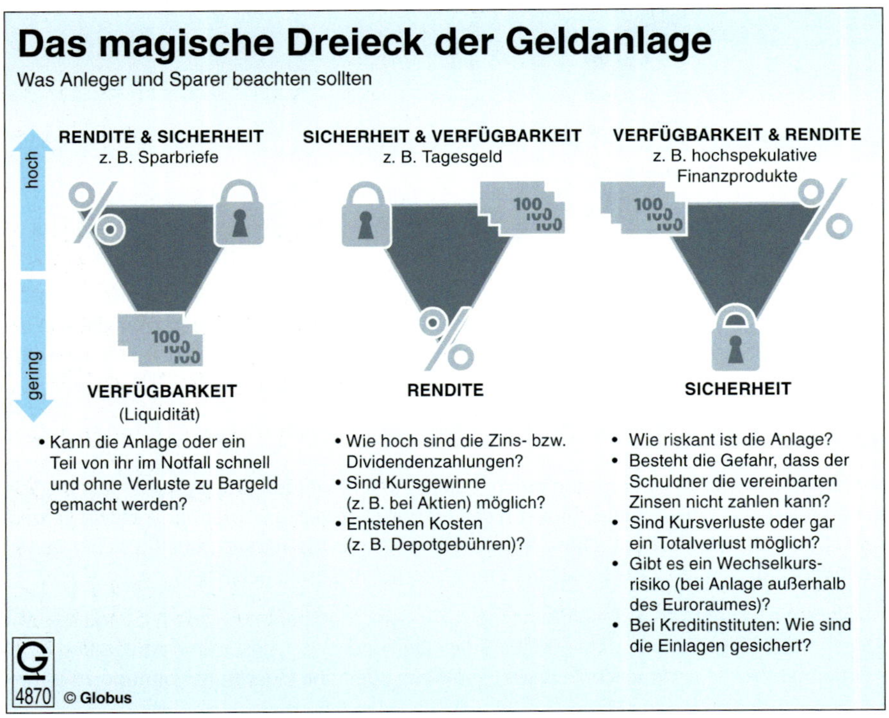

Sparstrumpf und Spardose

Die Bedeutung des „Sparstrumpfes" oder der Spardose ist in den Jahrzehnten gesunken. Die ständige Geldentwertung hat sie fast gänzlich verdrängt. Dennoch ist die sofortige Verfügbarkeit des Geldes und relativ hohe Sicherheit (nicht unter dem Kopfkissen!) immer noch ein Argument für diese Sparform.

Sparbuch (Sparkonto)

Der Banken „liebstes Kind" ist das Sparbuch (→ Abb. 1). Im Sparbuch wird das Guthaben bei jeder Ein- und Auszahlung staffelförmig fortgeschrieben. Die Zinsen werden jährlich dem Sparkonto gutgeschrieben.

Durch neue Sparvorschriften haben die Banken heute mehr Spielraum beim Sparbuch. Allerdings machen sie noch wenig Gebrauch davon. Einige Besonderheiten sind z. B. Bonus-, Prämien-, Mehr- oder Festzinssparen.

- **Verfügbarkeit:** je nach vertraglicher Bindung und nach Ablauf einer vereinbarten Kündigungsfrist, Verfügbarkeit auch an Automaten möglich
- **Ertrag:** Der Zinssatz ist variabel, d. h., er wird immer wieder der allgemeinen Zinsentwicklung angepasst. Je länger die Kündigungsfrist, desto höher der Zinssatz. Momentan macht sich wegen der vergleichsweise niedrigen Verzinsung eine Abkehr vom Sparbuch zugunsten von Fonds bemerkbar.
- **Risiko:** Kommt das Sparbuch abhanden, können Verluste drohen. Man sollte deshalb ein Kennwort vereinbaren, das bei Abhebungen genannt werden muss. Die Aufbewahrung in einem Bankschließfach ist empfehlenswert.

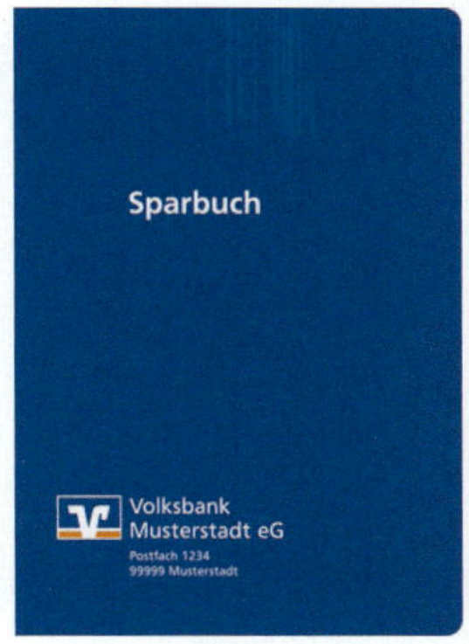

Abb. 1 Sparbuch

Sparbriefe

Sparbriefe wurden früher von Banken und Sparkassen herausgegeben (ab 500,00 €). Heute werden sie nur noch elektronisch bereitgestellt. Die Zinsen werden halbjährlich oder jährlich ausbezahlt, es sei denn, es handelt sich um einen abgezinsten Sparbrief. Hier ist der Kaufpreis um den Zins abgemindert. Die Rückzahlung erfolgt dann zum sogenannten Nennwert.

BEISPIEL

Ein Sparbrief mit einem Nennwert von 2000,00 € wird für 1500,00 € erworben. Die Rückzahlung erfolgt in vier Jahren zum Nennwert.

Eine weitere Variante des Sparbriefs sind die **Bundesschatzbriefe**, die von der Bundesrepublik Deutschland (dem Staat) herausgegeben werden. Ihre Zinssätze steigen entweder jährlich und werden auch jährlich ausbezahlt oder sie werden angesammelt und erst nach der Anlagefrist ausbezahlt (Typ A und B).

- **Verfügbarkeit:** nach Ablauf der mehrjährigen Laufzeit, Verkauf möglich
- **Ertrag:** Fester Zinssatz über die gesamte Laufzeit. Allgemein steigende oder fallende Zinssätze beeinflussen den Zinssatz für bereits ausgegebene Sparbriefe nicht. Je länger die Laufzeit, desto höher der Zinssatz.
- **Risiko:** Der Sparbriefinhaber nimmt an allgemein steigenden Kapitalmarktzinsen nicht teil, aber auch nicht an allgemein sinkenden Zinssätzen. Wie das Sparbuch sollten auch Sparbriefe sicher verwahrt werden, z. B. im Bankschließfach.

Termineinlagen (Festgeld)

Terminanlagen sind Geldanlagen für eine bestimmte Zeit (mindestens 30 Tage) und über eine bestimmte Höhe (mindestens 5000,00 €). Stehen größere Summen kurzfristig zur Verfügung. sollten sie zumindest als Termingeld angelegt werden.

- **Verfügbarkeit:** sofort nach Ablauf
- **Ertrag:** je nach Länge der Anlage und Höhe des Geldbetrags steigend, höhere Verzinsung als Sparbuch
- **Risiko:** ähnlich dem des Sparbuches

Bausparen

Das Bausparen wird von Bausparkassen organisiert. Ziel ist der Erwerb von Grund und Boden, Eigentumswohnungen, Renovierungen, Ausbauten sowie Modernisierungen von Wohnungen und Häusern. Mit einer Bausparkasse wird ein Vertrag über eine bestimmte Bausparsumme geschlossen. In der Regel verpflichtet sich der Bausparer zur regelmäßigen Zahlung auf sein Bausparkonto. Normalerweise muss der Bausparer 40 % der Bausparsumme ansparen, um über den Restbetrag zur Bausparsumme einen zinsgünstigen Kredit zu erhalten. Der Staat fördert das Bausparen durch Prämien.

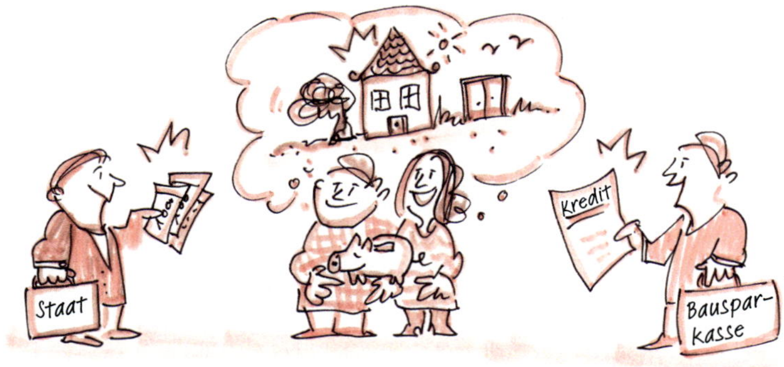

BEISPIEL

Bausparsumme:	50 000,00 €
Einzahlungen, Zinsen, Prämien:	20 000,00 €
Darlehensanspruch:	30 000,00 €

- **Verfügbarkeit:** Die Bindefrist bei Prämienbegünstigung beträgt sieben Jahre.
- **Ertrag:** Die Guthabenzinsen von etwa 3 bis 4 %. Dazu kommen evtl. noch Bausparprämie, Arbeitgeberleistungen, Arbeitnehmersparzulage.
- **Risiko:** kein Risiko

Anlage nach dem Vermögensbildungsgesetz (470,00-€-Gesetz)

Das Vermögensbildungsgesetz fördert vermögenswirksame Leistungen, die der Arbeitgeber zusätzlich zum laufenden Arbeitslohn auf Grund von Tarifverträgen, Betriebsvereinbarungen oder Einzelarbeitsverträgen für seine Arbeitnehmer anlegt. Die Anlage kann für folgende Verträge erfolgen:
- Anlage in Produktivvermögen (Aktien, Aktienfonds)
- Anlage im Bausparvertrag

Beide Anlagen können kombiniert werden. Liegt eine dieser Anlageformen vor, zahlt der Staat dem Arbeitnehmer eine **Arbeitnehmersparzulage** von
- 20 % bei Anlagen in Produktivvermögen, höchstens bis zu einem Betrag von 400,00 € jährlich (34,00 € monatlich),
- 9 % bei Anlagen in Bausparverträgen, höchstens bis zu einem Betrag von 470,00 € jährlich (40,00 € monatlich).

Anspruch auf die Arbeitnehmersparzulage haben nur Arbeitnehmer, wenn ihr zu versteuerndes Einkommen 17 900,00 € (Ledige) bzw. 35 800,00 € (Verheiratete) nicht übersteigt. Die Auszahlung der Arbeitnehmersparzulage erfolgt auf Antrag am Ende des Jahres (u. U. auch erst Jahre später) durch das Finanzamt. Häufig bezahlen Arbeitgeber auch für Auszubildende zusätzlich freiwillig Teile oder den Gesamtbetrag zu einem Vertrag nach dem Vermögensbildungsgesetz.

Die Bindefrist der Verträge beträgt mindestens 6 Jahre (Produktivvermögen) bzw. 7 Jahre (Bausparen).

Anlage nach dem Wohnungsbauprämiengesetz

Die Wohnungsbauprämie (Bausparprämie) wird gewährt für Alleinstehende bis zu einem jährlichen Sparbetrag von 512,00 € und für Verheiratete von 1024,00 €. Der Prämiensatz beträgt 8,8 %. Das zu versteuernde Einkommen darf hier 25 600,00 € (Ledige) bzw. 51 200,00 € (Verheiratete) nicht übersteigen. Die Bindefrist für die Prämienbegünstigung beträgt 7 Jahre. Ein Vertrag kann frühestens mit 16 Jahren abgeschlossen werden.

Die Anlage nach dem Wohnungsbauprämiengesetz kann hervorragend mit der Anlage nach dem Vermögensbildungsgesetz kombiniert werden.

BEISPIEL

Bausparen in Kombination mit dem 470,00-€-Gesetz:

400,00 € in Aktienfonds = 20 % = 80,00 € Prämie

470,00 € in Bausparvertrag = 42,30 € Prämie

512,00 € in Bausparvertrag zusätzlich = 45,06 € Prämie

Gesamtjahresprämie = 167,36 € (ledig)

Annahme: Wenn der Arbeitgeber vermögenswirksame Leistungen von 40,00 € monatlich übernimmt, muss der Arbeitnehmer 75,17 € monatlich selbst bezahlen. Hierfür erhält er nach sieben Jahren, je nach Wertpapieranlage und Zins für den Bausparvertrag, ein Guthaben von ca. 14 000,00 €.

Wertpapiersparen

Diese Sparform hat in den letzten Jahrzehnten zugenommen. Dabei sind **festverzinsliche Wertpapiere** (Rentenwerte) am beliebtesten. Pfandbriefe, Kommunalobligationen, Staatsanleihen und Industrieobligationen haben eine feste Verzinsung über eine bestimmte Dauer. Trotz fester Laufzeiten von zehn Monaten bis zehn Jahren werden festverzinsliche Wertpapiere auch gehandelt. Das bedeutet, man kann sie zum Kurswert an der Börse vorzeitig verkaufen. Die Anleger erwerben Gläubigerrechte.

Eine Besonderheit bilden die sogenannten **Zero-Bonds** (Zero = Null). Es handelt sich um abgezinste festverzinsliche Wertpapiere von Unternehmen. Der Zins wird erst am Ende der Laufzeit fällig, z. B. bei Kauf eines Zero-Bonds zu 3125,00 € erfolgt die Rückzahlung in Höhe von 5000,00 € einschließlich Zinsen nach zehn Jahren.

- **Verfügbarkeit:** Jederzeit durch Verkauf an der Börse zum Tageskurs oder bei Fälligkeit des Wertpapiers.
- **Ertrag:** Fester Zinssatz über die gesamte Laufzeit. Kursgewinne möglich.
- **Risiko:** Eventuell Kursschwankungen, wenn sich das allgemeine Kursniveau ändert. Wie Sparbuch und Sparbrief im Bankdepot oder Bankschließfach verwahren.

Aktien

Aktien verbriefen Teilhaberrechte am Grundkapital einer Aktiengesellschaft. Der Ertrag der Aktie, die Dividende, richtet sich überwiegend nach dem Gewinn des Unternehmens. Gleichzeitig bildet sich an der Börse ein Kurs für die Aktie. Der Kurs bewertet das Gesamtunternehmen, seine Gewinnsituation, seine Zukunftsaussichten usw. Zusätzlich beeinflussen auch andere Dinge die Kurse, z. B. Kriegsgefahren, Erwartungen, Gerüchte. Massive Kursbewegungen nach unten und oben sind nie ausgeschlossen.

- **Verfügbarkeit:** Jederzeit durch Verkauf an der Börse zum Tageskurs.
- **Ertrag:** Die Höhe der Dividende richtet sich vorwiegend nach dem Gewinn, den die Aktiengesellschaft erzielt hat. Zur Dividende kommen eventuell zusätzlich Arbeitgeberleistungen beim Erwerb der Aktien und Arbeitnehmersparzulage; Kursgewinne möglich.
- **Risiko:** Je nach Ertragslage kann die Dividende auf null sinken. Erhebliche Kursschwankungen sind ebenfalls möglich (hohes Kursrisiko). Eine sichere Verwahrung ist zu empfehlen.

Optionen (Terminkontrakte)

Erst seit 1990 ist in Deutschland der Handel mit Optionen möglich. Da dieser Handel erhebliche Gewinn- und Verlustmöglichkeiten bietet, müssen die Banken ihre Kunden vorher genau darüber aufklären. Der Kunde muss das durch Unterschrift bestätigen. Eine Option ist ein Recht, Aktien (immer 50 Stück) zu einem bestimmten Termin (15. Januar, 15. April, 15. Juni, 15. Oktober) zu kaufen oder zu verkaufen. Dieses Recht kann an der Börse zu einem relativ geringen Betrag erworben werden.

Optionsgeschäfte beinhalten erhebliche Verlustgefahren, da die Kursentwicklung einer Aktie und damit ihr Wert nicht sicher vorhergesagt werden kann. Andererseits sind auch enorme Gewinne möglich.

Investmentzertifikate (Anteilscheine)

Die Idee entstand 1822 in Brüssel, kam 1923 nach Deutschland und wurde breiten Bevölkerungskreisen erstmals negativ bekannt durch die Insolvenz des IOS-Fonds (Investors Overseas Services) in den 1970er Jahren.

Bei Zertifikaten handelt es sich um Anteilscheine an einem Investmentfonds. Das Investmentfonds-Vermögen besteht aus Aktien und Wertpapieren verschiedener Branchen und Gesellschaften.

Über dieses Vermögen werden dann Anteilscheine (Zertifikate) verkauft (→ Abb. 1). Durch diese breite Streuung ist das Kursrisiko von Aktien weitgehend gebannt. Es gibt auch Spezialfonds:

- **Rentenfonds** (überwiegend festverzinsliche Wertpapiere)
- **Aktienfonds** (überwiegend Aktien)
- **Immobilienfonds** (Geldanlage in Grundstücken und Häusern)
- **Geldmarktfonds** (Geldanlage)

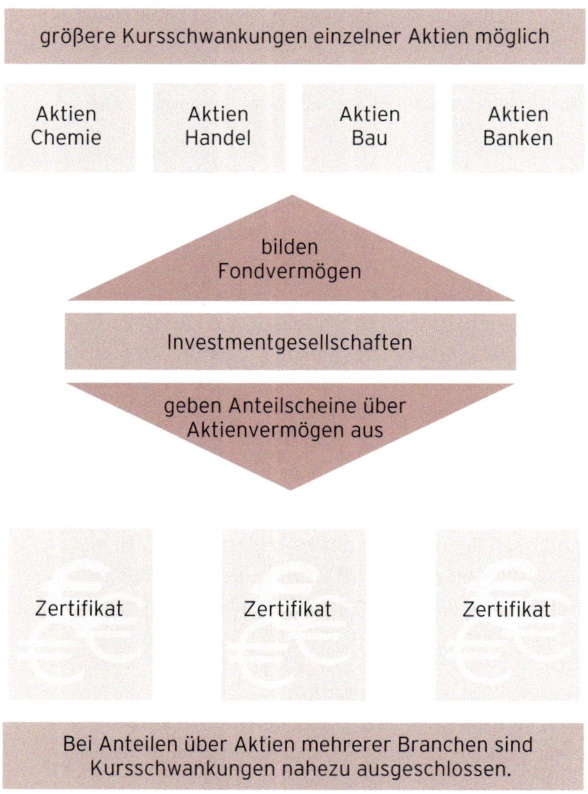

Abb. 1 Aufbau eines Investmentfonds

Eine große Besonderheit sind die hierzulande noch wenig bekannten **Ethikfonds** oder **Ökofonds**. Sie legen ihr Geld nur für soziale und ökologische Zwecke an. Auf keinen Fall in Rüstungsfirmen. Anleger verzichten hier bewusst auf einen höheren Ertrag.

- **Verfügbarkeit:** Jederzeit durch Verkauf der Anteilscheine an die ausgebende Investmentgesellschaft zum Tageskurs.
- **Ertrag:** Hängt von den Erträgen der Wertpapiere ab, die im Investmentfonds zusammengefasst sind. Neben der Ertragsausschüttung des Fonds kann der Sparer evtl. zusätzlich Arbeitgeberleistungen zum Erwerb der Zertifikate und die Arbeitnehmersparzulage erhalten.
- **Risiko:** Das Kursrisiko ist wie bei Aktien erheblich abgeschwächt, weil die vom Fonds erworbenen Wertpapiere breit gestreut sind. Zertifikate sind sicher aufzubewahren.

Versicherungssparen

Dies ist eine Sparform, deren Motive vor allen Dingen in der privaten Zukunftsvorsorge liegen. Aus dem Versicherungsvertrag und den Beiträgen, die der Versicherte entrichtet, erwirbt er einen Anspruch, wenn der Versicherungsfall eintritt (Tod, Unfall, Erreichen einer Altersgrenze, Heirat, Ausbildung, Schadenersatzansprüche).

- **Verfügbarkeit:** bei Eintritt des Versicherungsfalls (Erreichen der Altersgrenze, Unfall, Tod)
- **Ertrag:** Dieser ist nur schwer messbar, z. B. erarbeiten Lebensversicherungen unterschiedliche Gewinne, die die Rentabilität beeinflussen.
- **Risiko:** Gilt als relativ gering, aber eine Lebensversicherung sollte dynamisiert sein, weil die Geldentwertung sie sonst „auffrisst".

Sachwerte

Der Erwerb von Sachwerten gehört nicht unbedingt zum Sparen. Manche Leute verzichten jedoch auf Konsum und legen ihr Geld in Bildern, alten Möbeln, historischem Spielzeug, Schmuck oder Ähnlichem an, in der Hoffnung, dass diese Sachwerte mit der Zeit noch an Wert gewinnen.

Verfügbarkeit, Ertrag und Risiko hängen vom Sachwert ab. Briefmarken (Rote Guiana ca. 850 000,00 € wert), Eisenbahnen (Spielzeugtriebwagen ca. 4000,00 € wert) sowie Puppen (Armand-Marseille-Puppe ca. 500,00 € wert) sind hier wohl an erster Stelle zu finden. Aber es gibt auch noch hohe Sammlerwerte bei z. B. alten Autos, alten Gemälde, chinesischer Keramik und Münzen (→ Abb. 1).

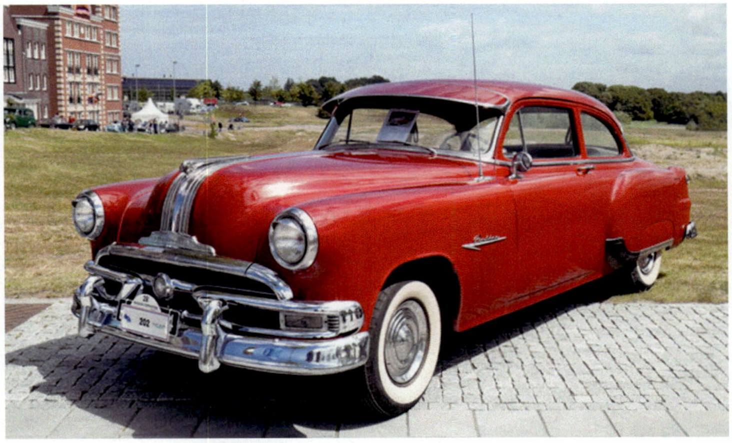

Abb. 1 Oldtimer als Geldanlage

AUFGABEN

1 Was spricht für das Spardosensparen?

2 Was ist das „magische Dreieck" der Geldanlage?

3 Sie erben völlig überraschend 50 000,00 € mit der Auflage, sie erst in zehn Jahren zu Konsumzwecken ausgeben zu dürfen. Welche Anlage wählen Sie?

4 In welcher Anlageform wird in Deutschland das meiste Geld angelegt? Warum ist das so?

5 Wo sind die größten Zuwächse zu verzeichnen?

6 Wann werden Sie Ihr Geld in einem Bausparvertrag anlegen?

7 Welche Vorteile bietet Ihnen ein Ökofonds?

8 Erklären Sie eine Form des Sparbriefs.

9 Was spricht für die Geldanlage in Gold?

10 Weshalb sind Geldanlagen in Optionen mit größeren Risiken verbunden als eine Anlage in Aktien?

7.3 Kredit am Beispiel eines Anschaffungsdarlehens

7.3.1 Rechtsgrundlagen und Merkmale

Die rechtlichen Grundlagen für das Darlehen finden sich in den folgenden Bestimmungen:
- Bürgerliches Gesetzbuch (BGB)
- Verbraucherschutzrechte (z. B. Verordnung über die Preisauszeichnungspflicht, Verbraucherkreditbestimmungen des BGB)
- Darlehensvertrag

Das Darlehen ist durch folgende Merkmale gekennzeichnet:
- **Übereignung von Geld:** Durch den Darlehensvertrag übereignet der Darlehensgeber (Gläubiger) dem Darlehensnehmer (Schuldner) Geld. Der Schuldner verpflichtet sich, den gleichen Betrag zu erstatten (Tilgung) und die Zinsen zu bezahlen.
- **Zinsen und Kündigung:** Das BGB schreibt jährliche Zinszahlungen und die Kündigungsfristen vor (grundsätzlich drei Monate). Normalerweise werden in Darlehensverträgen andere Regelungen getroffen.
- **Sicherheiten:** Durch den Darlehensvertrag erhält der Schuldner Kredit (vom lateinischen credere = Vertrauen schenken, glauben). Der Gläubiger vertraut darauf, dass der Schuldner das Darlehen termingerecht zurückzahlt. Trotzdem werden in der Regel Sicherheiten verlangt, z. B. ein geregeltes Einkommen, Wertgegenstände, Hypotheken.

7.3.2 Anschaffungsdarlehen (Verbraucherdarlehensvertrag)

Wird zwischen einem Unternehmer als Kreditgeber und einem Verbraucher als Kreditnehmer ein Darlehensvertrag geschlossen, der 200,00 € übersteigt, muss dieser schriftlich fixiert werden und besondere Bestimmungen (ähnlich dem Ratenkaufvertrag) enthalten:
- Rücktrittsrecht von zwei Wochen
- Nettodarlehensbetrag
- Gesamtbetrag aller Teilzahlungen inklusive Zins und Tilgung (ebenso Restschuld- oder sonstige Versicherung)
- effektiver Jahreszins (Effektivzins)
- Sicherheiten

Das Anschaffungsdarlehen zeichnet sich durch nachfolgende Merkmale aus (Verbraucherdarlehensvertrag):
- Laufzeit: Sie erstreckt sich über einen Zeitraum von sechs Monaten bis sechs Jahren (kurz- bis mittelfristiger Kredit).
- Verwendungszweck: Anschaffung langlebiger Konsumgüter, z. B. Möbel, Pkw, Elektrogeräte, Bekleidung.
- Eigenmittel: Häufig verlangen Kreditinstitute, dass der Kreditnehmer einen angemessenen Anteil am Kaufpreis durch eigene Mittel aufbringt.
- Darlehenshöhe: Der Kredit bewegt sich im Allgemeinen zwischen 2000,00 und 20 000,00 €. Oft werden Kleinkredite bis 2000,00 € als Dispositionskredite gewährt. Dispositionskredite werden Privatpersonen von Banken zur Überziehung des Girokontos gewährt. Dieser Kredit wird auch Dispokredit genannt.
- Tilgung: Hierunter versteht man die Rückzahlung des Kredits in Teilbeträgen. Durch die monatliche Tilgung verringert sich der Kreditbetrag, das bedeutet, dass bei nominal gleichem Zinssatz der Effektivzins immer höher wird.
- Zins: Dies ist der Preis für den Kredit. Der im Kreditvertrag angegebene Zinssatz bezieht sich in der Regel auf einen Monat, z. B. 0,5 % pro Monat. Bei diesen zunächst niedrig erscheinenden Zinssätzen ist Vorsicht geboten.
- Sicherheiten: Das Kreditinstitut kann vom Schuldner Sicherheiten verlangen (z. B. Fahrzeugbrief beim Pkw-Kauf)

7.3.3 Effektivzins

Wie beim Ratenkauf muss für Anschaffungsdarlehen auch der Effektivzinssatz angegeben werden. Wird der Zinssatz beispielsweise mit 0,5 % pro Monat veranschlagt und eine einmalige Bearbeitungsgebühr von 2 % des Darlehensbetrags verlangt, ergeben sich unter Berücksichtigung der Laufzeit des Darlehens eine monatliche Belastung und ein Effektivzins nach folgender Rechnung:

BEISPIEL

Darlehensbetrag 25 000,00 €, Zinssatz 0,5 % pro Monat, Bearbeitungsgebühr 2 % vom Darlehensbetrag, Laufzeit 36 Monate, monatliche Tilgung:

Monatliche Tilgung: $\frac{25\,000{,}00\ €}{36\ \text{Monate}} = 694{,}44\ €$

Zinsen: $\frac{0{,}5\,\% \cdot 25\,000{,}00\ €}{100} = 125{,}00\ €$

Bearbeitungsgebühr: $\frac{2\,\% \cdot 25\,000{,}00\ €}{100 \cdot 36\ \text{Monate}} = 13{,}89\ €$

Monatliche Rate: $= 833{,}33\ €$

Bei oberflächlicher Betrachtung erscheint ein Zinssatz von 0,5 % pro Monat als sehr günstig, denn der Zinssatz auf das Jahr umgerechnet beträgt doch „nur" 0,5 % · 12 Monate = 6 %. Diese einfache Rechnung berücksichtigt jedoch nicht, dass mit jeder Ratenzahlung das obige Darlehen um 694,44 € abnimmt (jährlich um 694,44 € · 12 Monate = 8333,28 €). Die Zinsbelastung pro Monat (125,00 €) geht aber bei allen Raten von einem stets gleich bleibenden Darlehen (25 000,00 €) aus.

Die tatsächliche, effektive Zinsbelastung (Effektivzins) beträgt etwa das 24-fache des Zinssatzes pro Monat (siehe unten stehende Effektivzinsformel). Ebenso wird hier die Bearbeitungsgebühr eingerechnet. Annähernd genau kann der Effektivzins mittels folgender Formel berechnet werden:

BEISPIEL

$$\text{Effektivzinssatz} = (24 \cdot \text{Zinssatz pro Monat}) + \frac{(24 \cdot \text{Bearbeitungsgebühr prozentual})}{(\text{Laufzeit in Monaten})}$$

Bei Verwendung der Werte aus dem genannten Beispiel ergibt sich:

$$\text{Effektivzinssatz} = 24 \cdot 0{,}5\,\% + \frac{24 \cdot 2\,\%}{36}$$

$$= 12\,\% + 1{,}33\,\% \quad \underline{= 13{,}33\,\%}$$

Die Kreditinstitute sind nach Preisangabenverordnung und Verbraucherkreditgesetz verpflichtet, dem Darlehensnehmer (Schuldner) den effektiven Jahreszins schriftlich, z. B. im Darlehensvertrag, bekannt zu geben.

Vorsicht bei Zinsgleitklauseln: Nicht immer ist der Zinssatz über die gesamte Laufzeit fest. Wird vereinbart, dass sich der Zinssatz entsprechend der Marktlage ändert, so trägt der Verbraucher das Risiko einer Zinserhöhung. Der Darlehensgeber ist lediglich verpflichtet den „anfänglichen effektiven Jahreszins" anzugeben.

Mit der Effektivzinsberechnung ist es möglich, die Kosten eines Kredites zu vergleichen. Oft spielen aber auch die anderen Wünsche des Verbrauchers eine entscheidende Rolle. Zum Beispiel möchte er die Höhe der Rate und die Länge der Rückzahlung selbst bestimmen.

Tipps zu Krediten finden Sie unter
www.vergleich.de
→ Kredit
→ Ratenkredit Vergleich

7.3.4 Gefahren der Kreditaufnahme

Die Kreditaufnahme für die Anschaffung von Gebrauchsgütern ist heute nicht mehr schwierig. In allen Werbeanzeigen versprechen Kreditinstitute bzw. Makler eine unbürokratische Abwicklung der Kreditauszahlung.

Dies sollte jedoch den Konsumenten nicht über die Gefahren bei der Kreditaufnahme hinwegtäuschen. Vor einer Kreditaufnahme sollte sich jeder folgende Fragen beantworten:
- Können mit den laufenden Einkünften die anfallenden Monatsraten des Kredits zurückgezahlt werden?
- Inwieweit müssen die üblichen Aufwendungen für Güter des täglichen Bedarfs eingeschränkt werden?
- Können die Zahlungsverpflichtungen auch noch erfüllt werden, wenn wegen unvorhergesehener Ereignisse, z. B. Arbeitslosigkeit, Krankheit, Unfall, die laufenden Einnahmen erheblich gekürzt werden?
- Welche Personen (Eltern, Geschwister, Verwandte usw.) können mir in Fällen größerer Not helfen? Werden sie dies tun?
- Habe ich die Kosten des Abzahlungskaufs beim Verkäufer genau mit den Kreditkosten der Bank verglichen? Gibt es unterschiedliche Kreditangebote? Vergleichen Sie die Bedingungen.
- Welche persönlichen Folgen ergeben sich bei einem finanziellen Zusammenbruch?

Ist man trotz aller Sorgfalt in finanzielle Schwierigkeiten geraten, sollte man sich zunächst an die Bank wenden, die den Kredit gewährt hat. In dieser Situation bestehen verschiedene Möglichkeiten:
- Aussetzen der Ratenzahlung
- Ermäßigung der Ratenzahlungen
- Kreditzusammenfassungen
- mit Angehörigen oder guten Freunden in Verbindung setzen und bei speziellen Hilfsorganisationen um Rat und Hilfe nachsuchen
- Verbraucherinsolvenz

AUFGABEN

1 Warum verlangt der Gesetzgeber bei Anschaffungsdarlehen, dessen Zinssatz beispielsweise 0,6 % pro Monat beträgt, die Angabe des Effektivzinssatzes?

2 Was versteht man unter einer Zinsgleitklausel?

3 Welche Sicherheit werden Sie von einem Bekannten verlangen, wenn Sie ihm einen zinslosen Kredit über 10 000,00 € für drei Monate gewähren?

4 Was versteht man unter Tilgung?

5 Was verlangen Sie an zusätzlicher Information, wenn Ihnen jemand einen Kredit über 11 000,00 € zu einem Zinssatz von 0,5 % pro Monat anbietet, mit einer Laufzeit von 24 Monaten? Können Sie sich die Information selbst errechnen?

6 Ein Anschaffungsdarlehen von 18 000,00 € wird unter folgenden Bedingungen gewährt: 0,45 % Zins pro Monat, 2,5 % Bearbeitungsgebühr, 50 Monate Laufzeit.
a Wie hoch ist die monatliche Rate?
b Berechnen Sie den effektiven Jahreszins mit Näherungsformel.

7 Jemand erhält von einem Verwandten ein Darlehen in Höhe von 20 000,00 € zu 4 % Zins. Der Kredit ist in zwei gleichen Jahresraten jeweils einschließlich Jahreszins zu tilgen. Wie hoch ist die gesamte Zinsbelastung?

8 Welche Überlegungen sollten Sie anstellen, bevor Sie einen Kredit aufnehmen?

8 Bewerbung

Eine überzeugende schriftliche Selbstdarstellung ist Ihre Eintrittskarte für ein neues Arbeitsverhältnis. Ihre Bewerbung ist die erste Arbeitsprobe, die Sie Ihrem neuen Arbeitgeber zeigen. Deshalb sollte sie inhaltlich und formal korrekt und ansprechend sein.

8.1 Bewerbungsunterlagen

„Bitte senden Sie uns Ihre Bewerbungsunterlagen." Diesen Satz findet man sehr häufig in Stellenanzeigen. Gemeint sind damit die folgenden Unterlagen:
- Anschreiben (eventuell danach ein Deckblatt mit Foto)
- Lebenslauf
- Zeugnisse und Bescheinigungen

Prinzipiell gelten für Bewerbungen die Grundlagen des Schriftverkehrs.

Grundlagen des Schriftverkehrs finden Sie unter www.deutschepost.de

8.1.1 Bewerbungsanschreiben

Das Bewerbungsanschreiben ist das Erste, was die neue Praxis von Ihnen bekommt. Dies ist sozusagen Ihre persönliche Visitenkarte. Mit dem Bewerbungsanschreiben sollen Interesse an Ihrer Person geweckt und Argumente aufgeführt werden, die dafür sprechen, Ihnen die Stelle anzubieten. Gleichzeitig sollte der Brief kurz und „knackig" sein und nie mehr als eine Seite umfassen.

Bewerbungsanschreiben sind formal nach folgendem Schema aufgebaut:
- eigener Name und Anschrift
- Name und Anschrift der Arztpraxis
- Bezugszeile
- Text
- Unterschrift
- Ort und Datum
- Betreffzeile
- Anrede
- Grußformel
- Anlagen (z. B. Lebenslauf)

In der Werbepsychologie gibt es die sogenannte AIDA-Formel. Übertragen auf ein Bewerbungsschreiben steht AIDA für die Begriffe:
- **A = attention** (Aufmerksamkeit für Ihre Bewerbung erzeugen): Denken Sie über Ihre Stärken (und Schwächen) nach und reagieren Sie bereits im Betreff auf den Anzeigentext durch eine selbstbewusste Formulierung, z. B. „Pfiffige MFA gesucht?", „Verstärkung Ihres Teams!", „Frischer Wind ins Team!". Im ersten Abschnitt des Textes sollten Sie versuchen, ein Band zur neuen Praxis zu knüpfen, z. B. „... in der Zeitung vom ... beschreiben Sie genau die Stelle, die ich suche." Manchmal ist eine Nachfrage nach den Schwerpunkten und der genauen Anschrift der Praxis angebracht, z. B. wenn Sie auf eine Chiffreanzeige schreiben. Auch das Durchsuchen des eventuellen Internetauftritts der Praxis kann sich lohnen. Auch hier lassen sich Anknüpfungspunkte finden, z. B. „Ihr Internetauftritt zeigt eine moderne Praxis, wie ich sie mir vorstelle."
- **I = interest** (Interesse an Ihrer Person wecken): Im Hauptteil beantworten Sie die Frage „Was kann ich bieten?". Der Praxisinhaber will wissen, warum er gerade Sie einstellen soll, z. B. „... in meiner jetzigen Praxis habe ich ein EDV-Terminsystem mit eingeführt ...", „... meine Stärken sehe ich im Umgang mit Menschen".
- **D = desire** (Wunsch entstehen lassen, Sie kennenzulernen)
- **A = action** (den Arbeitgeber dazu bewegen, Sie zu einem Gespräch einzuladen): Im letzten Abschnitt sollten Sie Ihren Wunsch formulieren, sich persönlich vorzustellen. Benutzen Sie dabei nicht den Konjunktiv „... ich würde mich gerne vorstellen", sondern formulieren Sie z. B. „...gerne stelle ich mich persönlich bei Ihnen vor ...", „... ich freue mich auf eine Einladung zu einem persönlichen Gespräch."

8.1.2 Lebenslauf

Heute ist es üblich, den Lebenslauf tabellarisch abzufassen. Ein handschriftlicher, ausführlicher Lebenslauf empfiehlt sich nur, wenn er ausdrücklich verlangt wird.

Der Lebenslauf sollte enthalten:
- persönliche Daten
- Foto: rechts auf den Lebenslauf (oder auf das Deckblatt) kleben, nicht heften oder Ähnliches
- Schulausbildung: besuchte Schulart und Abschluss
- Berufsausbildung: ausbildende Praxis mit Schwerpunkt
- Berufstätigkeit: Arbeitgeber und Schwerpunkttätigkeit
- Fortbildungen, Seminare, Schulungen: sofern sie berufsrelevant sind
- persönliche und fachliche Qualifikationen, Sprachkenntnisse
- Hobbys, Praktika, ehrenamtliches oder soziales Engagement: Achten Sie darauf, welches Bild Sie von sich geben wollen.

8.1.3 Arbeitszeugnis

Für Arbeitgeber sind Arbeitszeugnisse unentbehrlich. Sie dürfen bei einer Bewerbung nicht fehlen. Der Arbeitnehmer hat nach § 630 BGB nach Beendigung seines Arbeitsverhältnisses Anspruch auf ein Arbeitszeugnis.

Mindestangaben eines Zeugnisses:
- beurteilte Person
- Art der Tätigkeit/Beschäftigung
- Dauer des Beschäftigungsverhältnisses (rechtliche Dauer inklusive Urlaub)
- Grund für die Beendigung des Beschäftigungsverhältnisses

Bei einem qualifizierten Zeugnis dagegen wird die Gesamtpersönlichkeit der MFA dargestellt. Hier werden die Leistungs- und Führungsaufgaben beurteilt. Ihre Belastbarkeit und Ihr Einsatz in der Praxis sowie das Verhalten gegenüber dem Arbeitgeber, den Kolleginnen sowie Patientinnen und Patienten. Rein rechtlich darf ein qualifiziertes Zeugnis aber nur auf Wunsch der MFA erstellt werden. Die MFA könnte auf einem einfachen Zeugnis bestehen. Dies würde einen neuen Arbeitgeber aber wahrscheinlich misstrauisch machen.

Ein Zeugnis muss wahr sein, das bedeutet, dass keine Behauptungen oder Vermutungen geäußert werden dürfen. Außerdem darf die Formulierung dem Arbeitnehmer das berufliche Fortkommen nicht ungerechtfertigt erschweren. Mittlerweile hat sich eine „Geheimsprache“ in die Zeugnisformulierung eingeschlichen. Mit dieser Geheimsprache werden ungünstige Beurteilungen möglichst positiv klingend formuliert, damit keine ungesetzlichen Aussagen über den Arbeitnehmer getroffen werden.

So bedeutet beispielsweise „Sie erledigte alle Arbeiten mit großem Fleiß und Interesse“, dass sich die Angestellte bemühte, jedoch keinen Erfolg dabei hatte. Um diese Lesart zu vermeiden, kann man folgenden Zusatz aufnehmen lassen: „Dieses Zeugnis enthält keine verschlüsselten Formulierungen. Eine Interpretation im Sinne einer ‚Zeugnissprache‘ gibt nicht die Aussage des Verfassers wieder.“

AUFGABE

Analysieren Sie das Bewerbungsschreiben (s. S. 315) und den Lebenslauf (s. S. 316) unter folgenden Gesichtspunkten:

a Prüfen Sie, ob es Zeiten der Nichtbeschäftigung gibt.
b Nennen Sie Aspekte des Lebenslaufs, die als Arbeitgeber Ihr Interesse an der Person wecken würden.
c Welche Fragen sollte der Arbeitgeber bzw. die Bewerberin im Gespräch stellen?
d Würden Sie Frau Dampf zu einem Gespräch bitten?
Begründen Sie Ihre Antwort.

Mathilde Dampf
In allen Gassen 4
12345 Musterhausen
Tell.: 06868 3458228
Fax: 06868 3458229
Mobil: 0173 4577784

Arztpraxis
Dr. Ulf Meier
Am Mehringdamm 3
08585 Chemnitz

18. Mai 2017

Kommunikation ist alles

Liebes Praxisteam,

seit Jahren stelle ich fest, dass obiger Satz stimmt. Aus diesem Grund hat mich Ihre Anzeige im Chemnitzer Tageblatt vom 15.05.2017 angesprochen – deshalb bewerbe ich mich bei Ihnen.

Schon während meiner Ausbildung im Praxisteam Dr. Scherer in Lahr lernte ich die vielfältigen Facetten des Berufs kennen. Nach meiner Ausbildung habe ich während meiner Arbeit bei Dr. Weidenfels Fortbildungskurse in Kommunikation und Rhetorik besucht. Dabei habe ich festgestellt, dass meine Stärken in der Praxis auf diesem Gebiet liegen. Ich arbeite am liebsten in der Assistenz und Betreuung von Patienten. Mein jetziger Arbeitgeber, Dr. Weidenfels, hat mir dies auch in einem beiliegenden Zwischenzeugnis bestätigt.

Über meine Gehaltsvorstellungen möchte ich persönlich mit Ihnen sprechen.

Gerne stelle ich mich bei Ihnen vor.

Mit freundlichem Gruß

Mathilde Dampf

Anlagen
Lebenslauf
Berufsschulabschlusszeugnis
Fortbildungszertifikate
Zwischenzeugnis

Mathilde Dampf
In allen Gassen 4
12345 Musterhausen

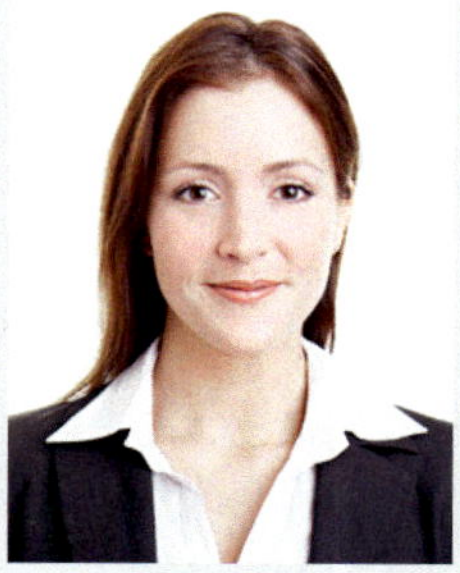

Lebenslauf

Persönliche Daten

18.04.1985	geboren in Freiburg im Breisgau
1991–1995	Reinhold-Schneider-Grundschule, Freiburg
1995–2001	Private Realschule St. Ursula, Freiburg Abschluss: mittlere Reife mit der Note „gut"
2005	Verheiratung mit Hans Dampf, Chemnitz
2006	Zwillingsgeburt des Sohnes Ralf und der Tochter Marina

Berufsausbildung

2001–2004	Ausbildung zur Arzthelferin in der Praxis Dr. Scherer, Lahr im Schwarzwald

Berufstätigkeit

2004–2008	Arzthelferin in der Praxis Dr. Scherer
2008–2017	Arzthelferin in der Praxis Dr. Weidenfels, Chemnitz

Weitere Qualifikationen

Sprachkurse: Englisch: gut, Französisch: Grundkenntnisse

Fortbildungskurse in Kommunikation in der Praxis und Rhetorik

Fortbildungskurse im Fachzertifikat Gesundheitsberatung und im Fachzertifikat Praxismanagement

Seminar: Richtig telefonieren

Internetschulung der T-Online AG

Mathilde Dampf
Musterhausen, 18.05.2017

8.2 Vorstellungsgespräche

Erfolgt eine Einladung zum Bewerbungsgespräch, bedeutet das, dass man an Ihnen als künftige Mitarbeiterin interessiert ist. Sie haben durch Ihr Schreiben einen guten Eindruck gemacht. Informieren Sie sich schon vorher soweit wie möglich über die Praxis, z. B. im Internet, und gestalten Sie aktiv das Gespräch mit.

Bei der **Vorbereitung** auf das Vorstellungsgespräch sollten Sie Folgendes beachten:
- Ein Vorstellungsgespräch beginnt zu Hause. Wählen Sie daher einen Kleiderstil, der die Praxis nach außen repräsentieren würde. Die Kleidung ist zwar für Ihre Einstellung nicht ausschlaggebend, sie könnte aber ein Störfaktor sein. Achten Sie darauf, sauber und ordentlich zu erscheinen.
- Üben Sie zu Hause Ihre Selbstdarstellung.
- Erscheinen Sie pünktlich zum Gesprächstermin.

Ein typischer Gesprächsverlauf:
- Begrüßung und Small Talk
- kurze Selbstdarstellung der Arztpraxis, bei der Sie sich bewerben.
- Ihre eigene Selbstdarstellung
- Frage- und Antwortphase zur Überprüfung Ihrer fachlichen und sozialen Kompetenz
- Ihre eigenen Fragen
- Abschluss des Gespräches

Begrüßung und Small Talk:
- Suchen Sie Blickkontakt zu Ihrem Gesprächspartner (→ Abb. 1).
- Sprechen Sie Ihren Gesprächspartner mit Namen an.
- Stellen Sie sich mit Ihrem Vor- und Nachnamen vor.
- Warten Sie darauf, dass Ihnen ein Platz angeboten wird.
- Setzen Sie sich entspannt hin (keinesfalls „hinlümmeln", → Abb. 2).
- Führen Sie Ihre Bewerbungsmappe mit den Originalzeugnissen mit sich, Ihre persönlichen Daten sollten Sie im Kopf haben.
- Achten Sie auf ein sauberes und ordentliches Äußeres.

Es folgt eine kurze **Selbstdarstellung der Arztpraxis** bei der Sie sich bewerben. Dabei stellt Ihnen Ihr potenzieller neuer Arbeitgeber sich und seine Praxis vor.

Eigene Selbstdarstellung:
- Beschreiben Sie Ihren momentanen Arbeitsplatz mit Ihren Aufgaben, ohne sie zu bewerten, und gehen Sie dabei auf die Anforderungen der Arztpraxis ein, bei der Sie sich bewerben.
- Geben Sie Beispiele für Ihre soziale und methodische Kompetenz, z. B. Umgang mit schwierigen Patienten am Telefon und in der Praxis.

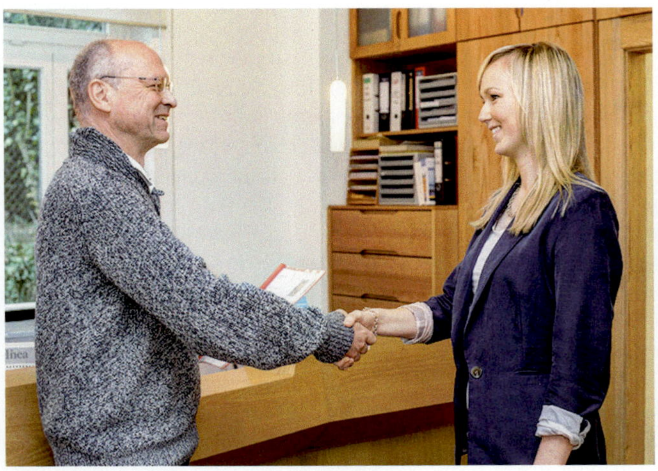

Abb. 1 Begrüßung mit Augenkontakt

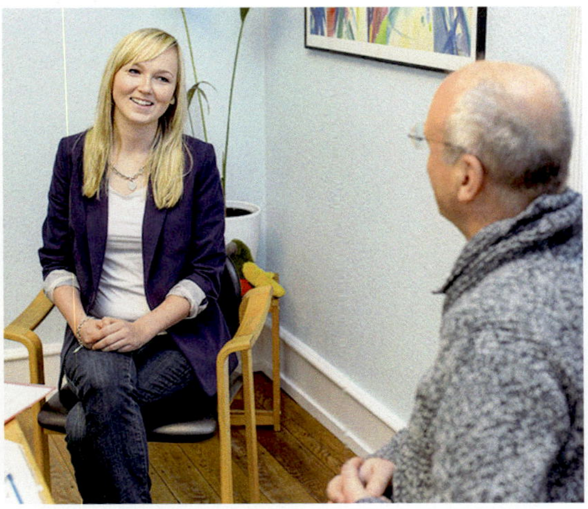

Abb. 2 Vorstellungsgespräch in entspannter Körperhaltung

Frage- und Antwortphase zur Überprüfung Ihrer fachlichen und sozialen Kompetenz:
- Warum haben Sie sich gerade bei uns beworben? Hier können Sie auf die fachliche Ausrichtung der Praxis, die Lage der Praxis oder eine Empfehlung eingehen.
- Haben Sie sich noch woanders beworben? Das kann man wahrheitsgemäß, z. B. mit „Ich versuche alle meine Chancen zu nutzen“, beantworten.
- Was macht Ihnen bei der Arbeit am meisten Spaß? Antworten Sie nie mit „alles“ oder „nichts“. Am besten finden Sie eine ehrliche Antwort bei sich selbst.
- Weshalb haben Sie im Fach … eine schlechtere Note bekommen? Analysieren Sie Ihr Zeugnis: Welche Fächer, Noten fallen auf? Warum?
- Was machen Sie in Ihrer Freizeit?
- Lesen Sie eine Tageszeitung?
- Für welchen anderen Beruf haben Sie sich früher interessiert?
- Haben Sie Kontakte zu Organisationen, z. B. Sportvereine?

Ihre eigenen Fragen:
- Schreiben Sie sich Ihre Fragen auf einen Zettel (nicht mehr als fünf Fragen).
- Am Ende des Gesprächs wird in der Regel über die Gehaltsvorstellungen gesprochen. Man kann sich auf eine gestaffelte Bezahlung einigen, z. B. während der Probezeit nach Tarif, danach eine vereinbarte Gehaltserhöhung bzw. Neuverhandlung. Sie sollten den Tarif natürlich im Kopf haben.
- Wie sieht meine Zukunft in dieser Praxis aus?
- Wie sind die Arbeitszeiten, Urlaubszeiten, Rufbereitschaft usw. organisiert?
- Welches EDV-Programm wird eingesetzt?
- Arbeiten Auszubildende in der Praxis?
- Welche Sozialleistungen erbringt die Praxis?
- Welche Fortbildungsmaßnahmen sind möglich?

Abschluss des Gespräches:
- Bei der Verabschiedung sollten Sie sich für das Gespräch bedanken. Innerhalb von zwei bis drei Wochen sollten Sie ein Ergebnis des Gesprächs erwarten. Ansonsten fragen Sie nach.
- Eine Absage sollten Sie nicht zu persönlich nehmen – vielleicht waren es viele Bewerberinnen und der Arbeitgeber hatte die Qual der Wahl.

BEISPIEL

In einer Praxis wird eine Medizinische Fachangestellte mit Berufserfahrung gesucht. Die bisherige Arzthelferin verlässt nach 25-jähriger Tätigkeit in der Verwaltung die Praxis. Sie hatte sich um die gesamte Verwaltung einschließlich der Ausbildung der MFAs, der Terminverwaltung und der Abrechnung gekümmert. Man war sehr zufrieden mit ihr.

AUFGABE

Bilden Sie Gruppen mit jeweils sechs Personen. Drei Personen stellen dabei das Leitungsteam einer Praxis (Ärztin, MTR, Assistenzärztin), die anderen drei die Bewerberinnen dar. Die Bewerberinnen suchen sich allgemeine Informationen über Bewerbungen (z. B. im Internet) und bereiten ihre Bewerbung vor, ohne dass noch ein Anzeigentext vorliegt. Parallel dazu entwickelt das Leitungsteam der Arztpraxis den Anzeigentext.

a Nach Fertigstellung des Anzeigentextes wird dieser den drei Bewerberinnen ausgehändigt (Gestaltung mit PC).

b Daraufhin bewerben sich die drei Bewerberinnen auf die konkrete Anzeige in der entsprechenden Praxis.

c In der Zwischenzeit bereitet sich das Leitungsteam der Praxis auf das Bewerbungsgespräch vor. Nach Eingang der drei Bewerbungen entscheidet sich die Leitung der Praxis für eine Bewerberin, die eingeladen werden soll. Diese Entscheidung muss von der Leitung der Praxis begründet werden.

d Zum Schluss findet in jeder Praxis das Bewerbungsgespräch mit der Kandidatin statt (maximal zehn Minuten).

9 Fort- und Weiterbildung

Ärztin ohne Abi
Auf einen Studienplatz für Medizin durften früher nur Abiturienten hoffen. Das hat sich geändert. Immer mehr Bundesländer öffnen den Hochschulzugang unter anderem für Absolventen von Fachschulen und für Berufstätige, die eine fachverwandte Ausbildung und mehrere Jahre Praxiserfahrung mitbringen. Eine der ersten Ärztinnen ohne Abitur in Bayern ist Eva Scheerer. Die 34-Jährige hat im Mai in Regensburg ihr zweites Staatsexamen abgelegt.
SZ: Wie sind Sie ohne Abitur zu einem Medizin-Studienplatz gekommen?
Eva Scheerer: Ich bin Krankenpflegerin und habe eine zweijährige Fachweiterbildung für Anästhesie und Intensivmedizin gemacht. Mit der Qualifikation konnte ich mich, zunächst an der Uni Göttingen, für Medizin bewerben.
SZ: Und was mussten Sie vorweisen?
Scheerer: Ich musste der Uni alle meine Zeugnisse vorlegen: mittlere Reife, Krankenpflege-Examen, Fachweiterbildung. Dann habe ich eine Bestätigung für die ZVS, die Zentralstelle für die Vergabe von Studienplätzen, erhalten. Als Hochschulzugangsnote zählte die Note meiner Weiterbildung – eine 1,0. Damit habe ich einen Studienplatz bekommen.
SZ: Kamen Sie ohne die Kenntnisse in Naturwissenschaften, die man am Gymnasium erwirbt, im Studium mit?
Scheerer: Auf der Realschule war ich im technischen Zweig mit Physik und Chemie. Das war schon eine Weile her, trotzdem wusste ich noch viel. Ich habe mich fast besser geschlagen als manche Kommilitonen mit Abitur. Alle Prüfungen habe ich auf Anhieb bestanden.
Quelle: www.Süddeutsche.de vom 29.08.2010

9.1 Fortbildung

Um den steigenden Anforderungen am Arbeitsplatz gerecht zu werden, sollten Sie sich als Medizinische Fachangestellte ständig fortbilden. Es gibt Fortbildungen, die anerkannt sind und zum Aufstieg im Beruf führen. Sie werden vor allem von den Ärztekammern angeboten (VERAH: Versorgungsassistentin in der Praxis). Auch Verbände und Pharmafirmen bieten zahlreiche Fortbildungen an.

9.1.1 Anerkannte Fortbildungen der Ärztekammern

Die Ausbildung zur Fachwirtin für ambulante medizinische Versorgung löst die Aufstiegsfortbildung zur Arztfachhelferin ab. Die Fortbildung zur Fachwirtin ist eine Aufstiegsfortbildung für Medizinische Fachangestellte und Arzthelferinnen nach § 1 Abs. 4 Berufsbildungsgesetz. Zuständig sind nach § 54 BBiG die Landesärztekammern.

Die Fachwirtin in der ambulanten medizinischen Versorgung ist in der Lage, Führungsfunktionen im Team des niedergelassenen Arztes oder anderer ambulanter Einrichtungen der medizinischen Versorgung wahrzunehmen. Sie führt anspruchsvolle und/oder spezialisierte Aufgaben in den Bereichen Medizin, Patientenbegleitung und Koordination sowie Praxisführung durch.

Quelle: http://www.bundesaerztekammer.de/page.asp?his=1.99.3478.10202.10203&all=true

Die Fortbildung gliedert sich in einen Pflicht- und einen Wahlteil (300 bzw. 120 Stunden).

Pflichtmodule:
- Modul 1: Patientenbetreuung und Teamführung (40 Stunden)
- Modul 2: Qualitätsmanagement (40 Stunden)
- Modul 3: Durchführung der Ausbildung (40 Stunden)
- Modul 4: Betriebswirtschaftliche Praxisführung (40 Stunden)
- Modul 5: Einsatz von Informations- und Kommunikationstechnologien (40 Stunden)
- Modul 6: Arbeitssicherheit und Gesundheitsschutz (40 Stunden)
- Modul 7: Risiko- und Notfallmanagement (40 Stunden)
- Zusatzmodul: Lern- und Arbeitsmethodik (20 Stunden)

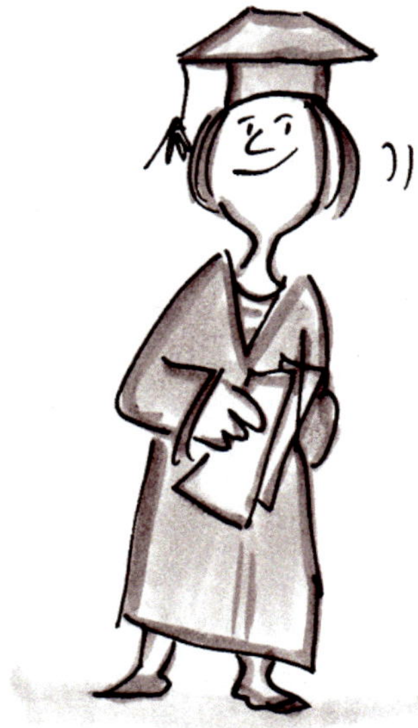

Wahlteile, z. B.:
- Onkologie
- Ambulantes Operieren
- Gastroenterologische Endoskopie
- Pneumologie
- Dialyse
- Ambulantes Operieren in der Augenheilkunde
- Patientenbegleitung und Koordination
- Ernährungsmedizin
- Ambulante Versorgung älterer Menschen
- Prävention im Kindes- und Jugendalter
- Prävention bei Jugendlichen und Erwachsenen
- Palliativmedizin
- Hausärztliche Betreuung
- Ambulantes Operieren
- Ernährungsberatung

Weitere Teile sind in Planung.

9.1.2 Fortbildungen von Verbänden und Instituten

Der Verband medizinischer Fachberufe und viele Pharmafirmen bieten Fortbildungen zu vielen Fachthemen an, z. B.:
- Abrechnung
- IGeL-Angebote
- Praxismanagement
- Qualitätsbeauftragte
- Arbeitsmedizin
- Reisemedizin
- Patientenberaterin

Einzelheiten finden Sie z. B. unter www.fortbildung-mfa.de

9.2 Weiterbildung

Manche Medizinische Fachangestellte möchte sich in anderen Bereichen des Gesundheitswesens weiterbilden und ergreift einen anderen Beruf im Medizinalwesen.
Dabei kann nach Abschluss mehr Verantwortung übernommen und natürlich auch mehr Gehalt verdient werden.

9.2.1 Voraussetzung: allgemeine Hochschulreife

Beispiel: Diplomstudiengang Medizinpädagogik/Pflegepädagogik an der Humboldt-Universität zu Berlin

Beschäftigungsmöglichkeiten:
- Unterricht an Schulen für Gesundheitsfachberufe sowie an Fort- und Weiterbildungsstätten von Gesundheits- und Sozialeinrichtungen (Berufsschullehrer)
- pädagogische Tätigkeiten an Institutionen zur Förderung und Erhaltung von Gesundheit (patientenorientierte Beratungstätigkeit)
- wissenschaftliche Mitarbeit an Hochschulen
- Öffentlichkeitsarbeit im Berufsfeld Gesundheit und Soziales

Zulassungsvoraussetzungen:
- allgemeine Hochschulreife und eine
- erfolgreich abgeschlossene Berufsausbildung (in einem Gesundheitsfachberuf)

Oder laut § 11 des Berliner Hochschulgesetzes:
- guter Realschulabschluss bzw. ein als gleichwertig anerkannter allgemeinbildender Schulabschluss und
- eine abgeschlossene Berufsausbildung in einem Gesundheitsfachberuf sowie eine vierjährige praktische Tätigkeit in diesem Beruf

9.2.2 Voraussetzung: mittlerer Bildungsabschluss

Beispiel: Assistent/-in – Gesundheits- und Sozialwesen

Beschäftigungsmöglichkeiten:
Sie arbeiten im Gesundheits- und Sozialwesen in sozialpädagogischen und sozialpflegerischen Einrichtungen der Familien-, Heilerziehungs-, Kinder- und Behindertenpflege. Sie beraten und betreuen hilfsbedürftige Menschen und sind für die betriebswirtschaftlich-organisatorischen Aufgaben im Bereich Gesundheit und Pflege zuständig.

Zulassungsvoraussetzungen:
Ein mittlerer Bildungsabschluss und das Abschlusszeugnis des Berufskollegs Gesundheit und Pflege I mit entsprechenden Noten sind erforderlich.

Informationen zu diesem Beruf finden Sie unter http://infobub.arbeitsagentur.de/berufe

9.2.3 Voraussetzung: Hauptschulabschluss

Beispiel: Orthoptistin

Beschäftigungsmöglichkeiten:
Im Gesundheitswesen:
- Krankenhäuser, z. B. in Krankenhäusern mit augenärztlicher Abteilung
- Facharztpraxen, z. B. Augenärzte
- Vorsorge- und Rehabilitationskliniken
- Einrichtungen für sehbehinderte und blinde Menschen

Zulassungsvoraussetzung:
- ein mittlerer Bildungsabschluss oder
- der Hauptschulabschluss und eine mindestens zweijährige abgeschlossene Berufsausbildung

Brandenburg: „Agnes 2" startet landesweit
Das Brandenburger Modellprojekt „Agnes 2" startet nach erfolgreicher Erprobung jetzt in die landesweite Umsetzung. „Agnes 2 unterstützt als Fallmanagerin die wenigen Ärzte in Brandenburg, indem sie sie von Tätigkeiten entlastet, die zwar zur Versorgung der Patienten nötig sind, für die man aber nicht Medizin studiert haben muss", sagte der Chef der KV Brandenburg (KVBB) Dr. Hans-Joachim Helming. Dafür kommen beispielsweise Hausbesuche, Medikamentenkontrolle oder Hilfsmittelbestellungen in Betracht.
In unterversorgten Gebieten hat sich die „Arztentlastende, Gemeindenahe, E-Health-gestützte, Systemische Intervention" (= Agnes) bereits bewährt. Ab jetzt entlasten die Agnes-2-Fallmanagerinnen Ärzte in ganz Brandenburg. Die neue Struktur wurde entwickelt, weil Agnes nur in unterversorgten Regionen tätig werden darf. Agnes 2 kann überall in Brandenburg arbeiten. Sie ist vielseitig einsetzbar. 16 der neuen Fallmanagerinnen sind bei Hausärzten tätig, drei bei Fachärzten und fünf in Medizinischen Versorgungszentren.
Ihr Einsatz wird mit 40 Euro pro Patient und Monat gesondert durch die AOK Nordost und die Barmer GEK finanziert. Beide Kassen haben Agnes 2 zusammen mit der KVBB entwickelt. „Hier haben wir einen Weg gefunden, eine kostendeckende Finanzierung der Mehrarbeit sicherzustellen", sagte Helming. Alle Beteiligten appellierten an die anderen Kassen, sich an dem Modell zu beteiligen.

Quelle: http://www.hartmannbund.de/enews/2049/142/ vom 01.03.2012

AUFGABEN

1 Lesen Sie den obigen Bericht. Was halten Sie von dieser Idee? Beschreiben Sie einen Bereich Ihrer Arbeit, bei der Sie bereits eigenverantwortlich arbeiten.

2 Welche Fort- bzw. Weiterbildungsmöglichkeiten streben Sie nach Ihrer Ausbildung an?

3 Wer kommt für die Kosten Ihrer Fortbildung auf?

10 Selbstmanagement

Qualitätsmanagement; PDCA-Zyklus
→LF 7, S.182

Die moderne Arztpraxis erfordert Mitarbeiterinnen und Mitarbeiter, die die Schwächen im Praxisalltag erkennen und konsequent Verbesserungsvorschläge machen.
Sie müssen mit den Belastungen umgehen lernen und den Praxisalltag erfolgreich bewältigen. Dies gelingt trotz Stellenbeschreibung, Checklisten, Verfahrens- und Arbeitsanweisungen nicht immer. Entscheidend sind auch die Persönlichkeit der Mitarbeiter und die Lebensumstände, wie Familie, Kultur und Gesundheit.

Checklisten zum Selbstmanagement finden Sie unter http://checkliste.de/selbstmanagement/zeitmanagement/index.htm

BEISPIEL

Kennen Sie folgende Situation?
Jedes Mal, wenn Ihre Kollegin an der Anmeldung sitzt, packt Sie der Neid:
Der Schreibtisch ist aufgeräumt, alle Arztbriefe und Karteikarten sind fein ordentlich bearbeitet und weggeräumt. Für den nächsten Tag ist schon alles vorbereitet. Sie ist höflich zu den Patienten und wirkt dabei kein bisschen abgespannt und gestresst. Sie haben immer den Eindruck, dass sie alles im Griff hat und perfekt organisiert ist.
Was würden Sie dafür geben, wenn es Ihnen auch so ginge. Stimmt Ihr Zeitmanagement nicht oder steckt mehr dahinter?

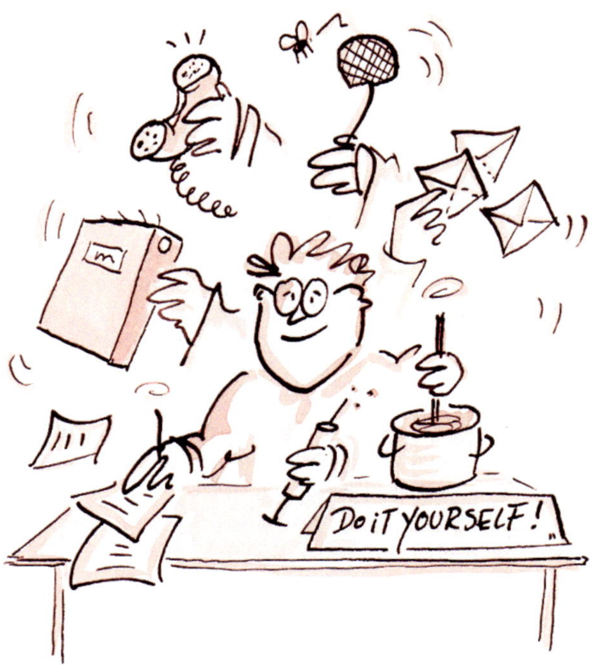

Beim reinen **Zeitmanagement** werden Termine und Aufgaben des Berufs geplant und koordiniert. Selbstmanagement bezieht den Menschen mit ein.
Selbstmanagement bedeutet, Fähigkeiten und Techniken zu entwickeln, um sich selbst effektiv und effizient zu organisieren. Sie arbeiten effektiv, wenn Sie die richtigen Dinge tun, und effizient, wenn Sie die Dinge richtig tun.

Um herauszufinden, welche Dinge die richtigen und damit auch die wichtigen für Sie sind, sollten Sie zuerst Ihre eigene Situation analysieren.

Brainstorming:

1. Nehmen Sie sich zehn Minuten Zeit.
2. Schreiben Sie Ihre Aufgaben/Probleme im Praxisalltag auf.

Denken Sie daran:
- Formulieren Sie keine Bewertung der Punkte und keine Kritik.
- Nennen Sie alles, was Ihnen einfällt.
- Nutzen Sie die gesamten zehn Minuten.

3. Machen Sie eine kleine Pause und ergänzen dann eventuell Ihre Liste.
4. Nach einer längeren Unterbrechung bewerten Sie nun Ihre Punkte unter Berücksichtigung folgender Fragen:

   Was ist wichtig und dringend, muss also sofort erledigt werden? Eine zuverlässige Terminierung ist nötig. Was ist dringend, aber nicht wichtig und kann eventuell von anderen Personen erledigt werden? Kann ich bestimmte Arbeiten delegieren?
   Welche Punkte kann ich streichen und somit Zeit einsparen?
   Habe ich für komplexe Aufgaben (z. B. Quartalsabrechnung vorbereiten) eine störungsfreie Zone?

Maßnahmen zur Verbesserung des Selbstmanagements

Sie wissen nun, welche Arbeiten wichtig sind. Sie tun die richtigen Dinge.
Erlernen Sie nun die richtige Einstellung, um erfolgreich zu arbeiten.

Machen Sie sich Ihre Stärken und Talente bewusst

Überlegen Sie, was Sie gut machen und gut können.
- Welche besonderen Fachkenntnisse haben Sie?
- Wie ist Ihre Kommunikationsfähigkeit?
- Sind Sie teamfähig?
- Können Sie sich durchsetzen?
- Haben Sie Organisationstalent?
- Sind Sie kontaktfreudig?

Geben Sie Ihrer Arbeit einen Sinn

Ihre eigene Meinung und nicht die der Kollegen ist ausschlaggebend dafür, wie viel Sinn Ihre Arbeit für Sie selbst ergibt.

Beurteilen Sie folgende Aussagen:
- Ich mache die Anmeldung bei uns in der Arztpraxis.
- Ich arbeite an der Patientenempfangstheke und sorge in unserer Arztpraxis für den reibungslosen Ablauf bei der Terminvergabe und dem Patientenmanagement.

Während die erste Aussage sehr nüchtern ist und keine große Motivation ausstrahlt, erscheint die zweite Aussage positiv und setzt Ihre Arbeit in ein ganz anderes Licht. Wie Sie über Ihre Arbeit denken und sprechen, hat großen Einfluss auf Ihre Arbeitsleistung.

Setzen Sie sich konkrete Ziele

Vielleicht haben Sie keine Freude an Ihrer Arbeit, weil Sie sich mit Ihrer Rolle nicht identifizieren. Was früher eine Herausforderung für Sie war, ist heute nur noch Stress oder öde Routine. Nur Sie selbst können jedoch Ihre Situation verändern.

Was möchten Sie konkret erreichen?
- weniger/mehr Verantwortung
- Weiterbildung, z. B. zur Fachwirtin für ambulante medizinische Versorgung
- Fortbildungen, z. B. im Bereich Qualitätsmanagement und Praxisorganisation
- andere Arbeitszeiten
- bessere Bezahlung

Setzen Sie Ihre Ziele in die Tat um. Machen Sie in der nächsten Teamsitzung Vorschläge zur Verbesserung des Praxisablaufs. Melden Sie sich zu Fortbildungen an und suchen Sie gegebenenfalls ein Gespräch mit Ihrem Chef zu Ihrer Bezahlung.

AUFGABEN

Einer der größten Stressoren ist das Gefühl, vom Arbeitsalltag überwältigt zu werden und die eigenen Aufgaben nicht mehr geregelt zu bekommen (Eingangsbeispiel).

1 Erstellen Sie für sich einen persönlichen Tagesplan in Ihrer Ausbildungspraxis. Haken Sie die Arbeiten ab, die Sie erledigen konnten. Notieren Sie sich die Störfaktoren und analysieren Sie diese. Inwieweit hatte Ihre persönliche Stimmung Einfluss auf Ihre Arbeit? Tragen Sie die Ergebnisse der Klasse vor.

2 Welche Konsequenzen ergeben sich daraus?

PROJEKTAUFGABEN

1 Lesen Sie den Artikel „Viele zweifeln an der sozialen Marktwirtschaft" und beantworten Sie die Fragen:
a Wodurch unterscheiden sich Marktwirtschaft und soziale Marktwirtschaft?
b Zeigen Sie an zwei Beispielen, warum der Staat in den Markt eingreift.
c Was würde passieren, wenn der Staat nicht eingreift?
d Warum sind die Deutschen so unzufrieden mit der sozialen Marktwirtschaft? Lesen Sie dazu folgenden Zeitungsbericht:

Viele zweifeln an der sozialen Marktwirtschaft

Berlin (AFP). Ein großer Teil der Deutschen ist einer Umfrage zufolge mit der derzeitigen Wirtschaftsordnung unzufrieden. Im *ARD-Deutschlandtrend* äußerten sich 50 Prozent der Befragten nicht zufrieden mit dem Funktionieren der sozialen Marktwirtschaft. Drei Viertel vertraten die Auffassung, die soziale Marktwirtschaft „macht die Reichen reicher und die Armen ärmer". 73 Prozent waren der Meinung, die soziale Marktwirtschaft „funktioniere nicht mehr so wie früher". 51 Prozent sprachen sich für eine grundlegende Änderung der Wirtschaftsordnung aus. Attraktive Alternativen sahen die meisten aber nicht. 65 Prozent fanden, die soziale Marktwirtschaft sei „für Deutschland immer noch am besten".

Quelle: Badische Zeitung vom 03.02.2012

2 Diskutieren Sie anhand der fiktiven Artikel „ALESI 2030 vorgestellt" und „Krankenversicherung Europas neu geordnet" unser Sozialversicherungssystem. Berücksichtigen Sie dabei folgende Fragestellungen:
a Von welchen Sozialversicherungen ist in den Artikeln die Rede?
b Zeigen Sie Unterschiede zu aktuellen Bestimmungen dieser Sozialversicherungen auf.
Gehen Sie dabei nach dem folgenden Schema vor:
- Träger
- Beiträge
- Leistungen
- Beitragsbemessungsgrenze
- Versicherungspflichtgrenze
- Versicherte

c Wie sollten diese Sozialversicherungen Ihrer Meinung nach geregelt sein?
d Halten Sie die aufgezeigte Entwicklung für realistisch?
e Welche aktuellen Sozialversicherungen sind in den Artikeln nicht angesprochen?

„ALESI 2030" vorgestellt

Brüssel, 17.07.2029
In allen 25 europäischen Hauptstädten der EU wurde heute die neue „ALESI 2030" (Alterslebenssicherung 2030) vorgestellt. Die nationalen Rentenversicherungen wurden damit aufgelöst bzw. in das System eingebaut. Hier die wichtigsten Neuerungen für das Bundesland Deutschland:
Die Alesi beträgt ab 01.01.2030 einheitlich 3000,00 € in allen Mitgliedsländern. Eine Anpassung findet jährlich zum 01.07. entsprechend der Euro-Lohnsteigerung statt.
Die Auszahlung erfolgt entweder über die Zusendung einer Wertscheckkarte, mit der direkt bezahlt bzw. auf einem Konto eingezahlt werden kann, oder über Onlineverfügung über ein Konto direkt beim Träger „Euro-Insurance-Company" (EIC) in Straßburg.

Die Wartezeit für die normale Alesi mit 70 Jahren beträgt 30 Jahre. Pro Jahr früherer Inanspruchnahme muss ein Abschlag von 2 % hingenommen werden. Die frühestmögliche Inanspruchnahme der Alesi kann mit 60 Jahren beginnen. Es bleibt bei der Versicherungspflichtgrenze von zurzeit 10 000,00 €. Dies ist auch gleichzeitig die Beitragsbemessungsgrenze.
So beträgt der „Normalsatz" für eine Familie mit Kind(ern) 8 % vom Bruttofamilieneinkommen. Bezahlt wird dies vollständig vom Arbeitgeber. Bei einem Ehepaar ohne Kinder beträgt der Beitragssatz 30 %, wovon der Arbeitgeber ein Drittel übernehmen muss. Das Kapital, das durch diesen höheren Beitragssatz angespart wird, kann ein Ehepaar bei Geburt eines Kindes ausgezahlt bekommen. Gleichzeitig ermäßigt sich dann der Beitrag. Für ledige Auszubildende gilt zunächst der „Normalsatz". Er steigt nach der Ausbildung kontinuierlich an. Ab dem 25. Lebensjahr beträgt der Alesi-Satz für Ledige 35 %.
Zurzeit gelten in einigen Bundesländern der EU noch Übergangsvorschriften. Das europäische Parlament hat aber beschlossen, dass mit Wirkung vom 01.01.2030 dieses Recht in allen Bundesländern der EU gilt.

Krankenversicherung Europas neu geordnet

Brüssel, 30.07.2029
Kurz nach Einführung der „Alesi 2030" wurde der gesamte Bereich der Krankenversicherung in Europa durch die „Sozialcharta" neu geregelt.
Sie gilt sowohl für Arbeitnehmer wie für Arbeitgeber. Danach besteht für alle Arbeitnehmer und Arbeitgeber völlige Freiheit, ob sie sich gegen Krankheit und Pflege im Alter versichern wollen. Die bisherigen Pflichtversicherungsbeiträge in manchen Bundesländern der Vereinigten Staaten von Europa werden aufgehoben. Bestehende staatliche Versicherungen werden privatisiert und stehen in Wettbewerb mit den bisherigen Privatversicherungen. Der Wettbewerb zwischen den europäischen Versicherern hat bisher schon erhebliche Beitragsvorteile gebracht. Alle Krankheits- und Pflegerisiken können zu jedem Prozentsatz versichert werden. Der durchschnittliche Beitragssatz für die Grundversorgung Krankheit – Pflege liegt derzeit bei 3 % des Bruttoeinkommens. Die Grundversorgung für nicht versicherte Personen wird vom Staat kostenlos in besonderen „Sozialambulanzen" übernommen. Außerdem werden die privaten Versicherungsgesellschaften nach ihren Größenanteilen zu den Kosten der Grundversorgung herangezogen.
Dementsprechend haben die Versicherten die freie Wahl unter den Apotheken, Ärzten und Zahnärzten, Krankenhäusern und Pflegeheimen. Eine Niederlassungsbeschränkung für Apotheken, Ärzte und Zahnärzte besteht nicht mehr. Ebenso besteht Gebührenfreiheit, d. h., der Arzt bzw. Zahnarzt muss vor Beginn der Behandlung mit dem Versicherten die Gebühren besprechen. Ausgenommen sind Notfälle und die Grundversorgung. Ärzte, Zahnärzte, Apotheken und Krankenhäuser stehen miteinander im Wettbewerb. Manche Versicherungen beschränken die Wahlfreiheit ihrer Versicherten auf bestimmte ärztliche Leistungen und Krankenhäuser, bieten dafür aber äußerst günstige Tarife an. Für nicht in Anspruch genommene Leistungen bieten alle Versicherungen „Gutschriften" an.

Stichwortverzeichnis

B

C

D

L

M

W

Z

Bildquellenverzeichnis

Titelfoto: Krüper, W., Bielefeld, **S. 3/1:** Krüper, W.; Bielefeld, **S. 3/2:** Mergelsberg, A., Freiburg, **S. 8/1:** akg-immages, Berlin, **S. 8/2:** Museum Burgstädt (Sa.), **S. 8/3:** vitaledesign, Berlin, **S. 9:** picture-alliance/dpa-infografik, **S. 11:** Gönner, H.-R., Rhodt u. R., **S. 12:** vitaledesign, Berlin, **S. 13/1–2:** Krüper, W., Bielefeld, **S. 14:** vitaledesign, Berlin, **S. 16:** picture-alliance/dpa-infografik, **S. 19:** vitaledesign, Berlin, **S. 20:** Welz, N., Berlin, **S. 21:** vitaledesign, Berlin, **S. 22:** Berufsgenossenschaft für Gesundheitsdienst und Wohlfahrtspflege, Hamburg, **S. 23/1–3:** Mair, J., München, **S. 25/1:** UNECE_GHS, **S. 25/2:** Wikipedia/Dr. Torsten Hennig, **S. 25/3:** Wikipedia/epop, **S. 29:** vitaledesign, Berlin, **S. 31/1:** picture-alliance/dpa-infografik, **S. 31/2:** vitaledesign, Berlin, **S. 32:** vitaledesign, Berlin, **S. 33:** picture-alliance/dpa-infografik, **S. 34:** picture-alliance/dpa-infografik, **S. 35:** Welz, N. Berlin, **S. 36/1–2:** picture-alliance/dpa-infografik, **S. 37:** picture-alliance/dpa-infografik, **S. 38:** picture-alliance/dpa-infografik, **S. 39:** Welz, N. Berlin, **S. 40/1–2:** Krüper, W., Bielefeld, **S. 41:** vitaledesign, Berlin, **S. 42:** Deutsches Ärzteblatt, Köln, **S. 43/1:** Mair, J., München, **S. 44:** Krüper, W. Bielefeld, **S. 45:** Mair, J., München, **S. 46:** Krüper, W. Bielefeld, **S. 47:** Welz, N. Berlin, **S. 49:** Mair, J., München, **S. 52/1:** Project Photos, **S. 52/2:** Siemens AG, München, **S. 53:** vitaledesign, Berlin, **S. 56:** vitaledesign, Berlin, **S. 58/1–2:** vitaledesign, Berlin, **S. 59/1–2:** vitaledesign, Berlin, **S. 60:** vitaledesign, Berlin, **S. 62:** vitaledesign, Berlin, **S. 64:** vitaledesign, Berlin, **S. 65/1:** Bristol-Myers Squibb GmbH & Co. KGaA/BvMed, Berlin, **S. 65/2–4:** Project Photos, **S. 67:** vitaledesign, Berlin, **S. 68:** picture-alliance/OKAPIA KG, Germany, **S. 70:** Welz, N., Berlin, **S. 72:** Welz, N., Berlin, **S. 76:** Welz, N., Berlin, **S. 77:** Welz, N., Berlin, **S. 78:** Welz, N., Berlin, **S. 79/1–2:** Welz, N., Berlin, **S. 80:** Welz, N., Berlin, **S. 81:** vitaledesign, Berlin, **S. 82:** Welz, N., Berlin, **S. 83:** shutterstock/Oleg Senko, **S. 84:** vitaledesign, Berlin, **S. 85:** Welz, N., Berlin, **S. 86/1–3:** Welz, N., Berlin, **S. 88:** DeTe Medien Deutsche Telekom Medien GmbH, **S. 90:** Welz, N., Berlin, **S. 91/1–2:** Welz, N., Berlin, **S. 92:** Welz, N., Berlin, **S. 94:** vitaledesign, Berlin, **S. 95:** vitaledesign, Berlin, **S. 96:** picture-alliance/dpa, **S. 98:** Welz, N., Berlin, **S. 99:** vitaledesign, Berlin, **S. 101:** Arztinformationssystem x.concept der medatixx GmbH & Co. KG, Eltville/Rhein, www.medatixx.de, **S. 102:** Welz, N., Berlin, **S. 107/1–2:** Spitta Verlag GmbH & Co. KG, Balingen, **S. 108/1:** Mair, J., München, **S. 108/2:** vitaledesign, Berlin, **S. 109/1:** Spitta Verlag GmbH & Co. KG, Balingen, **S. 109/2:** Krüper, W., Bielefeld, **S. 110:** Meyer-Wagenfeld, Espelkamp, **S. 111:** vitaledesign, Berlin, **S. 112:** Dr.-Ing. habil. Horst Konrad Zuse, Berlin, **S. 113/1:** MEDISTAR Praxiscomputer GmbH, Hannover, **S. 113/2:** mediDOK Software-Entwicklungs GmbH, Dossenheim, **S. 114/1:** vitaledesign, Berlin, **S. 114/2:** Krüper, W., Bielefeld, **S. 116/1:** Krüper, W., Bielefeld, **S. 116/2:** Welz, N., Berlin, **S. 117:** picture-alliance/dpa, **S. 118/1:** Bundesärztekammer (BÄK), **S. 118/2:** picture-alliance/dpa, **S. 119:** istockphoto/Halvorson, Daniel, **S. 120:** MEDISTAR Praxiscomputer GmbH, Hannover, **S. 121:** G Data Software AG, Bochum, **S. 128:** Sarstedt AG & Co., Nümbrecht, **S. 129:** vitaledesign, Berlin, **S. 131/1:** Welz, N. Berlin, **S. 131/2:** vitaledesign, Berlin, **S. 137:** vitaledesign, Berlin, **S. 138:** Welz, N. Berlin, **S. 140:** Welz, N. Berlin, **S. 141/1:** Gönner, H.-R., Rhodt u. R., **S. 141/2:** Krüper, W., Bielefeld, **S. 142/1:** Mergelsberg, A., Freiburg, **S. 142/2:** Schalter GmbH, Meckenheim, **S. 143/1:** EMS Electro Medical systems S.A., Nyon, **S. 143/2:** Rechtsanwalt Dr. Gregor, Hagen, **S. 144:** MediQuick Arzt- und Krankenhausbedarfshandel GmbH, Osnabrück, **S. 145:** Gottwald, J., Berlin, **S. 147:** www.winzip.de, **S. 148:** CareFusion Germany, Höchberg, **S. 149/1:** Welz, N. Berlin, **S. 149/2:** vitaledesign, Berlin, **S. 151:** vitaledesign, Berlin, **S. 154:** Welz, N. Berlin, **S. 155:** Zentralstelle der Länder für Sicherheitstechnik, München, **S. 156:** Umweltbundesamt, Dessau, **S. 158/1:** Project Photos, Reinhard Eisele, **S. 158/2:** Fotolia/Tatjana Balzer, **S. 159:** picture alliance, **S. 160:** picture alliance, **S. 161:** picture alliance, **S. 162:** picture alliance, **S. 163:** picture alliance, **S. 164:** picture alliance, **S. 165/1–2:** vitaledesign, Berlin, **S. 166:** Welz, N. Berlin, **S. 167:** Welz, N. Berlin, **S. 168:** Mergelsberg, A., Freiburg, **S. 169/1:** MEDISTAR Praxiscomputer GmbH, Hannover, **S. 169/2:** Mediserv, Abrechnung und Service für Heilberufe GmbH, Saarbrücken, **S. 170:** vitaledesign, Berlin, **S. 172:** MEDISTAR Praxiscomputer GmbH, Hannover, **S. 178:** Welz, N., Berlin, **S. 179/1:** DEKRA Certification GmbH, Stuttgart, **S. 180:** vitaledesign, Berlin, **S. 181:** Welz, N., Berlin, **S. 182/1–2:** vitaledesign, Berlin, **S. 184/1–2:** vitaledesign, Berlin, **S. 185/1:** vitaledesign, Berlin, **S. 185/2:** Welz, N., Berlin, **S. 186:** vitaledesign, Berlin, **S. 187:** vitaledesign, Berlin, **S. 188:** Welz, N., Berlin, **S. 189:** vitaledesign,

Berlin, **S. 190/1:** vitaledesign, Berlin, **S. 190/2:** Krüper, W., Bielefeld, **S. 191/1:** Welz, N., Berlin, **S. 191/2:** vitaledesign, Berlin, **S. 192:** Welz, N., Berlin, **S. 193:** Krüper, W., Bielefeld, **S. 194:** MEDISTAR Praxiscomputer GmbH, Hannover, **S. 195:** Welz, N., Berlin, **S. 197/1–2:** vitaledesign, Berlin, **S. 198/1:** vitaledesign, Berlin, **S. 198/2:** Welz, N., Berlin, **S. 199:** Spitta Verlag GmbH & Co. KG, Balingen (oben), Speiko – Dr. Speier GmbH, Münster (unten), **S. 200:** pewetec AG, Chemnitz, **S. 202:** Welz, N., Berlin, **S. 204:** vitaledesign, Berlin, **S. 205/1:** vitaledesign, Berlin, **S. 205/2:** Deutsche Post DHL, Bonn, **S. 205/3:** vitaledesign, Berlin, **S. 206/1:** vitaledesign, Berlin, **S. 206/2:** Welz, N., Berlin, **S. 207:** Deutsche Post DHL, Bonn, **S. 209/1:** Deutsche Post DHL, Bonn, **S. 209/2:** Alex Breuer GmbH, Köln, **S. 210:** Mair, J., München, **S. 211:** vitaledesign, Berlin, **S. 212:** Welz, N., Berlin, **S. 214:** Welz, N., Berlin, **S. 215:** vitaledesign, Berlin, **S. 215/2:** Esselte Leitz GmbH & CO KG, Stuttgart, **S. 216:** Welz, N., Berlin, **S. 217:** Mair, J., München, **S. 218:** Mair, J., München, **S. 219:** Welz, N., Berlin, **S. 220:** vitaledesign, Berlin, **S. 224:** Nokia GmbH Unternehmenskommunikation, Ratingen, **S. 226:** Welz, N., Berlin, **S. 229/1:** Apple, Mozilla Foundation, Google, Inc., Opera Software ASA, Oslo, Microsoft Corp., **S. 229/2:** Zentrum für Diabetes und Hormonerkrankungen/Neustadt Weinstraße, **S. 230/1:** Google, Inc., **S. 230/2:** Yahoo! Deutschland, München, **S. 232:** Gönner, H.-R., Rhodt u R, **S. 237/1:** vitaledesign, Berlin, **S. 237/2:** Welz, N., Berlin, **S. 238:** Welz, N., Berlin, **S. 239:** Senator f. Justiz und Verfassung Hansestadt Bremen, **S. 240:** vitaledesign, Berlin, **S. 241:** vitaledesign, Berlin, **S. 242:** vitaledesign, Berlin, **S. 243/1–2:** vitaledesign, Berlin, **S. 244/1:** Welz, N., Berlin, **S. 244/2:** vitaledesign, Berlin, **S. 245:** vitaledesign, Berlin, **S. 246/1–2:** vitaledesign, Berlin, **S. 248:** Welz, N., Berlin, **S. 252/1:** shutterstock/Sarra22, **S. 252/2:** vitaledesign, Berlin, **S. 253:** vitaledesign, Berlin, **S. 254/1–2:** vitaledesign, Berlin, **S. 255:** vitaledesign, Berlin, **S. 257:** Bundesarchiv, B 145 Bild-F004204-0003/Adrian, Doris/CC-BY-SA, **S. 258/1–2:** picture-alliance/dpa-infografik, **S. 259:** picture-alliance/dpa-infografik, **S. 260:** vitaledesign, Berlin, **S. 263:** vitaledesign, Berlin, **S. 265:** vitaledesign, Berlin, **S. 267:** picture-alliance/dpa-infografik, **S. 268:** vitaledesign, Berlin, **S. 269/1–2:** vitaledesign, Berlin, **S. 270:** vitaledesign, Berlin, **S. 271:** Welz, N., Berlin, **S. 272:** bpk – Bildagentur für Kunst, Kultur und Geschichte der Stiftung Preußischer Kulturbesitz, Berlin, **S. 273:** Welz, N., Berlin, **S. 274:** picture-alliance/dpa-infografik, **S. 275:** vitaledesign, Berlin, **S. 276:** picture-alliance/dpa-infografik, **S. 277:** picture-alliance/dpa-infografik, **S. 279:** picture-alliance/dpa-infografik, **S. 280:** Mair, J., München, **S. 284:** vitaledesign, Berlin, **S. 288:** vitaledesign, Berlin, **S. 289:** vitaledesign, Berlin, **S. 291:** vitaledesign, Berlin, **S. 292:** Bergmoser + Höller Verlag, **S. 293:** picture-alliance/dpa-infografik, **S. 294:** picture-alliance/dpa-infografik, **S. 297:** picture-alliance/dpa-infografik, **S. 299/1:** Welz, N., Berlin, **S. 299/2:** vitaledesign, Berlin, **S. 301:** picture-alliance/dpa-infografik, **S. 303:** picture-alliance/dpa-infografik, **S. 304/1:** shutterstock/Anrey Maygutyak, **S. 304/2:** shutterstock/Adisa, **S. 304/3:** shutterstock/Kristo Gothard Hunor, **S. 304/4:** picture-alliance/dpa-infografik, **S. 305:** Deutscher Genossenschafts-Verlag eG, Wiesbaden, **S. 306:** Welz, N., Berlin, **S. 308:** vitaledesign, Berlin, **S. 309:** shutterstock/Gertan, **S. 315:** vitaledesign, Berlin, **S. 316:** shutterstock/Robert Kneschke, **S. 317/1–2:** Krüper, W., Bielefeld, **S. 320:** Welz, N., Berlin, **S. 322:** Welz, N., Berlin